Systemische Epidemiologie und präventive Verhaltensmedizin chronischer Erkrankungen

Ronald Grossarth-Maticek

Systemische Epidemiologie und präventive Verhaltensmedizin chronischer Erkrankungen

Strategien zur Aufrechterhaltung der Gesundheit

Mit Vorworten von
Hans-Jürgen Eysenck, Helm Stierlin
und Michael Wannenmacher

Walter de Gruyter
Berlin · New York 1999

Über den Autor des Buches

Professor Dr. med. Dr. phil. Ronald Grossarth-Maticek ist Direktor des Institutes für Präventive Medizin, Politische, Wirtschafts- und Gesundheitspsychologie des Europäischen Zentrums für Frieden und Entwicklung der Universität für Frieden, die von den Vereinten Nationen gegründet wurde.

Er ist Professor für Präventive Medizin, Politische, Wirtschafts- und Gesundheitspsychologie, und zwar für Postgraduierte Studien am Europäischen Zentrum für Frieden und Entwicklung. Grossarth-Maticek hat umfangreiche Studien auf dem Gebiet der systemischen Epidemiologie, Psycho-Neuroonkologie und der Entwicklung neuer verhaltenstherapeutischer Methoden im Rahmen der präventiven Medizin durchgeführt.

Prof. Dr. med. Dr. phil. Ronald Grossarth-Maticek
Europäisches Zentrum für Frieden und Entwicklung
Universität für Frieden der Vereinten Nationen
ECPD Institut für präventive Medizin
Schloß-Wolfsbrunnen-Weg 16
69117 Heidelberg

Die Deutsche Bibliothek – CIP-Einheitsaufnahme

Grossarth-Maticek, Ronald:
Systemische Epidemiologie und präventive Verhaltensmedizin chronischer Erkrankungen : Strategien zur Aufrechterhaltung der Gesundheit / Ronald Grossarth-Maticek.
Mit Vorw. von Hans-Jürgen Eysenck ... – Berlin ; New York : de Gruyter, 1999
ISBN 3-11-016518-X

© Copyright 1999 by Walter de Gruyter GmbH & Co. KG, D-10785 Berlin.
Dieses Werk einschließlich aller seiner Teile ist urheberrechtlich geschützt. Jede Verwertung außerhalb der engen Grenzen des Urheberrechtsgesetzes ist ohne Zustimmung des Verlages unzulässig und strafbar. Das gilt insbesondere für Vervielfältigungen, Übersetzungen, Mikroverfilmungen und die Einspeicherung und Verarbeitung in elektronischen Systemen.
Der Verlag hat für die Wiedergabe aller in diesem Buch enthaltenen Informationen (Programme, Verfahren, Mengen, Dosierungen, Applikationen etc.) mit Autoren und Herausgebern große Mühe darauf verwandt, diese Angaben genau entsprechend dem Wissensstand bei Fertigstellung des Werkes abzudrucken. Trotz sorgfältiger Manuskriptherstellung und Korrektur des Satzes können Fehler nicht ganz ausgeschlossen werden. Autoren bzw. Herausgeber und Verlag übernehmen infolgedessen keine Verantwortung und keine daraus folgende oder sonstige Haftung, die auf irgendeine Art aus der Benutzung der in dem Werk enthaltenen Informationen oder Teilen davon entsteht.
Die Wiedergabe von Gebrauchsnamen, Handelsnamen, Warenbezeichnungen und dergleichen in diesem Buch berechtigt nicht zu der Annahme, daß solche Namen ohne weiteres von jedermann benutzt werden dürfen. Vielmehr handelt es sich häufig um gesetzlich geschützte, eingetragene Warenzeichen, auch wenn sie nicht eigens als solche gekennzeichnet sind.
Textkonvertierung, Druck und buchbinderische Verarbeitung: Druckhaus Thomas Müntzer GmbH, Bad Langensalza
– Umschlagentwurf: Rudolf Hübler, Berlin
Printed in Germany

Inhalt

Vorwort von Hans-Jürgen Eysenck IX
Vorwort von Helm Stierlin XIII
Vorwort von Michael Wannenmacher XV
Vorwort von Ronald Grossarth-Maticek XVII

Einführung _____ 1

Theoretischer Teil _____ 7

Die Erforschung und Beeinflussung komplexer Phänomene 7
Was ist systemische Epidemiologie? 10
Theoretische Grundlagen der Systemischen Epidemiologie 14
Wie entsteht eine chronische Erkrankung? 15
Wie wird Gesundheit aufrechterhalten? 16
Verhalten, Krankheit und Gesundheit 16
Zur Neurobiologie der Selbstregulation 19
Selbstregulation, Ambivalenz, Persönlichkeit und Streß 24
Zur Funktion der Angst – Angstformen in der Grossarthschen Verhaltenstypologie 29
Zentrale Steuerungsmechanismen für Gesundheit und Krankheit – finale Indikatoren 30
Instrument zur Erfassung der Systemindikatoren für Krankheit und Gesundheit 36
Zusammenfassendes Modell der Steuerungsmechanismen für Gesundheit und Krankheit 41
Hemmung, Übererregung, Gleichgewicht 43
Streßsystem und Erkrankung – Streßformen in der Grossarthschen Typologie 47
Kernpunkte der Grossarthschen Typologie 58
Zur Familiendynamik der Grossarthschen Verhaltensmuster 62
Formen der Bedürfnisbefriedigung 63
Das Autonomietraining 66
Beispiele aus der Praxis des Autonomietrainings 81

Methodischer Teil _____ 91

Methode der Beweisführung: Die prospektive Interventionsstudie unter experimentellen
    Bedingungen 91
Interventionsmaßnahmen der präventiven Verhaltensmedizin 95
Kritik der psychosomatischen und epidemiologischen Literatur aus der Sicht
    der synergistischen Epidemiologie 96
Ein weiterer Ansatz zur Methodologie der Beweisführung mitursächlicher
    Bedingungen 101

Datenerfassung _____ 103

Hypothesen _____ 107

Forschungsergebnisse _____ 109

Struktur der Gesundheit – psychophysische Wechselwirkungen   110
Depresssion und Krebs – differenzierende Faktoren   113
Selbstregulation, Gesundheit und Erkrankung   114
Lust, Wohlbefinden und Gesundheit   115
Gesundheitseffekte des Autonomietrainings bei geringer Ausprägung von Wohlbefinden und Lust   116
Der Zusammenhang zwischen dem Grad der Selbstregulation mit stark ausgeprägten physischen und psychosozialen Risikofaktoren   116
Die Grossarthsche Verhaltenstypologie in bezug auf Gesundheit und das Entstehen chronischer Erkrankungen   117
Hemmung, Übererregung, Gleichgewicht   120
Effekte des Autonomietrainings bei chronisch gehemmten und hilflos übererregten Personen   121
Selbstregulation, Wohlbefinden und Gesundheit – Ergebnisse des Kurzfragebogens zur Erfassung des Grades der Selbstregulation   123

Risikofaktoren und Risikokonstellationen bei
– Herzinfarkt   123
– Hirnschlag   125
– unterschiedlichen Krebserkrankungen   127
– Kolonkarzinom   127
– Rektumkarzinom   129
– Mammakarzinom   130
– Gallenblasen- und Gallenwegekarzinom   134
– Blasenkarzinom   135
– Ösophaguskarzinom   136
– Kehlkopfkarzinom   138
– Corpus-uteri-Karzinom   139
– Analkarzinom   140
– Nierenkarzinom   143
– Mundhöhlenkarzinom   144
– Pankreaskarzinom   146
– Schilddrüsenkarzinom   147
– Hodenkarzinom   148
– Zervixkarzinom   149
– Eierstockkarzinom   150
– Bronchialkarzinom   151
– Magenkarzinom   155
– Leberkarzinom   156
– Malignem Melanom   158
– primärem Hirntumor   159

Allgemeine Risikofaktoren und Risikokonstellationen bei Krebserkrankungen   161
Übersicht über die durchgeführten präventiven Therapieexperimente   164
Risikofaktoren und Risikokonstellationen für
– Schizophrenie und andere Verhaltensstörungen   165
– plötzlichen Herztod   168
– behandelte depressive Erkrankungen   169
– polytoxisches Suchtverhalten   170
– Allergien   171
Extreme Ausprägung von Streß und/oder physischen Risikofaktoren für Krebserkrankungen
    und Mortalität an Krebs in einem Beobachtungszeitraum von 15 Jahren   172
Abhängigkeit der Krebserkrankungen von zusätzlichen Risiko- und Positivfaktoren
    bei Personen mit ausgeprägtem Streß oder physischen Risikofaktoren   173
Persönlichkeit und Erfolg der psychotherapeutischen Intervention   174
Synergieeffekte bei
– „Hexenschuß"   175
– Panikattacken   176
– Psoriasis (Schuppenflechte)   177
Faktoren der Differenzierung zwischen Krankheit und Gesundheit bei Personen mit
    hohem psychophysischem Risiko für bestimmte Erkrankungen   178
Faktoren, die der Entstehung chronischer Erkrankungen entgegenwirken   180
Das Zentrale Nervensystem und Krebs – psychobiologische Vermittlungswege   183
Zur Interaktion von familiärer Belastung und Selbstregulation bei der
    Krebsentstehung   191

Diskussion und Zusammenfassung der Ergebnisse _____ 195

Zur Geschichte der medizinischen Ursachenforschung –
    Einordnung der eigenen Bemühungen, Darstellung und Diskussion der Literatur   200

Anhang _____ 207

Tabellen   207
Anmerkungen   255

Fragebögen _____ 271

Katalog zur Erfassung medizinischer Daten   271
Fragebogen zur Prädiktion des Therapieerfolges   278
Fragebogen zur Erfassung der zweifachen Abweisung   281
Differentialdiagnostischer Fragebogen   281
Fragebogen zur Einordnung in die Grossarthsche Typologie   285
Differentieller Fragebogen zur Unterscheidung der Typen 1, 2 und 4   289
Fragebogen zur Selbstregulation: verkürzte Fassung mit 50 Fragen aufgrund einer Item-
    Analyse   291
Fragebogen zur Erfassung des Grades von Lust und Wohlbefinden   297
Variablenkatalog Wohlbefinden, Lust, Lustkompetenz   300

Kurzfragebogen zur Messung der Selbstregulation   300
Recherchen- und Beobachtungskatalog Hemmung, Übererregung und Gleichgewicht   303
Fragebogen zur Identifikation der vom Arzt diagnostizierten chronischen Erkrankungen und Gesundheit in der Nachuntersuchung   311

Vorwort von Hans-Jürgen Eysenck

Mit diesem Buch setzt Professor Grossarth-Maticek die Arbeit fort, die ihn berühmt gemacht hat. Er demonstriert darin, daß Streß und Verhalten psychosoziale Faktoren sind, die mit physischen Faktoren wie Rauchen, Trinken, schlechter Ernährung, Bewegungsmangel und vielen anderen interagieren und dann zu Krankheiten wie Krebs und koronaren Herzerkrankungen führen. Grossarth-Maticek konnte zeigen, daß sich diese psychosozialen Faktoren durch eine von ihm entwickelte Form der Verhaltenstherapie, „Autonomietraining" genannt, beeinflussen lassen und daß dadurch Krebs und Herz-Kreislauf-Krankheiten vorgebeugt werden kann. Dies trifft sogar auf Menschen zu, die für diese Krankheiten besonders anfällig sind. Prävention ist besser – und sehr viel billiger! – als eine Therapie, die sich oft schwierig und schmerzhaft gestaltet und darüber hinaus erschreckende Nebenwirkungen haben kann.

Für viele Menschen ist die Vorstellung, die Psychologie könne einen Beitrag zur naturwissenschaftlichen Medizin leisten, neuartig und fremd. Das trifft auch auf viele Mitglieder der medizinischen Profession zu. Nichtsdestotrotz ließ sich Sir William Osler, der auch „Vater der britischen Medizin" genannt wird, 1906 wie folgt vernehmen: „Es ist sehr viel wichtiger zu wissen, welcher Patient die Krankheit hat, als zu wissen, welche Krankheit der Patient hat" Immerhin läßt sich diese Sicht 2500 Jahre zurück bis in die Zeit von Hippokrates verfolgen.

Professor Grossarth-Maticek ist sowohl in der Onkologie als auch in der Psychologie zu Hause. Er ist somit bestens qualifiziert, die Wechselwirkungen zwischen Seele und Körper zu erforschen. Obwohl es inzwischen eine umfangreiche Literatur gibt, die sich mit diesem Thema befaßt, ist seine Arbeit aus mehreren Gründen herausragend:

Zunächst einmal forscht Grossarth-Maticek prospektiv. Viele Studien, die die zu Krebs oder koronaren Herzkrankheiten neigende Persönlichkeit untersuchen, vergleichen Patienten, die an einer dieser Krankheiten leiden, mit Patienten in verschiedenen Arten von Kontrollgruppen. Solch Vorgehen schließt jedoch nicht die Möglichkeit aus, daß es die Krankheit war, die die Persönlichkeitsveränderungen verursachte und nicht vielmehr die Persönlichkeit, die sich auf die Erkrankung auswirkte. Prospektive Studien setzen dagegen bei einer Gruppe von gesunden Probanden an, die interviewt oder getestet bzw. mit Fragebögen befragt werden.

Diese Probanden werden anschließend über einen Zeitraum von zehn Jahren oder länger beobachtet, um herauszufinden, wer an welcher Erkrankung gestorben ist. Nur auf diesem Wege läßt sich eindeutig der Einfluß der Persönlichkeit auf die Erkrankung ermitteln. Grossarth-Maticek hat eine größere Anzahl derartiger Studien durchgeführt. Mit Blick auf Umfang und sorgfältige Zusammenstellung der Kontrollgruppen übertreffen sie alle anderen Studien. Obwohl seine Resultate denen anderer Forscher ähneln, sind sie doch sehr viel überzeugender.

Weiterhin gründet sich seine empirische Arbeit auf eine einleuchtende und testbare Theorie. Dieser Aspekt ist sehr wichtig. Viele Forscher verwenden breitgestreute „Schrotflintenansätze", bei denen dem Patienten bzw. Probanden lange Fragebögen in der Hoffnung ausgehändigt werden, daß bei möglichst großer Streuung bzw. beim Erfassen eines möglichst weiten Bereiches sich irgend etwas statistisch Signifikantes ergibt. Dieses Vorgehen ist indessen unwissenschaftlich und nutzlos. Vielmehr kommt es darauf an, mit Hilfe einer guten Theorie Testverfahren und Untersuchungsmethoden auszuwählen, mittels derer sich die Theorie testen läßt und wodurch sich dann auch statistisch aussagekräftige Befunde erheben lassen.

Drittens stand Grossarth-Maticek fast allein mit seiner Forderung, die Methode der Datengewinnung so zu optimieren, daß die Probanden sich sowohl zu einer sachbezogenen Mitarbeit motivieren lassen und zugleich sichergestellt wird, daß sie die ihnen gestellten Fragen ausreichend verstehen. Dies läßt sich nur durch eine angemessene Schulung der Interviewer erreichen. Diese müssen in der Lage sein, bei den Probanden Vertrauen zu erwecken und jegliche Verständnisschwierigkeiten auszuräumen.

Zwei empirische Studien haben die Wichtigkeit dieses Vorgehens belegt (Grossarth-Maticek, Eysenck und Boyle 1995; Grossarth-Maticek, Eysenck und Barrett 1993). Von Studien dagegen, die lediglich Fragebögen aushändigen oder versenden, lassen sich weder zuverlässige noch erstklassige Ergebnisse erwarten.

Viertens hat Grossarth-Maticek mit großer Umsicht und viel Aufwand die synergistischen Effekte in der Interaktion zwischen psychosozialen und physischen Ursachen erforscht und dokumentiert. Seine Arbeit hat gezeigt, daß die meisten Risikofaktoren für Krebs oder koronare Herzkrankheiten für sich allein genommen nur relativ wenig bewirken. Treten sie jedoch in Kombination auf, so steigt die Mortalitätsrate sprunghaft in die Höhe.

Fünftens hat Grossarth-Maticek versucht, die kausale Rolle psychosozialer Faktoren mit Hilfe von Interventionsstudien aufzuzeigen: Eine Auswahl von zu Krebs oder koronarer Herzkrankheit neigenden gesunden Probanden wurde per Zufall einer Therapie oder einer Kontrollgruppe zugeteilt. Die erstgenannte Gruppe erhielt daraufhin ein Autonomietraining.

Und die Resultate dieser Studie lassen in der Tat erstaunen: Sie zeigen auf einem hochsignifikanten statistischen Niveau, daß das Autonomietraining bei Personen mit hohem Risiko für Krebs und koronare Herzkrankheiten eben diese Krankheiten verhindern kann.

Wissenschaft bedarf, um voranschreiten zu können, der unabhängigen Replikation der jeweils berichteten Befunde. Arbeiten von Grossarth-Maticek wurden inzwischen in verschiedenen Ländern repliziert. Wenn immer die Replikationsstudien sorgfältig durchgeführt wurden, stützten sie die Theorie und bestätigten sie die Befunde Grossarth-Maticeks in hohem Maße.

Eine ähnliche Unterstützung erfuhr er durch eine große Anzahl unabhängiger Studien, die nicht mit der Absicht durchgeführt worden waren, seine Arbeit zu replizieren, jedoch ähnliche Hypothesen und vergleichbare Meßinstrumente verwendeten.

Grossarth-Maticeks Ergebnisse legen nahe, daß sich mit vergleichsweise geringen Kosten und geringem Aufwand die Inzidenz von Krebs und koronaren Herzkrankheiten erheblich senken läßt, vermittelt man Psychologen und Ärzten die Prinzipien des Autonomietrainings. Nicht nur würde dies vielen Menschen zu Lebensglück verhelfen, es ließen sich auch hohe Kosten für Krankenhausaufenthalte, Behandlungsmethoden und Lohnausfälle einsparen.

Das mag alles sehr neu und wenig nachvollziehbar klingen. Erinnern wir uns aber: Eine ähnlich massive Skepsis wurde seinerzeit William Harvey entgegengebracht, als er die Blutzirkulation entdeckte, ebenso wie Louis Pasteur, als dieser seine Erregertheorie der Krankheiten vorstellte.

Natürlich gibt es auch Lücken im Werke Grossarth-Maticeks. Aber er wäre wohl der letzte, der sich nicht auch der Grenzen mancher seiner Studien bewußt wäre.

Insgesamt läßt sich sagen: Inzwischen scheint zwar die Abwehrhaltung maßgeblicher medizinischer Kreise gegenüber den Befunden und Vorgehensweisen Grossarth-Maticeks nachzulassen. Es bleibt aber festzuhalten: Tausende von Leben hätten gerettet werden können, wenn den Arbeiten Grossarth-Maticeks und denen der zahlreichen anderen Forscher auf diesem Gebiet mehr Vertrauen und Beachtung entgegengebracht worden wäre.

Ich habe zu keinem Zeitpunkt der Zusammenarbeit mit Grossarth-Maticek auch nur den geringsten Anlaß gehabt, an der Qualität seines Werkes zu zweifeln und bin überzeugt, daß seine Arbeiten genial, zukunftweisend und dem heutigen Forschungsstand der empirischen Psychologie um viele Entwicklungsjahre überlegen sind. Ich hoffe, daß der Leser dieses Buches zum selben Schluß kommt.

Heidelberg–London, April 1996
Prof. Hans-Jürgen Eysenck
Ph. D. D. Sc.
Institute of Psychiatry
University of London

Vorwort von Helm Stierlin

Ich schließe mich Hans Jürgen Eysenck in seiner Bewertung der Arbeiten Ronald Grossarth-Maticeks an: Sie sind, was die Zahl der einbezogenen Probanden, den Zeit- und Arbeitsaufwand, die Originalität des Forschungsdesigns und die Bedeutung, wenn nicht Brisanz der Resultate anbelangt, wohl weltweit einmalig. Sie sind auch ein einmaliger Beitrag zu einer systemisch orientierten Forschung, die relevante Risikofaktoren nicht nur mit Gespür ermittelt, sondern zusätzlich sowohl deren komplexen Interaktionen als auch deren Kontextabhängigkeit Rechnung trägt. Nicht zu reden davon, daß das von ihm entwickelte Autonomietraining sich nicht nur als ein ungewöhnlich wirksames therapeutisches Verfahren, sondern auch als Element einer originellen Forschungsstrategie anbietet. Die Bedeutung seiner Arbeiten für die Prävention schwerer und chronischer körperlicher Krankheiten, ja für unsere Vorstellungen von angemessenem Gesundheitsverhalten und Gesundheitspolitik überhaupt läßt sich in meinen Augen kaum überschätzen.

Heidelberg, 22. 1. 1999
Prof. Dr. med. et phil. Helm Stierlin
Universität Heidelberg

Vorwort von Michael Wannenmacher

Onkologische Lehrbücher und die internationalen wissenschaftlichen Journale aus dem Bereich der Epidemiologie diskutieren in der Regel einen Risikofaktor in bezug auf Krebsentstehung. So werden beispielsweise in gesonderten Studien die Bedeutung des Zigarettenrauchens für Lungenkrebs oder die Bedeutung der Ernährung für die Entstehung unterschiedlicher Krebsarten erforscht. Das Zusammenspiel von mehreren Risikofaktoren wird nur relativ selten untersucht und wenn, beschränkt sich die Untersuchung in der Regel auf zwei oder höchstens drei Faktoren. So ist beispielsweise bekannt., daß das Zigarettenrauchen und Alkoholkonsum bei Mundhöhlen- und Rachenkrebs zusammenwirken und sich gegenseitig potenzieren. Erst in allerneuester Zeit berichten epidemiologische Journale über das Zusammenwirken von Zigarettenrauchen und Depressivität in bezug auf Lungenkrebs.

Grossarth-Maticek und sein deutsches und internationales Forschungsteam untersuchen seit über dreißig Jahren die Wechselwirkungen von physischen und psychosozialen Risikofaktoren unter besonderer Berücksichtigung des zentralen Nervensystems. Dabei werden nicht nur zwei oder drei Faktoren erfaßt, sondern in der Regel eine sehr große Anzahl von Risikofaktoren, die zum Teil in der internationalen Literatur schon bekannt waren, aber auch solche, die Grossarth-Maticek in der eigenen Forschungsarbeit gefunden hat. In der Wechselwirkungsforschung zeigt sich das Ergebnis, daß bei unterschiedlichen Krebsarten, aber auch bei anderen chronischen Erkrankungen viele einzelne Risikofaktoren eine gewisse Rolle spielen, aber erst durch das Zusammentreffen relevanter Faktoren sogenannte Synergieeffekte auftreten, d.h. eine gegenseitige Potenzierung, weit über den linearen Effekt hinaus.

Die theoretische Fundierung, die der Forschungsarbeit von Grossarth-Maticek zugrundeliegt, ist durchaus vernünftig und nachvollziehbar. Er geht nicht von einer psychischen Verursachung der Krebserkrankung aus, nimmt aber an, daß bestimmte Verhaltensmuster die Krebsausbreitung beeinflussen können. Dabei ist einer der zentralen Begriffe die sog. *Selbstregulation.* Unter Selbstregulation versteht Grossarth jede Eigenaktivität des Menschen, die zu Wohlbefinden, innerer Zufriedenheit und erlebter Sicherheit führt. Eine gute Selbstregulation wird u. a. durch wohltuende Ernährung, Bewegung, die Fähigkeit zu erholsamem Schlaf, erfüllende Arbeit und eine gute Partnerbeziehung erreicht. Kein Wunder, daß die Selbstregulation auch ein bedeutender Faktor bei der Entstehung unterschiedlicher chronischer Erkrankungen ist.

Auch die Methode der Beweisführung von mitursächlichen Faktoren in der Grossarthschen Konzeption ist beeindruckend. Prospektive Interventionsstudien sind aussagekräftiger als nur prospektive Studien, weil in diesen zwischen zufälligen Korrelationen und mitursächlichen Einflußgrößen nicht zu trennen ist.

Die Betonung und die systematische Berücksichtigung des seelischen Zustandes und der Funktion des zentralen Nervensystems bei der Krebsausbreitung, sind ein weiterer Verdienst der internationalen Forschungsgruppe um Grossarth-Maticek. Viele internationale Studien lassen vermuten, daß es einen Zusammenhang zwischen Streß, dem zentralen Nervensystem und der Immunabwehr gibt. Neuere Studien konnten zeigen, daß beispielsweise kontrollierter Streß die Immunabwehr stimuliert, während unkontrollierter Streß diese schwächt.

Interessant erscheint auch das Ergebnis, daß bei fast allen Tumorarten unter anderem die familiäre Häufung eine wichtige Rolle spielt. Brisant wird es, wenn Grossarth-Maticek zeigt, daß die familiär belasteten Personen für bestimmte Krebsarten ihr Risiko verringern können, wenn sie lernen, sich besser selbst zu regulieren. Dieses Ergebnis kann noch über viele Jahre Gegenstand wissenschaftlicher Diskussionen sein, die sich auf den Zusammenhang zwischen Genexpression und der Funktion des zentralen Nervensystems konzentrieren.

In diesem Buch wird ein neues Fach begründet, das sich auf die Erforschung der Wechselwirkungen unterschiedlicher Risikofaktoren konzentriert: die *Systemische Epidemiologie und präventive Verhaltensmedizin*. Diese Arbeit wird sicherlich auch eine Diskussionsbasis für mögliche Kooperationen der klinischen Zentren und Grundlagenforschungseinrichtungen der Universität Heidelberg mit dem Institut für Präventive Medizin des Europäischen Zentrums für Frieden und Entwicklung sein. Wenn hochentwickelte und spezialisierte Einzeldisziplinen bei dem Versuch einer interdisziplinären und systemischen Integration, wie sie Grossarth-Maticek erstrebt, zusammentreffen, kann ein hochexplosives, aber auch innovatives Klima entstehen. Der Anstoß für eine systemische Medizin und interdisziplinäre Wechselwirkungsforschung, wie sie in diesem Buch vorgestellt sind, ist, ganz unabhängig von möglichen Kritikpunkten im Detail, sehr zu begrüßen.

Universität Heidelberg, 1999 — Prof. Dr. Dr. Michael Wannenmacher
Vorsitzender des Tumorzentrums
Heidelberg/Mannheim

Vorwort von Ronald Grossarth-Maticek

In diesem Buch werden Ergebnisse und Konzeptionen aus meiner gesamten jahrelangen Gesundheitsforschung vorgestellt. Vor mehr als 30 Jahren habe ich den Versuch unternommen, Faktoren aus unterschiedlichen Bereichen zu beschreiben und zu erfassen mit dem Ziel, die wichtigsten Einflußgrößen auf Krankheit und Gesundheit zu erforschen. Erfaßt wurden z. B. ungünstige sozioökonomische Bedingungen (Statusverlust, Arbeitslosigkeit, ungerechte Bestrafung usw.), medizinische Risikofaktoren (Zigarettenrauchen, Alkoholkonsum, Bluthochdruck usw.), Organvorschädigungen (z. B. Gastritis, Bronchitis), psychosozialer Streß (z. B. der durch eher schlechte Selbstregulation oder Behinderung der Bedürfnisbefriedigung entsteht) und die Eigenart der zwischenmenschlichen Beziehungen (z. B. ob eine Person Empfänger oder Sender von Unterdrückung ist).

Zu Beginn der Studien glaubten wir noch, in der Lage zu sein, den entscheidenden krankheitserzeugenden oder gesundheitsaufrechterhaltenden Faktor finden zu können, welcher auch dann noch wirksam ist, wenn alle anderen Faktoren rechnerisch berücksichtigt werden. Jahrelange Auswertungen haben uns etwas anderes gelehrt. Krankheit oder Gesundheit sind die Ergebnisse von Wechselwirkungen in äußerst komplexen Systemen, in denen es nicht einen, zwei oder drei determinierende Faktoren gibt, sondern in denen alle Faktoren komplex, flexibel und mit unterschiedlichen Vorzeichen in Wechselwirkung treten.

Aus diesem Grund erscheint es interessanter, die Dynamik der Wechselwirkungen zu erforschen, als einen bestimmten Risikofaktor statisch zu erfassen und zu glauben, daß dieser eine determinierende Rolle hat – er spielt nur dann eine Rolle, wenn er mit bestimmten anderen Faktoren eine spezifische Wechselwirkung eingeht; er spielt dann keine Rolle, wenn er eine Wechselwirkung mit einem anderen Faktorensystem aufweist. Aus diesem Grund mußten wir Abschied nehmen von der monokausalen, statistischen (z. B. epidemiologischen oder multivariaten) Auswertungsmethode.

Die moderne Statistik in der medizinischen Ursachenforschung ist darauf konzentriert, die Bedeutung eines oder höchstens die Wechselwirkung von zwei oder drei Faktoren zu beweisen, indem sie einige andere Faktoren berücksichtigt. Was geschieht aber, wenn zwanzig oder dreißig von uns erfaßte Faktoren in Interaktion treten und das statistische Ergebnis vollkommen von der Frage abhängt, ob wir sechs, acht oder fünfzehn Faktoren willkürlich in die Analyse werfen. Wir haben das gemacht, und bekamen immer unterschiedliche Ergebnisse. So konnten wir z. B. in zwei Gruppen, die jeweils 13 verschiedene, relevante Risikofaktoren für Herzinfarkt aufwiesen, zeigen, daß in beiden Gruppen die Vorhersage, wer später Herzinfarkt bekommt, gleich gut war. Dasselbe konnte in Hinblick auf die Vorhersage von Lungenkrebs oder die Aufrechterhaltung der Gesundheit bis in das hohe Alter gezeigt werden.

Wenn wir nicht davon ausgehen können, daß ein bestimmter Faktor allein für sich krankheitserzeugend ist (z. B. daß Arbeitslosigkeit oder mangelnde Belohnung am Arbeitsplatz zu Herzinfarkt führen), und wenn sehr viele Faktoren in komplexe Wechselwirkungen treten, dann stellt sich die Frage, welche Steuerungsmechanismen die Wirkung von Risiko- oder Positivfaktoren beeinflussen. Wenn die Frage so gestellt wird, dann bekommt das subjektive Bewertungssystem und die Funktion des Zentralen Nervensystems eine entscheidend wichtige Rolle zugewiesen.

Die Erforschung der Steuerungsmechanismen des Verhaltens und möglicherweise vieler physiologischer Prozesse im Körper, z.B. des Immunsystems, die im Zentralen Nervensystem lokalisiert sind, ist auch für die Entwicklung und den Einsatz einer präventiven Therapie von zentraler Bedeutung. Wir haben in unserer Arbeit sowohl viele Steuerungsmechanismen von Risiko- und Positivfaktoren erforscht, als auch neue Formen der Verhaltenstherapie entwickelt, deren Anwendung *neue Strategien zur Aufrechterhaltung der Gesundheit* versprechen. Die Arbeit, die in diesem Buch dargestellt ist, entstand aufgrund der kritischen Auseinandersetzung mit der empirischen Psychologie, Psychosomatik und medizinischen Epidemiologie. Wir begnügten uns nicht nur mit der Kritik, sondern waren bemüht, ein alternatives Forschungskonzept zu entwickeln. Dabei wurde der Versuch unternommen, die Grundlagen einer systemischen bzw. synergistischen Interventionsepidemiologie zu erarbeiten. Für die Ergiebigkeit dieses Ansatzes sprechen die Forschungsergebnisse und Forschungsperspektiven.

Zunächst zur Kritik der empirischen Psychologie und Epidemiologie. Die internationalen Zeitschriften und viele Lehrbücher sind voll von Ergebnissen, die einer kritischen Prüfung nur selten standhalten. Zunächst zeigen die Methoden, mit denen sich die Disziplinen bemühen, mitursächliche Zusammenhänge zu beweisen, äußerst gravierende Mängel auf. Weder die retrospektiven noch die prospektiven oder die sog. „bedingt prospektiven" Methoden haben Beweiskraft. Mit diesen Methoden können zwar Korrelationen und Zusammenhänge festgestellt werden, keineswegs aber Ursachen bewiesen werden. In diesem Buch wird eine neue Methode der Beweisführung von mitursächlichen Zusammenhängen dargestellt, die sog. *Prospektive Studie mit experimenteller Intervention* – und zwar in der Hoffnung, daß sie in der Zukunft breite Anwendung in der empirischen Forschung bekommt.

Bei der Erfassung von sog. „weichen Daten", z.B. der Beurteilung von eigenen Verhaltensweisen, Emotionen, Eigenschaften und Einstellungen, wird weltweit in epidemiologischen, psychosomatischen und psychologischen Studien unreflektiert vorgegangen. In der Regel werden Fragebögen vorgelegt, in der Hoffnung und Überzeugung, daß nur die Standardisierung der äußeren Bedingungen, z.B. schriftliche Befragung, Beantwortung im selben Raum usw. ausreicht, um valide Antworten zu bekommen. Dieser naiven Annahme nach wird eine Person dieselben Antworten geben, unabhängig von ihrer inneren Verfassung und momentaner Präokkupation. Wenn Ergebnisse mit unterschiedlichen Fragebögen veröffentlicht werden, dann wird nie die Frage gestellt, in welcher inneren Verfassung haben die Personen geantwortet?

Um dieses Problem zu lösen, wurde eine Methode entwickelt, die auch die *innere Standardisierung* der Probanden ermöglicht. Jede Person berichtet eine halbe Stunde über positive und negative Erlebnisse in ihrem Leben und ihr typisches Verhalten. Erst danach beantwortet sie den Fragebogen. Wenn eine Person vorher eine halbe Stunde engagiert über ihre Erlebnisse und Verhaltensweisen berichtet, dann können wir relativ sicher sein, daß sie auch hochmotiviert ist, die Fragen wahrheitsgemäß und empfindungsgerecht zu beantworten. Wir konnten empirisch zeigen, daß nur unter solchen Bedingungen der Datenerfassung Vorhersagen möglich sind (z. B. zwischen bestimmten Verhaltensweisen und späterer Gesundheit oder Krankheit). Wir konnten auch zeigen, daß eine Beantwortung des Fragebogens ohne einführendes Gespräch keine brauchbaren Vorhersagen ergab.

Wenn diese Experimente stimmen, dann ist nicht nur Zweifel über die Validität vieler empirischer Studien angebracht, sondern auch ein Paradigmenwechsel in der Interpretation der Ergebnisse empirischer Studien eingeleitet. In den bisherigen, naiven und eindimensionalen Erklärungen von Ergebnissen wird immer suggeriert, daß der Wahrheitsgehalt eines Zusammenhanges, der im Forschungsergebnis deutlich wird, dargestellt wird – nach dem Motto: „Wir konnten beweisen" oder „wir konnten nicht beweisen", daß der und der Zusammenhang existiert. Wenn der Paradigmenwechsel in der empirischen Psychologie eingeleitet wird, dann hat sich die Erkenntnis durchgesetzt, daß es keine Aussage über die objektive „Wahrheit" gibt, sondern nur einen Zusammenhang zwischen der Art und den spezifischen Bedingungen der Datenerfassung und einem bestimmten Forschungsergebnis.

Wenn die Daten mit einer Methode erfaßt werden, dann bekommen wir andere Zusammenhänge, als wenn sie mit einer anderen Methode erfaßt werden. Die theoretische Physik hat längst einen derartigen Paradigmenwechsel vollzogen. Wenn das Elektron mit einer Beobachtungsmethode erfaßt wird, erscheint es als Teilchen, während eine andere Methode es als Welle erfaßt. Die medizinische Epidemiologie und empirische Psychosomatik sind in der Regel monokausal und eindimensional ausgerichtet. Sie fragen nach der Wirkung eines Faktors, z. B. ob Zigarettenrauchen Lungenkrebs hervorruft oder ob es eine sog. „Krebspersönlichkeit" gibt, also krebserzeugende Persönlichkeitscharakteristika. Solche naiven, monokausalen Fragestellungen entsprechen der Komplexität der soziopsychobiologischen Systeme in keiner Weise. Seelische, körperliche und Umweltfaktoren sind derart vernetzt und in ihrer Wechselwirkung gegenseitig abhängig, daß monokausale Ansätze dringend mit der systemischen Analyse und Forschung erweitert werden müssen.

In diesem Buch werden Ergebnisse der systemischen Wechselwirkungsforschung vorgestellt. Dabei kann gezeigt werden, daß alle uns bekannten Risiko- und Positivfaktoren in ihrer Wirkung abhängig sind vom Kontext und der Wirkung anderer Faktoren. Unterschiedliche Faktoren wirken zusammen und bestimmen somit die Entwicklung von Prozessen und Ereignissen. Die Ergebnisse zeigen auch, daß das Ziel der Forschung die mehrdimensionale Interpretation sein muß, und die Überwindung der Eindimensionalität. Ein eindimensionales Forschungsergebnis würde z. B. aussagen, daß ein bestimmtes Medikament äußerst schädlich ist, weil es innere Blutungen hervorruft.

Eine mehrdimensionale Interpretation berücksichtigt unterschiedliche Aspekte der Wirkung, daß es z. B. in einem Kontext Herzinfarkt verhindert, aber das Risiko für Hirnschlag erhöht, während es in einem anderen Kontext die Wahrscheinlichkeit, ein gesundes hohes Alter zu erreichen, unterstützt. Auch die Frage, ob ein gewisser Faktor wie z. B. Alkoholkonsum gesundheitsfördernd oder schädlich ist, kann im Rahmen der systemischen Epidemiologie nicht mehr eindimensional beantwortet werden, da die Ergebnisse unterschiedlich sind in Abhängigkeit davon, ob eine Person aus Kummer trinkt und danach depressiv wird oder durch das Trinken ihr Wohlbefinden verbessert.

Wenn Daten unter unkontrollierten Bedingungen erfaßt werden, der systemische Kontext, in dem die Faktoren wirken, nicht berücksichtigt wird, und wenn dabei auch keine brauchbare

Methode der Beweisführung von mitursächlichen Bedingungen existiert, dann hilft auch keine noch so gute und überzeugende Statistik. In der Regel wird der Versuch unternommen, durch beeindruckende statistische Verfahrensweisen die mangelhafte theoretische und methodische Konzeption zu überdecken. Somit wird dem Leser ein „objektives" Forschungsergebnis suggeriert, das in Wirklichkeit ein Sammelsurium von unkontrollierten Fehlern ist.

Es wurden viele Faktoren und ihre Wechselwirkungen erfaßt mit dem Ziel, die Relevanz von Synergieeffekten in komplexen Systemen darzustellen. Dabei soll keineswegs suggeriert werden, daß wir alle relevanten Faktoren für bestimmte Erkrankungen erfaßt haben. Wenn einzelne Faktoren oder einzelne Prozesse, die mit bestimmten Disziplinen erfaßt werden, für die Entstehung einer chronischen Krankheit keine ausreichende Erklärung geben können, und wenn interdisziplinäre Systemforschung zur Erweiterung unseres Erkenntnishorizontes nützlich sein kann, dann ergeben sich in diesem Rahmen zwei Kriterien für Wissenschaft. Es muß aufgrund einer Wechselwirkungsanalyse eine Vorhersage und eine erwünschte Veränderung aufgrund gezielter Intervention möglich sein (z.B. Verringerung der Mortalität in einem begrenzten Beobachtungszeitraum).

Diesem Ziel versuchen wir in diesem Buch gerecht zu werden. Es wurden unterschiedliche Begriffe aus der systemischen Forschung verwendet und entwickelt, wie z.B. die Selbstregulation. Wenn Selbstregulation als jede Eigenaktivität, die Wohlbefinden und erwünschte Bedingungen herstellt, interpretiert wird, dann wird es klar, daß hier sehr unterschiedliche Bereiche der menschlichen Tätigkeit einbezogen sind. Auch das Autonomietraining zur Anregung der Selbstregulation ist ein systemischer Ansatz, weil er nicht nur einen Prozeß und einen Faktor, sondern ein ganzes System von individuell wichtigen Bedingungen verändert. Es wird also der Versuch unternommen, Grundlagen der systemischen Analyse und Intervention in der medizinischen Epidemiologie und Psychologie zu erarbeiten und diese für die Präventionsforschung brauchbar zu machen.

Heidelberg, Frühjahr 1999   Ronald Grossarth-Maticek

Einführung

In diesem Buch werden zentrale Aspekte unserer Theorie und Methode im Rahmen einer systemischen und synergistischen Medizin vorgestellt. Sie ordnet sich nahtlos in mein gesamtes Forschungskonzept ein, das sich mit dem Thema *Vorhersagen und Interventionen in komplexen soziopsychobiologischen Systemen* beschäftigt. In meinem Forschungsprogramm wird der Versuch unternommen, in unterschiedlichen Bereichen der menschlichen Tätigkeit (z. B. bei der Erforschung der Leistung von Sportvereinen, der Analyse bestimmter politischer Richtungen oder bei der Frage, wann Menschen bis ins hohe Alter gesund bleiben usw.) Vorhersagen von bestimmten Phänomenen im System zu leisten und adäquate Interventionen zu entwickeln, die wunschgemäße Veränderungen herbeiführen (z. B. eine desolate Fußballmannschaft in der Leistung verbessern oder bestimmte Risikofaktoren für Krankheit verringern).

Bestimmte Phänomene in lebendigen und äußerst komplexen Systemen vorhersagen zu können und ebenso komplexe Prozesse, die die Entwicklung in der einen oder anderen Richtung bestimmten, durch Interventionen zu beeinflussen, ist natürlich äußerst schwierig. Die Annahme, daß die Entwicklung eines Systems nie von einem einzigen Faktor bestimmt wird, sondern von der Wechselwirkung mehrerer Faktoren im System, wird durch unsere gesamten Forschungsergebnisse bestätigt. Wir konnten keinen Einzelfaktor identifizieren, der irgendein Phänomen determiniert, wenn er nicht in eine komplexe Interaktion mit mehreren Faktoren tritt. Aus diesem Grund war ich in meiner gesamten Forschungsarbeit bemüht, zunächst in langwierigen Befragungen, Beobachtungen und Auswertungen der Literatur Faktoren zu identifizieren, von denen theoretisch angenommen werden kann, daß sie in komplexe Interaktionen treten und die Vorhersage eines Phänomens ermöglichen. Solche Faktoren nennen wir *Systemindikatoren*. Wir nehmen an, daß das Vorhandensein mehrerer Systemindikatoren das Auftreten eines Phänomens wahrscheinlicher macht, als wenn nur ein oder kein Faktor aus der Reihe der Systemindikatoren vorhanden ist. Wir nehmen selbstverständlich nicht an, daß in komplexen Systemen für die Entwicklung in die eine Richtung – z. B. in Richtung der Aufrechterhaltung der Gesundheit oder dem Auftreten von Krebs oder Herzinfarkt – nur die von uns identifizierten und berücksichtigten Systemindikatoren absolut ausschlaggebend sind, sondern hoffen, daß ein jeder Systemindikator noch mehrere, noch nicht erfaßte Faktoren mit sich zieht, die in derselben Richtung wirken wie der Systemindikator. Selbstverständlich gibt es in einem System auch Faktoren, die dem Systemindikatoren entgegenwirken (z. B. können sogenannte „Positivfaktoren" gesundheitserhaltend, und sog. Risikofaktoren krankheitsfördernd sein).

Wenn es in hohem Maße gelingt, bestimmte Systemindikatoren aus unterschiedlichen Bereichen des soziopsychobiologischen Systems zu erfassen, z. B. Streß, Erbanlagen, Umweltbedrohung, Organschäden usw., und es gleichzeitig gelingt, die dem System entgegenwirkenden Faktoren auszuschließen, dann kann erwartet werden, daß die Vorhersage eines Phänomens (z. B. einer Krebsart) relativ erfolgreich ist.

Wenn alle Faktoren im System eine gleiche Bedeutung hätten, und wenn sie sich in beliebiger Konstellation formieren könnten, dann wäre eine Vorhersage von Phänomenen nicht möglich, und an eine erfolgreiche Intervention wäre nicht zu denken. Komplexe Systeme haben aber die Eigenschaft, daß sie bestimmte Informationen und Prozesse aus bestimmten Zentren koordinieren und beeinflussen. In dieser Hinsicht hat besonders die Funktion des Zentralen Nervensystems des Menschen eine herausragende Bedeutung, ebenso wie die genetischen Faktoren. Seelische Faktoren wirken auf die Funktion des Nervensystems, z.B. indem sie Hemmungen oder Übererregung hervorrufen. Die subjektive Sinneserfahrung (die z.B. zu Resignation oder Hoffnung führt) wirkt auf die Funktion des Zentralen Nervensystems. Das Zentrale Nervensystem scheint in engster Wechselwirkung mit den genetischen Grundlagen eines Menschen zu treten. Eine erfolgreiche Intervention kann die Steuerungsmechanismen des Zentralen Nervensystems verändern, und somit komplexe Prozesse und Faktoren im gesamten soziopsychobiologischen System beeinflussen.

Aus dem oben dargestellten verdichtet sich die Annahme, daß Vorhersagen und Interventionen in komplexen Systemen unter der Bedingung möglich sind, daß der Beobachter wirklich relevante Systemindikatoren identifizieren kann und Interventionen durchführt, die an der Steuerungszentrale des Systems angreifen und diese verändern.

Selbstverständlich reicht eine adäquate Beobachtung und Identifikation von Systemindikatoren noch lange nicht aus, um bestimmte Phänomene in komplexen Systemen vorhersagen zu können. Zu diesem Schritt gehört eine äußerst präzise und adäquate Methode.

Die Theorie und die erfaßten Faktoren müssen durch eine adäquate Methodologie und Datensammlung begleitet sein. Wenn einer sehr komplexen Theorie, die mit präzisen Beobachtungen zusammenhängt, die Instrumente fehlen (Fragebögen, Beobachtungskatalog, Labormessungen usw.), und vor allem die Bedingungen, unter denen die Instrumente angewandt werden müssen, nicht präzisiert sind, dann können die Grundannahmen der Theorie nur sehr schwer oder überhaupt nicht bewiesen werden. Auch umgekehrt: Wenn die Theorie zu Beginn der Studie nicht präzise formuliert ist, dann hilft auch eine große Anzahl unterschiedlicher Meßinstrumente wenig, weil die Erfahrung zeigt, daß die Ergebnisse in der Regel rein zufällig sind. Wir beobachten in der empirischen Psychologie, Psychosomatik und Epidemiologie häufig, daß sowohl präzise Theorien fehlen als auch die Meßinstrumente inadäquat sind und unter nichtstandardisierten Bedingungen angewandt werden.

Wir haben uns bemüht, die Meßinstrumente so zu entwickeln und anzuwenden, daß sie der Theorie soweit wie möglich gerecht werden. Dabei kommt es nicht nur auf den Inhalt der Meßinstrumente, sondern auch auf deren Anwendungsbedingungen an. Wir haben uns von dem naiven Glauben, der in vielen Bereichen der empirischen Psychologie noch vorherrscht, gelöst, daß ein Meßinstrument unabhängig von den Umständen der Anwendung immer zu gleichen Ergebnissen führt.

Ein adäquates epidemiologisches Forschungsvorhaben muß die Möglichkeit einer ständigen Weiterentwicklung der Theorie und Methode in sich bergen. Viele epidemiologische Forschungsprogramme halten es für eine Tugend, wenn sie eine bestimmte – meist einseitige – Hypothese aufstellen, die Daten mit einer bestimmten Methode erfassen und dann 10 oder 20 Jahre abwarten, um herauszufinden, ob sich die Hypothese bestätigen läßt. Von solchen

Verfahren ist auch nicht mehr zu erwarten, als daß sie einen bestimmten Zusammenhang aus einem bestimmten Teilbereich identifizieren, der sich weder für eine Vorhersage in komplexen Systemen noch für eine präventive Intervention eignet.

Wir haben in unserem Forschungsprogramm den Versuch unternommen, die Theorie, die Methode und die Meßinstrumente von Jahr zu Jahr weiterzuentwickeln und die Weiterentwicklung mit immer neuen empirischen Studien zu überprüfen.

Im Laufe der Jahre haben wir nicht nur die theoretischen Grundlagen und die Meßinstrumente erweitert und verbessert, auch die Forscherpersönlichkeit muß dabei reifen. Wenn dies nicht der Fall ist, dann kann sich das persönliche Verhalten als Hindernis für eine adäquate Auswertung der Daten erweisen, die einer Weiterentwicklung der Theorie im Wege stehen. Dazu ein Beispiel: In meiner ersten prospektiven Studie, die ich im Alter von 25 Jahren in einem jugoslawischen Dorf durchgeführt habe, wurden außer psychosozialen Daten auch eine Reihe medizinischer Daten erfaßt, z.B. Rauchen, Blutdruck, Gesamtcholesterin, einige Labordaten usw. Die damals aufgestellte Hypothese sollte das Ziel verfolgen, nachzuweisen, daß psychosozialer Streß ein äußerst wichtiger Faktor sowohl bei der Genese von Krebs als auch von Herz-Kreislauf-Krankheiten ist und dieser auch dann seine Bedeutung behält, wenn physische Risikofaktoren berücksichtigt werden. Der Gedanke, daß seelische und physische Faktoren in komplexe Wechselwirkungen treten und Erkrankungen gerade durch die psychophysischen Interaktionen vorhersagbar sind, lag mir noch fern. Zu dieser Zeit war ich also nicht dem systemischen, sondern noch einem monokausalen Denken zugetan. Dabei stellte ich eine große Anzahl von Hypothesen auf, u. a. eine die wie folgt lautete: Personen, die an einer langanhaltenden und äußerst intensiven Depression und Apathie nach für sie wichtigen Verlusterlebnissen leiden und hoffnungslos und resigniert sind, bekommen eher Krebs (z.B. in Vergleich zu Personen, die aufgeregt und hilflos verärgert sind).

Um die Hypothese nachzuweisen, haben wir zunächst 60 Personen aus einer Population von 1353 identifiziert. Die Personen waren länger als ein Jahr in einer apathischen Depression ohne daß der Weg erkennbar wäre, daß sie aus dieser Situation noch Hoffnung auf die Zukunft entwickeln könnten. Sie waren extrem gehemmt, Aktivitäten zu entwickeln, die ihre Lage verändern könnten. Als die 60 Personen identifiziert wurden, wurden rein intuitiv weitere Hypothesen aufgestellt, zu denen ich aber zu diesem Zeitpunkt noch nicht stehen konnte. Der Gedanke kam auf, daß bestimmte Personen in der Streßsituation ja auch an Herz-Kreislauf-Krankheiten sterben könnten und sie gar keine Zeit haben könnten, Krebs zu entwickeln. Aus diesem Grund beschloß ich, aus der Gruppe der 60 Personen die zu eliminieren, die an Bluthochdruck litten, hohe Cholesterinwerte aufwiesen, beide Elternteile an Herzinfarkt oder Hirnschlag verstarben, an Übergewicht und Bewegungsmangel litten und sich sehr ungesund und fettreich ernährten. Also wurden 22 Personen aus der Gruppe ausgeschlossen, von denen man annehmen kann, daß sie Herz-Kreislauf-Krankheiten bekommen. Es blieben noch 38 Personen, von denen man annehmen kann, daß sie Krebs bekommen. Weitere Befragungen von den 38 Personen zeigten, daß eine große Anzahl dämpfende Psychopharmaka einnimmt, einen sehr hohen Zigarettenkonsum aufweist und daß die Eltern eine überdurchschnittlich hohe Mortalität an Krebs aufwiesen. Von den 38 Personen haben tatsächlich nach 10 Beobachtungsjahren 37 Personen Krebs bekommen, während von den 22 Personen, die ebenfalls an einer apathischen Depression litten, aber Risikofaktoren für Herz-Kreislauf-Krankheiten aufwiesen, nur drei Personen an Krebs verstarben, während in neun Fällen Herzinfarkt und in zwei Fällen Hirnschlag auftraten.

Zum Zeitpunkt der Datenerfassung 1965/66 bis zur Auswertung der Mortalität und Inzidenz 1976 zeigte ich noch immer als Wissenschaftler einen inneren Widerspruch zwischen Intuition und der Theorie und Datensammlung, die aus dieser Intuition geschah und der bewußten theoretischen Orientierung. Dabei war die intuitive Theorie der bewußten theoretischen Einstellung um Jahre voraus und überlegen. Die intuitive Theorie besagte, daß Vorhersagen nur dann möglich sind, wenn eine große Anzahl von interagierenden Faktoren berücksichtigt wird. Die bewußte theoretische Orientierung hielt noch immer an der Annahme fest, daß ein Faktor (z. B. die depressive Apathie) die Ursache ist und daß andere Faktoren nur berücksichtigt werden müssen, um nachzuweisen, daß der eine Faktor auch dann noch wirkt, wenn andere relevante Faktoren mit einbezogen werden. Aus diesem Grund war mit dem oben berichteten Ergebnis ein gewisses Schulderlebnis verbunden, weil ich mir vorgeworfen habe, für die Vorhersage auch medizinische Faktoren berücksichtigt zu haben. Die fehlgeleitete bewußte theoretische Annahme hatte noch nicht bemerkt, daß die Berücksichtigung einer großen Anzahl anderer Faktoren kein Nachteil, sondern ein Vorteil ist.

Interessant ist auch die Tatsache, daß wir bei dieser kleinen Subgruppe von 60 Personen auch Faktoren berücksichtigt haben, die in der Gesamtstudie noch nicht erfaßt wurden (z. B. das Vorkommen von Krebs in der Familie, die Fehlernährung usw.). Auch als die Heidelberger Studien begannen (1971–1978) haben wir zwar noch eine weitaus größere Anzahl von Risikofaktoren und Positivfaktoren als in der jugoslawischen Studie erfaßt, aber noch immer unter der Absicht, beweisen zu wollen, daß die psychosozialen Faktoren auch unter der Berücksichtigung der physischen Faktoren eine Rolle spielen. Erst im Laufe der Jahre und durch die Konfrontation mit immer neuen statistischen Ergebnissen verdichtete sich der Eindruck, daß nicht die einzelnen Faktoren, sondern die Qualität ihrer Wechselwirkung ausschlaggebend ist. Erst diese Erfahrung ermöglichte es dem Autor, seine theoretische Orientierung so auszuweiten, daß seine intuitive und seine explizite, bewußte Theorie übereinstimmten und nicht mehr in Widerspruch gerieten.

Die vom Autor aufgegebene Theorie und Methode ist heute noch immer das herrschende Modell in der psychosomatischen und medizinischen Epidemiologie, die sich z. B. die Frage stellt, ob eine bestimmte psychosoziale Dimension Ursache für die Krebsentstehung oder Herzinfarkt sein kann, auch dann, wenn andere Faktoren rechnerisch berücksichtigt werden.

Auch in Hinblick auf die Berücksichtigung der Bedingungen, unter denen die Daten erfaßt werden, wurden im Forschungsprogramm von Jahr zu Jahr große Fortschritte gemacht. Auch hier konnte die Richtigkeit der intuitiven Theorie in späteren Experimenten in Heidelberg bewiesen werden. Während heute noch in der empirischen Psychologie angenommen wird, daß ein gutes Meßinstrument, z. B. ein Fragebogen, unter allen Anwendungsbedingungen zum selben Ergebnis führt (z. B. wenn er in der Gruppe oder individuell, gegen Bezahlung oder nicht, in der Wohnung oder im Forschungsinstitut, mit oder ohne ein Vorgespräch usw.), wenn nur die formale Seite standardisiert ist (z. B. daß alle Interviews gegen Bezahlung in einem Forschungsinstitut durchgeführt werden), nahmen wir an, daß nicht nur die äußere, sondern auch die *innere Standardisierung* nötig ist, z. B. daß alle Befragten durch gezielte Vorgesprächen auch in eine vergleichbare innere Lage kommen, aus der heraus sie die Fragen beantworten.

Zur Bewältigung eines Forschungsprogrammes im Rahmen einer systemischen Epidemiologie kam noch eine äußerst schwierige Aufgabe auf uns zu, nämlich der Versuch, eine effektive Form der Verhaltensintervention zu entwickeln, von der zu erwarten ist, daß sie ein komplexes Steuerungssystem in kurzer Zeit verändern kann und somit für experimentelle Interventionen geeignet scheint.

Bei dieser Aufgabe mußten wir zunächst die Komplexität und Vielschichtigkeit der Ursachen für menschliches Verhalten, seine Motive und Ziele berücksichtigen. Ein beobachtetes Verhalten, eine wahrgenommene Bedürfnisstruktur, eine beobachtete Zielsetzung bei einer bestimmten Person, kann nicht einseitig erklärt werden, z.B. indem nur die genetische Disposition, die frühkindliche Erfahrung, die Familiendynamik, die Persönlichkeitseigenschaften, die sozialen Umstände oder die Lebensgewohnheiten berücksichtigt werden. Die spezifischen Verhaltenseigenschaften eines Menschen resultieren in der Regel aus einer äußerst komplexen Interaktion von allen oben erwähnten Faktoren, und es wäre nicht nur mühsam, sondern auch völlig unmöglich, alle Einflußgrößen auf ihre ursächliche Wirkung als Determinanten des menschlichen Verhaltens analysieren und erforschen zu wollen. Aus dieser Sicht zeigen sich die meisten heute auf dem Markt befindlichen psychotherapeutischen Methoden als einseitig und der Komplexität des menschlichen Verhaltens nicht angepaßt. In der Regel formuliert jede psychotherapeutische Schule ein paar Dogmen und Grundannahmen, ohne sich die Frage zu beantworten, ob diese den wirklichen Bedürfnissen von komplexen Systemen entsprechen, und vor allem, ob sie in der Lage sind, diese wunschgemäß zu verändern.

Das Autonomietraining wurde von uns in der Absicht entwickelt, dem komplexen Verhaltens- und Steuerungssystem des Menschen gerechter zu werden. Da das Autonomietraining überwiegend eine verhaltenstherapeutische Methode ist, mußten wir uns zunächst die Frage beantworten, wie der Mensch lernt und wieso er so hartnäckig an Verhaltensweisen festhält, die ihm so konstant negative Folgen einbringen. Der Mensch lernt nicht nur – so wie es die klassische Verhaltenstherapie annahm- durch die Folgen seines Verhaltens, denn wäre es so, dann würden die selbstregulatorischen Mechanismen des Menschen perfekt funktionieren und jede Psychotherapie wäre überflüssig. Der Mensch orientiert sich in seinem Lernen sowohl an Erinnerungen (z.B. an Situationen, in denen er sich besonders wohl gefühlt hat), an kognitiv-emotionalen Annahmen (z.B. daß nur aufgrund eines bestimmten Verhaltens Wohlbefinden und Sicherheit erreichbar sind), sowie an Konsequenzen seines Verhaltens und an seiner individuellen Persönlichkeit. Aus unterschiedlichen, häufig in Konflikt stehenden Motiven entwickelt sich oft eine resultierende Verhaltensweise, von der der Mensch annimmt, daß seine Bedürfnisse am ehesten befriedigt werden und daß dabei seine individuellen Fähigkeiten mit den sozialen Anforderungen am besten in Einklang gebracht werden. Somit entsteht ein Prozeß, in dem das Individuum die eigene Identität und das eigene Kompetenzgefühl systematisch aufbaut.

Eine besonders wichtige Komponente in diesem Prozeß ist die eigene Aktivität, die auf objektive und wahrgenommene Anlässe (Reizstrukturen) hin ausgelöst wird und somit neue, objektive und wahrgenommene Reizstrukturen auslöst, die erneut Anlässe für Eigenaktivitäten sind.

In diesem Prozeß entstehen immer neue Bedürfnisse, die entweder befriedigt oder gehemmt werden. Ein Indikator für die Bedürfnisbefriedigung ist Wohlbefinden und Zufriedenheit. Wenn bestimmte subjektiv wahrgenommene Reizstrukturen das Verhalten derart hemmen und blockieren, daß das Individuum nicht mehr oder nur beschränkt in der Lage ist, seine angeregten und wichtigsten Bedürfnisse zu befriedigen, und wenn sich dabei Unwohlsein und Unzufriedenheit einstellen, dann kann das ein Anlaß sein, Verhaltensinterventionen durchzuführen. Das Ziel des von uns entwickelten Autonomietrainings ist die Anregung der Selbstregulation und der menschlichen Autonomie. Unter Autonomieförderung verstehen wir die Befreiung von solchen wahrgenommenen und wirkenden Reizstrukturen, die dem Menschen im Wege stehen, seine Bedürfnisse zu äußern und zu befriedigen und Wohlbefinden zu erreichen und den Aufbau von solchen Anregungen, die eine bedürfnisbefriedigende Aktivität zur Folge haben. Um die Ziele des Autonomietrainings zu erreichen, werden häufig die zentralen Steuerungsmechanismen analysiert und verändert. Dabei werden häufig gleichzeitig bestimmte Schlüsselerlebnisse angeregt und unter starker emotionaler Beteiligung alternative Verhaltensweisen eingesetzt. In diesem Buch wird das Autonomietraining ausführlich dargestellt.

Theoretischer Teil

Die Erforschung und Beeinflussung komplexer Phänomene

Alle uns bekannten Phänomene, einerlei, ob es sich dabei um die Entstehung von Krankheit, der Aufrechterhaltung von Gesundheit, oder um gesellschaftliche Probleme wie z. B. der Arbeitslosigkeit, handelt, entstehen aufgrund der Wechselwirkung von zahlreichen Faktoren. Da alle Faktoren in ihrer Wirkung kontextabhängig sind, erscheint es als unsinnig, eine eindeutige Beziehung zwischen der Wirkung des einzelnen Faktors und der Entstehung einer Erscheinung herstellen zu wollen. Die exakte Erfassung eines Faktors hat nur dann Sinn, wenn er später in seiner Wechselwirkung mit mehreren anderen Faktoren erforscht wird. Es ist sinnvoller, wenn mehrere relevante und sich gegenseitig beeinflussende Faktoren erfaßt werden; dabei können sogenannte „Synergieeffekte" nachgewiesen werden, d. h. daß sich die Wirkungen der einzelnen Faktoren über die additive Funktion hinaus potenzieren.

Die einzelnen Faktoren, die synergistische Wechselwirkungen eingehen, hängen wieder mit einer großen Anzahl von anderen relevanten Faktoren zusammen. Bedenkt man, daß ein Phänomen aufgrund der Interaktion von möglicherweise Millionen von Komponenten besteht, deren Zahl der Mensch nie erfassen kann, dann erscheint es wichtiger, nach den Steuerungsmechanismen und Organisationsprinzipien im System zu fragen, als die Wirkung einiger isolierter Faktoren exakt erforschen zu wollen, immer in der vergeblichen Hoffnung, es handele sich um endgültige Determinanten.

Wenn wir die Ebene, in der unzählige Faktoren zusammenwirken, betrachten, dann werden dort nicht mehr synergistische Effekte, sondern Effekte, die weit *unter* der additiven Grenze der Einzelfaktoren liegen, beobachtet. Die meisten komplexen Systeme stehen in einem relativen Gleichgewicht, so daß häufig mit minimalen Einwirkungen auf das System (durch eine Intervention oder durch Veränderung einer Annahme) gravierende Veränderungen entstehen können.

Ein jedes komplexe System ist ein dynamisches Gebilde, in dem sich die gegenseitig agierenden Faktoren immer neu organisieren und neue Wirkungen hervorrufen. Relativ stabile Systeme sind dadurch charakterisiert, daß sie konstante und effektive Steuerungsfaktoren aufweisen, während labile Systeme schlecht, widersprüchlich oder nur schwach gesteuert sind. Je labiler ein komplexes System ist, desto leichter ist es, durch minimale Veränderungen die Steuerung optimal zu verbessern. Diese Tatsache ist für die Therapieforschung von größter Bedeutung.

Unsere systemische Forschung leistet folgendes:

a) Sie setzt sich kritisch mit der monokausalen Konzeption auseinander und betrachtet das monokausale Denken nicht nur als Hemmnis für die Weiterentwicklung der Forschung und Wissenschaft, sondern auch für die wichtigste Hemmung in der Evolution der Menschheit.

Während die Probleme multikausal und systemisch sind, neigen die menschlichen Institutionen dazu, diesen weitgehend durch monokausale Analysen und Interventionen begegnen zu wollen. Ein solcher Schritt ist zum Scheitern verurteilt.

b) Auf der Ebene der Vorhersage von Phänomenen, z.B. einer bestimmten chronischen Erkrankung oder der Aufrechterhaltung der Gesundheit, sowie auf der Ebene der Erklärung bestimmter Erscheinungen werden mehrere relevante Faktoren in die Interaktionsanalyse miteinbezogen, von der Synergieeffekte zu erwarten sind. Die relevanten Faktoren sind sowohl wichtige Wirkungsfaktoren (z.B. Zigarettenrauchen, Alkoholkonsum, Fehlernährung) als auch wichtige Steuerungsfaktoren im System (z.B. die Fähigkeit zur Selbstregulation). Die relevanten Interaktionsfaktoren werden in der Regel in retrospektiven Studien oder in aktuellen Beobachtungen von bestimmten Phänomenen definiert oder intuitiv erfaßt. Danach werden sie operationalisiert, d.h. durch Meßinstrumente erfaßbar gemacht und in Studien eingesetzt.

So habe ich beispielsweise im ehemaligen kommunistischen Jugoslawien das politische System beobachtet und drei Interaktionsfaktoren definiert, die eine Vorhersage über die Entwicklung der kommunistischen Systeme ermöglicht haben:

1. Die wirtschaftliche Produktion könnte effektiver durch private Organisationen geleistet werden als durch kollektiv-bürokratische Maßnahmen. Diese Tatsache wurde von den Menschen erkannt, und diese Erkenntnis motivierte die Menschen in Richtung einer latenten Ablehnung des Kommunismus.
2. Der Vielfalt von Theorien und Interpretationen stand eine staatliche Ideologie hemmend entgegen.
3. Dem latent oder manifest vorhandenen religiösen Bedürfnis stand eine vulgär-materialistische Ideologie entgegen.

Der wichtigste Steuerungsfaktor, der trotzdem das kommunistische System aufrechterhielt, war die existentielle Angst vor ideologischer Abweichung, d.h. bestraft zu werden. Da die Bestrafungsmechanismen für Abweichungen mit dem Grad der Liberalisierung abnehmen, war 1966 folgende Vorhersage möglich: Die kommunistischen Systeme werden sich in Richtung Kapitalismus entwickeln und zerfallen, und zwar in der Reihenfolge des Grades der Liberalisierung: Jugoslawien als erster Staat, der ehemalige Ostblock als zweites und erst am Ende China, Vietnam, Nordkorea usw.

Auch viele chronischen Erkrankungen, wie in diesem Buch dargestellt, konnten aufgrund von Synergieeffekten relevanter Faktoren vorhergesagt werden. Dabei wird angenommen, daß die relevanten Faktoren, die in Wechselwirkung treten, einen großen Einfluß auf das ganze restliche Systemgeschehen haben, in dem unzählige Faktoren zusammenwirken.

c) Wenn Interventionen vorgenommen werden mit dem Ziel, komplexe Systeme zu verändern, dann werden zwar auch die relevanten Synergiefaktoren beeinflußt, es wird aber auch der Versuch unternommen, häufig durch intuitiv geleitetes Verhalten im komplexen System neue Steuerungsmechanismen aufzubauen. Dabei ist es häufig möglich, durch kleine, aber gezielte Eingriffe große Veränderungen im Gesamtsystem hervorzurufen.

In der Darstellung des von uns entwickelten Autonomietrainings werden Beispiele in dieser Richtung angeführt.

In der alltäglichen Kommunikation werden unzählige Faktoren durch den Aufbau neuer Steuerungsfaktoren immer wieder positiv oder negativ beeinflußt. Dazu ein Beispiel:

Wir haben zwei Gruppen von jeweils zwei 12 Krebspatienten verglichen. Beide Gruppen waren im Endstadium der Erkrankung mit Fernmetastasen und in Tumorausbreitung und Tumorart vergleichbar. Die onkologische Behandlung wurde aufgegeben, weil sich alle Maßnahmen als ineffektiv herausstellten. Der ersten Gruppe von 12 Patienten sagte der Arzt: „Sie haben höchstens noch ein halbes Jahr zu leben, wahrscheinlich aber sogar nur noch einige Monate oder Wochen". Der Arzt gab bekannt, daß jede weitere Therapie unsinnig wäre. Bei den Patienten wurde eine schwere Depression, Hoffnungslosigkeit und Inaktivität ausgelöst. Der zweiten Gruppe wurde vom Arzt mitgeteilt, daß er in den Patienten und seinen Kampf gegen den Krebs voll vertraut. Der Arzt hat den Patienten weitere, alternative Behandlungsmöglichkeiten aufgezeigt (die aus seiner Sicht keine wirkliche medizinische Wirkung mehr entfalten konnten).

Die erste Gruppe lebte nach der Information vom Arzt noch durchschnittlich 4,1 Monate, die zweite Gruppe 2,6 Jahre. Hier zeigt sich, daß unterschiedliche Informationen als Steuerungfaktoren ganz verschiedene Entwicklungen im System auslösen können, z. B. eine Beeinflussung des Immunsystems, eine andere Einwirkung des Zentralen Nervensystems auf das Tumorgeschehen usw.

Die folgende Graphik stellt die drei Ebenen, die für die systemische Forschung und Intervention relevant sind, dar:

1. Ebene: *Empirisch erfaßte monokausale Faktoren, die, wenn sie isoliert erfaßt werden, relativ wenig aussagekräftig sind.*

X   X   X   X   X

2. Ebene: *Empirisch erfaßte Interagierende Faktoren mit Synergieeffekten*

X ←→ X   X ← X   X
   ↙ ↗   ↗↗
 X → X ← X

3. Ebene: *Unzählig viele, empirisch nicht erfaßte Faktoren*

X   X   X   X   X   X
  X   X   X   X   X
X   X   X   X   X   X
  X   X   X   X   X

Was ist systemische Epidemiologie?

Definition: Die systemische Epidemiologie geht von der Kontextabhängigkeit, gegenseitiger Beeinflussung und den Wechselwirkungen zwischen unterschiedlichen Risiko- und Positivfaktoren aus und zieht systematisch die experimentelle Intervention als Methode der Beweisführung mitursächlicher Zusammenhänge in das Forschungsprogramm mit ein.

Das Ziel der systemischen Epidemiologie ist es, interagierende Faktoren zu beschreiben und zu erfassen, die unter bestimmten Bedingungen Vorhersagen ermöglichen, sowie systemische Interventionen zu entwickeln, die ein Systemgeschehen vorhersagbar und in erwünschter Richtung verändern können. Die systemische Epidemiologie zeigt, daß bei Erfassung von Wechselwirkungen, besonders im psycho-physischen Bereich erheblich stärkere Prädiktoren zu identifizieren sind als bei der Konzentration auf einzelne Risikofaktoren. Die systemische Epidemiologie entspricht der interdisziplinären und systemischen Denkweise und setzt sich somit kritisch von der monokausalen Konzeption in der medizinischen Ursachenforschung ab (an der sich die monokausale Epidemiologie ausrichtet).

Unser Forschungsprogramm kann auch *synergistische Epidemiologie* genannt werden, weil eines der Hauptziele ist, nichtadditive Zusammenhänge (Synergieeffekte) zu erforschen. Ebenfalls kann die Konzeption als *Interventionsepidemiologie* bezeichnet werden, weil die experimentelle Intervention ein immanenter Bestandteil des Nachweises von mitursächlichen Zusammenhängen ist. Es kann auch von der *dynamischen Epidemiologie* gesprochen werden, weil in ihr nicht nur die Kontextabhängigkeit von erfaßten Faktoren erforscht wird, sondern auch die dynamische Wirkung von einzelnen Faktoren in der Zeit (z. B. kann aufgezeigt werden, wie ein Faktor im Laufe der Zeit andere Faktoren nach sich zieht. Dies konnte bei mehrfachen Messungen in bestimmten zeitlichen Abständen gezeigt werden.)

Wenn die Faktoren in ihrer Wirkung gegenseitig abhängig sind, und die Abhängigkeiten so vielschichtig sind, daß sie kaum durchschaubar sind, was kann dann die Wissenschaft noch leisten?

a) Sie kann so viele relevante Faktoren identifizieren, daß aufgrund ihrer Interaktion signifikante Vorhersagen möglich werden.

b) Bei Kenntnis der Wechselwirkungen können präventive Interventionen durchgeführt werden unter der Annahme, daß dadurch chronische Erkrankungen verringert werden.

Die synergistische Epidemiologie ist eine neue Fachrichtung innerhalb der Epidemiologie, die von der Annahme ausgeht, daß die Erfassung der Wechselwirkungen von Faktoren aus unterschiedlichen Bereichen genauso wichtig oder erheblich wichtiger ist als die monokausale Konzentration auf die Wirkung von einzelnen Faktoren. Dabei wird angenommen, daß unterschiedliche in Interaktion tretende Faktoren Effekte aufweisen, die weitgehend die additive Wirkung der einzelnen Faktoren übersteigen.

Die moderne Epidemiologie ist in der Regel auf die monofaktorielle Erfassung von einzelnen „Ursachen" konzentriert. So wird beispielsweise das Zigarettenrauchen als Ursache für den Lungenkrebs erforscht oder die Frage gestellt, ob Depressionen mit der Krebserkrankung ursächlich zusammenhängen. Dabei werden auch andere Faktoren berücksichtigt, z. B. das Alter und das Geschlecht der Probanden oder bestimmte Laborwerte. Dies geschieht aber in der Regel nicht in der Absicht, signifikante Wechselwirkungen zu erforschen, sondern um die Frage zu beantworten, ob der Zusammenhang mit dem erforschten Faktor auch dann bestehen bleibt, wenn andere Faktoren in ihrer Wirkung rechnerisch berücksichtigt werden. Aber es wird auch immer wieder in unterschiedlichen Untersuchungen von Wechselwirkungen berichtet; trotzdem bleiben diese Ergebnisse „im Raum stehen", ohne daß sie zu einem neuen wissenschaftlichen Paradigma führen würden, und zwar fort von der monokausalen Medizin hin zu einer synergistischen und systemischen Betrachtungsweise.

Die Gründung einer solchen Disziplin ist dringend nötig, weil sie der Komplexität von Prozessen, die zu Krankheit führen, gerechter wird. Während die monokausale Medizin z. B. diskutiert, ob eine bestimmte Krebserkrankung auf das Rauchen oder auf erbliche Belastungen oder auf eine Organvorschädigung (z. B. chronische obstruktive Bronchitis) oder auf Streß zurückzuführen ist, zeigt der synergistische Ansatz in der Medizin, daß die Krebserkrankung – in unserem Fall das Bronchialkarzinom – in viel höherem Maße als bisher angenommen das Ergebnis der *Wechselwirkung* der erwähnten Faktoren ist. Die einzelnen Faktoren wirken nicht unabhängig in Richtung einer Krankheitsentstehung oder der Aufrechterhaltung der Gesundheit, sondern sind in der Regel *kontextabhängig*, d. h. abhängig von der Wirkung anderer Co-Faktoren im System. So wird beispielsweise in der internationalen psychosomatischen Krebsforschung die Frage kontrovers diskutiert, ob die Depression eine Ursache für die Krebsentstehung ist bzw. ein Risikofaktor für diese Erkrankung. Während Zonderman et al. (1989: *Depression as a risk factor for cancer morbidity and mortality in a nationally representative sample.* Journal of the American Medical Association, 262, 1191–1195) keinen Zusammenhang zwischen Depression und der Krebserkrankung in einer großangelegten epidemiologischen Studie fanden, berichteten Shekelle et al. (1991: *Psychological depression and 17-year risk of death from cancer.* Psychosomatic Medicine, 43, 117–125) in einer 17-jährigen prospektiven Studie über einen positiven Zusammenhang zwischen dem Vorliegen von Depression und einer späteren Krebserkrankung. Beide Studien machen den gravierenden Fehler, daß sie andere relevante Faktoren, die mit der Depression assoziiert sind, nicht erfassen, etwa die Frage, ob die depressiven Personen medikamentös behandelt werden oder nicht.

In den prospektiven Studien von Grossarth-Maticek (1973–1988) wurde bei Personen, die sich wegen depressiven Symptomen an den Arzt oder Psychotherapeuten wandten und in langfristige Behandlung waren, zusätzlich erfaßt, ob sie medikamentös behandelt werden, ob sie sich täglich bewegen und ob sie gut und erholsam schlafen. Es wurden zwei Gruppen gebildet: Eine Gruppe von depressiven Personen, die medikamentös behandelt werden und aussagen, daß sie die Depression ohne Medikamente nicht überwinden können, die sich ausreichend körperlich bis zum Wohlbefinden bewegen und erholsam schlafen, und eine zweite Gruppe von Depressiven, die die medikamentöse Behandlung ablehnen, die keine Wohlbefinden erzeugende körperliche Bewegung haben und keinen guten Schlaf erleben.

Beide Gruppen wurden nach 15 Beobachtungsjahren verglichen mit einer Gruppe von Personen, die nicht unter depressiven Symptomen litten. Das Ergebnis zeigte, daß die Gruppe von Personen, die medikamentös behandelt wurde, die gut schläft und sich bewegt, bedeutend weniger Krebs entwickelt als die Gruppe der Depressiven ohne Behandlung, mit schlechtem

Schlaf und ungenügender Bewegung. Die erste Gruppe zeigt auch bedeutend weniger Krebs als die nichtdepressive Kontrollgruppe, während die zweite Gruppe mehr Krebs aufwies als die Kontrollgruppe der nichtdepressiven Personen. Nimmt man beide depressive Gruppen zusammen, dann gibt es keinen Unterschied zur Kontrollgruppe.

Depressive Symptome, wie sie also Zonderman erfaßte, waren keine relevanten Faktoren, die geeignet sind, den Zusammenhang zwischen der Tumorprogression und der Funktionsweise des Zentralen Nervensystems zu begründen. Das hier angeführte Beispiel könnten wir mit vielen anderen Beispielen fortführen, wobei immer wieder gezeigt wird, daß die einzelnen Faktoren kontextabhängig sind und daß sie in der Entfaltung ihrer Wirkung von komplexen Wechselwirkungen mit anderen Faktoren abhängig sind, und daß diese Co-Faktoren (in unserem Beispiel: medikamentöse Behandlung ja oder nein, ausreichende Bewegung ja oder nein, guter Schlaf ja oder nein) ebenfalls wissenschaftlich untersucht und einbezogen werden müssen.

Die Tatsache, daß die internationale medizinische Forschung und Epidemiologie häufig über die Wirkung der einzelnen Risikofaktoren kontrovers diskutiert, ist möglicherweise auf die Tatsache zurückzuführen, daß die Forschungsmethodologie in der Datenerfassung zu undifferenziert ist in dem Sinne, daß zwar der einzelne Risikofaktor, auf den die Studie abzielt, exakt erfaßt wird, andere Faktoren aber, die den erfaßten Faktor in seiner Wirkung bestimmten, vernachlässigt werden (in der Regel, weil die Theorie unzulänglich ist). Die monokausale Forschung wird auch in der psychosomatischen Epidemiologie praktiziert, z.B. indem die Frage verfolgt wird, ob es eine sogenannte „Krebspersönlichkeit" gibt oder nicht, bzw. ob eine bestimmte Persönlichkeitseigenschaft, z.B. das rational-antiemotionale Verhalten, mit der Krebsentstehung zusammenhängt.

So haben Veröffentlichungen von Grossarth-Maticek et al. (1985) zunächst gezeigt, daß rational-antiemotionales Verhalten ein wichtiger Prädiktor für Krebserkrankungen ist. Internationale Replikationsstudien haben denselben Zusammenhang gezeigt (z.B. Swan, Carmelli, Dame, Rosenman & Spielberger, 1991; Fernandez-Ballesteros, Spielberger et al., 1988: *The experience, expression and control of anger.* In M. P. Janisse (Ed.), Individual Differences, Stress and Health Psychology, pp. 89–108, New York: Springer Verlag). Grossarth-Maticek et al. haben in ihrer Publikation zunächst moderne epidemiologische Methoden angewandt und bei der Berücksichtigung und Kontrolle anderer Faktoren die Bedeutung des Faktors „rational-antiemotionales Verhalten" unterstrichen. Später wurde die Fragestellung aus einer anderen Sicht gestellt, nämlich ob das rational-antiemotionale Verhalten dort, wo es nicht assoziiert ist mit anderen Faktoren (Hoffnungslosigkeit, hilflose Aufregung, Zigarettenrauchen, Bluthochdruck usw.) immer noch ein Risikofaktor ist. Bei dieser Betrachtungsweise zeigte sich, daß der Faktor rational-antiemotionales Verhalten kein Risikofaktor ist und sogar zum Positivfaktor wird, wenn er mit einem hohem Maß an Autonomie und der Abwesenheit anderer Risikofaktoren verbunden ist. In der psychosomatischen Medizin kann also nicht gefragt werden, ob ein bestimmter Faktor Krankheit erzeugt, ohne den relevanten Wirkungskontext anderer Faktoren zu kennen.

Die moderne epidemiologische und psychosomatische Ursachenforschung ist noch kritischer zu betrachten, wenn ihre Forschungsmethoden analysiert werden. Dabei kann generell der Schluß gezogen werden, daß die Methoden der Beweisführung dieser Disziplinen in der Regel geeignet sind, Arbeitshypothesen zu entwickeln, nicht aber zum Beweis ursächlicher Zusammenhänge.

Weder offene Interviews noch retrospektive Studien, noch semiprospektive oder prospektive Studien sind in der Lage, mitursächliche Zusammenhänge nachzuweisen. Diese Methode erlaubt nur, positive oder negative Korrelationen zu erfassen, ohne die Möglichkeit, den Ursprung der erfaßten Korrelationen zu begreifen (ob es sich um eine kausal relevante Beziehung handelt, um ein Artefakt in der Datenerfassung oder um eine zufällige Korrelation, die von anderen, nicht erfaßten Faktoren abhängt). In der internationalen Literatur werden häufig unkritisch prospektive Studien angeführt in dem Glauben, daß dabei ursächliche Zusammenhänge erfaßt werden.

Diese Annahme ist falsch, weil es sich auch um ursächlich nicht bedeutsame Korrelationen handeln kann (z.B. kann in einer Population, in der Männer und Frauen untersucht werden, Lungenkrebs durch die Größe der Schuhe vorhergesagt werden, einfach weil Männer meistens größere Füße haben als Frauen und gleichzeitig mehr Lungenkrebs bekommen, was natürlich nicht heißt, daß „große Füße" ein Risikofaktor für Lungenkrebs sind!). Mitursächliche Zusammenhänge können nur in sogenannten „prospektiven Interventionsstudien" streng nachgewiesen werden. Wir werden diese Methode in dieser Arbeit ausführlich beschreiben. Leider hat sich weder die Methode noch das Bewußtsein über den Wert der Methode in der internationalen Epidemiologie und psychosomatischen Medizin durchgesetzt.

Wenn die prospektive Interventionsstudie unter experimentellen Bedingungen nicht angewandt wird, dann kann die Wirkung des erforschten Faktors nicht exakt und mit letzter Sicherheit bewiesen werden. So zeigen z.B. Doll & Peto (1978: *Cigarette smoking and bronchial carcinoma: Dose and time relationship among regular smokers and lifelong non-smokers*, J. Epidemiol. Commun. Health, 32, 303–313) in einer 40jährigen prospektiven Studie an männlichen britischen Ärzten sowohl, daß das Zigarettenrauchen ein erheblicher Risikofaktor für unterschiedliche Todesursachen ist, als auch, daß das Aufgeben des Zigarettenrauchens die Mortalität unter den Ärzten wesentlich verringert. Obwohl es keinen Zweifel gibt, daß das Zigarettenrauchen ein erheblicher Risikofaktor für viele Todesursachen ist, können Doll et al. zwei wesentliche Fragen nicht beantworten:

a) Ist das Zigarettenrauchen für sich alleine ein Risikofaktor oder nur dann, wenn es in Wechselwirkung tritt mit anderen Faktoren (z.B. Streß, Organvorschädigung, erbliche Belastung, Alkoholkonsum usw.).

b) Ist das Aufgeben des Zigarettenrauchens wirklich mit der Reduktion unterschiedlicher Todesursachen verbunden, oder erscheint dieser Zusammenhang nur deswegen, weil die untersuchten Ärzte, die das Rauchen aufgegeben haben, sich auch in anderen Bereichen für ein gesundes Leben entschlossen haben, z.B. sich gesünder ernährten, ihren Streß reduzierten usw. Solche Zusammenhänge konnte Grossarth-Maticek in seinen empirischen Studien nachweisen.

Um solche Zusammenhänge nachzuweisen, zeigten die Interventionsstudien von Grossarth-Maticek, daß das Zigarettenrauchen mit anderen Risikofaktoren synergistische Beziehungen eingeht (besonders mit Streß, Fehlernährung und erblicher Belastung) und daß die Annahme von Doll et al., daß die Aufgabe des Zigarettenrauchens unterschiedliche Todesursachen reduziert, stimmt nur unter bestimmten Voraussetzungen. Dieser Zusammenhang konnte in einem Experiment nachgewiesen werden (in dem eine per Zufall ausgewählte Gruppe ein Raucherentwöhnungstraining bekam und eine andere Gruppe unbehandelt blieb). Die Studien von Grossarth-Maticek konnten auch zeigen, unter welchen Bedingungen das Zigarettenrauchen bis ins hohe Alter unschädlich ist (wenn eine große Anzahl von Risikofaktoren ausgeschlossen ist).

Theoretische Grundlagen der Systemischen Epidemiologie

Die synergistische Epidemiologie geht von der Annahme aus, daß der größte Teil von der Medizin diskutierten Risikofaktoren nicht monokausal wirken, sondern daß sich ihre Wirksamkeit im Kontext anderer Risikofaktoren entfaltet. Für sich alleine genommen sind die Risikofaktoren in ihrer krankheitserzeugenden Wirkung entweder schwach ausgeprägt oder ohne jegliche Wirkung.

Dasselbe gilt auch für die Wirkung von sogenannten Positivfaktoren, d.h. von gesundheitsaufrechterhaltenden Faktoren. Auch hier wirkt selten ein Faktor gesundheitserhaltend, wenn er nicht im Kontext anderer gesundheitserhaltender Faktoren wirkt.

Die moderne medizinische und epidemiologische Forschung ist noch in der Regel monokausal ausgerichtet, d.h. sie ist bemüht die gesundheitsschädliche Wirkung eines Risikofaktors oder die gesundheitsaufrechterhaltende Wirkung eines Positivfaktors zu erforschen. Dabei wird in der Regel der Kontext übersehen in dessen Rahmen sich die Wirkungen entfalten. Der von uns vertretene systemische Ansatz erforscht die Wechselwirkung von mehreren relevanten Faktoren, in der Annahme daß diese häufig synergistische Effekte aufweisen, d.h. daß ein Faktor den anderen benötigt zur Entfaltung einer gesundheitsaufrechterhaltenden Wirkung. Häufig treten mehrere Faktoren in synergistische Wechselwirkungen. Von synergistischen (interaktiven) Effekten sprechen wir auch dann, wenn der Effekt der Wechselwirkung größer ist als Summe der Wirkung der Einzelfaktoren, die in die Wechselwirkungsanalyse einbezogen ist.

Obwohl unterschiedliche physische Faktoren in synergistische Wechselwirkungen eingehen, z.B. die Einnahme der Pille, hohe Cholesterinwerte und Alkoholkonsum als Risikofaktoren für Hirnschlag und Herzinfarkt, oder die Wechselwirkung von Zigarettenrauchen und Alkoholkonsum bei der Entstehung bestimmter Krebsarten, treten die stärksten Synergieeffekte in der Wechselwirkung zwischen physischen, physiologischen und verhaltensmedizinischen (psychosozialen) Risikofaktoren auf. Ebenfalls gibt es Synergieeffekte zwischen unterschiedlichen psychosozialen Faktoren.

Das wichtigste Ziel der synergistischen Epidemiologie ist die Vorhersage bestimmter Erkrankungen oder die Vorhersage der Aufrechterhaltung der Gesundheit aufgrund angenommener synergistischer Wechselwirkungen und die erfolgreiche Intervention, der erfolgreiche präventive Eingriff durch die Aufsprengung krankheitserzeugender Synergieeffekte und die Organisation gesundheitserhaltender Synergien. Die synergistische Epidemiologie verfolgt nicht das Ziel die Wirkung der einzelnen Risikofaktoren zu beweisen, weil sie von der Kontextabhängigkeit dieser Wirkungen überzeugt ist.

Wie entsteht eine chronische Erkrankung?

Eine chronische Erkrankung entsteht in der Regel dann, wenn sich selbst regulierende Systeme aus unterschiedlichen Gründen in bestimmten Bereichen des Organismus zusammenbrechen. Das menschliche Denken ist sowohl bei der Erforschung chronischer Erkrankungen, als auch bei der Erforschung unterschiedlicher sozialer Phänomene geneigt, die Ursache in einem Faktor zu sehen. Die Geschichte der Medizin ist ganz überwiegend von einer monokausalen Denkweise bestimmt. So nehmen bestimmte Wissenschaftler an, daß Krebs durch einen Virus erzeugt wird, während andere Wissenschaftler krebszeugende Umweltsubstanzen annehmen, und noch andere konzentrieren sich auf genetische Faktoren. In der heutigen Krebsforschung ist das monokausale Denken noch dominant. In der modernen Herzinfarktforschung hat sich die Idee vom Zusammenwirken unterschiedlicher Faktoren schon eher durchgesetzt; man weiß z. B., daß mehrere Risikofaktoren, z. B. Bluthochdruck, Zigarettenrauchen, hohe Cholesterinwerte, Diabetes usw. das Risiko sprunghaft erhöhen. Leider konzentriert man sich in der Herzinfarktforschung nur auf einige epidemiologische Risikofaktoren, ohne in das System neue Risikofaktoren und auch Positivfaktoren einzubeziehen – um z. B. die Frage zu beantworten, warum einige Personen mit Risikofaktoren trotzdem keinen Herzinfarkt bekommen, und warum einige Personen ohne die bekannten Risikofaktoren trotzdem Herzinfarkt bekommen.

In der Geschichte der Medizin wurden immer wieder wichtige Einzelursachen für bestimmte Erkrankungen gefunden, z. B. durch die Entdeckung des Tuberkulose-Bazillus, des HIV-Virus usw. Wir sind der Überzeugung, daß auch die noch so virulenten Einzelfaktoren nicht nur alleine wirksam sind, sondern von einem Wirkungskontext anderer Faktoren im komplexen soziopsychobiologischen System des Menschen abhängig sind.

Da wir der Überzeugung sind, daß chronische Erkrankungen in einem komplexen Prozeß, der in sich mehrere Schritte beinhaltet, entstehen, haben wir folgende Formel aufgestellt:

Bei der Entstehung chronischer Erkrankungen ist von besonderer Bedeutung der **synergistische Effekt (SE)** zwischen **gesundheitsschädlicher Exposition (Ex-)** (Zigarettenrauch, Fehlernährung, Alkoholkonsum), **Organvorschädigung (Ov)** (z. B. Leberzirrhose, chronische obstruktive Bronchitis, chronische Gastritis usw.), **Disposition (D-)** für bestimmte Erkrankungen (familiäre Belastung für bestimmte Erkrankungen, die wahrscheinlich genetisch bedingt ist)**, physiologischen Funktionsstörungen (phF)** (z. B. Diabetes mellitus, Bluthochdruck, hohe Cholesterinwerte usw.) und dem psycho-sozialen Streß in Form einer **gehemmten Selbstregulation (ghSR).**

Wenn ein System mit interagierenden Risikofaktoren noch bestimmte Positivfaktoren aufweist, z. B. regelmäßige Bewegung, gesunde Ernährung, die Fähigkeit, sich lustvoll zu entspannen usw., dann ist die Wahrscheinlichkeit, chronisch zu erkranken, geringer, als wenn es keine kompensatorischen Funktionen durch Positivfaktoren gibt. Aus diesem Grund nehmen wir an, daß chronische Erkrankungen die synergistische Funktion aus dem Verhältnis von für eine bestimmte Erkrankungen relevanten Risikofaktoren und relevanten Positivfaktoren ist.

Die Zusammenhänge können mit der folgenden Formel ausgedrückt werden:

chronische Erkrankung = SE (Ex-, Ov, D-, phF, ghSR)
+ Abwesenheit von Positivfaktoren

Wie wird Gesundheit aufrechterhalten?

Auch die Aufrechterhaltung der Gesundheit ist ein äußerst komplexes systemisches Geschehen. Bei der Aufrechterhaltung der Gesundheit agieren Strukturen und Funktionen in einer gegenseitig abgestimmten Weise. Indikatoren für Gesundheit, also für das erfolgreiche Funktionieren des individuellen Systems, sind u. a. Wohlbefinden und Arbeitsfähigkeit.

Bei der Aufrechterhaltung der Gesundheit ist von besonderer Bedeutung der **synergistische Effekt (SE)** zwischen **Disposition (D)** (Eltern erreichen hohes und gesundes Alter), **gesunder Exposition (gEx)** (z. B. gesunde Ernährung, fehlendes Suchtverhalten), **regelmäßige Bewegung (rB)**, erholsamer Schlaf und **Fähigkeit zur regelmäßigen Erholung (rEr)** von belastenden Ereignissen und Zuständen mit der Fähigkeit zur **guten Selbstregulation (gSR)** (Erreichung von Wohlbefinden und innerem Gleichgewicht durch Eigenaktivität). Wenn sich zu den Positivfaktoren auch die Abwesenheit von Risikofaktoren gesellt, dann kann das System die Gesundheit leichter und über längere Zeiträume hinweg aufrechterhalten.

Aufrechterhaltung der Gesundheit = SE (D, gEx, rB, rEr, gSR)
+ Abwesenheit von Risikofaktoren

Ein gut funktionierendes, sich selbst regulierendes System kann bestimmte Risikofaktoren und sogar bestimmte Kombinationen von Risikofaktoren leichter neutralisieren als ein System, das sich schlecht reguliert. Damit kann die Frage beantwortet werden, warum bestimmte Raucher oder Personen mit hohem und regelmäßigen Alkoholkonsum in einigen Fällen über 90 Jahre alt werden, ohne jemals krank gewesen zu sein.

Verhalten, Krankheit und Gesundheit

Bei der Aufrechterhaltung der Gesundheit und der Entstehung chronischer Erkrankungen spielt das menschliche Verhalten in seinem Verhältnis zu Bedürfnissen und Bedürfnisbefriedigung eine sehr große Rolle. Im soziopsychobiologischen System Mensch entstehen permanent Bedürfnisse, die als Spannungen zwischen einem Ist- und einem erstrebten Zustand aufzufassen sind. Viele Spannungen und Ungleichgewichtszustände im Körper werden automatisch in physiologischen Mechanismen der Selbstregulation ausgeglichen. In sehr wichtigen Bereichen der Selbstregulation ist das menschliche Verhalten aber von entscheidender Bedeutung, weil es in der Lage ist, Bedürfnisse zu befriedigen oder die Befriedigung zu hemmen.

Der Mensch zeigt immer wieder Bedürfnisse von höchster individueller und gefühlsmäßiger Bedeutung auf. Wenn das menschliche Verhalten so verläuft, daß es nicht mehr in der Lage ist, die wichtigsten Bedürfnisse zu äußern und zu befriedigen, dann kommt es zu einer chronischen Dissoziation zwischen Bedürfnissen und Verhalten. Je gefühlsmäßig wichtiger die jeweiligen Bedürfnisse sind, und je ausgeprägter die Unfähigkeit des Verhaltens, diese zu befriedigen (z. B. durch innere Hemmungen oder äußere Barrieren), desto gefährdeter ist ein Mensch, chronisch zu erkranken.

Wie entstehen Bedürfnisse von höchster gefühlsmäßiger Bedeutung? Sie entstehen in allen Situationen, in denen Menschen ein außerordentliches Gefühl von Wohlbefinden und Lust erlebt haben oder in denen sie sich solche Gefühle erhofft haben. Besonders in der Kindheit gibt es viele Situationen, in denen sich das Kind wohlfühlt und hohe gefühlsmäßige Erwartungen an die Eltern stellt oder es stark abgewiesen wird in seiner Erwartung von lustvoller Zuwendung. Der Mensch erinnert sich an den Gipfel seines erreichten oder erwarteten Wohlbefindens und versucht diesen durch die Herstellung bestimmter Situationen immer wieder zu erreichen. Somit manipuliert der Erwachsene z. B. immer wieder Situationen, die einer Situation aus der Kindheit ähneln, in denen das Kind ein Höchstmaß an Wohlbefinden hatte.

Wenn solche Situationen im Erwachsenenalter entstehen, dann aktivieren sich in der Regel auch Bedürfnisse von höchster emotionaler Bedeutung. Wenn die Bedürfnisse dabei nicht befriedigt werden, dann entwickelt sich nicht nur ein intensives Erlebnis von Frustration, sondern häufig auch eine innere Hilflosigkeit, weil sich die kindlichen Reaktionen wiederholen. Wenn das aktive Verhalten nicht mehr in der Lage ist, Bedingungen herzustellen, in denen neue Bedürfnisse geweckt und befriedigt werden, und wenn die unbefriedigten Bedürfnisse angeregt, aber nicht befriedigt werden, dann können sich intensive Streßsituationen einstellen, die z. B. reaktive Depressionen, Hoffnungslosigkeit, chronische Angstzustände etc. zur Folge haben.

Bestimmte Verhaltensweisen hängen stark mit der Aufrechterhaltung der Gesundheit bis in das hohe Alter zusammen. Bei solchen Verhaltensweisen werden die entstandenen Bedürfnisse, besonders solche von großer gefühlsmäßiger Bedeutung durch das individuelle Verhalten befriedigt, so daß Wohlbefinden, Lust und inneres Gleichgewicht entstehen. Unterschiedliche Lernprozesse sind sowohl verantwortlich für die Aufrechterhaltung des krankheitserzeugenden Verhaltens als auch die Aufrechterhaltung des gesunden Verhaltens. Es wäre sehr einfach, wenn sich das menschliche Lernen so vollziehen würde, wie das die klassischen Lerntheorien annehmen, die z. B. behaupten, daß das Lernen von den eingetretenen Konsequenzen gesteuert wird. In diesem Fall dürfte der Mensch sehr schnell alle Verhaltensweisen aufgeben, die bei ihm Unwohlsein, Mißerfolg, negative gesundheitliche Folgen usw. hervorrufen. Leider verhalten sich Menschen häufig buchstäblich bis zum Tode in eine fehlerlernte Richtung und sind nicht in der Lage, das Verhalten trotz auftretender massiver innerer und äußerer negativer Konsequenzen zu korrigieren.

Der Mensch scheint sein Verhalten an inneren, unter starken Affekten gelernten Annahmen und Erwartungen in Hinblick auf Lust, Wohlbefinden und Sicherheit auszurichten. Wenn ein

Mensch annimmt, daß er Wohlbefinden, Lust und Sicherheit nur dann bekommt, wenn er in enger symbiotischer Beziehung zu einem Elternteil steht, dann wird er sich konform mit diesem auch dann verhalten, wenn viele andere Faktoren dagegen sprechen und massive negative Folgen hervorrufen. Personen ändern ihr Verhalten nur dann, wenn sie ihre Annahmen und Glaubenssätze verändern können. Dies kann in der Regel nur dann geschehen, wenn entweder ein damit zusammenhängendes Bedürfnis befriedigt wird oder wenn die Person erlebt, daß sie auch ohne ein betreffendes Bedürfnis leben und Wohlbefinden erreichen kann. Das von uns entwickelte Autonomietraining ist darauf ausgerichtet, das Verhalten so zu aktivieren, daß es wieder in der Lage ist, angeregte und blockierte Bedürfnisse zu befriedigen oder von diesen erfolgreich Abstand zu nehmen, um somit neue Bedürfnisse anregen und befriedigen zu können.

Zur Selbstregulation

Selbstregulation ist jede Eigenaktivität des Individuums, die durch Kreation von Bedingungen im Körper und der sozialen Umwelt bestimmte Anregungen/Herausforderungen schafft, die zu Bedürfnisbefriedigung und Harmonisierung der Hirnfunktionen und somit zu Wohlbefinden führen.

Gehemmte oder blockierte Selbstregulation ist die Insuffizienz oder die Lähmung von Eigenaktivität in Richtung der Herstellung von anregenden Bedingungen. Wenn die Selbstregulation blockiert ist und das Individuum keine Hoffnung und Wege für die Anregung der Selbstregulation sieht, dann setzt automatisch die Todestendenz ein, nämlich der Wunsch und die Überzeugung, daß es besser wäre, zu sterben als zu leben (oder zumindest wird der Tod herbeigesehnt und nicht gefürchtet). Je besser die Selbstregulation, desto stärker setzt sich die Lebenstendenz durch, also ein unbedingter Wunsch oder Bedürfnis, leben zu wollen. Auch physische Risikofaktoren (Übergewicht, Bewegungsmangel, Fehlernährung, Alkohol-, Zigaretten- und Drogenkonsum usw.) sind um so stärker ausgeprägt, desto stärker die Selbstregulation gehemmt ist. Die gehemmte Selbstregulation geht mit physischen Risikofaktoren synergistische Beziehungen ein in Hinblick auf die Entwicklung unterschiedlicher chronischer Erkrankungen und ist ein signifikanter Prädiktor für die Gesamtmortalität. Eine gute Selbstregulation geht synergistische Beziehungen mit der Abwesenheit von physischen Risikofaktoren ein in Hinblick auf die Prädiktion von Gesundheit bis ins hohe Alter.

Die physischen Risikofaktoren vermehren sich von Jahr zu Jahr bei Personen mit schlechter Selbstregulation bedeutend stärker als bei Personen mit guter Selbstregulation (in ihrer Ausprägung und Anzahl).

Das Prinzip der Selbstregulation kann man sich an folgendem einfachen Beispiel vorstellen: Eine Person sitzt in der Badewanne. Sie erreicht eine für ihre Bedürfnisse ideale Wassertemperatur, indem sie den Wasserhahn auf- oder zudreht. Eine Person mit *gehemmter Selbstregulation* erreicht nur annähernd die gewünschte Temperatur, weil sie das zu heiße oder zu kalte Wasser duldet und nichts unternimmt, um die Temperatur zu verändern. Eine *blockierte (aufgegebene, gelähmte) Selbstregulation* würde dann zustande kommen, wenn die Person eiskaltes oder sehr heißes Wasser in die Badewanne ausströmen läßt und nicht mehr in der Lage ist, die Temperatur durch eigenes Verhalten zu regulieren. Bei blockierter Selbstregulation ist das individuelle Verhalten vollkommen gelähmt, anregende und bedürfnisbefriedigende Bedingungen herzustellen (z. B. durch extreme Resignation, starke körperliche Schmerzen, ausgeprägte reaktive Depression, überwältigende Angstgefühle usw.). Bei der gehemmten Selbstregulation duldet der Mensch Bedingungen und Zustände, die ihm nicht guttun, er unternimmt aber immer wieder, teilweise ineffektive, teilweise effektive, Versuche, doch noch Wohlbefinden und inneres Gleichgewicht zu erreichen.

Die Ursachen für blockierte und gehemmte Selbstregulation sind sehr unterschiedlich und liegen in verschiedenen Bereichen.

Zur Neurobiologie der Selbstregulation

Der Mensch ist ein äußerst komplexes Netzwerk, in dem unterschiedliche Systeme in Wechselwirkungen treten. Die Systeme sind z. T. autonom, d. h. zur Selbstregulation fähig, und z. T. abhängig von der Funktion anderer Systeme. Die einzelnen Systeme können sich gegenseitig stimulieren oder hemmen. Ein komplexes System, dem in besonderem Maße Steuerungsaufgaben in bezug auf andere Systeme zukommt, und das Impulse aus allen Systemen aufnimmt und verarbeitet, ist das zentrale Nervensystem. Ein Wissenschaftler, der sich mit Themen wie Streß, Selbstregulation, Aufrechterhaltung der Gesundheit und Anregung der Selbstregulation beschäftigt, muß in seiner gesamten wissenschaftlichen und therapeutischen Tätigkeit einen Blick auf die Geschehnisse im zentralen Nervensystem werfen, genauso wie er andererseits die individuelle Lebensgeschichte, das Verhalten und die Eigenschaften der Umwelt und des Organismus berücksichtigen muß.

Wenn ein Verhaltensforscher individuelle Charakteristika eines Verhaltens analysiert, und keine Vorstellungen hat, wie das Verhalten durch Hirnfunktionen entstanden ist und gesteuert wird, dann hat ein solcher Verhaltensforscher wenig Chancen, die dem Verhalten zugrundeliegenden Prozesse zu begreifen.

Die Arbeiten des Autors und seiner Mitarbeiter sind seit mehr als 20 Jahren geprägt von einer intensiven Zusammenarbeit mit Neurobiologen. Aus dieser Zusammenarbeit haben wir gelernt, wie wichtig es ist, in der Analyse des Verhaltens und der seelischen Vorgänge uns die Frage zu stellen, welche Hirnzentren dabei auf welche Art blockiert oder aktiviert sind. Eine solche Frage ist keineswegs nur für die Diagnostik interessant, sondern vor allem für die therapeutische Intervention, z. B. indem bestimmte Verbindungen und Aktivierungen neu gelernt werden können.

Wenn wir z. B. das Verhältnis von Gefühlen und der Rationalität eines Menschen analysieren und die Erfahrung machen, daß es extrem vernunftgesteuerte Menschen gibt, die ihren Gefühlen keinen Raum geben, daß es aber auch extrem gefühlsgesteuerte Menschen gibt, die z. B. in ihrer Aggressivität keinerlei Vernunftskontrolle haben, ebenso wie es Menschen gibt, bei denen die Vernunft und Gefühle in ausgesprochen guter Zusammenarbeit stehen, dann ist es wichtig, sich die Funktionen und Strukturen des Zentralen Nervensystem zu veranschaulichen. In der Hirnrinde (cerebral cortex), die beim Menschen viel ausgeprägter ist als in der Tierwelt, befindet sich der Sitz unserer Intelligenz, Kreativität und persönlichen Verantwortung. Komplizierte Denkprozesse werden von der Hirnrinde gesteuert.

Unser Hirn besitzt ebenso ein Zentrum für Gefühle, daß sich im Limbischen System befindet. Dieses Zentrum ist nicht nur für Wohlbefinden und Liebesgefühle verantwortlich, sondern auch für Angst, Ärger, Haß und andere negative Gefühle. Das Limbische System ist auch verantwortlich für Aggressivität. Die Kontrolle der Aggressivität und anderer Gefühle entsteht dadurch, daß das Limbische System von der Hirnrinde inhibiert wird. Wenn die Hemmung aus der Hirnrinde auf das Limbische System zu stark ausgeprägt ist, dann entsteht übertrieben vernunftgeleitetes Verhalten. Wenn dementgegen die Hemmung des Limbischen Systems aus dem Kortex wegfällt, dann können sich rein emotional gesteuerte Verhaltensweisen bis hin zu Mord durchsetzen. Das Verhältnis zwischen Hirnrinde und dem Limbischen System spielt eine sehr große Rolle in bezug auf die Art und Weise, wie Menschen lernen, ihre Gefühle mit der Vernunft zu verbinden.

Ein jeder Mensch hat bestimmte Bereiche und Reize, auf die er extrem positiv reagiert, und Bereiche, auf die er emotional negativ reagiert. Die Erfahrungen, die ein Mensch im Leben macht, regen sowohl das limbische als auch das kortikale System an, und es kommt zu einer spezifischen Wechselwirkung. Ein seelisch gesunder Mensch ist sowohl fähig, seine Emotionen durch rationale Steuerung zu äußern, als auch seine vernunftgeleiteten Ansichten emotional zu untermauern und dadurch seine Aktivitäten zu motivieren. Ein Mensch mit seelischen Problemen leidet, weil seine Gefühle gegen die rationalen Barrieren keine Äußerungschance haben, oder weil die Rationalität die Flut von Emotionen nicht abfangen und steuern kann.

Die Hirnrinde, in der sich auch die Fähigkeit zur Assoziation, zur Sinnverleihung von Reizen, zu Annahmen und Vorwegnahme von bestimmten Funktionen und Zusammenhängen befinden, nimmt nicht nur Informationen aus der „objektiven Welt" (Umweltreize oder Reize aus dem Organismus) auf, sondern verarbeitet sie auch höchst subjektiv. Auf die Qualität der subjektiven Wahrnehmung reagiert das Gehirn genauso, als würde es auf einen objektiven Reiz reagieren.

Im Zusammenspiel zwischen der Hirnrinde und dem Limbischen System entstehen auch Bedürfnisse als Spannungen zwischen einem erstrebten und einem Ist-Zustand. Die Bedürfnisse haben ebenfalls eine objektive und eine subjektive Seite.

Die moderne Neurobiologie (*Huether*, 1997: *Biologie der Angst. Wie aus Streß Gefühle werden.* Göttingen: Vandenhoeck und Ruprecht) entwickelt Konzepte, in denen sie Streß und das menschliche Verhalten in sehr komplexer Weise mit den Funktionen des zentralen Nervensystems in Verbindung bringt. Somit wird der Zusammenhang zwischen Verhalten und Neurobiologie noch deutlicher und in vielen Bereichen meßbarer.

Das menschliche Hirn hat unterschiedliche Zentren, in denen sich die Steuerung der unterschiedlichen Funktionen verdichten. Die Hirnzentren sind durch neuronale Verbindungen und synaptische Verschaltungen in vielschichtiger Weise vernetzt. *Huether* stellt sich die Frage, unter welchen Bedingungen sich das Gehirn entwickelt, so daß es zu neuen neuronalen Interaktionen kommt. Er nimmt an, daß das Gehirn einem grundsätzlichen Entwicklungsprinzip aller lebenden System folgt, und zwar, daß neue Interaktionen (neue neuronale Verbindungen und synaptische Verschaltungen) erst auf der Grundlage etablierter, also schon vorhandener Interaktionen entstehen, wobei sie den bereits entwickelten Interaktionsmöglichkeiten folgen müssen.

Wie alle lebenden Systeme entwickelt sich das Gehirn nur dann, wenn neue Bedingungen auftreten, die die bisher etablierten Interaktionen in Frage stellen, weil diese den neuen Anforderungen nicht mehr gerecht werden. Wenn neue Bedingungen in der Lage sind, die Hirnfunktionen wieder anzuregen, verläuft die Entwicklung des Gehirns autonom, selbstorganisiert und eigendynamisch. Das Gehirn stellt unter neuen Anforderungen neue Strukturen zur Verfügung, z.B. durch Proliferation von neuralen Zellen, Auswachsen von Fortsätzen, Sekretion von wachstumshemmenden und -stimulierenden Faktoren usw. Wenn Proliferation und Wachstum in der Hirnstruktur erlöschen, dann verliert das Gehirn auch die Kraft zur Eigendynamik.

Das Wachstum oder die Stagnation im Gehirn ist auch in entscheidendem Maße abhängig von den Bedingungen in der Außenwelt, da die etablierten Verschaltungen und Erregungsmuster über die Sinneskanäle aktiviert werden. Die Stabilität der neuronalen Verschaltungen im Gehirn hängen entscheidend von den stabilisierenden sensorischen Eingängen und Erregungsmuster ab. Wenn bestimmte Außenreize ausbleiben, dann können sich auch bestimmte durch diese ausgelösten neuronalen Verschaltungen deaktivieren. Das Verhältnis von Input (Außenbedingungen) und den neuronalen Verschaltungen im Gehirn ist sowohl für die Entwicklung des Gehirns als auch der Persönlichkeit von großer Bedeutung. Ein zu starker Reiz kann die harmonische Ausbildung komplexer und funktionsgerechter neuronaler Schaltmuster stören, während sie bei Fehlen nötiger Reize unausgebildet bleiben. Die Ausbildung von assoziativen neuronalen Verschaltungen, die in der Hirnrinde lokalisiert sind, ermöglicht eine zunehmende Unabhängigkeit von den direkten sensorischen Eingängen, weil es zu einer inneren Abbildung der äußeren Welt kommt (die sich in der subjektiven Wahrnehmung ausdrückt).

Es stellt sich die Frage, unter welchen Bedingungen neue Verschaltungen im Gehirn entstehen. Huether (1998: *Gefahren des Erfolges – Chancen der Ratlosigkeit*. Universitas. Zeitschrift für interdisziplinäre Wissenschaft. 53, 12(630), S. 1179–1193) gibt folgende Antwort:

„Immer dann, wenn es zu wiederholten oder permanenten Störungen bereits etablierter Regelkreise und neuronaler Verschaltungen im Gehirn kommt, die zur wiederholten oder langanhaltenden Aktivierung einer Streßreaktion führen, wirken die im Zuge dieser Antwort ausgelösten Veränderungen als Trigger für die adaptive Modifikation bzw. Reorganisation der bereits etablierten Regelkreise und neuronalen Verschaltungen. Die Streßantwort wird dabei zu einem Instrument im Dienste der Optimierung zentralnervöser Verarbeitungsmechanismen an die jeweils vorgefundenen Bedingungen".

Aus der Sicht dieser Neurobiologen erscheint die Streßreaktion als die Antwort des Gehirns auf die Änderungen, die die Stabilität seiner bisher ausgebildeten neuronalen Verschaltungen und Interaktionen gefährden. Solche Änderungen sind durch gewisse äußere und innere Bedingungen entstanden.

Im Zuge der Streßreaktion finden unterschiedliche Aktivierungsprozesse im zentralen Nervensystem statt, die den strukturellen Umbau der neuronalen und synaptischen Verschaltungen begünstigen (auch noch im Erwachsenenalter).

Für die Hirnfunktionen ist es wichtig, ob eine Streßreaktion kontrolliert und bewältigt wird oder ob sie unkontrolliert und unbewältigt lange anhält. Wenn ein Streß kontrollierbar ist, z.B. wenn die Person auf bestimmte psychosoziale Herausforderungen eine Antwort findet, dann kann es zu einer schrittweisen Stabilisierung und Funktionsverbesserung durch neu aktivierte neuronale Netzwerke und Verbindungen kommen. Spezifische Belastungen und Herausforderungen stimulieren und fördern die Bahnung und die strukturelle Veränderung von solchen neuronalen Verschaltungen, die für die adäquate Antwort notwendig sind.

Wenn die Person keine Antwort auf eine Herausforderung findet, weil alle bisher gelernten Reaktionen und Strategien scheitern, dann kommt es über bestimmte neurophysiologische Prozesse zur Destabilisierung der bereits angelegten neuronalen Netzwerke. Halten solche Prozesse lange an, dann kann es sogar zum Absterben bestimmter Hirnzellen und entsprechendem Ausfall von wichtigen Funktionen kommen. In solchen Situationen eliminiert das Gehirn in seiner Selbstregulation Verhaltensmuster und neuronale Schaltmuster, die sich für die Beendigung der Streßreaktion als ungeeignet erwiesen haben. Somit wäre die Basis für neues Lernen aufgrund alter Fehler gegeben.

Allerdings bilden fortgesetzte Herausforderungen, die nicht angemessen zu bewältigen sind und bei denen tiefreichende Enttäuschungen und Gefühle der Hilflosigkeit bzw. Verärgerung entstehen, zugleich auch die Basis für fortgesetzte neurohumorale Aktivierungsprozesse, die verschiedene Organsysteme des Menschen zu schädigen vermögen. Siegrist (1996) hat verschiedene Zusammenhänge zwischen chronifizierten Zuständen von aktivem „Disstreß" (d.h. fortgesetzte hohe Verausgabung auch in Situationen mit geringem Kontroll-, Erfolgs- bzw. Belohnungsgrad) und Herz-Kreislauf-Erkrankungen ausführlich dargestellt, und analoge Beziehungen zwischen „passivem Disstreß" (d.h. Aufgabe selbstinitiierten Handelns in aussichtslos erscheinenden Situationen) und Immunsystem-vermittelten chronischen Erkrankungen sind in zahlreichen Studien im Gebiet der Psycho-Neuro-Immunologie nachgewiesen worden. Insofern ist es von zentraler Bedeutung, die entwicklungsfördernden gesundheitsförderlichen Potentiale der Exposition gegenüber Streßsituationen von den entwicklungshemmenden, krankheitsbegünstigenden Potentialen zu unterscheiden.

Der Mensch versucht durch sein Verhalten immer wieder Bedingungen im Organismus und der Umwelt herzustellen, auf die er mit Wohlbefinden reagiert. Das setzt voraus, daß die hergestellten Bedingungen Spannungen im Organismus verringern können und im Zentralen Nervensystem eine Harmonisierung der Funktionen erreichen. Dies setzt voraus, daß im Gehirn entsprechende neuronale Verschaltungen existieren, die auf die Bedingungen und Herausforderungen adäquate Verhaltenssteuerungen ermöglichen. Wenn dies nicht der Fall ist, dann versucht das Individuum, Bedingungen herzustellen, die entweder stillgelegte neuronale Schaltmuster aktivieren oder neue Muster bilden. Das Autonomietraining berücksichtigt neurophysiologische Prozesse. Wenn eine Person z.B. unter chronischem Streß leidet und nicht in der Lage ist, diesen zu bewältigen, dann versucht das Autonomietraining, latent vorhandene, aber stillgelegte streßbewältigende neuronale Bahnen zu aktivieren oder durch die Neuanregung von Eigenaktivitäten solche Bedingungen herzustellen, die neue neuronale Muster bilden.

Das Autonomietraining distanziert sich ebenfalls von Forderungen und Zielsetzungen, von denen aufgrund von Erfahrungen angenommen werden kann, daß sich die nötigen neuronalen Schaltmuster nicht entwickeln. Das Autonomietraining versucht auch, durch die Herstellung bedürfnisbefriedigender Bedingungen gewisse Systeme im zentralen Nervensystem anzuregen, die für die Harmonisierung der Hirnfunktionen verantwortlich sind und eine zentrale Rolle bei der Regulation von Stimmungen und Affekten spielen, z. B. das serotonerge System. Ein wichtiges Ziel des Autonomietrainings ist die Harmonisierung der Interaktionen zwischen dem limbischen und kortikalen System, d. h. zwischen „Gefühl" und „Vernunft". Sehr wichtig ist auch die Beziehung zwischen dem Lustzentrum im Gehirn und der Hirnrinde. Das Autonomietraining berücksichtigt die physiologischen Charakteristika des Zentralen Nervensystems jedes Menschen, die sich in seinem Verhalten und seinen Persönlichkeitseigenschaften niederschlagen.

So kann z. B. ein ausgeprägt rationaler Mensch, der seine Gefühle vollkommen unterdrückt, im Training nicht übermäßig stark auf der Gefühlsebene aktiviert und angesprochen werden, da für die Anregung der Gefühle zunächst seine Vernunft „überzeugt" werden muß. Umgekehrt ist es unmöglich, einen Menschen, der in seinem Verhalten extrem von der Funktion des limbischen Systems bestimmt ist, also von starken positiven und negativen Emotionen und Aggressionen, auf der ausschließlich rationalen Ebene anzusprechen. Eine solche Person muß zunächst spüren, daß ihre Gefühle auch von der rationalen Instanz akzeptiert und berücksichtigt werden können.

Aufgrund unserer Analyse von Konflikten und Verhaltenssymptomen im Erwachsenenalter und der Berücksichtigung der Entwicklung der Hirnfunktionen in der Kindheit müssen wir immer wieder feststellen, daß sich folgendes Problem als zentral für das Individuum und sogar für die harmonische Entwicklung der Menschheit stellt: Das Kind entwickelt in den ersten Jahren seines Lebens Bedürfnisse, Wünsche und Phantasien, die mit ursprünglichen und stärksten Emotionen besetzt sind. Die starken Gefühle aus der Kindheit stimulieren das limbische System so stark, daß sie ein Leben lang nach Befriedigung suchen. In der frühen Kindheit ist die Hirnrinde (das kortikale System) noch sehr unentwickelt, so daß die emotionalen Wünsche und Bedürfnisse keiner vernunftgeleiteten Realitätskontrolle unterworfen sind. So können kindliche Bedürfnisse mit stärksten Gefühlen verbunden und geäußert werden wie z. B.: „Ich heirate den Papa/ich heirate die Mama".

Die später entwickelten kortikalen Funktionen können möglicherweise die frühkindlichen emotionalen Anregungen unterdrücken, aber nicht in ihrer Erregbarkeit deaktivieren. Somit sind die Menschen verurteilt, frühkindlichen Illusionen zu folgen, so daß sie manchmal nicht im Hier und Jetzt leben und auf konkrete Mitmenschen bezogen sind, sondern ewig auf der Suche sind, Bedürfnisse aus der Kindheit mit den aktuellen Objekten zu befriedigen. Wenn das nicht gelingt, können sich Enttäuschungen, Streßsituationen sowie individuelle und kollektive Destruktionen entfalten. Eine der Aufgaben des Autonomietrainings ist es, die frühkindlichen Erregungsmuster z. T. bewußt zu machen, z. T. symbolisch zu äußern und zu befriedigen und z. T. zu deaktivieren, indem im Hier und Jetzt lustbetonte Erregungsmuster aktiviert werden (möglicherweise auch so, daß bestimmte aktuelle Objekte bewußt über eine gewisse Zeit eine Ersatzfunktion einnehmen für Objekte, die in der Kindheit Bedürfnisse von hoher emotionaler Bedeutung angeregt haben).

Selbstregulation, Ambivalenz, Persönlichkeit und Streß

Intuitiv und aus therapeutischer Erfahrung wird dem Streß eine große Bedeutung bei der Entstehung akuter und chronischer Erkrankungen zugewiesen. Dabei ist das Streßphänomen empirisch in seiner Relevanz für Krankheit und Gesundheit ungenügend erforscht. Wir definieren Streß als jede Überforderung im Reiz-Reaktionssystem des Menschen, wodurch bestimmte Symptome entstehen (Angst, Depression, Erschöpfung usw.). Die Person ist also nicht in der Lage, auf eine bestimmte Situation oder Reizkonstellation adäquat zu reagieren, so daß das innere Gleichgewicht aufrechterhalten bleibt. In der Streßsituation werden in der Regel Bedürfnisse, also Spannungen zwischen einem Ist- und einem erstrebten Zustand, angeregt, und gleichzeitig die Befriedigung behindert und blockiert.

Dabei stellt sich in der Regel ein individuelles Gefühl von Unwohlsein, Unlust, oder Bedrohung ein, das bis hin zu extremer Selbst- und Fremdaggression reichen kann. Unsere Beobachtungen zeigen, das nicht alle Menschen gleiche Streßformen aufweisen, so wie sie auch unterschiedliche Bedürfnisse und Persönlichkeitszüge zeigen. Menschen sind nicht nur passiv ungünstigen Situationen ausgeliefert, auf die sie dann mit Streß reagieren, sie stellen auch durch ihr aktives Verhalten Bedingungen und Reizkonstellationen her, auf die sie entweder mit Befriedigung reagieren oder mit Streß. Einige Menschen regulieren sich auch in Streßsituationen sehr gut, d.h. sie sind in der Lage, durch ihr aktives Verhalten auch die Bedingungen in der Streßsituation so zu verändern, daß auf diese wenig negativ erlebte Konsequenzen folgen. Andere Menschen sind weniger in der Lage, in bestimmten Situationen streßfrei zu reagieren, und eine erfolgreiche Selbstregulation in Gang zu setzen.

Es gibt Menschen, die selbst gehemmt sind, für sich Ansprüche zu stellen und die durch idealisierte Objekte leben. Wenn sie durch idealisierte Objekte abgewiesen werden, spornt dies ihre Aktivität an, mit diesen doch noch ein harmonisches Verhältnis zu erreichen. Wenn dies gelingt, setzt Wohlbefinden, Entspannung und innere Zufriedenheit ein. Ist die erlebte Abweisung jedoch zu ausgeprägt, und die Erreichung des Objektes erscheint nicht mehr möglich, dann kann sich bei so strukturierten Menschen lang anhaltende Niedergeschlagenheit, Depression, und Hoffnungslosigkeit einstellen. Trotz negativer Erlebnisse fährt die Person fort, ihre gewohnten „Selbstregulationsmechanismen" einzusetzen, und hat häufig größte Schwierigkeiten, neue Verhaltensweisen zu entwickeln, die der Streßbewältigung zugute kämen, z.B. sich von dem abweisenden Objekt zu distanzieren, es negativ umzubewerten, alternative Aktivitäten zu entwickeln usw.

Andere Menschen leben in einer negativ konstruierten und als bedrohlich erlebten Welt. Für diese Personen ist Streß jedes Erlebnis, daß die Welt und die Objekte wirklich so schlimm sind wie angenommen – oder noch viel schlimmer. Dabei kann sich Hilflosigkeit und das Gefühl, den Objekten hilflos ausgeliefert zu sein, einstellen. Die Streßsituation löst sich dann auf, wenn die negativ empfundenen Objekte ihre Negativität zugeben und der Person in ihrer negativen Bewertung recht geben und eine hohe Kompetenz zuschreiben. Andere Menschen sind auf sich derart fixiert, daß sie alles gut finden, was zur narzißtischen Befriedigung führt, und alles schlecht finden, was mit Abweisung, Negation, Nichtanerkennung usw. zu tun hat. Bei narzißtischer Befriedigung entwickelt sich ein Hochgefühl, während sich bei Abweisungserlebnissen unhinterfragt akuter Streß entwickelt, z.B. Angst, Aggressivität usw.

Es gibt ebenso Menschen, die sich ausschließlich vernunftgeleitet verhalten. Sie fühlen sich immer dann wohl, wenn ihre „rationale" Position bestätigt und anerkannt wird, und immer dann unwohl, wenn unkontrollierte Gefühle auftauchen, die sie durch ihre rationalen Mechanismen nicht erklären, beherrschen oder eindämmen können. Ein anderer Typ von Mensch regt sich nur dann an, wenn er außerhalb von geltenden Normen und Regeln Aktivitäten entwickelt und seine Ziele verwirklicht. Wenn er in solchen Verhaltensweisen behindert wird, kann sich heftiger Streß entwickeln, der sich z.B. in aggressiver Übererregung äußert.

Allerdings gibt es auch ein Verhaltensmuster, daß in der Selbstregulation flexibel und dabei fähig ist, in unterschiedlichen Situationen Wohlbefinden zu erreichen, ohne die Situationen gemäß der eigenen Verhaltensstörung manipulieren zu müssen. Solche Personen sind autonom und flexibel selbstreguliert. Natürlich haben auch solche Personen ihre Gewohnheiten und stereotype Verhaltensmuster; sie haben aber ein größeres Verhaltensrepertoire, mit dem sie unterschiedliche Streßsituationen weniger abhängig von fixierten Bedürfnissen und Verhaltensweisen regulieren. Aufgrund solcher Beobachtungen entstand die sogenannte „Grossarthsche Typologie" unterschiedlicher Verhaltensmuster, die im Folgenden noch einmal zusammengefaßt wird.

Es gibt sowohl Personen, bei denen ein Verhaltensmuster deutlich ausgeprägt ist, als auch unterschiedliche Mischtypen, bei denen Elemente unterschiedlicher Verhaltensmuster kombiniert werden. Dabei ist besonders wichtig, wie stark der Typ IV im Verhältnis zu anderen Verhaltensmustern ausgeprägt ist. Wir konnten zeigen, daß unterschiedliche Verhaltensmuster und Kombinationen mit verschiedenen Erkrankungen zusammenhängen. Zur Erfassung der Selbstregulation und der Grossarthschen Verhaltenstypologie wurden unterschiedliche Meßinstrumente entwickelt (Fragebogen, Recherchenkataloge), die im Anhang angeführt sind.

Der Mensch hat ein Bedürfnis, sich in unterschiedlichen Situationen *eindeutig*, d.h. in einer Richtung mit einem bestimmten Ziel, verhalten zu wollen, z.B. indem er einer Person Liebe zeigt, eine andere Person abweist und Aggressionen äußert. In bestimmten Situationen kann eindeutig Nähe, in einer anderen mehr Distanz erstrebt werden. Konflikte entstehen dann, wenn sich eine Person aufgrund zweier sich gegenseitig ausschließenden, aber gleichstarken Motiven nicht eindeutig verhalten kann. Diesen Zustand, der eindeutiges Verhalten aufgrund sich ausschließender Motive und Gefühle verhindert, nennen wir *Ambivalenz*. Ambivalenz ist ein Streßfaktor ersten Grades.

Wenn ein Ehegatte z.B. seinen Partner mag und ihm treu sein möchte, gleichzeitig aber sich zu einer anderen Person hingezogen fühlt, kann er in seinem eindeutigen Verhalten beiden Personen gegenüber blockiert sein. Auf solche Reize folgen widersprüchliche Reaktionen, die bestimmte Symptome hervorrufen (z.B. Herz-Rhythmusstörungen).

Ambivalenz entsteht auch dann, wenn die Person im eindeutigen Verhalten durch widersprüchliche positive und negative Bewertungen und widersprüchliche Gefühle, z.B. Liebe und Haß, blockiert ist. Unterschiedliche Persönlichkeiten gehen mit der Ambivalenz unterschiedlich um. Häufig gibt es eine Beziehung zwischen der Fixierung und der Ambivalenz. Unter *Fixierung* verstehen wir die ausschließliche Ausrichtung auf ein Objekt (auf eine Person, eine Gruppe, ein Ziel, einen Zustand) von dem erwartet wird, daß es Wohlbefinden, Lust und Zufriedenheit auslöst. Gleichzeitig wird angenommen, daß die Abwesenheit des Objektes zu extremen Unwohlsein und Isolation führt. Häufig unternimmt eine Person ein Leben lang Aktivitäten in der Erwartung, daß das Objekt, an das eine Fixierung besteht, erreicht wird (indem z.B. bestimmte Leistungserwartungen erfüllt werden). Fixierung entsteht meist schon in der Kindheit, in Situationen, in denen entweder eine extreme Verlustangst geweckt wird oder ein lustbetontes Zugehörigkeitsgefühl entsteht. Der als endgültig erlebte Verlust eines Objektes, an das eine Fixierung besteht, kann als traumatisch mit langfristigen negativen Folgen erlebt werden (z.B. schwere Depressionen, ausgeprägte Angstgefühle usw.). Bestimmte Personen übertragen die Neigung zur Fixierung von Objekt zu Objekt, andere führen häufig irrationale Tätigkeiten aus in der Erwartung, dadurch Nähe zum Objekt zu haben, andere bleiben demselben Objekt ein Leben lang treu.

Die Neigung zur Fixierung an ein Objekt ist ein ausgeprägtes Motiv zur Entwicklung der Ambivalenz, weil die Fixierung selbst permanent ambivalente Reaktionen auslöst – man will vom Objekt um der Selbstregulation willen Distanz, aber benötigt es trotzdem aus Abhängigkeit heraus. Im individuellen Verhalten wird der Versuch unternommen, Fixierungen und die Ambivalenz aufzulösen und das Verhalten in Eindeutigkeit umzuwandeln.

Je nach dem Verhältnis zwischen Ambivalenz, Fixierung und Verhalten unterscheidet der Autor sechs unterschiedliche Verhaltensmuster, die er die *Grossarthsche Typologie* nennt.

Typ-I-Verhalten

Die Person, die dem Typ-I-Verhalten angehört, ist an ein idealisiertes (hochbewertetes) Objekt fixiert, an diesem positiv ausgerichtet, wobei das Objekt für die Person unerreichbar ist (z.B. nach Tod, Trennung, Abweisung, Kündigung usw.).

In der Distanz zum hochbewerteten Objekt der Fixierung wird die positive Seite der Ambivalenz gelebt. Es besteht eine Tendenz, daß die positiven Gefühle und Bewertungen auf neue Objekte und Ziele übertragen werden. Resignation und Hoffnungslosigkeit entstehen dann, wenn das Individuum nicht mehr in der Lage ist, die Hoffnung auf Nähe und die Kommunikation mit dem positiv bewerteten Objekt aufrechtzuerhalten. Dann können sich Resignation, innere Verzweiflung und Hyperaktivität bis hin zur physischen und seelischen Erschöpfung ausbreiten. Personen dieses Typs sind innerlich häufig extrem gehemmt, für sich Ansprüche zu stellen und Verhaltensweisen zu entwickeln, die das Objekt in die gewünschte Nähe bringen. Der Typ I leidet in der Distanz zum hochbewerteten Objekt.

Typ-II-Verhalten

Auch dieser Verhaltenstyp ist ursprünglich an einem positiv bewerteten Objekt, zu dem eine Fixierung besteht, ausgerichtet (z.B. die Mutter). Im Unterschied zum Typ-I-Verhalten sucht dieser Typ erfolglos die Distanz zu negativ bewerteten, ihn störenden Objekten (die er z.B. in Ehegatten oder einem Vorgesetzten findet) und lebt dabei die negativen Seiten der Ambivalenz aus. Die ursprünglich positive Fixierung dient dem Typ II nur als Vergleichsfaktor, an dem er die gegenwärtige negative Welt mißt und beurteilt. Dies führt zu anhaltender Übererregung und Aufregung. Die Person bleibt in der Nähe zu den negativ bewerteten Objekten und erwartet von diesen paradoxerweise Zuneigung und die Umwandlung der negativen Fixierung in die Positive, indem das gegenwärtige Objekt eins wird mit dem ursprünglichen Objekt der Fixierung. Wenn dies nicht geschieht und das negativ bewertete Objekt sich auch negativ verhält (sich z. B. trennt), stellt sich hilflose Übererregung und Hilflosigkeit ein. Dieser Verhaltenstyp bleibt in der Nähe zum negativ bewerten Objekt, er ist negativ fixiert, d. h. er ist blockiert, die positiven Seiten der Ambivalenz auszuleben.

Typ-III-Verhalten

Dieser Verhaltenstyp lebt beide Seiten der Ambivalenz abwechselnd aus, während er in bestimmten Situationen innerlich autonom und frei von Ambivalenz ist. Die drei Phasen wechseln sich in kurzfristigen Abständen ab – mal sucht die Person Nähe zu hochbewerteten Objekten, mal geht sie auf extreme Distanz nach geringsten Anlässen. Bei diesem Typ sitzt die Fixierung nicht so tief und absolut wie bei den Typen I und II.

Während sich die Typen I und II bestimmten Objekten vollkommen verschreibt und ohne diese keine Anregung erhält, hat sich der Typ III zum Teil auf Objekte, zum Teil auf die eigene Person fixiert. Somit ist er ausgeprägt narzißtisch, und er sucht von den Objekten die Befriedigung, und ist in der Lage, auf Distanz zu gehen, wenn die Befriedigung nicht eintritt. Psychische Krisen, gekoppelt mit Angstzuständen oder Depressionen, entstehen dann, wenn das Verhalten in der Ambivalenz blockiert ist, eine eindeutige Richtung zu nehmen.

Typ-IV-Verhalten

Dieses Verhaltensmuster ist das einzige Verhaltensmuster im Rahmen der Grossarthschen Typologie, das weder eine ausgeprägte Fixierung auf ein Objekt, noch eine störende Ambivalenz aufweist. Das Verhalten Objekten gegenüber und in bezug auf die eigene Person ist in unterschiedlichen Bereichen eindeutig, z. B. in der Suche nach Nähe oder der Ablehnung und Aggression. Die Person ist in der Lage, mit und auch ohne bestimmte, ihr gefühlsmäßig bedeutende Objekte Wohlbefinden, Entspannung und inneres Gleichgewicht zu erlangen.

Die Person ist sozial angepaßt, zuverlässig und human und ist in der Lage, die eigene Autonomie und die Autonomie anderer Personen zu akzeptieren. Da sie keine Neigung zur Objektfixierung hat, stellt sie an Menschen und Ziele keine übertriebenen Ansprüche und erlebt auch keine übertriebenen Enttäuschungen. Sie kann „loslassen" und ebenso erlebte Nähe genuß- und lustvoll leben. Dieser Verhaltenstyp ist in seinem Verhalten extrem flexibel und auch in objektiv belastenden Situationen wenig anfällig für Streßreaktionen.

Typ-V-Verhalten

Personen mit diesem Verhaltensmuster versuchen ein Leben lang ihre Neigung zur Fixierung und Ambivalenz mit vernunftgeleitetem und antiemotionalem Verhalten zu unterdrücken.

Die Person unternimmt den Versuch, Emotionen, Ambivalenzen und Fixierungen im Bereich des Irrationalen anzusiedeln und die Fähigkeit vorzutäuschen, sich nur an rationalen und begründbaren Tatsachen auszurichten. Seelische Krisen, z. B. Depressionen, entstehen dann, wenn sich das Verhalten trotz großer Anstrengungen (z. B. in der Arbeit) als insuffizient erweist, die gefühlsmäßigen Bedürfnisse zu befriedigen und inneres Gleichgewicht zu erreichen. Ebenfalls entstehen dann Krisen, wenn die Gefühle trotzdem die rationalen Barrieren durchbrechen und die Person diesen Regungen hilflos ausgeliefert ist (weil sie den Umgang mit Gefühlen nicht gelernt hat). Solche Personen erleben in ihrem rationalen Verhalten trotzdem Gefühle (z. B. positive Gefühle, wenn sich eine rationale Annahme bestätigt, und negative Gefühle, wenn sich bestimmte Personen irrational verhalten).

Typ-VI-Verhalten

Dieser Typ versucht, seine extreme Tendenz zur Fixierung und Ambivalenz durch antisoziales, selbst- und fremdaggressives und nicht-normenkonformes Verhalten zum Teil zu überspielen, zum Teil indirekt auszuleben. Eine Form des indirekten Auslebens ist z. B. die Tendenz, an alle Menschen übermäßige materielle Erwartungen zu stellen mit extremer Aggressionsäußerung bei Nichterfüllung.

Das Gemeinsame bei den Typen I, II, III, V und VI ist, daß sie durch ihr Verhalten den Versuch unternehmen, ihre Ambivalenz durch eindeutiges Verhalten zu überwinden. Der Typ I versucht dies durch Äußerung der positiven Gefühle, der Typ II durch die Äußerung der negativen Gefühle, der Typ III durch abwechselnde Äußerung von negativen und positiven Gefühlen, der Typ V durch den rational begründeten Verzicht jeglicher Gefühlsäußerung, und der Typ VI versucht die Ambivalenz durch „eindeutig" aggressives Verhalten zu „zerstören".

Wie entstehen die unterschiedlichen Verhaltensmuster? Sie sind zum Teil genetisch angelegt, zum Teil werden sie durch Erlebnisse in der Kindheit und im späteren Leben geprägt. So hat der Typ I zum Beispiel häufig Eltern, die er bewundert und deren Nähe er erstrebt, ohne sie bedürfnisgerecht erreichen zu können. Der Typ II wurde häufig von einem Elternteil extrem gebunden, mit dem gleichzeitigen Hinweis, daß die Welt und die zukünftigen Partner schlecht sind und nie den Vergleich mit dem bindenden Elternteil durchhalten können. Der Typ III wurde sowohl gebunden als auch ausgestoßen, gleichzeitig aber in der eigenen Person derart hoch bewertet, daß sich die Basis für eine spätere Selbstbezogenheit entwickeln konnte. Die Person des Typs V wurde häufig schon in der frühen Kindheit massiv gefühlsmäßig abgewiesen, jedoch im Bereich der Leistung und Vernunft gefördert. Der Typ VI wurde formal in der Familie anerkannt und emotional angeregt, nicht aber wirklich angenommen und z. T. als lästig erlebt. Die Person des Typus IV wurde eher emotional angenommen, aber nicht übermäßig gebunden und in der Autonomie und Selbstregulation unterstützt.

Obwohl die Verhaltensmuster relativ konstant sind, können sie im Autonomietraining „verlernt" werden und in Richtung von Typ-IV-Verhalten gelenkt werden.

Es gibt sowohl reine Typen als auch Mischtypen. Die reinen Typen verhalten sich in unterschiedlichen Situationen in immer der gleichen Weise, während sich die Mischtypen weniger berechenbar verhalten und sie haben Anteile und Tendenzen von verschiedenen Typen.

Für die Gesundheit und Streßbewältigung ist es anzustreben, daß der Anteil des Typus IV im Verhalten größer ist als die Summe der Ausprägung aller anderen Typen.

Zur Funktion der Angst –
Angstformen in der Grossarthschen Verhaltenstypologie

Angst ist ein wichtiges Streßsymptom und ein ausgeprägtes Motiv zur Anregung bestimmter Verhaltensweisen. So wie der organische Schmerz eine Signalfunktion für bestimmte Krankheitsprozesse ist, so ist die Angst ein Signal dafür, daß das menschliche Verhalten in Gefahr gerät ihre Anpassungsfunktion zu verlieren. Angst ist nicht nur ein lästiges Symptom, das „abtherapiert" werden muß, sondern kann ein wichtiger Hinweis über Funktionsstörungen im menschlichen Verhaltenssystem sein. Angst entsteht immer dann, wenn ein bestimmtes Verhalten durch widersprüchliche Gefühle und Annahmen in seiner Eindeutigkeit blockiert ist, so daß es nicht mehr in der Lage ist, Situationen herzustellen, die Bedürfnisse befriedigen und positive Zustände auslösen (z. B. Wohlbefinden). In diesem Zustand verliert die Person das Gefühl kompetent für eine Problemlösung zu sein, so daß sich große kognitive und emotionale Unsicherheiten entwickeln. In diesem Zustand erhöht sich die individuelle Suggestibilität für negative und Katastrophen erwartende Annahmen, an die die Person ohne Antithese zu glauben beginnt (z. B. die Annahme plötzlich sterben zu müssen, ohne Fluchtmöglichkeit eingeschlossen zu sein usw.). Angstzustände werden durch Einnahme von ZNS stimulierenden Psychopharmaka verstärkt, z. B. durch Kaffeekonsum.

Weil die Angst ein zentral wichtiges Erlebnis und ein Vermeidungsmotiv ist, zeigen die unterschiedlichen Verhaltensmuster in der Grossarthschen Typologie auch unterschiedliche Formen und Bewältigungsstrategien der Angst auf.

Der Typ 1 entwickelt bei Angstsymptomen Härte gegen sich selbst und stürzt sich beispielsweise bis zur psychisch-physischen Erschöpfung in Arbeit. Er konfrontiert sich mit der Angst und beachtet diese nicht, und neigt eher dazu sich anderen Personen und Problemen zuzuwenden. Er läßt sich von der Annahme leiten: wenn es anderen, besonders meinen wichtigsten Mitmenschen gutgeht, dann geht es auch mir gut.

Der Typ 2 versucht seine Angst zu bewältigen indem er die Negativität der angsterzeugenden Ursachen betont und gegen diese in einen meist erfolglosen und hilflosen Kampf eintritt. Häufig breitet sich die kritische Bewertung auch auf andere neutrale Objekte aus. Hier ist die folgende Strategie der versuchten Angstbewältigung sichtbar: wenn ich die negativen, mich störenden Objekte beseitige, dann wird auch meine Angst gegenstandslos. Der Typ 3 versucht seine Angst durch Verhaltensweisen, die die Nähe und Distanz regulieren, zu bewältigen. In Angstsituationen wird entweder eine erdrückende Nähe oder ein absoluter und kompromißloser Abstand von einem Objekt erstrebt.

Während die Typen 1 und 2 in der Regel die Angst subjektiv nicht erkennen und dabei altruistisch oder destruktiv handeln, erkennt der Typ 3 seine Angst. Wenn die Angst kurzfristig ist und wenn erlernte Mechanismen bestehen die Angst zu bewältigen, diese aber immer wieder auftaucht, entstehen unterschiedliche Angstneurosen. Wenn die Angst intensiv und langanhaltend ist, so daß Anpassungspotential erschüttert wird, können sich psychotische Zustände entwickeln (Verfolgungswahn, Aufgabe der Einsicht in reale Wirkungszusammenhänge usw.).

Der Typ 4 entwickelt selten intensive Angst, weil er in der Regel Verhaltensweisen entwickelt, durch die er eindeutig und direkt seine Gefühle äußert und befriedigt. Wenn sich beim Typ 4

Angstgefühle entwickeln, dann akzeptiert er diesen Zustand und sucht nach den Ursachen. Danach verändert er sein Verhalten, z. B. indem er seinen Kaffeekonsum aufgibt; Abstand von Verhaltensweisen nimmt, die zu ambivalenten Reaktionen führen, usw.

Der Typ 5 versucht seiner Angst auszuweichen indem er sich ausschließlich an rationale begründeten Annahmen und Überzeugungen orientiert. Wenn die Gefühlsunterdrückung durch rationale Argumente nicht gelingt, können sich lang anhaltende Angstgefühle durchsetzen, die häufig bis zur psychisch-physischen Erschöpfung und schweren depressiven Zuständen führen. Der Typ 5 neigt selbst bei schweren panikartigen Angstattacken dazu seine Angst nicht anzuerkennen und sie auf andere Ursachen zurückzuführen (z. B. ich bin erschöpft durch zuviel Arbeit usw.). Der Typ 5 weicht intuitiv angsterzeugenden Situationen und Verhaltensweisen aus und lebt deswegen in der Regel in einer reizarmen und depressionserzeugenden Umwelt.

Der Typ 6 entwickelt in Angstzuständen extreme Aggressivität auf Objekte und sucht Entspannung in exzessiven Alkohol-, Zigaretten-, Medikamenten- oder Drogenkonsum. Auch dieser Typ kann seine Angst nicht als existent annehmen.

Das von uns entwickelte Autonomietraining berücksichtigt unterschiedliche Formen der Angst und unternimmt den Versuch die angsterzeugenden, ursächlichen Verhaltensweisen zu analysieren und zu verändern. Eine symptomatische Verhaltenstherapie, wie sie z. B. die Methode der Konfrontation mit angsterzeugenden Situationen praktiziert, kann zwar die Angstreaktion in bestimmten Situationen verringern, sie hebt aber die Ursachen für die Angstreaktion häufig nicht auf.

Zentrale Steuerungsmechanismen für Gesundheit und Krankheit – finale Indikatoren

Die Verknüpfung von Lust/Wohlbefinden mit der Lebenstendenz und von Unwohlsein/Unlust mit der Todestendenz sind zentrale Steuerungsmechanismen für die Aufrechterhaltung der Gesundheit oder der Entstehung chronischer Erkrankungen.

Wenn Personen ihre Bedürfnisse befriedigen, entsteht Wohlbefinden. Wenn Bedürfnisse von großer gefühlsmäßiger Bedeutung und mit starker Spannung zwischen einem Ist- und einem erstrebten Zustand befriedigt werden, entsteht Lust als gesteigertes Wohlbefinden. Der Mensch äußert und befriedigt in seinem Alltag permanent Bedürfnisse. Nicht nur die befriedigten Bedürfnisse sind wichtig, auch die Hoffnung auf zukünftige Bedürfnisbefriedigung motiviert das menschliche Verhalten.

Der Mensch versucht durch sein Verhalten permanent für seine Bedürfnisbefriedigung optimale Bedingungen herzustellen. Wenn die Bedürfnisse in Hier und Jetzt befriedigt werden und/oder wenn eine ausgeprägte Hoffnung besteht, die Bedürfnisse in der Zukunft befriedigen zu können, und dann Wohlbefinden und Lust zu erreichen, dann entsteht beim Menschen eine starke Lebenstendenz, also ein ausgeprägter Wille, Leben zu wollen. Wenn die Bedürfnisse nicht befriedigt werden, und wenn die Hoffnung für die Bedürfnisbefriedigung in der Zukunft blockiert wird, dann entwickelt sich in der Regel Unwohlsein und das Gefühl der Lustlosigkeit.

Wenn diese Gefühle sehr intensiv werden, dann schwächt sich die Lebenstendenz ab und die Person kann zu dem Schluß kommen, daß es besser sein kann, zu sterben als zu leben. Diese Tendenz kann noch stärker werden, wenn mit dem eigenen Tod positive Erwartungen verknüpft werden, z.B. daß dann andere Personen besondere Reue zeigen könnten, daß man im Jenseits mehr Glück finden könnte, usw. Die Verknüpfung von Wohlbefinden, Lust und Lebenstendenz ist ein zentral wichtiger Steuerungsfaktor für die Aufrechterhaltung der Gesundheit, auch häufig unter objektiv schwierigen Umständen. Die Verknüpfung von Unwohlsein, Unlust und Hoffnungslosigkeit in Hinblick auf die Möglichkeit, Wohlbefinden noch zu erreichen mit einer ausgeprägten Todestendenz ist ein wichtiger Steuerungsfaktor bei der Entstehung chronischer Erkrankungen.

Wenn Personen ausgeprägte physische Risikofaktoren haben, kann immer wieder beobachtet werden, daß ein Teil der Personen chronisch erkrankt und früh stirbt, während ein anderer Teil am Leben bleibt und sogar seine Risikofaktoren verringert. In diesem Fall hat die letztere Gruppe mit Risikofaktoren, aber mit dem Steuerungsfaktor für Gesundheit (Wohlbefinden oder Hoffnung auf Wohlbefinden, verknüpft mit einer Lebenstendenz) erheblich bessere Chancen, die Gesundheit aufrechtzuerhalten. Es gibt auch Personen, die chronisch erkranken, obwohl keine ausgeprägten physischen Risikofaktoren vorhanden sind. Auch bei dieser Gruppe ist die Verknüpfung von Unwohlsein mit Todestendenz ausgeprägter als bei der Gruppe, die gesund bleibt.

Wenn Personen ausgeprägtes Unwohlsein erleben und mit einer akzeptieren Todestendenz reagieren und gleichzeitig gegen diesen Zustand nicht protestieren, dabei eine ausgeprägte Anpassung, Selbstzurückstellung, Harmonie und innere Hemmung aufweisen, dann ist in dieser Gruppe zusätzlich zu anderen Erkrankungen besonders Krebs vorherrschend.

Es scheint so zu sein, daß das Zentrale Nervensystem in der Lage ist, Reize aus der Umwelt und dem Organismus aufzunehmen, die Lust und Unlustquellen zentral zu verarbeiten und dann resultierend „Antworten" an den Organismus weiterzugeben, z.B. an das Immunsystem: „greif den Erreger an, erkenn die Krebszellen" oder: „laß die Krebszellen wuchern" usw. Diese Verarbeitung von Informationen im Zentralen Nervensystem erleben wir subjektiv als *Sinn*, z.B. daß es sinnlos ist, weiterzuleben, oder daß es viel Sinn macht, das Leid im Hier und Jetzt zu ertragen für eine zukünftige Belohnung.

Um einen empirischen Beleg für die Verknüpfung von Lust und Lebenstendenz bzw. Unlust und Todestendenz als zentrale Steuerungsmechanismen für Krankheit und Gesundheit zu dokumentieren, sollen im Folgenden sechs Fragen und einige Ergebnisse dazu aus der Heidelberger Prospektiven Studie vorgestellt werden.

1. Wie stark ausgeprägt ist Ihre Lust am Leben (z.B. Freude am Leben, Wille zum Leben, am Leben positiv hängen, viel lieber leben als sterben)?

1   2   3   4   5   6   7

(1 = sehr schwach, 2 = schwach, 3 = mittelmäßig, eher schwach, 4 = mittelmäßig, eher stark, 5 = stark, 6 = sehr stark, 7 = außerordentlich/absolut stark)

2. Wie stark ausgeprägt ist Ihr Wunsch, zu sterben, verbunden mit der inneren, gefühlsmäßigen Überzeugung, daß der Tod weniger Unwohlsein und Leiden mit sich bringt als das Leben?

1   2   3   4   5   6   7

(1 = außerordentlich/absolut stark, 2 = sehr stark, 3 = stark, 4 = mittelmäßig, eher in Richtung stark, 5 = mittelmäßig, eher in Richtung schwach, 6 = schwach, 7 = sehr schwach)

3. Wie stark ausgeprägt ist Ihr Gefühl von Wohlbefinden und Lust?

1   2   3   4   5   6   7

(1 = sehr schwach, 2 = schwach, 3 = mittelmäßig, eher schwach, 4 = mittelmäßig, eher stark, 5 = stark, 6 = sehr stark, 7 = außerordentlich/absolut stark)

4. Wie stark ausgeprägt ist Ihre Hoffnung, Lust und Wohlbefinden in der Zukunft zu erreichen?

1   2   3   4   5   6   7

(1 = sehr schwach, 2 = schwach, 3 = mittelmäßig, eher schwach, 4 = mittelmäßig, eher stark, 5 = stark, 6 = sehr stark, 7 = außerordentlich/absolut stark)

5. Wie stark ist Ihr Gefühl von Unlust und Unwohlsein?

1   2   3   4   5   6   7

(1 = außerordentlich/absolut stark, 2 = sehr stark, 3 = stark, 4 = mittelmäßig, eher in Richtung stark, 5 = mittelmäßig, eher in Richtung schwach, 6 = schwach, 7 = sehr schwach)

6. Wie stark sind Ihre Hoffnung und Ihre Überzeugung, in der Zukunft Gefühle von Unlust und Unwohlsein verringern zu können?

1   2   3   4   5   6   7

(1 = sehr schwach, 2 = schwach, 3 = mittelmäßig, eher schwach, 4 = mittelmäßig, eher stark, 5 = stark, 6 = sehr stark, 7 = außerordentlich/absolut stark)

(Bitte beantworten Sie alle Fragen bezüglich Ihres Befindens und Ihrer Einstellung unter Berücksichtigung der letzten 12 Monate.)

Auswertungsschlüssel: *Addieren Sie die erreichten Punktzahlen aller Fragen und dividieren Sie die Summe durch 6. Das Ergebnis stellt den Ausprägungsgrad von Wohlbefinden/Lebenstendenz bzw. Unwohlsein/Todestendenz. Je höher Ihre Punktzahl, desto ausgeprägter ist Ihre Tendenz zu Wohlbefinden und Leben.*

Die folgende Tabelle zeigt drei Gruppen mit unterschiedlichen Verknüpfungen von Lust/Wohlbefinden/Lebenstendenz bzw. Unlust/Unwohlsein/Todestendenz in Hinblick auf die Gesamtmortalität und dem Prozentsatz der Gesundgebliebenen. Die drei Gruppen sind in Alter und Geschlecht vergleichbar; die Befragung war 1973/74. Die Todesursachen wurden 15 Jahre danach, 1988, recherchiert. Auch einige physische Risikofaktoren sind in den drei Gruppen vergleichbar, z.B. Zigarettenrauchen und Alkoholkonsum.

Die Ergebnisse zeigen deutlich, daß die Verknüpfung von Lebenstendenz mit Lust und Wohlbefinden den weitaus höchsten Prozentsatz von gesundgebliebenen Personen aufweist (15 Jahre nach der Datenerfassung). Die Verknüpfung von Unlust mit Todestendenz weist den geringsten Prozentsatz von Gesundgebliebenen und die höchste Mortalität auf.

Zusammenhang zwischen Wohlbefinden/Lebenstendenz bzw. Unwohlsein/Todestendenz und Krankheit bzw. Gesundheit (Heidelberger Prospektive Studie 1973–1988)

	N	Gesamtmortalität		lebt gesund	
1. Lebenstendenz und Lust/Wohlbefinden extrem ausgeprägt (5–7 Punkte)	1016	61	6%	713	70,2%
2. Lebenstendenz/Wohlbefinden und Todestendenz/Unwohlsein halten sich die Waage (beide 3–5 Punkte)	2165	283	13%	802	37%
3. Todestendenz und Unlust/Unwohlsein extrem ausgeprägt (1–3 Punkte)	593	314	52,9%	29	4,5%

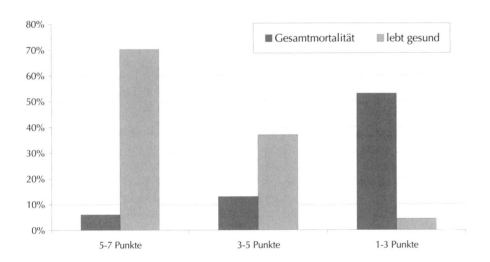

Theoretisch nehmen wir an, daß eine große Anzahl von Faktoren aus unterschiedlichen Bereichen Impulse in das Zentrale Nervensystem abgeben. Im ZNS werden Informationen verarbeitet, wobei die Ergebnisse der Informationsverarbeitung wieder auf das vegetative Nervensystem zurückwirken. Impulse auf das Zentrale Nervensystem kommen u. a. aus folgenden Bereichen:

- aus der sozialen und ökonomischen Position (z. B. Statusverlust aufgrund Kündigung, finanzielle Probleme usw.)
- aus der physischen Umwelt
- durch Berührung mit bestimmten Risikofaktoren (Zigarettenrauchen, Alkoholkonsum, Fehlernährung)
- aus der Physiologie und dem Organismus (z. B. Bluthochdruck, Gastritis)
- aus der Eigenart sozialer Beziehungen (z. B. Abweisungserlebnisse, Anerkennung).

Im Zentralen Nervensystem werden die eingehenden Impulse komplex verarbeitet, so daß Informationen entstehen, die eine verhaltenssteuernde Funktion übernehmen. Die Verarbeitung der Impulse im Zentralen Nervensystem geschieht unter dem Prinzip *Lust/Unlust oder Wohlbefinden/Unwohlsein*. Alle Bereiche, die Wohlbefinden und Lust nach Abwägung von negativen Konsequenzen versprechen, werden als attraktiv ausgewertet, und alle Bereiche, die Unlust und Unwohlsein versprechen, werden als negativ und vermeidenswert empfunden.

Die Informationsverarbeitung im Zentralen Nervensystem geschieht nicht nach objektiven Gesichtspunkten, sondern ist abhängig von früheren Lernerfahrungen und individuell spezifischen Verknüpfungen von empfundenen Zusammenhängen, also vom erlernten Bewertungssystem.

In der Informationsverarbeitung sind nicht nur bewußte, sondern auch unbewußte Informationsverarbeitungsmechanismen aktiv. Im komplexen Zusammenspiel von organischen, sozialen und Umweltfaktoren mit der Eigenart der Informationsverarbeitung im zentralen Nervensystem entstehen permanente Bedürfnisse, die als Spannungen zwischen einem Ist- und einem erstrebten Zustand anzusehen sind. Die Informationsverarbeitung im Zentralen Nervensystem hat letztlich die Aufgabe, das menschliche Verhalten so zu steuern, daß Bedürfnisse befriedigt werden. Wenn dies gelingt, empfindet sich die Person als kompetent und glaubt, das Zusammenspiel von Bedürfnis und Befriedigung erfolgreich kontrollieren zu können. In diesem Fall fühlt sich die Person wohl und ausgeglichen. Dieser Zustand wirkt sich wieder auf die Funktionen des Zentralen Nervensystems aus, z. B. indem das Lustzentrum angeregt wird. Wenn Bedürfnisse nicht befriedigt werden, entsteht Unwohlsein, ausgeprägte innere Erregung oder Hemmung; die Person kämpft entweder erfolglos oder sie gibt auf und resigniert trotz stark angeregter Bedürfnisse. Solche Zustände entstehen nicht zuletzt auch durch die Impulse des vegetativen Nervensystems, die vom Zentralen Nervensystem initiiert werden.

Wenn besonders Bedürfnisse, die hoch bewertet sind, nicht befriedigt werden, stellen sich in der Regel Unwohlsein und Unlust ein (z. B. Apathie, Hoffnungslosigkeit, Depression, anhaltende Angst usw.). Solche Zustände wirken rückwirkend auf das Zentrale Nervensystem, z. B. indem die Erregung im Lustzentrum blockiert ist. In diesem Zustand sind das Zentrale und das Vegetative Nervensystem im Ungleichgewicht, es herrschen z. B. Hemmungs- oder Übererregungsprozesse vor. Im Zentralen Nervensystem werden nicht nur aktuelle Strategien für die

Bedürfnisbefriedigung „erarbeitet", es werden auch Zukunftchancen aufgrund bisheriger Erfahrungen errechnet. Wenn die Person für die Äußerung und Befriedigung Ihrer wichtigsten Bedürfnisse keine Chancen mehr erlebt, dann stellt sich das Gefühl von Hoffnungslosigkeit und Resignation ein oder von hilfloser Übererregung. Letztlich wird in der Informationsverarbeitung des ZNS eine *finale Bilanz* gezogen in Hinblick auf die Lebensmotivation oder die Tendenz, lieber sterben als leben zu wollen.

Wenn eine Situation aufgrund der Informationsverarbeitung als hoffnungslos eingeschätzt wird und wenn dabei die Bedürfnisse von allergrößter gefühlsmäßiger und kognitiver Wichtigkeit auf Dauer keine Chance für die Befriedigung bekommen, dann kann sich eine konfliktresultierende Tendenz zum Tode entwickeln. Diese Tendenz ist nicht nur eine wirkungslose subjektive Einstellung, die mit der Krankheitsentwicklung nichts zu tun hat, im Gegenteil, sie kann äußerst krankheitserzeugend wirken bis hin zum vorzeitigen Ableben (da eine solche Informationsverarbeitung Konsequenzen auf das Immun-, hormonelle und vegetative System hat).

Im Rahmen der äußerst vielfältigen Wechselwirkungen zwischen physischen, sozialen und organischen Faktoren und der Eigenart der Informationsverarbeitung im ZNS können sogenannte finale systemische Indikatoren erfaßt werden, die Hinweise geben, ob sich ein System in Richtung Krankheit oder Gesundheit entwickelt. Folgende vier Systemindikatoren sprechen für Gesundheit:

1. *Fähigkeit, die Bedürfnisse von großer/größter gefühlsmäßiger Bedeutung zu äußern und zu befriedigen.*
2. *Hoffnungen, die Bedürfnisse von größter gefühlsmäßiger Bedeutung in der Zukunft befriedigen zu können.*
3. *Ausgeprägte und immer wiederkehrende Gefühle von Wohlbefinden, Lust und Zufriedenheit.*
4. *Ausgeprägte Lebenstendenz/starker Wille und Bedürfnis, leben zu wollen.*

Folgende vier Systemindikatoren sprechen für eine Entwicklung in Richtung Krankheit:

1. *Blockade/Hemmung in der Äußerung und Befriedigung der Bedürfnisse von größter gefühlsmäßiger Bedeutung.*
2. *Hoffnungslosigkeit/Resignation, die Bedürfnisse von großer gefühlsmäßiger Bedeutung in der Zukunft noch befriedigen zu können.*
3. *Ausgeprägte und immer wiederkehrende Gefühle von Unwohlsein und Unlust (z. B. Bedrohtheitsgefühle, Depression, Angst, Unsicherheit, seelisch-körperliche Erschöpfung)*
4. *Ausgeprägte Todestendenz, d.h. der Wunsch, lieber sterben als leben zu wollen.*

Die Systemindikatoren stehen sowohl in enger gegenseitiger Wechselwirkung als auch in der Wechselwirkung mit allen anderen Faktoren des Systems. Sie sind das Ergebnis der komplexen Informationsverarbeitung im Zentralen Nervensystem und steuern den Organismus in Richtung Krankheit oder Gesundheit. Wenn eine ausgeprägte Steuerung in Richtung Krankheit besteht, dann sind alle physischen Risikofaktoren wirksamer in ihrer krankheitserzeugenden Funktion. Die Systemindikatoren sind maßgeblich abhängig von der Fähigkeit zur Selbstregulation. Deshalb korreliert eine blockierte Selbstregulation auch sehr hoch mit den Systemindikatoren in Richtung Krankheit.

Zur Dokumentation der Bedeutung der finalen Systemindikatoren für Gesundheit und Krankheit soll hier noch ein zweites Meßinstrument vorgestellt werden, das sowohl den untersuchten Personen als auch den Angehörigen zur Beurteilung der untersuchten Personen vorgelegt wurde. Im Anschluß sollen einige Ergebnisse diskutiert werden.

Instrument zur Erfassung der Systemindikatoren für Krankheit und Gesundheit

Negativ ausgeprägt Positiv ausgeprägt

a) 6 5 4 3 2 1 • 1 2 3 4 5 6

I. Meine Bedürfnisse/Wünsche /Ziele, von ←→ II. Ich äußere und befriedige immer wieder meine Bedürfnisse/Wünsche/Ziele/
großer gefühlsmäßiger Bedeutung, sind
auf Dauer in der Äußerung und Befriedigung völlig verhindert und blockiert.
Sehnsüchte von größter gefühlsmäßiger Bedeutung.

Welche Aussage trifft auf Sie eher zu: I oder II?
Wie stark trifft die Aussage I oder II auf Sie zu?

Bitte kreuzen Sie einen Ausprägungsgrad zwischen 1 und 6 an.
(1 = sehr schwach, 2 = schwach, 3 = mittelmäßig, eher schwach, 4 = mittelmäßig, eher stark, 5 = stark, 6 = sehr stark)

b) 6 5 4 3 2 1 • 1 2 3 4 5 6

I. Ich habe keine Hoffnung mehr, meine ←→ II. Ich habe Hoffnungen, meine Bedürfnisse, Wünsche und Ziele von
größter gefühlsmäßiger Bedeutung in der
Zukunft noch befriedigen (erreichen) zu
können.
nisse von größter gefühlsmäßiger Bedeutung in der Zukunft noch befriedigen und erreichen zu können.

Welche Aussage trifft auf Sie eher zu: I oder II?
Wie stark trifft die Aussage I oder II auf Sie zu?

Bitte kreuzen Sie einen Ausprägungsgrad zwischen 1 und 6 an.
(1 = sehr schwach, 2 = schwach, 3 = mittelmäßig, eher schwach, 4 = mittelmäßig, eher stark, 5 = stark, 6 = sehr stark)

c) 6 5 4 3 2 1 • 1 2 3 4 5 6

I. Ich bin nicht in der Lage, Wohlbefinden, Lust und innere Zufriedenheit
zu erreichen und leide an ausgeprägtem
Unwohlsein und Unlust (Depressionen,
Aufregung mit Hilflosigkeit usw.).
←→ II. Ich fühle mich innerlich wohl, zufrieden und erreiche immer wieder ausgeprägte Lust (inneres Gleichgewicht, Entspannung, wohltuenden Genuß usw.).

Welche Aussage trifft auf Sie eher zu: I oder II?
Wie stark trifft die Aussage I oder II auf Sie zu?

Bitte kreuzen Sie einen Ausprägungsgrad zwischen 1 und 6 an.
(1 = sehr schwach, 2 = schwach, 3 = mittelmäßig, eher schwach, 4 = mittelmäßig, eher stark, 5 = stark, 6 = sehr stark)

d) 6 5 4 3 2 1 • 1 2 3 4 5 6

I. Mein Wille zu leben ist eher schwach ausgeprägt; mein Bedürfnis zu leben ist gering und ich würde den Tod dem Leben vorziehen, weil ich mir vom Tod weniger negatives als vom Leben verspreche. ←→	II. Mein Lebenswille ist sehr stark ausgeprägt; ich habe ein sehr starkes Bedürfnis, zu leben, ich kämpfe mit aller Kraft für das Leben, ich lebe äußerst gerne.

Welche Aussage trifft auf Sie eher zu: I oder II?
Wie stark trifft die Aussage I oder II auf Sie zu?

Bitte kreuzen Sie einen Ausprägungsgrad zwischen 1 und 6 an.
(1 = sehr schwach, 2 = schwach, 3 = mittelmäßig, eher schwach, 4 = mittelmäßig, eher stark, 5 = stark, 6 = sehr stark)

Auf S. 41 dieses Buches werden einige Ergebnisse zum Zusammenhang von Systemindikatoren, Risikofaktoren, Gesundheit und Krankheit vorgestellt. Hier sollen einige Ergebnisse angedeutet werden. Personen mit ausgeprägten Systemindikatoren für Krankheit haben auch eine bedeutend höhere Anzahl unterschiedlicher Risikofaktoren (physische, sozioökonomische und organische). Es kommt sehr selten vor, daß Personen ohne Risikofaktoren alleine ausgeprägte Systemindikatoren für Krankheit aufweisen. Diese assoziieren sich in der Regel mit Risikofaktoren und treten mit diesen in synergistische Wechselwirkungen ein. Eine Person ißt z.B. zuviel, wird von Tag zu Tag übergewichtiger, wobei ihr Unwohlsein immer größer wird. Lange Zeit hat sie Hoffnung, das Normalgewicht wieder zu erreichen; trotzdem kann sie nicht aufhören, übermäßig zu essen. Zu Übergewicht kommen Bewegungsmangel und hoher Alkoholkonsum dazu. Ihre soziale Kontaktfähigkeit verringert sich und die Bedürfnisse von großer Bedeutung werden nicht mehr geäußert und befriedigt. Immer stärkere Hoffnungslosigkeit entsteht. Auch die Unlustgefühle verstärken sich. Im Zustand der Resignation verringert sich der Wille und das Bedürfnis, zu leben. Die Person resigniert und wird dem Tode gegenüber gleichgültig und ersehnt ihn sogar zur Befreiung vom Unwohlsein.

Solche Systemindikatoren entstehen wie oben gesagt in der Informationsverarbeitung des Zentralen Nervensystems. Das Gehirn bewertet die Informationen (Reize) aus der Außenwelt und aus dem Organismus nach dem Prinzip, ob die Situation Lust, Wohlbefinden und Sicherheit bringt oder Unlust, Unwohlsein und Unsicherheit bzw. Bedrohung. Die wichtigste Aufgabe des Gehirns ist zunächst die Sicherung der individuellen Existenz und des Überlebens. So muß z.B. eine lebensgefährliche Bedrohung identifiziert werden oder die Bedingungen, die Sicherheit und Überleben ermöglichen, erkannt werden. Die Informationsverarbeitung wird dann als Motiv für das Verhalten tätig. Das Hirn hat die Fähigkeit, Bedingungen für langfristige Sicherheit und Gefahren komplex zu erkennen und somit Situationen auszuweichen, die kurzfristig Sicherheit, aber langfristig Gefahr bedeuten. Sobald das existentielle Überleben gesichert ist, setzt das Bedürfnis nach Wohlbefinden und Lust ein.

Die Nichtbefriedigung kann ebenso katastrophale Folgen haben wie die Unfähigkeit, Gefahren zu erkennen oder Sicherheiten herzustellen. Obwohl das Gehirn die Funktion hat, möglichst objektive Informationen aus der physischen und sozialen Umwelt sowie aus dem eigenen Organismus zu verarbeiten, hat es auch noch eine andere Aufgabe und Fähigkeit. Das Gehirn verarbeitet nicht nur momentan wirkende Impulse, z. B. Wahrnehmung einer Bedrohung und Reaktion auf diese, sondern der Mensch kann in der Vorstellung aufgrund komplexer Funktionen ganze Handlungsabläufe und Ereignisse erleben und vorwegnehmen.

Diese Fähigkeit hat einen großen Vorteil und einen großen Nachteil. Der Vorteil liegt darin, daß sich der Mensch in viele Situationen einleben kann, bewußt nach Informationen sucht und Reaktionen und Aktionen in komplexen Situationen trainieren kann. Der Nachteil ist, daß die in der Vorstellung entstandenen dynamischen Bilder den Menschen auch krankmachen und ihn von der Realität weit entfernen können. Dieser Zustand ist aber in der Regel therapierbar, z. B. durch die menschliche Fähigkeit, neue Informationen aufzunehmen und diese neu zu verarbeiten. Dazu ist es auch wichtig zu wissen, unter welchen Bedingungen eine erfolgreiche Informationsverarbeitung möglich ist.

Der Mensch ist ein aktives Wesen und hat das Bedürfnis, durch seine Aktivität in seiner Umwelt und seinem Organismus Strukturen zu bilden (also Bedingungen herzustellen), auf die er dann positiv reagiert, weil sie in der Informationsverarbeitung des Gehirns als sinnvoll erkannt und verarbeitet werden. Wenn ein Mensch unter besten äußeren Lebensbedingungen lebt, aber in der Fähigkeit, bedürfnisgerechte Strukturen durch Eigenaktivität herzustellen, gehemmt ist, dann wird er krank. In diesem Zustand werden die Systemindikatoren in Richtung Krankheit besonders aktiv. Wenn der Mensch in seiner Vorstellung und in seinem Erleben eine Bedrohung wahrnimmt und das Gefühl bekommt, seine Bedürfnisse von größter Wichtigkeit nicht mehr befriedigen zu können, dann reagiert er entweder mit Fluchttendenzen, oder er nimmt die negative Situation hin oder er versucht zu kämpfen. Wenn ein Kampf innerlich als aussichtslos empfunden, aber weitergeführt wird, kommt es zu dem Gefühl der Hilflosigkeit im Zustand einer permanenten Übererregung. Dieser Zustand entspricht dem Typ II in der Grossarthschen Typologie.

Wenn eine Person nicht glaubt, die negativen Bedingungen verändern zu können und diese hinnimmt, sich an diese auf Kosten der eigenen Bedürfnisbefriedigung anpaßt, dann kommt es zu einer anhaltenden inneren Hemmung, die dem Typ I aus der Grossarthschen Typologie entspricht. Wenn die Person fähig ist, eine wahrgenommene Bedrohung durch flexibles Verhalten und die Herstellung von neuen Bedingungen und Strukturen, die das Gefühl von Sicherheit geben, abzuwenden, dann entsteht Wohlbefinden und die Basis für Systemindikatoren in Richtung Gesundheit.

Wenn sich die Systemindikatoren in Richtung Krankheit mit der Neigung zu hilfloser Übererregung und dem Gefühl, im Kampf unterlegen und ineffizient zu sein, koppeln, dann entstehen eher Herz-Kreislauf-Erkrankungen. Wenn sich die Systemindikatoren mit Hemmung und dem angepaßten Hinnehmen von negativ erlebten Bedingungen und dem erfolglosen Wunsch, diese positiv zu verändern, koppeln, entsteht eher Krebs.

Auch Systemindikatoren in Richtung Gesundheit verbinden sich mit unterschiedlichen Verhaltensweisen und Positivfaktoren. So kann z. B. eine Person ihren Lebenswillen, ihr Wohlbefinden und ihre Bedürfnisäußerung mit vielen strukturierenden Aktivitäten herstellen, z. B. gesunde Ernährung, körperliche Bewegung, sexuelle Erlebnisse, Genuß von einem Glas Wein usw. Systemindikatoren in Richtung Gesundheit können sowohl durch angepaßte und sozial ausgerichtete Verhaltensweisen aufrechterhalten werden als auch durch unterschiedliche neurotische und psychopathische Ausdrucksformen (z. B. durch überempfindliche Regulation von Nähe und Distanz).

Die Systemindikatoren von Krankheit und Gesundheit hängen maßgeblich von der individuellen Fähigkeit zur Selbstregulation ab, d. h. von der Fähigkeit der menschlichen Eigenaktivität, solche Bedingungen und Strukturen herzustellen, die den individuellen Bedürfnissen und Vorstellungen entsprechen und somit das Gefühl der Kompetenz und Sicherheit vermitteln.

Im Rahmen der Selbstregulation sind folgende Faktoren von größter Bedeutung, und zwar deswegen, weil sie mit der Eigenart der Informationsverarbeitung im Zentralen Nervensystem eng zusammenhängen:

- *Die Regulation von Nähe und Distanz.* Wenn bestimmte Faktoren auf das Wohlbefinden negativ wirken, dann entsteht ein Impuls auf das Verhalten, von diesen Faktoren auf Distanz zu gehen. Wenn ein Reiz für das Wohlbefinden attraktiv ist, entsteht ein Motiv, zu diesem Nähe zu suchen. Personen, die ihre Nähe und Distanz zu unterschiedlichen Objekten erfolgreich regulieren, sind weitaus gesünder als Personen, die in einer unangenehmen Nähe oder einer zu großen Distanz verharren.

- *Rigidität versus Flexibilität.* Eine flexibel agierende Person ist in der Lage, aus unterschiedlichen Bereichen Faktoren zu finden, die zu Wohlbefinden führen und störende Faktoren in ihrer Wirkung zu entkräften. Flexible Personen setzen dabei Verhaltensweisen ein, die sich an den Folgen des Verhaltens ausrichten, während rigide Personen festhalten an Bedingungen und Annahmen, die zu negativen Folgen führen.

- *Herstellung von positiver (bedürfnisbefriedigender) oder negativer Anregung.* Menschen kreieren durch ihre Eigenaktivität permanent Bedingungen in der Umwelt und im Körper, die als Anregungen fungieren. Wenn die Anregung den Bedürfnissen entspricht, dann ist die Selbstregulation eher gelungen als wenn sie den Bedürfnissen entgegenwirkt.

- Auf die Fähigkeit zur Selbstregulation wirken auch unterschiedliche *Glaubenssätze, Vorstellungen und Annahmen.* Wenn z. B. angenommen wird, daß eine bestimmte Verhaltensweise zu positiven Folgen und Wohlbefinden führt, dann kann sie trotz permanent negativ eingetretenen Folgen über lange Zeit aufrechterhalten werden (und umgekehrt).

Hier zeigt sich, daß die oben angeführten Systemindikatoren beliebig auch auf andere Faktoren ausgedehnt werden können und daß es wenig Sinn macht, einige Systemindikatoren im monokausalen Sinne als die „wichtigsten Wirkfaktoren" anzusehen. Wenn an uns die Frage gestellt würde, was trotz aller systemischen Wechselwirkungen der wichtigste Gesundheitsfaktor ist, dann würde ich antworten: Die Ausprägung des Wohlbefindens und der Fähigkeit, Bedürfnisse so zu befriedigen, daß Lust und ein positives Lebensgefühl entstehen. Der wichtigste Krankheitsfaktor ist das chronische Gefühl von Unwohlsein, daß sich im Laufe der Zeit noch steigert, z. B. das Gefühl, nicht richtig zu leben und sich an Dinge anzupassen, die einem nicht gut tun. Gleichzeitig würde ich aber antworten, daß diese Faktoren nicht isoliert wirken, sondern in einem äußerst komplexen System unterschiedlichster Faktoren.

So hängt Unwohlsein z.B. mit sich dauerhaft verschlechternden sozioökonomischen Bedingungen, steigender Anzahl physischer Risikofaktoren, sich verschlechternden physiologischen Faktoren usw. zusammen. Trotz der Wirkung aller „objektiver" Faktoren kommt der Fähigkeit zur individuellen Selbstregulation und der Steuerung von Gesundheits- und Krankheitsprozessen eine zentrale Rolle zu. So kann z.B. eine arbeitslose Person resignieren, daß sie keine Arbeit hat, dabei depressiv und inaktiv werden, während eine andere arbeitslose Person eine große Anzahl von Aktivitäten unternimmt, bis sie ihr Ziel doch noch erreicht und jeden Zustand trotz Probleme genießt. Es gibt Menschen, die in den besten sozioökonomischen Bedingungen leben, aber durch ihre Eigenaktivität in bezug auf ihre Bedürfnisse unerträgliche Zustände erreichen und somit vorzeitig chronisch erkranken.

Hier liegt trotz aller Wechselwirkungen ein ganz zentraler Steuerungsfaktor auf der Hand: Personen, die in der Lage sind, ihre Eigenaktivität so auszurichten, daß ihre ganz spezifischen und einmaligen Bedürfnisse angeregt und befriedigt werden, so daß daraus Wohlbefinden entsteht, steuern ihr Verhalten in Richtung Gesundheit. Personen, die dementgegen Bedingungen herstellen, die ihren wichtigsten Bedürfnissen entgegenwirken, so daß daraus anhaltendes und sich verschlimmerndes Unwohlsein entsteht, steuern ihr System in Richtung Krankheit.

Es ist äußerst wichtig, zu begreifen, daß es Menschen mit extrem unterschiedlichen Bedürfnissen und Verhaltensstrategien gibt, und daß es von daher völlig unmöglich ist, eine Person mit bestimmten, an sie herangetragenen Kriterien zu vergleichen und zu bewerten, z.B. ob sie sich gesund oder ungesund ernährt. Vielmehr ist es wichtig, die Person in ihrer einmaligen Individualität wahrzunehmen und dann die Frage zu stellen, ob sie ihr System in Richtung subjektives Wohlbefinden oder Unwohlsein steuert. Im ersten Fall werden sich die Risikofaktoren verringern und die Positivfaktoren vergrößern und in Richtung Gesundheit organisieren. Im zweiten Fall geschieht das Umgekehrte.

An den genannten Annahmen orientiert sich das vom Autor entwickelte Autonomietraining, dessen wichtigstes Ziel es ist, die Bedingungen und Zustände herstellende Eigenaktivität des Menschen an seinen Bedürfnissen auszurichten und anzupassen.

Im Folgenden wird ein Ergebnis in tabellarischer Form vorgestellt, das einen kleinen weiteren Anstoß zum systemischen Denken ermöglichen soll.

Auswirkungen der vier Systemindikatoren für Krankheit bzw. Gesundheit und der Zusammenhang zwischen Systemindikatoren und Risiko- bzw. Positivfaktoren

	alle vier Systemindikatoren negativ ausgeprägt (5–6 Punkte)		alle vier Systemindikatoren positiv ausgeprägt (5–6 Punkte)	
N	693		1235	
Anzahl physischer Risikofaktoren (maximal 23)	13,8		1,7	
Anzahl sozioökonomischer Risiko-Faktoren (maximal 14)	8,3		0,2	
Anzahl von Positivfaktoren (maximal 37)	2,1		29,8	
Krebs	203	29,3%	55	4,4%
Herzinfarkt/Hirnschlag	197	28,4%	48	3,9%
andere Todesursache	230	33,2%	106	8,6%
lebt gesund	28	4,0%	905	73,3%
lebt krank	35	5,0%	121	9,8%

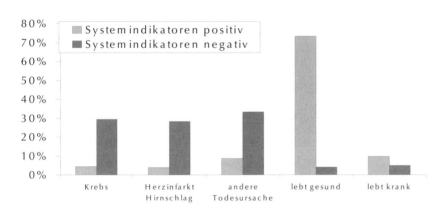

Zusammenfassendes Modell der Steuerungsmechanismen für Gesundheit und Krankheit

Im Rahmen der zentralen Steuerungsmechanismen für Gesundheit und Krankheit kommt es zur Wechselwirkung von Faktoren aus unterschiedlichen Bereichen, die hier näher beschrieben werden. Zunächst nimmt der Mensch objektive und subjektive Reize und Informationen aus der Umwelt und dem Organismus auf. Ein objektiver Reiz ist z.B. die Temperatur im Schlafzimmer. Der subjektive Reiz entsteht durch die Annahmen, Vorstellungen und Glaubenssätze, z.B. daß die Heizung an und es von daher im Zimmer während des Schlafens warm ist. Diese

Annahme kann zum Gefühl führen, daß es im kalten Zimmer warm ist, obwohl die Heizung aus ist.

Unsere Aufnahme von Informationen aus dem Organismus und aus der Umwelt entsteht aufgrund der Qualität der Wechselwirkungen zwischen objektiv und subjektiv wirkenden Reizen. Unterschiedliche Reize werden im zentralen Nervensystem als Informationen verarbeitet, besonders in Hinblick auf das Kriterium, ob sie Lust oder Unlust, Wohlbefinden oder Unwohlsein, Sicherheit oder Unsicherheit bringen. Damit orientiert sich die Informationsverarbeitung an dem Ziel, die Lustquelle zu optimieren. Aufgrund der Informationsverarbeitung im zentralen Nervensystem entstehen Impulse und Motive für das Verhalten. Das Ziel des menschlichen Verhaltens ist es, die objektive und subjektive Reizkonstellationen für die Auslösung bedürfnisbefriedigender Reaktionen zu optimieren. Bedürfnisse – also Spannungen zwischen Ist- und erstrebtem Zustand – stellen die wichtigste Motivation für Verhalten dar. Sowohl die Verarbeitung von Informationen aus der Umwelt als auch die Art der erfolgten Bedürfnisbefriedigung und die wahrgenommenen Verhaltensweisen formieren in komplexen Wechselwirkungen das *Dynamische Erlebnisbild*, in dem Gefühle, Erinnerungen und Wirkungszusammenhänge erlebt werden.

Wenn die Erlebnisse positiv sind, also das Gefühl vermitteln, Bedürfnisse befriedigt zu haben, erstrebte Ziele erreicht zu haben und fähig zu sein, das richtige Verhalten kompetent einzusetzen, dann wird das Lustzentrum im Gehirn angeregt und es entsteht das Gefühl von Wohlbefinden und Zufriedenheit. Gleichzeitig werden verschiedene physiologische Prozesse angeregt, z.B. die Stimulierung des Immunsystems, die einen wesentlichen Beitrag zur Aufrechterhaltung der Gesundheit leisten. In diesem Prozeß werden auch gesundheitsschädliche Risikofaktoren erfolgreicher neutralisiert, z.B. der Abbau von Alkohol durch die Stimulierung der mikrosomalen Enzymaktivität in der Leber durch das Zentrale Nervensystem.

Wenn das Dynamische Bild negativ ist, die Bedürfnisse unbefriedigt bleiben, das Gefühl entsteht, daß das eigene Verhalten nicht in der Lage ist, die erstrebten Reizkonstellationen zu erreichen, dann entsteht das Gefühl von Unwohlsein, Unlust und Unzufriedenheit. Chronischer Streß kann über die Funktionen des Zentralen und Vegetativen Nervensystems physiologische Prozesse in Richtung Krankheit steuern und die krankheitserzeugende Wirkung von physischen Risikofaktoren um ein Vielfaches erhöhen.

Das von mir entwickelte Autonomietraining verfolgt unter anderem das Ziel, das menschliche Verhalten so anzuregen, daß es Reizkonstellationen herstellt, die den subjektiven Bedürfnissen entsprechen. Häufig manipuliert der Mensch unbewußt sein Verhalten genau in diese Richtung; aber er ist trotzdem oft nicht fähig, die benötigte Reizstruktur bewußt zu definieren oder sie voll zu akzeptieren.

Die hier vorgestellten Steuerungsmechanismen als Modifikatoren von Risikofaktoren und Auslöser von krankheits- oder gesundheitsrelevanten Prozessen über das Zentrale Nervensystem sind sowohl für die Gesundheitsforschung als auch für die Organisation einer effektiven Verhaltensprävention von großer Bedeutung. Wir wissen z.B., daß die klassischen Risikofaktoren für Herz-Kreislauf-Erkrankungen höchstens die Hälfte des Auftretens dieser Erkrankungen erklären. In der Krebsforschung sieht es noch düsterer aus. Alle erforschten physischen Einzelfaktoren, z.B. Zigarettenrauchen, Fehlernährung, genetische Disposition usw. sind mal wirksam, also krankheitserzeugend, mal nicht. Auch hier ist die Erforschung der psychoneurologischen Steuerung bei der Krebsausbreitung wichtig.

Hemmung, Übererregung, Gleichgewicht

Hemmung, Übererregung und funktionales Gleichgewicht sind grundlegende Prozesse im zentralen Nervensystem. Schon der russische Physiologe Pawlow hat unterschiedliche Typen in der Funktion des zentralen Nervensystems beschrieben, z. B. solche, bei denen Hemmungsprozesse oder Übererregungsprozesse oder Gleichgewicht dominieren.

Ob die eine oder andere Seite vorherrscht, ist nicht nur eine physiologische Frage, sondern wird auch durch Erziehung, geistige Einstellung, Selbsteinschätzung und das individuelle Wertsystem bestimmt. Dabei ist das eigene Verhalten äußerst wichtig, denn wenn eine Person durch eigenes Verhalten permanent negative Bedingungen herstellt, dann können keine Reaktionen erwartet werden, die zu innerem Gleichgewicht führen. Alle Lebensbereiche, wie Ernährung, Bewegung, die Funktion von bestimmten Organen usw. wirken letztlich auf den funktionalen Zustand des zentralen Nervensystems.

Der Zustand des zentralen Nervensystems, also ob Hemmung, Übererregung oder Gleichgewicht vorherrschen, wirkt auf eine Reihe physiologischer Prozesse wie z. B. auf das Immunsystem, die Hormone und letztlich auf die Funktionsfähigkeit der Organe. Der Indikator von innerem Gleichgewicht ist Wohlbefinden und Lust und dieser Zustand tritt dann ein, wenn Bedürfnisse befriedigt, also Spannungen zwischen einem Ist- und einem Sollzustand verringert werden, wobei das Lustzentrum im Gehirn angeregt wird.

Wenn Bedürfnisse nicht befriedigt werden und negative Spannungen vorherrschen, dann wird auch das Lustzentrum im Gehirn nicht angeregt und die Person fühlt sich unwohl. Unterschiedliche Erziehungsstile und Interpretationsmuster können eher die Hemmung oder eher die Übererregung oder eher das innere Gleichgewicht fördern. Ein gut funktionierendes Verhaltensmuster interagiert mit einem gut funktionierenden Gehirn, indem sich kurzfristig aufgetretene Hemmungen oder Übererregungen gegenseitig beeinflussen und korrigieren. Dies geschieht in der Regel durch die Entfaltung von Verhaltensweisen, die Bedürfnisse befriedigen und Spannungen reduzieren.

In diesem Zusammenhang erscheinen kurzfristige Hemmungen oder Übererregungen ebenso wie Angst oder Schmerz als Signale, daß das Verhalten korrigiert werden muß und daß bestimmte Bedürfnisse auf Befriedigung drängen. Wenn das Verhalten nicht mehr in der Lage ist, Bedürfnisse zu befriedigen und innere Hemmungen oder Übererregungen ins Gleichgewicht umzuwandeln, dann entstehen negative Folgeerscheinungen, wie anhaltende physiologische Übererregung, Depressionen usw.

Während Hemmung und Übererregung miteinander positiv korrelieren, d. h. Übererregung ist schwer ohne Hemmung vorstellbar und umgekehrt, korrelieren beide negativ mit innerem Gleichgewicht. Wenn Personen durch ihr Verhaltensmuster über lange Sicht nicht in der Lage sind, ihre Hemmung und Übererregung zu überwinden, dann schaukeln sich beide Zustände hoch und wir sprechen von einer Hemmungs-Übererregungs-Spirale.

Trotz der Tatsache, daß Hemmung und Übererregung Hand in Hand gehen, gibt es Menschen, bei denen die Hemmung auf Übererregung vorherrscht und Personen, bei denen sich die Übererregung dominant durchsetzt. Im ersten Fall entsteht der Eindruck, daß die Person durch ihr nahezu perfekt ausgebautes Hemmungssystem ihre innere Übererregung derart unter Kontrolle hält, daß sie nach außen überruhig, angepaßt und vernünftig wirkt. In diesem Fall sprechen wir von „Dominanz der Hemmung auf Übererregung". Wenn die Übererregung vorherrscht, die durchaus als eine Reaktion auf innere Hemmungen zu bewerten ist, dann wird die Übererregung auch äußerlich sichtbar, z.B. indem die Person trotz aller Bemühung, sich zu kontrollieren, in Konfliktsituationen nach außen extrem unruhig, aufgeregt und unbeherrscht erscheint.

Innere Hemmungen sind häufig erlernt und beziehen sich in der Regel auf die Hemmung der Äußerung und Entfaltung von Verhaltensaktivitäten in Richtung einer bedürfnisorientierten Selbstregulation. Wenn dadurch negative Gefühle und Zustände im Organismus entstehen, z.B. das Gefühl von Unwohlsein, dann entsteht als natürliche Reaktion Übererregung. Wenn auf Übererregung aber wieder Hemmung statt Verhaltensänderung einsetzt, und auch die erneut negativen Zustände, die durch die erneute Hemmung hervorgerufen wurden, wieder bloß mit Übererregung beantwortet werden, dann sprechen wir von der Hemmungs-Übererregungs-Spirale. In einem fortgeschrittenen Stadium kann die Spirale alle Lebensbereiche umfassen, wobei sich nur noch Hemmung und Übererregung abwechseln und bedürfnisbefriedigende und gleichgewichtserzeugende Verhaltensweisen ausgeschlossen sind.

Um die Hemmungs-Übererregungs-Spirale zu verdeutlichen, soll hier ein Beispiel angeführt werden:

Herr Z. hat eine starke Mutterbindung und lebt mit seiner Ehefrau und drei Kindern. Die Ehefrau bemerkt die Mutterbindung und weist Herrn Z. zunehmend stärker ab. Dadurch wird bei Herrn Z. eine innere Übererregung und Aufregung hervorgerufen und er versucht, sein Gleichgewicht dadurch zu erreichen, daß er zunächst seine Frau kritisiert und sie zur positiven Interpretation seiner Person zurückzubringen versucht. Nachdem die Ehefrau die Kritik und Ablehnung verstärkt, spürt Herr Z. einen inneren Schmerz, aber auch positive Gefühle zur Ehefrau. Nun setzen bei ihm ausgeprägte innere Hemmungen ein, positive Gefühle und Schwächen zu äußern. Er kann die zunehmende Ablehnung seiner Ehefrau nicht ertragen und sucht Entspannung durch Alkoholgenuß und muskelrelaxierende Medikamente. Aufgrund seines Alkoholkonsums fällt er negativ am Arbeitsplatz auf und sein Vorgesetzter bezeichnet seine Arbeit als schlampig und verantwortungslos. Da sich Herr Z. als äußerst perfekt und verantwortungsbewußt interpretiert und sich bisher am Arbeitsplatz auch so verhalten hat, kommt es bei ihm zu extrem starker innerer Aufregung. Er wollte seine Frau für diesen Zustand verantwortlich machen, war dabei aber aufgrund seines ausgeprägten rationalen und antiemotionalen Verhaltens gehemmt und fühlte sich auch nicht im klaren, ob sie an seinem Alkoholkonsum wirklich schuldig ist.

Da die Leistungsfähigkeit von Herrn Z. sichtlich abnahm, versuchte er sich durch Schlaf zu erholen. Dies schaffte er aber nicht, weil zu viele negative Gedanken auftauchten, aber auch zu viele Hemmungen in Richtung von Verhaltensweisen, die Bedürfnisse befriedigen. Er begann, sich ungesund zu ernähren, litt an Bewegungsmangel und Übergewicht. Einige Jahre danach erkrankte er an Diabetes und Bluthochdruck. Im 52. Lebensjahr verstarb Herr Z. an Herzinfarkt.

Personen, die inneres Gleichgewicht erreichen und immer wieder in der Lage sind, kurzfristig auftauchende Hemmungen und Übererregungen zu überwinden, haben eine gute Selbstregulation, d. h. sie sind in der Lage, durch ihr Verhalten immer wieder Bedürfnisse zu äußern und zu befriedigen und Spannungen, die durch innere Hemmungen und innere Übererregung entstehen, aufzulösen.

Es gibt sehr unterschiedliche Formen der Selbstregulation. So gibt es z. B. Personen, bei denen kurzfristig – etwa nicht mehr als eine Stunde täglich – ausgeprägte Übererregungen und/oder Hemmungen auftreten, wobei sich negative Gefühle, wie z. B. Angst oder starke Bedürfnisse, z. B. Drang nach Sexualität oder Wunsch nach Ruhe und Entspannung einstellen. Danach findet die Person regelmäßig Verhaltensweisen, um Situationen herzustellen, in denen die angestauten Bedürfnisse befriedigt werden können, häufig in einer stark empfundenen Intensität.

Eine andere Form der Selbstregulation verläuft häufig ohne kurzfristig und regelmäßig auftretende Hemmungen und Übererregungen, wobei das Verhalten dauerhaft Situationen herstellt, in denen angenehme Gefühle und Gleichgewicht vorherrschen. Es gibt auch eher sozial angepaßte Formen der Selbstregulation und sozial unangepaßte Formen.

Der Mensch äußert durch sein aktives Verhalten Bedürfnisse und versucht, sowohl in seiner Umwelt als auch in seinem Körper Bedingungen herzustellen, die eine Befriedigung seiner Wünsche und Bedürfnisse ermöglichen.

Ein Mensch, der seine erstrebten Wünsche und Bedürfnisse befriedigt, erreicht Wohlbefinden, innere Sicherheit und Gleichgewicht. Er fühlt sich in der Regel sozial geborgen und unterstützt. Ein Mensch, der nicht in der Lage ist, durch seine Aktivität positive und befriedigende Bedingungen herzustellen, fühlt sich innerlich übererregt und versucht, durch forcierte Anstrengung die positiven Bedingungen doch noch herzustellen. Wenn diese Anstrengungen immer wieder zum Scheitern verurteilt sind, stellt sich ein Gefühl von Hilflosigkeit ein. Wenn die Übererregung weiter anhält, sprechen wir von „Übererregung im Zustand der Hilflosigkeit" oder von „hilfloser Übererregung". Dies ist ein sehr ausgeprägter Dysstreß, der um so stärker ist, je ausgeprägter die individuelle Bedeutung der blockierten Bedürfnisse ist, je ausgeprägter die Blockade der Befriedigung ist und je ausgeprägter der hilflose Erregungszustand ist.

Um der hilflosen Übererregung auszuweichen, entwickeln unterschiedliche Menschen unterschiedliche Verhaltensstrategien: Einige Menschen suchen so lange nach erfolgreichen Verhaltensalternativen, bis sie sie gefunden haben, und zwar im Rahmen von unangepaßten und verhaltensgestörten Strategien (z. B. neurotische oder antinormative Verhaltensweisen). Es gibt Personen, die zwar die hilflose Übererregung immer wieder abzuschwächen versuchen, z. B. indem sie sich angepaßt verhalten, aber trotzdem der Wirkung der hilflosen Übererregung chronisch ausgesetzt sind (z. B. durch die permanente Kritik am Partner, dem absichtlich schädigendes Verhalten unterstellt wird usw.). Solche Personen gehören zu der Gruppe von chronisch übererregten Menschen, die wir als Typ II bezeichnen und die zu Herz-Kreislauf-Erkankungen neigen.

Das Verhaltensmuster, das mit der Krebsentstehung (Entstehung und Verlauf) zusammenhängt ist dadurch charakterisiert, daß stärkste Verhaltensstrategien aufgebracht und eingesetzt werden, die der hilflosen Übererregung entgegenwirken und sie wenn möglich aufheben und außer Kraft setzen. Dabei erscheint die hilflose Übererregung als ein derart bedrohlicher Zustand, daß dieser mit allen Mitteln vermieden werden soll. Um die hilflose Übererregung außer

Kraft zu setzen, werden unterschiedliche Verhaltensstrategien eingesetzt, die auf unterschiedlichen Ebenen immer eine Hemmung bedeuten, z. B. Hemmung, Aggressionen oder negative Gefühle zu zeigen, Hemmung, positive Gefühle vom Partner anzunehmen, Hemmung, die eigene Person zu betonen, Hemmung, eigene Aktivitäten zur Herstellung bedürfnisbefriedigender Bedingungen zu entfalten usw. Solches Verhalten bezeichnen wir als Typ I.

Die Hemmung wird von der Angst vor der hilflosen Übererregung motiviert und getragen. Beim Einsatz von Hemmungsstrategien aus Angst vor der hilflosen Übererregung unterscheiden wir mehrere Formen. Dabei ist zu bedenken, daß bei allen Formen die hilflose Übererregung stark unterdrückt wird und entweder überhaupt nicht mehr oder resignativ wahrgenommen wird.

Das von uns entwickelte Autonomietraining (Training zur Stimulierung der Selbstregulation) ist auch eine Methode zur Erreichung und Aufrechterhaltung des inneren Gleichgewichtes. Das Autonomietraining hat viele Vorgehensweisen und Aspekte. Eine Methode zielt besonders auf die Erreichung des inneren Gleichgewichtes ab und die Überwindung von Hemmung und Übererregung. Hier sprechen wir vom „Gleichgewichtstraining". Die Annahme ist, daß Personen, die in einer Hemmungs-Übererregungs-Spirale leben, weder das volle Ausmaß an negativen Folgen ihres Verhaltens wahrnehmen, noch die Notwendigkeit für die Entwicklung alternativer Verhaltensweisen einsehen.

Nachdem die Person über ihr Verhalten und ihre negativen Erlebnisse berichtet, wird sie vom Therapeuten über die Zusammenhänge von Hemmung und Übererregung und ihre negativen gesundheitlichen Folgen sowie die Bedeutung des Gleichgewichtes für die Gesundheit aufgeklärt. Danach wird sie gefragt, was sie tun wird, um mehr inneres Gleichgewicht zu erreichen. Wenn sie nicht weiterkommt, werden Beispiele erfolgreicher Problemlösungen genannt, mit der Bitte, sich mit diesen auseinanderzusetzen. Ebenso können verhaltenstherapeutische Methoden mit der Person entwickelt und angewandt werden. Wenn überhaupt keine Einsicht in die Möglichkeit der Veränderung besteht – in der Regel, indem angenommen wird, daß alles Leid von außen determiniert wird – dann können paradoxe Methoden angewandt werden. z. B. indem der Person bestätigt wird, daß sie 100 % von außen bestimmt ist und daß keine Hoffnung auf Veränderung besteht. Dadurch können bei der Person Trotzreaktionen angeregt werden.

Unsere bisherigen therapeutischen Experimente zeigen, daß das Autonomietraining durchaus in der Lage ist, bei einer beachtlichen Anzahl von Personen die Hemmungs-Übererregungs-Spirale schon in fortgeschrittenen Stadien aufzulösen und zu innerem Gleichgewicht zu verhelfen.

Streßsystem und Erkrankung – Streßformen in der Grossarthschen Typologie

Unserer Auffassung nach ist Streß die Folge von angeregten und unbefriedigten Bedürfnissen. Wenn die verhinderten Bedürfnisse von großer gefühlsmäßiger Bedeutung sind, ist der Streß um so ausgeprägter. Personen, die eine gute Selbstregulation aufweisen, sind eher in der Lage, ihre Bedürfnisse zu äußern und zu befriedigen, als Personen mit einer gehemmten Selbstregulation. Der Mensch ist ein komplexes *soziopsychobiologisches System*. Da in diesem System die individuellen Bedürfnisse entstehen, können wir die Streßsysteme beobachten und beschreiben. Im Streßsystem oder in der Streßstruktur stehen Faktoren aus unterschiedlichen Bereichen in Wechselwirkung. Dabei ist sowohl eine bestimmte Form der sozialen Kommunikation identifizierbar, als auch bestimmte Bewertungen, Verhaltensweisen und Bedürfnisse. Wir haben im Rahmen der sogenannten „Grossarthschen Verhaltenstypologie" unterschiedliche Streßsysteme oder Streßstrukturen beschrieben, und diese sogar mit spezifischen Formen chronischer Erkrankungen in Zusammenhang gebracht. Die Grossarthsche Typologie wurde bisher in unterschiedlichen Publikationen beschrieben, wobei wir uns häufig auf das typische Verhaltensmuster des Individuums konzentriert haben. In der Beschreibung der Streßstruktur konzentrieren wir uns auch auf die *sozialen Beziehungsformen*, die mit dem Verhaltensmuster zusammenhängen.

Hier sollen die verschiedenen Streßsysteme beschrieben werden, um diese später im empirischen Teil mit bestimmten Erkrankungen in Beziehung zu bringen.

Typ-I-Streßstruktur
(Blockade der Befriedigung von Bedürfnissen von großer gefühlsmäßiger Bedeutung aufgrund innerer oder sozialer Hemmungen)

Die Typ-I-Streßstruktur ist dadurch charakterisiert, daß der Mensch zu einem bestimmten Objekt (z.B. einem Elternteil, Partner, Vorgesetzten usw.) Bedürfnisse von größter gefühlsmäßiger Bedeutung entwickelt und äußert. Dabei erstrebt er zum Objekt eine große, symbiotische Nähe. Die entstandenen Bedürfnisse zum Objekt werden nicht befriedigt und in der Regel in ihrer Befriedigung auf Dauer blockiert. Bedürfnisse von großer gefühlsmäßiger Bedeutung müssen nicht nur auf bestimmte Personen, sie können auch auf bestimmte Berufsziele und das Erreichen von materiellen Objekten oder bestimmten politischen, kulturellen und sozialen Zielen ausgerichtet sein. Auch hier ist es für die Typ-I-Streßstruktur kennzeichnend, daß Bedürfnisse von größter gefühlsmäßiger Bedeutung keine Chance auf Befriedigung bekommen. Der Befriedigung stehen unterschiedliche Hemmungen entgegen, die verschiedene Ursachen haben können. Aus diesem Grund sprechen wir auch in Zusammenhang mit dem Typ-I-Verhalten vom „gehemmten Verhalten". Hemmungen können z.B. in der Kindheit erlernt sein, sie können aber auch strukturbedingt sein, z.B. indem sich ein Partner der Person real entzieht und ihr keine Chance gibt.

Für die Typ-I-Streßstruktur ist es charakteristisch, daß die Person trotz Hemmung und Chancenlosigkeit, ihre Bedürfnisse von größter emotionaler Bedeutung noch befriedigen zu können, fortfährt, ihre Bedürfnisse anzuregen. Dieser Zustand hält die Streßstruktur über lange Zeiträume und häufig in großer Intensität aufrecht. In der Regel verhält sich die Person mit dieser Struktur nicht passiv, sondern sie agiert mit großer Energie, nur in der falschen Richtung und im Rahmen eines inadäquaten Erwartungssystems. So kann sich eine Person z .B. in permanente und überfordernde Arbeit stürzen, in der Hoffnung, doch noch die erwartete Zuwendung aufgrund der erbrachten Leistung zu bekommen. Nicht selten sind die Folgen der Streßstruktur I auftretende seelisch-körperliche Erschöpfung, anhaltende reaktive Depressionen, Hoffnungslosigkeit, innere Verzweiflung usw. Bei der Entstehung von Symptomen verstärkt die Person noch ihr sogenanntes „exponierendes Verhalten", z.B. Härte gegen sich selbst, Nichtbeachtung von körperlichen Symptomen und Erschöpfungserscheinungen usw.

In der Typ-I-Streßstruktur können in der Regel folgende Elemente identifiziert werden:

a) Ein Objekt, auf das Bedürfnisse von größter gefühlsmäßiger Bedeutung ausgerichtet sind.
b) Eine ausgeprägte und anhaltende Frustration durch Entzug des Objektes, zu dem in der Regel eine große Nähe erstrebt wird.
c) Insuffiziente individuelle Verhaltensweisen, durch die das Individuum weder eine Distanzierung vom Objekt, noch die Nähe des Objektes erreichen kann.
d) Entstehung von unterschiedlichen Streßsymptomen, die das insuffiziente Verhalten noch verstärken (anstatt dadurch noch eine Distanzierung vom Objekt zu erreichen).

Wir konnten in unterschiedlichen empirischen Studien beobachten, daß die Typ-I-Streßstruktur ein erheblicher Krankheitsfaktor für unterschiedliche chronische Erkrankungen, besonders aber für bestimmte Krebserkrankungen ist.

Im Folgenden sollen unterschiedliche Formen des Typ-I-Streßsystems beschrieben werden, die mit unterschiedlichen Krankheiten in Zusammenhang gebracht werden.

- **Abweisung vom Vater, Fixierung an die Mutter und Hemmung der Männlichkeit**

Der Sohn ist gefühlsmäßig extrem an der Mutter ausgerichtet. Der Vater weist den Sohn ab, besonders dann, wenn er eine starke Nähe zur Mutter erstrebt, z. B. aus einem Gefühl der Konkurrenz. Der Sohn findet im Erwachsenenalter eine Freundin, an die er sich emotional bindet, verbunden mit starken Verlassenheitsängsten. Die Freundin verläßt ihn zugunsten eines anderen Mannes, häufig mit dem eigenen Freund. Es treten Gefühle von Hoffnungslosigkeit, Isolation und innerer Verzweiflung auf, die in der Regel durch Arbeit und Leistung überspielt werden. Obwohl immer neue Versuche gestartet werden, die Beziehung zur Mutter zu intensivieren, und neue Freundinnen zu suchen, besteht eine ausgeprägte Hemmung in der Äußerung und Befriedigung der eigenen Männlichkeit. Diese Struktur bringen wir in Zusammenhang mit der Entstehung des Hodenkrebses, und zwar nicht als alleinige Ursache, sondern als Faktor, der mit physischen Risikofaktoren synergistische Beziehungen eingeht.

- **Abweisung von einem Elternteil und vom Partner und Hemmung der Frauenrolle**

Die Tochter fühlt sich in der Befriedigung ihrer wichtigsten gefühlsmäßigen Bedürfnissen von einem Elternteil systematisch und intensiv abgewiesen. Mit Mühe baut sie im Erwachsenenalter eine Partnerbeziehung auf, in der erneut eine systematische Abweisung ihrer wichtigsten gefühlsmäßigen Erwartungen stattfindet. Auf die erneut erlebte Abweisung folgen reaktive

Depressionen, die durch neue Aktivitäten und Hoffnungen überspielt, aber nicht überwunden werden. Die Person ist gehemmt, ihre Frauenrolle bedürfnisgerecht wahrzunehmen, weil sie mit Äußerung der eigenen sexuellen und gefühlsmäßigen Ansprüche den Abweisungsschmerz verbindet. Diese Struktur bringen wir in Zusammenhang mit dem Entstehen von Brustkrebs, und zwar im synergistischen Wirkungszusammenhang mit physischen Risikofaktoren.

- **Abweisung von einem Elternteil und einem Objekt aus der Gegenwart**

Die Person wurde in der Kindheit von einem oder beiden Elternteilen immer dann abgewiesen, wenn sie Bedürfnisse von größter emotionaler Bedeutung äußerte. Im Erwachsenenalter wird sie erneut von einem Partner oder dem Vorgesetzten systematisch abgewiesen und entwertet, und zwar erneut in Situationen, in denen Bedürfnisse von größter emotionaler Bedeutung angeregt wurden. Die Person unternimmt größte Anstrengungen, vom abweisenden Objekt doch noch anerkannt zu werden. Es wird die Nähe und Anerkennung des abweisenden Objektes erstrebt und Verhaltensaktivitäten entwickelt, die zur seelisch-körperlichen Erschöpfung und innerer Verzweiflung führen. Diese Struktur wird in Interaktion mit physischen Risikofaktoren mit der Entstehung des Magenkrebses in Zusammenhang gebracht.

- **Harmonisierender Loyalitätskonflikt**

Die Person wurde von einem Elternteil, meistens der Mutter, gefühlsmäßig stark gebunden und in ihr Erwartungssystem eingebaut. Sie wurde zur Harmonie und Loyalität erzogen. Im Erwachsenenalter geht die Person eine Partnerbeziehung ein, in der sie ebenfalls Harmonie und Loyalität erstrebt. Nun stellen sowohl die Eltern als auch der Partner an die Person einen Anspruch auf die absolute Loyalität und Priorität in der Zuwendung. Da die Person gelernt hat, ihre Bedürfnisse nur in erstrebter Harmonie und Loyalität zu äußern, kommt sie in einen schweren Konflikt, der zur dauerhaften Hemmung in der Bedürfnisbefriedigung führen kann. Die Person erkennt die Konfliktfalle nicht und fährt fort, Harmonie und Frieden sowohl mit den Eltern als auch mit dem Partner zu erstreben und startet Versöhnungsversuche, die häufig zur seelisch-körperlichen Erschöpfung führen. Diese Streßstruktur bringen wir im synergistischen System in Zusammenhang mit Lungen- und Bronchialkarzinom.

- **Verlust einer langanhaltenden Liebesbeziehung**

Die Person lebt in der Regel bis ins hohe Alter mit einem Elternteil, mit einem Partner oder dem eigenen Kind in innerer Harmonie und Zufriedenheit. Sie verliert plötzlich ihre wichtigste Bezugsperson, z. B. durch Tod oder Trennung, und erlebt innere Verzweiflung und eine anhaltende Depression, die sie durch unterschiedliche altruistische Aktivitäten zu verdecken versucht. Diese Struktur wird mit unterschiedlichen Krebsarten, insbesondere dem Rektumkarzinom, in Beziehung gesetzt.

- **Verlust eines Kindes oder unbefriedigter Kinderwunsch**

Die Frau sehnt sich über viele Jahre nach einem Kind, kann dieses aber nicht bekommen, z. B. aufgrund von Fehlgeburten, Unfruchtbarkeit usw.; oder sie hat ein Kind, daß sie besonders geliebt hat, durch Tod oder Trennung verloren. Die entstandenen Depressionen überspielt sie durch Arbeit, Härte gegen sich selbst, harmonisierendes und altruistisches Verhalten usw.

Diese Streßstruktur bringen wir in Zusammenhang mit dem Gebärmutterkörperkrebs (Corpus-uteri-Karzinom).

- **Gehemmter Sexualwunsch bei der Frau**

Die Frau ist entweder durch zu starke Bindung an einen Elternteil, verbunden mit hemmenden Erwartungen seitens der Eltern, oder durch zu starke elterliche Abweisungserlebnisse, in der Äußerung und Befriedigung ihrer Sexualität auf der Ebene des Geschlechtsverkehrs extrem gehemmt. Sie nimmt entweder über Jahre hinweg im Erwachsenenalter völligen Abstand vom Sexualverkehr (und entwickelt Symptome wie z. B. Vaginismus), oder – was häufiger ist – sie hat einen regen Partnerwechsel. Die Partnerbeziehung verläuft regelmäßig nach folgenden Schemata: Beim Kennenlernen werden große emotionale Hoffnungen geweckt, nach dem Sexualverkehr stellen sich Unlust, Angst und Beklemmungsgefühle ein, die eine abrupte Trennung zur Folge haben. Manchmal werden solche nichterfüllenden Partnerbeziehungen auch langfristig ertragen. Die Personen haben auch in der Regel starke und unbefriedigte masochistische Bedürfnisse, weil sie sich von einer Bestrafung eine Minderung der Schuldgefühle nach dem vollzogenen Sexualakt erwarten. Solche Streßstrukturen bringen wir in Zusammenhang mit dem Zervixkarzinom, aber auch mit dem Cancer in situ (z. B. Pap IV und V).

- **Die überforderte rational-antiemotionale Struktur**

Wenn Personen, die sich ausgeprägt vernunftorientiert und gefühlsarm verhalten, in Situationen geraten, in denen Gefühle von höchster emotionaler Bedeutung angeregt und enttäuscht werden, und wenn die Person danach nicht mehr in der Lage ist, ihre Gefühle unter die früher gewohnte Kontrolle durch die Vernunft zu bekommen, dann kann ihre rational-antiemotionale Struktur chronisch überfordert werden. Trotzdem wird der Versuch nicht aufgegeben, die verwüstenden Gefühle durch die Vernunft zu hemmen, wobei aber auch die Gefühle die rationalen Verhaltensweisen hemmen. Es kommt zu einer funktionalen Störung zwischen dem Limbischen System und dem Cortex Cerebri. Die Person versucht den Konflikt durch dauerhafte Arbeit und Aktivität zu überwinden, die wie früher vor dem Einbruch der Gefühle vernunftgesteuert ist. Eine solche Struktur bringen wir in Zusammenhang mit der Entstehung von malignen und primären Hirntumoren.

- **Hemmung aufgrund von Loyalität**

Die Person fühlt sich in bezug auf die Erwartungen eines wichtigen Elternteils, eines Vorgesetzten oder der Ideologie und Kultur, in der sie lebt, derart verpflichtet, daß sie sich opportunistisch verhält, auch dann, wenn dies mit den eigenen Bedürfnissen und Ansichten in starkem Konflikt gerät. Dabei ist die individuelle Entwicklung und Bedürfnisbefriedigung chronisch blockiert. Die Person fährt fort, sich in gewohnter Richtung zu verhalten, auch dann noch, wenn sie schweren Depressionen und dem Zustand innerer Verzweiflung und Erschöpfung ausgesetzt ist. Diese Struktur bringen wir theoretisch mit mehreren Krebsarten in Zusammenhang, z. B. Ösophaguskarzinom oder Kolonkarzinom.

- **Verringerung der gewohnten Anregung und Vorherrschen von Monotonie**

Die Person hatte früher ein hohes und bedürfnisbefriedigendes Anregungsniveau, das nach bestimmten Lebensereignissen, z. B. Pensionierung, Trennung von einem Partner, Schließung einer neuen Ehe usw. in der Qualität und Intensität abnimmt, so daß sich eine Unterstimulierung einstellt, die nicht in der Lage ist, die Bedürfnisse wie gewohnt zu befriedigen. Diese Struktur wirkt häufig in Kombination mit anderen Streßstrukturen des Typus I auf und verstärkt z. B. das Risiko für den Magenkrebs.

- **Hemmung durch Macht-, Prestige- und Statusverlust**

Die Person hatte früher in bestimmten Bereichen eine für sie wichtige Macht- und Statusfunktion, die sie aus unterschiedlichen Gründen verloren hat. Dabei kommt es zur Blockade der Bedürfnisbefriedigung, verbunden mit Schamgefühlen, Identitätsverlust usw. Diese Form der Hemmung wird u. a. mit Magen- und Lungenkrebs in Beziehung gesetzt.

- **Angepaßte, resignierte Hinnahme von negativen Bedingungen**

Die Person arrangiert sich aus unterschiedlichen Gründen mit negativen Bedingungen, z. B. mit dem abweisenden Verhalten eines Ehegatten, ungünstigen Bedingungen am Arbeitsplatz usw. Dies kann aus Angst geschehen, ein Objekt oder einen sozialen Status zu verlieren. Dabei kommt es zur Blockade der Bedürfnisbefriedigung, die nach außen in ihrer Intensität überspielt wird, z. B. durch harmonisierendes Verhalten („alles ist gut"). Es besteht ein Zusammenhang mit unterschiedlichen Krebsarten, z. B. Kolonkarzinom.

- **Blockade der Bedürfnisbefriedigung durch selbstmanipulierte Schuldgefühle**

Die Person fühlte sich in der Kindheit von den Eltern abgewiesen, und weist nun im Erwachsenenalter andere Personen, zu denen sie innerlich sehr nahe steht, im gleichen Stil ab, indem sich z. B. ein Ehegatte anderen Partnern zuwendet, und dabei den eigenen Partner abweist und verletzt. Wenn sich der abgewiesene Partner nun abwendet, entwickelt die Person positive Gefühle zu diesem, verbunden mit starken Schuldgefühlen, so daß es zu einer anhaltenden Blockade der Bedürfnisbefriedigung kommen kann. Die Person kann zum Objekt, demgegenüber sie Schuldgefühle hat, auch Bedürfnisse von großer emotionaler Bedeutung entwickeln, deren Befriedigung aber durch selbstverschuldete Distanzierung gehemmt wird. Es besteht ein Zusammenhang mit unterschiedlichen Krebsarten, z. B. Leberkarzinom.

- **Gehemmte Bedürfnisbefriedigung durch ausgeprägte Ambivalenz**

Die Person lebt in einem Zustand, in dem sie weder mit noch ohne eine bestimmte Person eine Gewohnheit oder einen Zustand ihre Bedürfnisse befriedigen kann. Das dafür und dagegen halten sich derart die Waage, daß das Verhalten nicht eindeutig in eine Richtung gelenkt werden kann. Auch sich gegenseitig ausschließende Motive und Bedürfnisse halten sich die Waage, so daß es zu einem inneren Stillstand kommt, z. B. kann eine Person sich weder von ihrem Partner trennen, noch mit ihm glücklich sein. In diesem Zustand können sich zwei Bedürfnisse von großer gefühlsmäßiger Bedeutung gegenseitig ausschließen und hemmen. Auch diese Form trifft auf mehrere Krebsarten zu, z. B. Leber-, Nieren-, Pankreaskarzinom.

- **Blockade der Bedürfnisbefriedigung durch Zusammenbruch neurotischer Verhaltensweisen ohne angepaßte Alternative**

Die Person hat über Jahre hinweg ihre Bedürfnisse durch neurotische Verhaltensstrukturen geäußert und befriedigt, z. B. indem sie durch extrem rationales und antiemotionales Verhalten berufliche Anerkennung bekam oder indem sie durch narzißtisch-egozentrisches oder narzißtisch-antisoziales Verhalten in der Lage war, ihre Bedürfnisse zu äußern und zu befriedigen, meistens auf Kosten ihrer Mitmenschen. Wenn aus irgendeinem Grund, z.B. Schockerlebnisse, Trennungen, Aufbau einer Beziehung, in dem die alten neurotischen Strukturen keinen Platz finden usw., die Bedürfnisbefriedigung durch neurotisches Verhalten aufgegeben wird, und die Person noch nicht in der Lage ist, eine sozial angepaßte und flexible Bedürfnisbefriedigung zu erreichen, dann kann es zu einer Blockade der Bedürfnisbefriedigung kommen. Die Person kann immer noch eine Tendenz haben, ihre Bedürfnisse in gewohnter neurotischer Weise zu befriedigen, macht von dieser aber durch neuentstandene Hemmungen keinen Gebrauch mehr. Auch diese Form bringen wir mit unterschiedlichen Krebsarten in Zusammenhang, z.B. Brustkrebs.

- **Blockade der Bedürfnisäußerung durch Schockerlebnisse, Demütigungen und traumatische Enttäuschungen**

Bedürfnisse von hoher gefühlsmäßiger Bedeutung können durch traumatische Schockerlebnisse, Demütigungen und Enttäuschungen in ihrer Äußerung und Befriedigung blockiert werden, obwohl sie noch immer über lange Zeiträume angeregt bleiben. Es besteht ein Zusammenhang zu unterschiedlichen Krebsformen.

- **Blockade der Bedürfnisäußerung durch nichtgelernte Streßbewältigung**

Personen kommen mit aktuellen Anforderungen und Überforderungen nicht zurecht, weil sie in der Familie und Erwachsenenalter nicht gelernt haben, mit Bedrohungen und Verletzungen umzugehen, z. B. weil sie ein harmonisches und konfliktfreies Elternhaus erlebten. Wenn solche Personen Bedürfnisse von hoher emotionaler Bedeutung entwickeln, z. B. zum Partner, und von diesem bedroht, verletzt und abgewiesen werden, dann setzen sie inadäquate Verhaltensweisen ein, z. B. Suche nach Harmonie, Aggresssionsfreiheit, und liefern sich somit der Situation hilflos aus. Dabei können Bedürfnisse von hoher emotionaler Bedeutung über lange Zeiträume blockiert bleiben.

- **Persönlichkeitsbedingte Neigung zur Hemmung in Streßsituationen**

Wenn die Person wichtige Gefühle und Bedürfnisse entwickelt, und dabei verletzt, bedroht oder abgewiesen wird, kann sie aufgrund ihres Temperamentes und der erlernten Verhaltensweisen überruhig, innerlich gehemmt und gelähmt reagieren. Dies kann dazu beitragen, daß sie ihre Bedürfnisse nicht mehr äußern und befriedigen kann, vor allem in Konfliktsituationen, z. B. mit dem Partner.

Typ-II-Streßstruktur
(blockierte Bedürfnisbefriedigung in Zusammenhang mit hilfloser Übererregung)

Die Typ-II-Streßstruktur ist dadurch charakterisiert, daß die Person in einer negativ empfundenen, bedrohlichen und sie behindernden Welt lebt. Sie glaubt, daß ihr bestimmte, negativ bewertete Objekte im Wege stehen, so daß sie ihre wichtigsten Bedürfnisse und Ziele nicht verwirklichen kann. Bei einer Person kann dies der Partner oder Ehegatte sein, bei anderen eine eigene, negativ bewertete Gewohnheit oder der gesellschaftliche Zustand oder das Verhalten eines Vorgesetzten. Während die Typ-I-Streßstruktur eher dazu neigt, die Welt positiv zu bewerten und Nähe zu wichtigen und sich entziehenden Objekten zu suchen, neigt die Typ-II-Streßstruktur dazu, Distanz von negativ bewerteten und störenden Objekten zu erstreben. Der Wunsch nach Distanz wird in der Regel nicht befriedigt, und dies, obwohl sich die Person vom Objekt gestört und diesem hilflos ausgeliefert fühlt. Diese Tatsache kann durch eine hohe Ambivalenz zum Objekt erklärt werden, d. h. neben den bewußt erlebten zentrifugalen Kräften bestehen unbewußte und verdrängt zentripetale Tendenzen. Das Gegenteil ist bei der Streßstruktur vom Typ I vorhanden.

Aufgrund des insuffizienten Verhaltens entstehen unterschiedliche Streßsymptome, z.B. langanhaltende und nicht zu bewältigende Angstgefühle, innere Verspannungen, immer wieder kehrende Aggressionen, die das Ziel der Veränderung nicht erreichen, sexuelle Impotenz usw.

Die Typ-II-Streßstruktur zeigt folgende Charakteristika:

a) Ein bestimmtes Objekt (Person, sozialer Zustand, Gruppe) wird von der Person als extrem störend und sie verhindernd empfunden und mit negativen Eigenschaften interpretiert.
b) Aufgrund der ausgeprägten Frustrationserlebnisse durch das störende Objekt wird eine größtmögliche Distanzierung erstrebt, aber nicht erreicht.
c) Das negativ bewertete Objekt wird einem idealisierten, erstrebten und positiv bewertetem, aber nicht verwirklichten Objekt oder Zustand gegenüber gestellt. Dabei entsteht Hilflosigkeit und Resignation, weil sich die Person dem negativen Zustand hilflos ausgeliefert fühlt und den idealisierten Zustand nicht erreichen kann.
d) Durch das insuffiziente Verhalten kann die Person weder die Distanzierung vom störenden Objekt erreichen noch eine wunschgemäße Veränderung.
e) Unterschiedliche Symptome, wie z.B. Angst, verstärken die Typ-II-Streßstruktur noch mehr, anstatt dadurch eine Distanzierung zu erreichen.

Auch die Typ-II-Streßstruktur hat unterschiedliche Äußerungsformen und korreliert mit unterschiedlichen Krankheiten, vor allem Herz-Kreislauf-Krankheiten, z.B. Herzinfarkt und Hirnschlag.

Im Folgenden sollen einige Formen dieser Streßstruktur beschrieben werden:

- **Übererregung und negative Bewertung aufgrund des Vergleichs zwischen einem positiv empfundenen Elternteil und einem negativen Partner.**

Diese Form ist eine der häufigsten Manifestationen der Typ-II-Struktur. Die Person ist in der Regel an einen Elternteil emotional stark gebunden und ausgerichtet. Die Männer dieses Streßtypus sind zu ca. 80% an ihre Mütter und zu ca. 20% an ihre Väter fixiert. Die Frauen sind zu ca. 50% an die Mütter und zu ca. 50% an die Väter fixiert. Der Partner schneidet im Vergleich zum idealisierten Elternteil äußerst negativ ab, und sein Verhalten gibt der Person Anlaß zur anhaltenden Aufregung, negativer Kritik. Wenn sich der Partner durch Tod oder Trennung entzieht, verstärken sich die Symptome bei der Person, und es verstärkt sich die negative Kritik, die bis zur seelisch-körperlichen Erschöpfung und dem Gefühl, der Negativität des Objektes hilflos ausgeliefert zu sein, reicht.

- **Übererregung aufgrund der negativen Bewertung eines sozialen Zustandes**

Die Person empfindet einen politischen, kulturellen oder gesellschaftlichen Zustand als sehr negativ und unerträglich. Dieser Zustand führt zu immer wiederkehrenden Aufregungen und Verärgerungen. Trotz der Einsicht in die negativen Verhältnisse fühlt sich die Person außerstande, die erwünschten Veränderungen herbeizuführen. Dies führt zu einem Gefühl der Hilflosigkeit. Auch hier vergleicht die Person den negativen Zustand, in dem sie sich selbst mißachtet und nicht anerkannt fühlt mit einem utopischen Gegenentwurf, in dem alles gut funktioniert und die Person selbst eine wichtige Rolle hat und Anerkennung findet. Der Streß intensiviert sich besonders dann, wenn die Person durch erlebte frustrierende Verhaltensweisen des Objektes den Beweis erlebt, daß sie mit ihrer Kritik recht hatte.

- **Übererregung aufgrund der negativen Bewertung des eigenen Verhaltens**

Die Person entwickelt bestimmte Verhaltensweisen, z. B. übermäßiges Essen, Alkoholkonsum, Hörigkeit einem Partner gegenüber usw., die sie bei sich selbst ablehnt und durch die sie negative Folgen empfindet, aber nicht aufgeben kann.

- **Übererregung aufgrund des Temperamentes und der spezifischen Persönlichkeitsstruktur**

Bestimmte Personen reagieren auf viele Reize automatisch mit starker Übererregung und können sich danach nur schwer beruhigen. Eine solche Neigung verstärkt die Konflikte mit der sozialen Umwelt, was erneut zu Übererregung führt.

- **Anhaltende hilflose Übererregung aufgrund von Schockerlebnissen, Demütigungen und Enttäuschungen**

Die Person reagiert nach bestimmten Schockerlebnissen oder Erlebnissen der Demütigung und Enttäuschung mit anhaltender Übererregung, aus der sie über viele Stunden und Tage nicht herauskommt. Dabei findet sie keine Ruhe bis zur seelisch-körperlichen Erschöpfung.

Typ-III-Streßstruktur
(egozentrisch-narzißtische Bedürfnisäußerung und Befriedigung)

Die Typ-III-Streßstruktur ist bezeichnend für Menschen, die in egozentrischer und narzißtischer Weise auf die eigene Person und das eigene Wohlergehen fixiert sind. Sie suchen von ihren Mitmenschen die absolute Zuneigung und verlangen, daß sich diese ausschließlich mit ihren Problemen und Bedürfnissen beschäftigen. Wenn dies der Fall ist, dann erstreben sie und erreichen auch in der Regel zu ihren Mitmenschen eine häufig erdrückende Nähe. Sie kontrollieren ihre Mitmenschen, z.B. den Partner, permanent, ob dieser auch wirklich ausschließlich an sie selbst ausgerichtet ist. Dasselbe Verhalten zeigen sie auch im Berufsleben. Auch hier versuchen sie, die eigene Person und die eigene Leistung in das Zentrum des Geschehens zu stellen. Ihr gesamtes Wertsystem ist darauf ausgerichtet, alle Faktoren, die die egozentrische Position anerkennen und fördern, positiv zu bewerten, und alle Faktoren, die der egozentrischen Position entgegenwirken, negativ zu bewerten. Wenn die Person Beweise findet, daß bestimmte Persönlichkeiten oder Umstände ihre egozentrische Position in Frage stellen, dann geht sie von diesen auf große Distanz. Aus übergroßer Nähe kann abrupt auf übergroße Distanz gegangen werden und umgekehrt.

Streß entsteht bei diesem Verhaltensmuster immer dann, wenn die egozentrisch-narzißtischen Bedürfnisse nicht befriedigt werden. Wenn sich z. B. die Bezugsperson entzieht oder die Egozentrik der Person nicht anerkennt. Danach leidet die Person heftig, sie geht entweder in die kurzfristige Idealisierung oder in die absolute aggressive Negation. Die abweisende Person idealisiert sie dann, wenn sie sich selbst kurzfristig die Schuld für das Scheitern gibt und Bedürfnisse von hoher emotionaler Bedeutung entwickelt (nach dem Motto: „Ich habe der mich liebenden Person durch mein eigenes negatives Verhalten nicht erlaubt, meine Einmaligkeit und Größe weiterzulieben."). Wenn die Person mit der Typ-III-Streßstruktur erkennt, daß sie von einem Objekt konstant und chancenlos abgewiesen wird, dann entwickelt sie dem Objekt gegenüber ein negatives und abweisendes Bewertungssystem. Die Person kann zwar mit kurzfristiger Hemmung oder Übererregung reagieren, sie fällt aber nie in langanhaltende Streßreaktionen; dagegen wird sie durch ihre ausgeprägte narzißtische Einstellung geschützt. Durch die egozentrischen Bedürfnisse findet die Person nach erlebtem Leiden immer wieder Anlässe und Beweise für die Wichtigkeit und Einmaligkeit ihrer Person.

In der Typ-III-Streßstruktur können in der Regel folgende Elemente identifiziert werden:

a) eine egozentrische und narzißtische Persönlichkeit,
b) Objekte, die die egozentrischen Bedürfnisse der Person unterstützen oder negieren,
c) Verhaltensweisen, die zwischen extremer Nähe und extremer Distanz zu Objekten schwanken,
d) Entwicklung intensiver, aber kurz anhaltender Symptome, z. B. Angst, Depression, Verzweiflung, unangemessene verbale Aggressionsäußerung, Größenwahn usw.

Es werden zwei Hauptformen der Typ-III-Streßstruktur unterschieden:

- **Die aktiv-manische Form**

In dieser Form agiert die Person ununterbrochen in Hinblick auf ihre Umwelt, mit der Absicht, diese von ihrer Einmaligkeit zu überzeugen. Wenn die Objekte sich ihr zuwenden, dann bekommen sie von der Person verbale Belohnungen und aktive Zuwendung bis hin zur Herstellung von erdrückender Nähe. Wenn sich die Objekte abwenden, dann versucht die Person, die Objekte durch aktives, auch aggressives Verhalten, wieder in die Nähe und positive Einstellung zu bekommen. Wenn dies nicht gelingt, dann stößt die Person das Objekt weg und bewertet es intensiv negativ. In solchen Situationen entwickeln sich bei der Person auch intensive Abhängigkeitsgefühle, die zu heftigem Leiden und Gefühlsausbrüchen führen, welche in der Regel mit einem erhöhten Maß von Selbstmitleid verbunden sind („womit habe ich das verdient", „wie kann man mir das antun"). Gleichzeitig wird die erlebte Abweisung zum Motiv für die aktive Weitersuche nach neuen Objekten, die die egozentrische Persönlichkeitsstruktur befriedigen können und bei ihr erneut Gefühle von höchster emotionaler Bedeutung anregen. Bei kurzfristiger Frustration und der Chance, neue Objekte zu finden, entwickeln sich in der Regel intensive Angstreaktionen (z. B. das sogenannte „herzphobische Syndrom", Angst plötzlich zu sterben usw.). Wenn die Person langfristig nicht in der Lage ist, Ersatzobjekte für das verlorene Objekt zu finden, können Ängste chronifiziert werden, und psychotische Reaktionen in Richtung des schizophrenen Typus entstehen.

- **Die passiv-depressive Form**

In dieser Form überdeckt die Person ihre narzißtisch-egozentrische Bedürfnisstruktur nicht dadurch, daß sie diese aktiv äußert und die Befriedigung einfordert, sondern sie läßt die Objekte agieren und reagiert auf diese. Sie erwartete ebenso wie die Person mit der aktiven Form vom Objekt absolute Zuwendung und überprüft dieses im gesamten Spektrum seines Verhaltens, ob es die Anforderungen erfüllt. Wenn es zu einem positiven Ergebnis kommt, dann läßt sich die Person auf das Objekt strahlend und überglücklich ein und lebt sichtlich auf. Bei kleinster Abweisung entsteht eine intensive innere Distanzierung, in der Regel begleitet von beobachtbaren depressiven Reaktionen. Dabei erstrebt die Person extreme und abrupte Distanzierung und hat das Gefühl, das vorher heiß geliebte Objekt nie geliebt oder gemocht zu haben. Wenn die Person Beweise findet, daß sie sich vom Objekt zu Unrecht entzogen hat, dann kann sie zum aktiv agierenden Objekt erneut in große Nähe gehen. Die Person wird mit größter Wahrscheinlichkeit erneut Beweise für die Negativität des zugewandten Objektes finden. Das ambivalente Spiel mit den Objekten beendet diese Streßstruktur in zweierlei Weise: Entweder die Person wendet sich endgültig vom Objekt ab, meistens indem sie sich ein neues, idealisiertes Objekt zuläßt, oder sie bringt das Objekt dazu, sie endgültig abzuweisen und sich zu trennen. Danach entwickelt sich in der Regel eine intensive, oft mehrere Monate anhaltende Depression und Isolation. In solchen Phasen zieht sich die Person von allen Aktivitäten zurück, regeneriert sich aber gleichzeitig, um das Spiel von neuem zu beginnen.

Typ-V-Streßstruktur
(rational-antiemotionale Bedürfnisbefriedigung und -äußerung)

Die Typ-V-Streßstruktur ist dadurch charakterisiert, daß die Person im Vordergrund ein rationales und an der „Vernunft" orientiertes Verhalten ausübt, und nicht in der Lage ist, sich an Gefühlen und gefühlsmäßigen Regungen auszurichten. Wenn sich eine Person mit solcher Ausrichtung durch Mitmenschen, die ihre Ansicht teilen, bestätigen läßt, kann sie über längere Zeiträume relativ streßfrei leben und ihre Bedürfnisse befriedigen. Streß entsteht immer dann, wenn gefühlsmäßige Regungen nicht rational erklärbar und beherrschbar sind, z.B. wenn ein Objekt das rationale Denkmodell angreift oder intensive Gefühle weckt, die sich der rationalen Kontrolle entziehen. In solchen Situationen wirken die Emotionen auf die Personen mit voller Wucht, und das kognitiv-rationale System bricht wie ein Kartenhaus zusammen.

Die Typ-V-Streßstruktur hängt mit mehreren Erkrankungen zusammen, u. a. mit der sog. „endogenen" depressiven Psychose (sowohl mit der manischen als auch mit der depressiven Form). Diese entsteht dann, wenn überwältigende Gefühle nicht mehr durch einen Rest der zusammengebrochenen Rationalität kontrolliert werden können.

Typ-VI-Streßstruktur
(narzißtisch-antisoziale Bedürfnisbefriedigung und -äußerung)

Die Typ-VI-Streßstruktur ist dadurch charakterisiert, daß eine narzißtisch und egozentrisch agierende Persönlichkeit den Versuch unternimmt, durch aggressives und antinormatives Verhalten ihre Bedürfnisse auf Kosten anderer zu befriedigen. Dabei entwickelt die Person eine doppelte Moral, indem sie die Fremdaggressivität rechtfertigt, aber jeden Angriff auf die eigene

Person verurteilt. So wird z. B. der eigenen Person gegenüber extreme Treue, Freundschaft und Hingabe gefordert, ist aber jederzeit bereit, ihre Mitmenschen massiv zu überfordern und auszunehmen. Sie hält sich nicht an Abmachungen und stellt in egozentrischer Weise materielle Bedürfnisse in den Vordergrund. Bei kleinster Zusage ihrer Mitmenschen von Bereitschaft, auf das Erwartungssystem der Person einzugehen, folgt eine vollkommene Vereinnahmung, bei der auf kleinste Frustration massive Aggression angedroht wird. Wenn die Bedürfnisbefriedigung, die in der Regel außerhalb gesellschaftlicher Normen und Verabredungen entsteht, durch anhaltende Frustration oder plötzliche Enttäuschung nicht gewährleistet ist, dann entwickelt die Person eine intensive Aggression, die in der Regel physisch ausgetragen wird bis hin zu kriminellen Handlungen, u. a. auch Mord.

Dieses Verhaltensmuster neigt zu polytoxischen Abhängigkeiten (Drogen, Alkohol, Zigaretten und Tabletten). Zu dieser Streßstruktur gehören über 90 % aller vorbestraften Personen. Die Personen entwickeln auch andere physische Beschwerden wie z. B. chronische Gastritis oder Hauterkrankungen.

Auch beim Typ VI gibt es eine aktive Form (z. B. Schlägertyp) und eine überwiegend passive Form (z. B. der antinormative Organisator).

In der Typ-VI-Streßstruktur können in der Regel folgende Elemente identifiziert werden:

a) Ein Verhaltensmuster, das außerhalb bestehender Normen und Verabredungen agiert und dabei eine doppelte Moral entwickelt, die die eigene Person rechtfertigt und schützt, und den Angriff auf frustrierende Objekte erlaubt.
b) Objekte, die in das System als Opfer einbezogen werden.
c) Die Entwicklung von Symptomen wie überstarker Aggressivität oder extremer muskuläre Verspannungen.
d) Kompensatorische Entspannung durch Abhängigkeiten von Substanzen.

Typ-IV-Struktur der flexiblen und sozialen Streßbewältigung

Das Verhaltensmuster des Typus IV ist dauerhaft in der Lage, durch flexibles Verhalten Streß zu bewältigen, indem es in der Lage ist, Bedingungen herzustellen, die die Bedürfnisstruktur befriedigen. Somit entsteht inneres Wohlbefinden und Gleichgewicht.

Wir unterscheiden folgende Formen des Typ-IV-Verhaltens:

a) *Die einfache Form:* Die Person entwickelt nur einige Verhaltensweisen, die sie immer wieder ins Gleichgewicht bringen, z. B. vegetarische Ernährung, Meditation und Spaziergänge und vermeidet systematisch Situationen, die sie in chronischen Streß bringen könnten.
b) *Die komplexe Form:* Die Person entwickelt vielfältige Aktivitäten in unterschiedlichen Lebensbereichen, erreicht aber durch ihr flexibles und kreatives Verhalten immer wieder Wohlbefinden durch Bedürfnisbefriedigung.
c) *Die eingeengte Form:* Zu dieser Form gehören alle Personen des Typus I, II, III, V und VI, solange es ihnen trotz Einengung von der Bedürfnis- und Persönlichkeitsstruktur gelingt, ihre Bedürfnisse so zu befriedigen, daß Wohlbefinden, Glück und inneres Gleichgewicht entsteht. Dies ist der Fall, wenn der Typ I z. B. erreicht, daß sich das Objekt, das sich ihm ent-

zogen hat, sich ihm wieder auf Dauer zuwendet oder der Typ II erlebt, daß die wichtigsten Mitmenschen seine negative Kritik unterstützen oder wenn der Typ V eine anhaltende Bestätigung für seine rationale Einstellung bekommt und dadurch emotionale Zuwendung erreicht.

Kernpunkte der Grossarthschen Typologie

Die einzelnen Typen innerhalb der Grossarthschen Verhaltenstypologie unterscheiden sich in vielen Merkmalen, so daß es für den ungeübten Beobachter sehr schwierig sein kann, die richtige Einordnung zu treffen. Aus diesem Grund sollen hier die zentralen Eigenschaften der einzelnen Typen so vorgestellt werden, daß sie dem Leser eine gute und sichere Orientierung erlauben.

Typ I

1. Die Person hat eine unbefriedigte Sehnsucht nach Nähe (nach bestimmten, emotional wichtigen Personen, nach Integration in eine bestimmte Gruppe, nach Verwirklichung eines bestimmten Zieles usw.).
2. Die Person stellt durch ihr aktives Verhalten Bedingungen her, durch die das Bedürfnis nach mehr Nähe aufrechterhalten wird (z.B. indem sie immer an eine von ihr getrennte Person denkt, keine neuen Beziehungen erstrebt, eine verlorene Position in der Gesellschaft hoch bewertet usw.). Häufig werden neue Chancen, Nähe zu anderen Objekten herzustellen, nicht genutzt.
3. Die Person ist durch innere und äußere Anlässe gehemmt, ihre Bedürfnisse nach mehr Nähe zu emotional wichtigen Objekten zu erreichen (z.B. indem sie Hemmungen hat, für sich Ansprüche zu stellen und passiv erwartet, daß der Partner ihre Bedürfnisse von selbst erkennt oder indem sie gewaltsam aus einer wichtigen Gruppe ausgestoßen wird, in der sie vorher Funktionen hatte).
4. Die Person ist in einer harmoniesuchenden und altruistischen Weise an ihre Umwelt angepaßt (sie ist bereit, sich der Harmonie willen selbst zurückzustellen).
5. Die Person ist nach einem Verlust der erstrebten Nähe (z.B. nach Tod oder Trennung von einer wichtigen Person, Ausstoßung aus einer wichtigen Gruppe) nicht mehr in der Lage, ihre gefühlsmäßig wichtigsten Bedürfnisse zu befriedigen und befindet sich in einem Zustand der Hoffnungslosigkeit, Depression, Apathie, innere Lähmung usw.

Typ II

1. Die Person hat eine unbefriedigte Sehnsucht nach Distanz (von bestimmten, sie störenden und negativ bewerteten Personen, Gruppen, bestimmten Zuständen oder von eigenen, negativ bewerteten Verhaltensweisen).
2. Die Person stellt durch ihr aktives Verhalten Bedingungen her, die der erwünschten Distanzierung von störenden Objekten im Wege stehen (z.B. indem sie trotz negativer Folgen

immer wieder die Kommunikation zu störenden Objekten aufrecht erhält oder regelmäßig das tut, was ihr nicht gut tut).
3. Die Person ist durch Objekte, die sie als störend und sie für ihre Entfaltung als behindernd empfindet, übererregt, aufgeregt, unruhig, angespannt und hilflos, den negativ empfundenen Zustand wunschgemäß zu verändern (so kann sich z. B. eine Person auf lange Sicht über den Zustand in der Gesellschaft, über das Verhalten bestimmter Gruppen, über das mangelhafte Verständnis eines Partners oder über bestimmte eigene Verhaltensweisen wie z. B. übermäßiges Essen, Alkoholkonsum, dauerhaft aufregen und das Gefühl bekommen, daß sie selbst machtlos ist, den Zustand zu verändern, so daß sie sich hilflos ausgeliefert fühlt).
4. Die Person versucht sich in einer perfektionistischen und kritisierenden Weise anzupassen (z. B. indem auf Fehler, Unfähigkeiten, negative Absichten, negative Folgen, mit einer latenten Aggressivität, aber auch Hilflosigkeit, hingewiesen wird).
5. Die Person ist nach gewissen, sie erschütternden Erlebnissen durch negativ bewertete und sie störende Personen oder Gruppen auf lange Sicht innerlich aufgeregt, erschüttert, überreizt, und nicht mehr in der Lage, inneres Gleichgewicht zu erreichen.

Typ III

1. Die Person zeigt abwechselnd mal eine extrem ausgeprägte Sehnsucht nach Nähe zu hoch bewerteten Objekten, mal eine extrem ausgeprägte Sehnsucht nach Distanz zu negativ bewerteten/entwerteten Objekten (z. B. indem sie nach der Trennung von einem Partner größte Sehnsucht nach Nähe entwickelt oder im Zusammenleben mit dem Partner diesen bei geringster Abweisung plötzlich negativ bewertet und die totale Trennung ankündigt).
2. Die Person stellt durch ihr aktives Verhalten abwechselnd mal übergroße, erdrückende Nähe her, in der die Sehnsucht nach Distanz entsteht, mal übergroße Distanz, in der die Sehnsucht nach Nähe entsteht. In der Regel wird durch das Verhalten sowohl das Bedürfnis nach Nähe als auch das Bedürfnis nach Distanz z. T. befriedigt, so daß auch Phasen des inneren Gleichgewichtes entstehen.
3. Die Person ist abwechselnd und in kurzen Phasen mal innerlich übererregt, aufgeregt, hilflos, mal innerlich gehemmt, überruhig, und mal innerlich ausgeglichen, zufrieden und erfolgreich in der Herstellung erwünschter Bedingungen.
4. Die Person verhält sich egozentrisch und orientiert sich in ihrer Anpassung fast ausschließlich an den Bedürfnissen der eigenen Person; sie ist wenig sozial angepaßt.
5. Die Person ist nach bestimmten Lebensereignissen (z. B. Trennung von einer wichtigen Person oder Herstellung einer symbiotischen und einengenden Beziehung) nicht mehr in der Lage, ihre excessiv geäußerten Bedürfnisse nach Nähe oder ihre excessiv geäußerten Bedürfnisse nach Distanz zu befriedigen und leidet unter intensiven und anhaltenden Angstgefühlen.

Typ IV

1. Die Person entwickelt und befriedigt ihre Bedürfnisse nach Nähe und Distanz zu emotional bedeutenden Personen und Zuständen.
2. Die Person stellt durch ihr aktives Verhalten Situationen her, in denen sie immer wieder ihre Bedürfnisse nach Nähe und Distanz befriedigen kann; dabei zeigt sie keine Neigung,

Bedingungen herzustellen, die eine ungestillte Sehnsucht nach Nähe oder Distanz hervorrufen.
3. Die Person ist meistens innerlich ausgeglichen, zufrieden, sie lebt im inneren Gleichgewicht (ist also weder gehemmt, depressiv/überruhig, noch aufgeregt, übererregt, unruhig).
4. Die Person ist sowohl sozial angepaßt und an den Bedürfnissen anderer wichtiger Personen ausgerichtet, als auch in der Lage, die eigenen Bedürfnisse zu äußern und zu befriedigen.
5. Die Person ist nach erschütternden und sie bedrohenden Lebensereignissen extrem aktiv und versucht, mit rationalen, intuitiven und flexiblen Verhaltensstrategien das innere Gleichgewicht wieder zu erreichen und ist dabei weder von idealisierten noch von negativ bewerteten Objekten innerlich abhängig.

Typ V

1. Die Person unternimmt den Versuch, ihre Bedürfnisse nach Nähe und Distanz fast ausschließlich über das rationale, vernunftgeleitete und emotionsarme Verhalten zu äußern. Wenn für sie ein Sachverhalt vernünftig und rational begründet erscheint, dann erstrebt sie zu diesem Nähe; wenn er als unvernünftig erscheint, erstrebt sie Distanz.
2. Die Person stellt durch ihr aktives Verhalten immer wieder Situationen her, die es ihr ermöglichen, eine Person oder einen Zustand als vernünftig oder unvernünftig zu beurteilen.
3. Wenn die Person eine Bestätigung für ihre Beurteilung und rational geleiteten Annahmen aus der Umwelt bekommt, dann fühlt sie sich z.T. wohl und zufrieden. Wenn sie unvernünftiges Verhalten erlebt, kann sie mit anhaltender innerer Hemmung und Depressivität oder Übererregung und hilfloser Aufregung reagieren.
4. Die Person paßt sich an ihre Umwelt ausschließlich über rationale Kriterien an, d.h. sie versucht sich rational und vernunftgeleitet zu verhalten und berücksichtigt dabei weder positive noch negative Kritik.
5. Die Person ist nach bestimmten Erlebnissen von äußerst starken, sie beherrschenden positiven und/oder negativen Gefühlen beherrscht und trotz größter Anstrengung nicht mehr in der Lage, diese durch vernunftgeleitetes Verhalten zu kontrollieren und abzuschwächen. Es kommt zu anhaltenden depressiven Zuständen.

Typ VI

1. Die Person entwickelt ihre Bedürfnisse nach Nähe und Distanz fast ausschließlich jenseits von geltenden gesellschaftlichen Normen und Verabredungen. Das Bedürfnis nach Nähe wird weniger in der zwischenmenschlichen Beziehung geäußert, sondern mehr im Rahmen materieller Forderungen, z.B. Geld haben wollen. Das Bedürfnis nach Distanz wird dann geäußert, wenn bestimmte Personen auf die materiellen Erwartungen und Forderungen nicht eingehen.
2. Die Person stellt durch ihr aktives Verhalten in der Regel Situationen her, in denen an bestimmte Personen oder gesellschaftliche Gruppen materielle Forderungen gestellt werden, ohne daß die Bereitschaft zur Gegenleistung erkennbar wird. Dabei entwickeln sich Bedürfnisse von größter Dringlichkeit. Wenn die Bedürfnisse nicht befriedigt werden, dann entwickeln sich extreme Aggressionen und destruktive Verhaltensweisen.

3. Die Person ist nach erlebter Abweisung ihrer Forderungen und Erwartungen innerlich extrem übererregt, angespannt und verspannt. Wenn sie Hoffnungen auf Zielverwirklichung hat, dann ist sie innerlich zufrieden, positiv angeregt und in einem angespannten Hochgefühl.
4. Die Anpassungsweise der Person ist ausgesprochen antisozial; so benutzt sie eine doppelte Moral und eine Interpretation, die das eigene Verhalten und das Verhalten der Mitmenschen unterschiedlich bewertet. Während das eigene Verhalten kritiklos verteidigt und gerechtfertigt wird, wird das frustrierende Verhalten der Umwelt entwertet (ohne die Fähigkeit zur Selbstkritik).
5. Die Person ist durch das Nichterreichen ihrer emotional wichtigen Zielen, die außerhalb gesellschaftlich akzeptierter Normen und Verabredungen liegen, derart überreizt und angespannt, daß sie ihrer Umwelt massive Aggressionen androht, Beleidigungen ausspricht und in ihrer Fähigkeit, reale Wirkungszusammenhänge wahrzunehmen, versagt.

Das Typ-IV-Verhalten ist das einzige gesunde Verhalten im Rahmen der Grossarthschen Typologie, da es zu einer flexiblen Selbstregulation fähig ist.

Die Verhaltensmuster von den Typen I, II, III, V und VI stellen sich ihre Streßsituationen zum größten Teil selbst her; dabei unterscheiden wir eine *kompensierte* und eine *dekompensierte Form* der Streßreaktionen. In der kompensierten Phase wird die Streßreaktion noch immer abgemildert durch unterschiedliche, ihr entgegenwirkende positive Ereignisse und Zustände. So ist der **Typ I** in der kompensierten Phase mehr oder weniger gehemmt, ruhig, angepaßt, altruistisch, harmoniesuchend, mit einer ungestillten und nicht verwirklichten Sehnsucht nach Nähe. In der dekompensierten Phase bricht das gesamte adaptive System zusammen, z. B. nach dem dramatischen Verlust eines hochbewerteten Objektes oder nach der Ausstoßung aus einer wichtigen Gruppe. Danach kann die Sehnsucht nach Nähe derart ausgeprägt sein, daß sich eine langanhaltende Depression mit Apathie und ausgeprägter Hoffnungslosigkeit einstellen. Die Person kann in diesem Zustand fortfahren, altruistische Leistungen bis zur seelisch-körperlichen Erschöpfung zu vollbringen, z. B. indem sie sich in eine Arbeit stürzt.

Die kompensierte Form des **Typ II** zeigt eine anhaltende Tendenz zur Aufregung, Übererregung, und negativer Kritik, die durch eine erfolgreiche Anpassung, z. B. im Berufsleben, überdeckt wird. In der dekompensierten Phase wird die Person derart in starke Übererregung und Aufregung versetzt, daß sie nicht mehr in der Lage ist, inneres Gleichgewicht zu erreichen. Solche Zustände können z. B. dann auftreten, wenn die Person den Beweis bekommt, daß eine Person „noch negativer" ist als angenommen. Solche Ereignisse können eine unerwartete Kündigung sein oder das plötzliche Verlassenwerden durch einen latent negativen Partner.

Die kompensierte Form des **Typ-III**-Verhaltens ist der Zustand, in dem die Person abwechselnd mal die Bedürfnisse nach Nähe und Distanz durch egozentrisches und unangepaßtes Verhalten befriedigt. Die dekompensierte Form entsteht dann, wenn die Person nicht in der Lage ist, ihre angestauten Bedürfnisse nach exzessiver Nähe oder Distanz zu befriedigen (z. B. weil sie das Wunschobjekt nicht erreichen kann, aber auch keine anderen Objekte findet). In der dekompensierten Form können sich massive Ängste, Selbst- und Fremdaggressionen entwickeln, die die gewohnte Anpassung über bestimmte Zeiträume erschüttern.

Die kompensierte Form des **Typ V** ist dann gegeben, wenn die emotionsarmen Verhaltensweisen noch immer durch bestimmte rationale Annahmen bestätigt werden können. Dekompensierte Formen entstehen dann, wenn sich positive oder negative Gefühle trotz rationaler Barrieren derart intensiv entwickeln, daß die Person nicht mehr in der Lage ist, diese zu kontrollieren. Dabei kann beispielsweise manisches oder depressives Verhalten entstehen.

Die kompensierte Form des **Typ VI** ist dann gegeben, wenn dieser z.T. seine Bedürfnisse im Rahmen des antisozialen Verhaltens befriedigt. Kommt es zu langanhaltenden Frustrationen und Mißerfolgen, entwickelt die Person derartige innere Verspannungen und destruktive Aggressionen, daß sie Gefahr läuft, Realitätszusammenhänge nicht mehr wahrzunehmen.

Zur Familiendynamik der Grossarthschen Verhaltensmuster

Die sechs Grossarthschen Verhaltensmuster entstehen in einer komplexen Wechselwirkung von spezifischen Beziehungen in der Familie, Lernerfahrungen in der Schule und im Erwachsenenalter und möglicherweise genetisch bedingten Persönlichkeitseigenschaften. Aufgrund freier Interviews wurden zahlreiche Gespräche mit Personen, die unterschiedlichen Verhaltensmustern zugeordnet wurden, geführt, um bestimmte familiäre Einflüsse zu identifizieren, die eine mögliche Rolle bei der Typbildung hatten.

Das Kind, das später dem Typ-I-Verhalten angehörte, wurde häufig von den Eltern emotional abgewiesen, aber nicht ausgestoßen, sondern für bestimmte Aufgaben delegiert, z.B. für die Aufgabe, beim Streit der Eltern zu schlichten und Harmonie herzustellen, bei Konflikten sich selbst zurückzustellen oder wichtige berufliche Ziele zu verwirklichen, wobei Selbstaufopferung und Härte gegen sich selbst gefordert wurden. Ein solches Bild fanden wir bei ca. 60 % aller Personen des Typus I. Bei 30 % wurde das Kind ganz eng an einen Elternteil gebunden und ebenfalls mit wichtigen Delegationen beauftragt (z.B. du sollst einen einflußreichen Ehegatten finden und im Beruf viel Erfolg haben). Die Personen des Typus I gehören also nach *Stierlin* zu „ausgestoßenen Delegierten" oder „gebundenen Delegierten". Beim Typ-I-Verhalten fiel auch auf, daß die Bindung und Orientierung am Elternteil eher am Vater ausgerichtet ist als an der Mutter.

Die Personen des Typus II gehören nur zu ca. 5 % zu den „Ausgestoßenen" und waren zu über 85 % von einem Elternteil eng gebunden, fast ausschließlich mit der Delegationsbotschaft: „Du sollst mich nie verlassen, sollst aber auch viel Erfolg im Berufsleben haben". Hier ist das Objekt der Bindung und der Sender der Delegationsbotschaft zu 90 % die Mutter.

Personen des Typus III sind in der Regel von einem Elternteil in gewissen Zeitabständen extrem gebunden und in gewissen Zeitabständen extrem ausgestoßen, jedoch nicht mit bestimmten Aufgaben beauftragt. Die männlichen Personen sind zu über 90 % an die Mütter, die weiblichen Personen zur Hälfte an die Mutter, zur Hälfte an die Väter ambivalent ausgerichtet.

Die Personen des Typus IV sind in ihrer Autonomie von den Eltern akzeptiert worden und die Eltern haben ebenfalls beim Kind durchgesetzt, daß dieses die elterliche Autonomie anerkennt. Das Familienklima war freundschaftlich und kameradschaftlich.

Die Person des Typus V wurde früh, meistens schon im ersten Lebensjahr von den Eltern emotional abgewiesen, es fehlte Wärme und Körperkontakt. Trotzdem wurde das Kind formal gut umsorgt und ernährt. In der Familie und Erziehung herrschte ein ausgeprägt rationales und emotionsarmes Klima.

Die Personen, die zum Typ VI gehören, wurden von den Eltern formal anerkannt, aber von dem emotional wichtigsten Elternteil unterschwellig, und ohne dies zu verbalisieren, abgelehnt. Die Eltern forderten vom Kind Leistung und Anpassung, gaben ihm aber für diese Rollen nicht genügend Anerkennung und Zuwendung.

Neben der familiendynamischen Komponente spielen bei der Ausprägung der Grossartschen Typologie sicherlich auch genetische Anteile eine Rolle. Wir konnten z.B. bei Personen, die das Verhaltensmusters des Typus VI aufwiesen, das gleiche Verhalten bei Angehörigen beobachten, die nie mit der Person zusammengelebt haben und sich nicht kannten.

Trotz familiendynamischer, individueller und genetischer Determinanten ist das Typverhalten therapeutisch veränderbar, weil es maßgeblich durch bestimmte Annahmen und Überzeugungen gesteuert ist, die erlernbar sind. So strebt das Typ-I-Verhalten häufig eine extreme Nähe zu bestimmten Personen an, erlaubt aber keine Distanz, die für die individuelle Entspannung wichtig wäre. Umgekehrt ist das Typ-II-Verhalten: Es erstrebt permanent eine Distanz zu negativ bewerteten Objekten und erlaubt sich die Einsicht nicht, daß sie auch die Nähe und eine positive Umbewertung dieser Objekte erstrebt. Solche Einsichten können im Autonomietraining gefördert werden und es kann der Person ermöglicht werden, sich wesentlich bedürfnisgerechter zu verändern.

Formen der Bedürfnisbefriedigung

Der Mensch ist ein äußerst komplexes soziopsychobiologisches System, in dem eine unüberschaubare Anzahl an Prozessen stattfindet und viele Regulations- und Koordinationsmechanismen ablaufen. Ein zentrales Prinzip ist die permanente Entstehung und Reduktion von Spannungen zwischen einem Ist- und einem erstrebten/benötigten Zustand. Die Regulation bzw. Selbstregulation ist in der Regel durch bestimmte Aktivitäten gekennzeichnet, die in der Lage sind, die Spannungen zwischen Ist- und erstrebten Zustand zu reduzieren, und zwar, indem Bedingungen hergestellt werden, die die Reduktion ermöglichen. Bedürfnisse können sich auf rein physiologische Bereiche beziehen (z.B. Hunger, Durst oder der Bedarf von einer bestimmten Konzentration von Kochsalz im Blut usw.), aber auch auf zwischenmenschliche und seelische Bereiche. Bedürfnisse sind in der Lage, menschliches Verhalten zu steuern, besonders solche Bedürfnisse, die von großer gefühlsmäßige Bedeutung sind. Solche Bedürfnisse entstehen in der Regel in Berührung mit bestimmten Personen und Zuständen, die starkes Wohlbefinden und Lustgefühle ausgelöst haben. Die Person versucht immer wieder, solche Erlebnisse zu wiederholen.

In Hinblick auf die Äußerung und Befriedigung der Bedürfnisse von größter individueller Bedeutung unterscheiden wir drei Formen:

1. Die *direkte Äußerung und Befriedigung* der emotional wichtigsten Bedürfnisse.
2. Die *indirekte Befriedigung* durch Kompensation und Ausgleich der angeregten, aber nicht befriedigten Bedürfnisse in anderen Bereichen.
3. Die *blockierte Bedürfnisbefriedigung* ohne Möglichkeit des Ausgleichs: dekompensierte Form.

Die direkte Form der Bedürfnisbefriedigung ist dadurch charakterisiert, daß sie dort geschieht, wo die Spannung zwischen Ist- und erstrebten Zustand am ausgeprägtesten ist. Das Bedürfnis wird so befriedigt, wie es inhaltlich entsteht, mit dem Effekt, daß sich ausgeprägtes Wohlbefinden, Zufriedenheit und inneres Gleichgewicht einstellen.

Es werden mehrere Formen der direkten Bedürfnisbefriedigung unterschieden:

- die sozial angepaßte Form (wie sie für das Typ-IV-Verhalten charakteristisch ist)
- die egoistisch-egozentrische Form (wie sie z. B. für das Typ-III-Verhalten charakteristisch ist)
- die altruistisch-harmonisierende Form (Typ-I-Verhalten)
- die außer-normative Form (Typ-VI-Verhalten)
- die rational-antiemotionale Form (Typ-V-Verhalten)
- die rechthaberische Form (Typ-II-Verhalten)

Auf lange Sicht erweist sich nur die sozial angepaßte, direkte Bedürfnisbefriedigung als konstant wirksam, während die anderen Formen kurzfristige Befriedigungen erreichen, aber doch leicht in kompensierte oder dekompensierte Formen übergehen.

Die indirekte Befriedigung durch Kompensation entsteht dann, wenn die Person über lange Zeiträume nicht in der Lage ist, ihre gefühlsmäßig wichtigsten Bedürfnisse und Wünsche zu befriedigen (z. B. die Herstellung der Nähe zu einem Partner), diesen gefühlsmäßig unbefriedigten Zustand aber durch Aktivitäten in anderen Bereichen ausgleicht (z. B. durch ein erfüllendes Berufsleben mit viel Anerkennung, Genußmittelkonsum, der das Wohlbefinden steigert usw.).

Die dekompensierte Form bezeichnet den Zustand, in dem die Bedürfnisse von größter individueller Bedeutung nicht mehr befriedigt werden können und das Verhalten nicht in der Lage ist, bedürfnisbefriedigende Bedingungen herzustellen, weder direkt noch durch Kompensation in anderen Bereichen. Dabei entwickeln sich negative Erlebnisse und Streßsymptome, z. B. Hoffnungslosigkeit, Resignation, Angst.

Wir nehmen an, daß die direkte Form der Bedürfnisbefriedigung mit der Aufrechterhaltung der Gesundheit und des Wohlbefindens zusammenhängt. Wenn das der Fall ist, dann muß davon ausgegangen werden, daß die Bedürfnisbefriedigung auf der kognitiv-emotionalen Ebene auch auf andere Funktionsbereiche des Organismus wirkt und deren Aktivität in Richtung bessere Bedürfnisbefriedigung auf der physiologischen Ebene erhöht.

In der kompensierten Form der Bedürfnisbefriedigung wird die Grundlage für die Entstehung chronischer Krankheiten gelegt, z. B. durch die Neigung, die Bedürfnisbefriedigung ersatzweise durch Genußmittel zu erreichen. Dieser Umstand erklärt auch, warum das Suchtverhalten so ausgeprägt und hartnäckig ist. Wenn eine Person z. B. übermäßig viel und ungesund ißt, viel Alkohol trinkt und raucht oder von Medikamenten bzw. Rauschgift abhängig ist. Dann ist der Widerstand, das Suchtverhalten aufzugeben, in der Regel sehr groß, auch dann, wenn eine Einsicht in die gesundheitsschädlichen Folgen gegeben ist. Der Widerstand, kompensatorische Mittel aufzugeben, ist deswegen so groß, weil die unbewußt sogar berechtigte Angst besteht, nach Aufgabe der Sucht in die Phase der Dekompensation zu geraten. In dieser Phase werden langfristig Risikofaktoren gebildet und ausgeweitet. In ihr manifestieren sich weit mehr chronische Krankheiten als in der Form der direkten Bedürfnisbefriedigung.

In der dekompensierten Form entstehen am häufigsten chronische Krankheiten mit Todesfolge. In dieser Phase verschlechtert sich das Bild einer chronischen Krankheit, die schon in der kompensierten Phase entstanden sein kann, aber noch häufiger entstehen chronische Krankheiten mit schlechtem Verlauf. Wenn die Person fühlt, daß auch die Kompensation zu keiner ausgleichenden Bedürfnisbefriedigung führt, dann verstärkt sie in der Regel ihr Risikoverhalten (z. B. indem sie noch mehr ißt, noch mehr raucht). Sie entwickelt in bestimmten Bereichen entweder eine Hyperaktivität (z. B. arbeiten bis zur seelisch-körperlichen Erschöpfung) oder völlige Passivität, die mit der Steigerung von Aktivitäten in anderen Bereichen einhergehen kann (z. B. indem eine Person lange Zeit nicht aus dem Haus geht und sich nicht bewegt, und die einzige Aktivität darin besteht, Unmengen von Nahrung zu sich zu nehmen). Wenn die Person in die Lage kommt, daß sie durch die blockierten Bedürfnisse und die Unfähigkeit, Wohlbefinden durch Ausgleich zu erleben, nur noch negativen Folgen ausgesetzt ist (Angst, Depression, innere Verzweiflung usw.), dann entwickelt sich eine Todestendenz, der Wunsch zu sterben, d. h. die Person gelangt zu der Überzeugung, daß es besser ist, zu sterben als zu leben. In dieser Phase ist die Sterblichkeit weitaus höher, als wenn die Person noch mit allen Mitteln und häufig mit einer Unzahl von Risikofaktoren kämpft, weil sie die Hoffnung auf Bedürfnisbefriedigung noch nicht verloren hat.

Während die Todestendenz in der Phase der direkten Befriedigung nicht vorkommt, ist sie in der kompensatorischen Phase ansatzweise immer wieder vorhanden, bekommt aber noch keine verhaltenssteuernde Funktion, weil die Lebenstendenz in der Regel stärker sind. Die dekompensierte Phase endet entweder mit einer ausgeprägten und innerlich akzeptierten Todestendenz oder die Person erreicht andere Formen. Wir haben z. B. die Erfahrung gemacht, daß das Autonomietraining Personen geholfen hat, aus der dekompensierten Form in die Form der direkten Bedürfnisbefriedigung zu wechseln.

Die drei Formen der Bedürfnisbefriedigung wurden durch einen Fragebogen und einen Beobachtungskatalog erfaßt, der in diesem Buch aus Platzgründen nicht angeführt ist. Hier sollen nur drei beispielhafte Fragen für jede Form der Bedürfnisbefriedigung angeführt werden:

1. Ich erlebe regelmäßig und immer wieder, daß meine Bedürfnisse und Wünsche, die für mich von größter gefühlsmäßiger Bedeutung sind, in voller Ausprägung von mir geäußert und befriedigt werden, so daß sich danach ausgeprägte Lust und Wohlbefinden einstellen.
2. Ich bin seit Jahren nicht mehr in der Lage, meine Wünsche und Ziele zu erreichen und meine Bedürfnisse, die für mich von größter gefühlsmäßiger Bedeutung sind, zu befriedigen. Ich finde aber trotzdem in unterschiedlichen Bereichen meines Lebens Befriedigung

und Wohlbefinden (z. B. durch einen ausgleichenden und erfüllenden Beruf, durch Genußmittel, durch liebevolle Unterstützung seitens eines Partners, durch Hoffnungen, mein Ziel doch noch zu erreichen usw.).
3. Die Äußerung und Befriedigung meiner Bedürfnisse von größter gefühlsmäßiger Bedeutung (z. B. das Erreichen eines wichtigen Zieles, das Erreichen von Nähe zu einer wichtigen Person oder Gruppe usw.) ist endgültig völlig verhindert und blockiert, so daß ich mich sehr unwohl fühle und nicht mehr glaube, noch Wohlbefinden und Zufriedenheit erreichen zu können.

Zentrale Motive des menschlichen Verhaltens werden gesteuert durch sogenannte Bedürfnisse von größter individueller und emotionaler Bedeutung. Solche Bedürfnisse haben das Ziel, die individuell intensivste Lust zu erreichen oder zu wiederholen und die individuell ausgeprägteste Unlust zu vermeiden. Häufig sind beide Motive auf ein Ziel und Objekt konzentriert, z. B. könnte die Nähe einer Person zur höchsten Quelle von Wohlbefinden und Lust werden, während die Trennung von dieser Person zur höchsten Quelle von Unwohlsein und Unlust werden kann. Wenn die Person in der Lage ist, Situationen herzustellen, die ihre Bedürfnisse von höchster gefühlsmäßiger Bedeutung befriedigen und die Person sich dabei wohl, zufrieden und glücklich fühlt, sprechen wir von dem Zustand der Verwirklichung. Wenn die Person auf Dauer nicht in der Lage ist, ihre Bedürfnisse von höchster gefühlsmäßiger Bedeutung zu befriedigen, sie aber in anderen Bereichen eine kompensatorische Befriedigung erreicht, so daß ihre Anpassung an die Umwelt nicht gefährdet ist, sprechen wir von der Kompensation. So kann eine Person beispielsweise über Jahre hinweg die erwünschte Nähe zu wichtigen Bezugspersonen nicht erreichen und immer wieder Depressionen erleben, sich aber im Berufsleben derart bestätigen, daß sie ihr Defizit an Nähe einigermaßen ausgleicht.

Vom Zustand der Dekompensation sprechen wir dann, wenn die Person über lange Zeiträume Bedürfnisse von hoher gefühlsmäßiger Bedeutung nicht mehr befriedigen kann und nicht mehr in der Lage ist, durch ihr Verhalten bedürfnisbefriedigende Situationen herzustellen, und keine kompensatorische Bereiche aufweist, die den Mangelzustand einigermaßen ausgleichen. Dabei entwickeln sich derartig negative und subjektiv unerträgliche Erlebnisse, Bilder und Symptome, die der Person ihre täglichen Anpassungsprozesse äußerst erschweren.

Das Autonomietraining

Das Autonomietraining stimuliert mit unterschiedlichen Methoden die Eigenaktivität zur Herstellung anregender Bedingungen, auf die Bedürfnisbefriedigung und Wohlbefinden folgen. Um diese Ziele zu erreichen, müssen häufig neue Lernprozesse aktiviert werden und fehlerlernte Annahmen deaktiviert werden. Neues (alternatives) Verhalten wird dadurch gelernt, daß neue Bedingungen und Anforderungen kreiert werden, die zu neuen Reaktionen führen. Wenn auf neue Bedingungen und Anforderungen neue Reaktionen entstehen, dann sind im Gehirn neue neuronale Verschaltungen entstanden und alte deaktiviert worden. Das Autonomietraining ist eine Interventionsmethode, die eingesetzt wird bei Personen mit stark gehemmter oder blockierter Selbstregulation und mit einem hohen Ausprägungsgrad physischer Risikofaktoren. Es mag paradox erscheinen, daß bei diesen Gruppen eine Kurztherapie oder

Beratung erfolgreicher ist als bei Personen mit gehemmter Selbstregulation und ausgeprägten physischen Risikofaktoren, die z.T. aber noch Wohlbefinden und Lust erreichen. Bei Kenntnis neurobiologischer Vorgänge wird eine solche Tatsache nicht mehr verwundern. Denn wenn sich bestimmte neuronale Verschaltungen, die Verhaltensweisen mit permanent negativen Folgen etablieren, dann lösen sich solche Strukturen eher spontan auf als Verschaltungen mit noch teilweise positiven Folgen. Dies geschieht unter der Bedingung, daß eine neue Anregung zu Wohlbefinden führt. Das Autonomietraining geht also davon aus, daß es äußerst wichtig ist, durch unterschiedliche Methoden neue Anregungen zu kreieren, auf die neue neuronale Verschaltungen im Gehirn folgen. Ebenfalls ist es wichtig, daß das Individuum die neue Anregung durch das eigene Verhalten erreicht und in diesem Zusammenhang ein Kompetenzgefühl entwickelt. Selbstverständlich kann auch die Anregung von außen kreiert werden, wenn sie den innersten und tiefsten Bedürfnissen des Individuums entspricht und dieses nicht in der Lage ist, die Anregung selbst herzustellen. Aber auch in diesem Fall ist das Autonomietraining bestrebt, sobald wie möglich die eigene Kompetenz des Individuums zu stärken.

Obwohl der Mensch ein Wohlbefinden, Lust und Sicherheit suchendes Wesen ist, sind die Menschen auf unterschiedliche Erlebnisse und Zielsetzungen fixiert, mit denen sie positive Erinnerungen verbinden und Wohlbefinden erwarten. Das Autonomietraining analysiert die unterschiedlichen individuellen Verhaltensstrategien und Ursachen für die Hemmung in der Selbstregulation. Im Anschluß werden alternative Verhaltensweisen angeregt mit dem Ziel, die individuell spezifische Bedürfnisstruktur zu befriedigen oder hemmende und hoffnungslose Verhaltensweisen und Annahmen abzubauen.

Das Autonomietraining geht von folgenden Annahmen aus: Jeder Mensch hat zu seinem problemerzeugenden Verhalten ein explizit oder implizit formuliertes alternatives Verhalten, von dem er sich mehr positive Folgen verspricht, kann es aber aus zwei Gründen nicht realisieren:

a) Die Bedingungen für die Auslösung des erwünschten alternativen Verhaltens sind nicht gegeben bzw. aufgebaut.
b) Die Bedingungen für die Deaktivierung des problemerzeugenden Verhaltens sind noch nicht hergestellt.

Im Autonomietraining werden sowohl die Bedingungen für die Deaktivierung unerwünschter Verhaltensweisen als auch die Bedingungen für die Herstellung erwünschter Verhaltensweisen kreiert und angeregt. Das Autonomietraining orientiert sich in seiner Zielsetzung an den Bedürfnissen von größter individueller Bedeutung. In der Trainingssituation werden positive und starke Gefühle angeregt, und zwar im Wissen, daß in solchen Situationen die Lernprozesse intensiviert werden. Wenn möglich, wird der Versuch unternommen, das alternative Verhalten klar zu definieren, und die positiven Konsequenzen emotional erlebbar vorwegzunehmen. Auch die Methode und der Weg zur Verwirklichung des alternativen Verhaltens wird soweit möglich sichtbar gemacht. Das problemerzeugende Verhalten wird in seiner Negativität unterstrichen. Auch die Folgen des eigenen Verhaltens werden reflektiert und die Methode der individuellen Herstellung von Bedingungen wird transparent gemacht. Der Mensch lernt im Autonomietraining, daß seine Reaktionen und Emotionen häufig die Folge sind von den Bedingungen, die er selbst durch sein aktives Verhalten kreiert.

Der Mensch wird im Autonomietraining als ein Wohlbefinden, Lust und Sicherheit suchendes Wesen aufgefaßt, der für diese Ziele unterschiedliche Verhaltensstrategien anwendet. Der Mensch sucht nicht nur direkt Lust und Wohlbefinden, sondern er versucht das Ziel auch häufig durch indirekte Verhaltensweisen zu erreichen, die nicht selten das Gegenteil vom erstrebten Ziel zur Folge haben. So kann z.B. extremer Altruismus, Aggressivität, Arbeit bis zur Erschöpfung, völliger Rückzug mit sozialer Isolation entstehen usw. Solche Verhaltensweisen können als fehlgeleitete Aktivitäten mit der Erwartung nach Bedürfnisbefriedigung, Wohlbefinden und Lust gelten.

Häufig wird in solchen Zusammenhängen die Bedürfnisäußerung und Bedürfnisentstehung entstellt und aus dem normalen sozialen Bezug gerissen. So können z.B. bestimmte Personen ihre Bedürfnisse von höchster emotionaler Bedeutung nur dann anregen, wenn sich ihnen eine Person derart entzieht, daß die Chance, diese noch zu erreichen, nicht mehr gegeben ist. Eine andere Person äußert ihre stärksten Bedürfnisse erst dann, wenn sie vorher das Objekt aggressiv angreift und negiert. Eine dritte Person empfindet Bedürfnisse und die Befriedigung von Wohlbefinden nur dann, wenn sie erreicht, daß alle Mitmenschen auf ihre Person extrem fixiert sind. Eine andere Person kann ihre Bedürfnisse und Gefühle im Hier und Jetzt unabhängig von irgendwelchen Vorbedingungen äußern und befriedigen. Die andere Person kann ihre positiven Gefühle nur dann äußern und Wohlbefinden empfinden, wenn vernunftgeleitetes Verhalten vorherrscht und jeder Verdacht auf rein gefühlsmäßig geleitetes Verhalten ausgeschlossen ist. Die nächste Person kann ihre Gefühle und Wünsche von höchster Bedeutung besonders dann äußern, wenn sie sich außerhalb von geltenden Normen und zwischenmenschlichen Regeln verhält. Selbstverständlich haben die unterschiedlichen Formen und Verhinderungen der Gefühls- und Bedürfnisäußerung auch ihre Fallen und Hindernisse, so daß es zu Streßsituationen kommt. Aus diesem Grund erstrebt das Autonomietraining die individuelle Flexibilisierung und Ausweitung des Verhaltensrepertoires, mit dem sich der Mensch wohl fühlen kann.

Nach langer Forschungs- und Beobachtungszeit an vielen hundert Personen ist der Autor des Autonomietrainings Grossarth-Maticek zur Überzeugung gekommen, daß die Verhaltensänderung eines Menschen nur dann möglich ist, wenn er zielgerichtet und gewollt oder zufällig und ungewollt oder unbewußt gesteuert neue Bedingungen herstellt, auf die er dann anders als früher reagieren kann. Verhaltensänderungen sind dementgegen nicht möglich, wenn sich die individuellen Einsichten noch so positiv verändern oder wenn die Verarbeitung von Erlebnissen verbessert wird oder wenn die Person neue Erlebnisse hat, ohne daß dabei solche Bedingungen entstehen, die das Verhalten nachträglich verändern.

Bedingungen sind alle Reizkonstellationen, die bestimmte für das Individuum wichtige Anregungen und Verhaltensweisen aktivieren oder bestimmte das Individuum hemmende und störende Verhaltensweisen deaktivieren. Bedingungen können bestimmte Annahmen, geistige Einstellungen, bestimmte Beziehungsqualitäten, ein bestimmter Konsum, eine Bewegungs- oder Ernährungsqualität, wahrgenommene emotionale Erlebnisse aus der Vergangenheit oder eine bestimmte Form der Gottesbeziehung sein. Die Bedingungen bilden in der Regel nicht nur einen Faktor, sondern die Konstellation von mehreren Faktoren. Deswegen sprechen wir von *Reizkonstellationen*.

So kann für das Wohlbefinden einer Person die Kombination einer bestimmten Bewegungsform, Ernährungsweise und spezifischen Partnerbeziehung wichtig sein. Der Autonomietrainer analysiert den Zusammenhang zwischen dem individuellen Wohlbefinden oder auch Unwohlsein, dem individuellen Verhalten und der dadurch hergestellten Reizkonstellationen. Das Ziel des Autonomietrainings ist es, die Eigenaktivität des Individuums so anzuregen, daß dadurch bedürfnisbefriedigende und Wohlbefinden erzeugende Bedingungen hergestellt werden. Das Autonomietraining regt die individuelle Eigenaktivität soweit wie möglich an, z.B. indem immer wieder gefragt wird: „Was werden Sie tun, um Ihr Ziel zu erreichen?" oder: „was halten Sie von dieser und jener Form des alternativen Verhaltens" oder: „bei welcher Methode erwarten Sie Hilfe vom Trainer?" (nachdem vorher die zur Verfügung stehenden Methoden vom Trainer erklärt wurden).

Wenn ein direkter Zugang zur Stimulierung der Eigenaktivität nicht möglich ist, können zur Stärkung des Selbstbewußtseins und der Eigenkompetenz kurzfristig auch andere Methoden angewandt werden, z.B. die paradoxe Intervention.

Häufig wird beobachtet, daß das menschliche Verhalten selbst dann, wenn es zu dauerhaft negativen Folgen führt, sehr konstant und schwer zu verändern ist, denken wir dabei z.B. an das Suchtverhalten oder an bestimmte psychopathische Verhaltenszüge. Das Autonomietraining geht davon aus, daß solche Personen durch ihr Verhalten die Bedingungen aufrechterhalten, die die negativen Folgen bestimmen. Wenn das Individuum lernt, die Bedingungen zu verändern, kann auch ein hartnäckiges Verhalten verändert werden.

Der Mensch ist nur dann motiviert, die Bedingungen zu verändern, wenn dadurch sein Wohlbefinden und seine Lust erheblich verbessert werden. Leider ist der Mensch ein konservatives Wesen, und er hat lieber kurzfristige und wenig ausgeprägte Lust mit starken negativen Folgen, als daß er experimentierfreudig wäre und Verhaltensweisen solange ändert, bis er Bedingungen hergestellt hätte, die zu langfristigem Wohlbefinden, Lust und Sicherheit führen. Aus diesem Grund ist das Autonomietraining besonders dann effektiv, wenn es als Krisenintervention eingesetzt wird und Verhaltensänderungen dann erstrebt werden, wenn bei der Person ein bestimmtes Verhalten, von dem positive Konsequenzen erwartet wurden, sich als vollkommen ineffektiv erweist und alternative Verhaltensweisen schon in Sicht, aber noch nicht angeregt und verwirklicht sind.

Im Autonomietraining werden alternative Verhaltensweisen angestrebt durch sogenanntes „Lernen im System". Das Verhalten wird durch kognitiv-emotionale Annahmen und Erfahrungen gesteuert mit dem Ziel, größtes Wohlbefinden, Lust, Sicherheit und inneres Gleichgewicht zu erreichen. Der Mensch kann in einem System von Annahmen und Emotionen ein bestimmtes Verhalten aufrechterhalten, von dem positive Folgen erwartet werden, obwohl anhaltend negative Folgen auftreten. Der Mensch kann über Jahre und Jahrzehnte Verhaltensweisen mit negativen Folgen aufrechterhalten und alternative Verhaltensweisen auch dann nicht ausüben, wenn er sie wünscht und erstrebt. Das alternative Verhalten wird erst dann angenommen, wenn es in der Lage ist, Bedingungen herzustellen, auf die noch *tiefere* Bedürfnisbefriedigung folgt als auf das praktizierte Verhalten. Zu einer solchen Veränderung sind häufig bestimmte Schlüsselerlebnisse unter starker emotionaler Beteiligung nötig. So kann eine Person, die annimmt, nur in Abhängigkeit von einer anderen Person Sicherheit und Wohlbefinden erreichen zu können, aufgrund bestimmter Erlebnisse erfahren, daß sie Autonomie und

Bedürfnisbefriedigung auch unabhängig von dieser Person erreichen kann. Eine andere Person glaubt nicht daran, selbst effiziente und anerkennungswürdige Arbeit leisten zu können, und verstrickt sich in ein realitätsfernes Interpretationssystem. Dieses kann möglicherweise erst dann aufgegeben werden, wenn die Person durch ein Schlüsselerlebnis erkennt, daß sie selbst in der Lage ist, gute Arbeit zu leisten und Anerkennung zu verdienen.

Das Autonomietraining ist eine zwar individuumszentrierte, aber doch systemische Trainingsmethode, in dem sich der Trainer als Teil des Systems der Person interpretiert und das individuell erlebte und wahrgenommene System in Richtung Stimulierung der Selbstregulation anregt. Es wird erwartet, daß die Person im wahrgenommenen und erlebten Interaktionssystem, in dem z. B. Eltern, Ehegatten, Arbeitskollegen und die eigene Person in Wechselwirkungen treten, auch das Verhalten des Trainers integriert und das dadurch bestimmte Schlüsselerlebnisse angeregt werden, die den erstrebten und alternativen Verhaltensweisen eine Chance zur Verwirklichung geben. Durch die Anregung der Selbstregulation wird erwartet, daß der Mensch lernt, durch seine Eigenaktivität Bedingungen zu konstruieren, die für die Befriedigung seiner Bedürfnisse notwendig sind und Abhängigkeiten abbaut, die der erstrebten Selbstregulation im Wege stehen.

Das Autonomietraining ist eine vom Autor weiterentwickelte kognitive Verhaltenstherapie, die auch viele Elemente sowohl der humanistischen als auch der analytischen Psychologie integriert. Eine besondere Betonung liegt auf der systemischen Sichtweise.

Das Autonomietraining hat zum Ziel, die problemlösende Eigenaktivität bzw. die Selbstregulation des Individuums anzuregen und zu verbessern und somit auch positive Gesundheitseffekte zu erreichen. Es wird dabei von der Grundannahme ausgegangen, daß sich der Mensch durch seine Eigenaktivität im Körper und seiner Umwelt aktiv Bedingungen schafft, auf die er dann automatisch und spontan entweder mit Wohlbefinden oder mit Unwohlsein reagiert. Die Betonung der durch Eigenaktivität hergestellten Bedingungen und die darauf erfolgende automatische Reaktion hat sehr wichtige therapeutische Konsequenzen und weist das Autonomietraining als eine handlungsorientierte Methode aus.

Es wird nicht angenommen, daß Faktoren wie Einsicht, Willenskraft, Konfliktverarbeitung, emotionale Reifung etc. hinreichend für einen therapeutischen Erfolg sind, wenn keine die Bedingungen verändernden Verhaltensweisen gefunden werden. Lernprozesse sind nur dann sinnvoll, wenn sie zu einer Verhaltensänderung führen, durch die günstigere Bedingungen entstehen, auf die individuell positiv und mit subjektiver Bedürfnisbefriedigung reagiert wird. Aus diesen Gründen wird im Autonomietraining die Aufmerksamkeit sehr stark auf die Analyse der Bedingungen und der auf diese Bedingungen automatisch erfolgenden Reaktionen gelenkt. Symptome entstehen oft, indem auf bestimmte, durch Eigenaktivität hergestellte Bedingungen negativ reagiert wird. Solche Bedingungen klingen manchmal banal, können aber für das Individuum von großer Bedeutung sein.

Als ein Ehepaar z. B. nach 20 Jahren Ehe entschied, in getrennten Zimmern zu schlafen, verbesserte sich das Wohlbefinden bei beiden, da sie sich vorher gegenseitig den Schlaf geraubt haben (z. B. durch Schnarchen), ohne diesen Zustand jedoch anzusprechen und zuzugeben. Das Herausfinden von Verhaltensweisen, die zu bedürfnisbefriedigenden Reaktionen führen, ist in der Regel ein langwieriger Prozeß von Versuch und Irrtum, der nicht immer unmittelbar positive Erfolge bringt. Aber schon die Anstrengung zur Herstellung von positiven Bedingungen ist besser als Passivität und Resignation.

Im Autonomietraining lernt das Individuum, sich durch Rückschläge nicht entmutigen zu lassen, sondern sie als wichtige Informationsquelle für noch zu verändernde Bedingungen und Verhaltensweisen zu nutzen. Die Person lernt weiterhin, durch die Anregung fortgesetzter Selbstbeobachtung herauszufinden, was ihr gut tut und was nicht. Indem sie die Zusammenhänge zwischen den von ihr hergestellten Bedingungen und ihrem Wohlbefinden beobachtet und erfährt, wird die Person fähig, zu reflektieren und lernt Flexibilität, d. h. die Entwicklung von adäquaten Aktivitäten, die der Situation, dem Problem und dem subjektiven Bedürfnis angepaßt sind.

Das Autonomietraining hat eine große Palette von Methoden zur Stimulierung der Selbstregulation und Anregung der problemlösenden Eigenaktivität entwickelt. Als zentrales therapeutisches Prinzip gilt, daß der Therapeut den Versuch unterläßt, die Person aktiv und führend zu beeinflussen und nicht vorgibt zu wissen, was für die individuelle Person gut oder schlecht ist. In diesem Sinne bestehen also Ähnlichkeiten mit der klientenzentrierten Gesprächstherapie. Ein direktives Element erhält das Autonomietraining durch den Einsatz gezielter Fragen und das Anbringen von Verhaltensbeispielen, die als Problemlösungsmodelle der Person zur Diskussion angeboten, aber nicht aufgedrängt werden.

Das Autonomietraining berücksichtigt folgende Elemente:

1. den dialektischen Charakter von Bedürfnisäußerung und -befriedigung

Wenn eine Person bestimmte Bedürfnisse geäußert und befriedigt hat, die ihr sehr wichtig waren und deren Nichtbefriedigung ihre Selbstregulation gehemmt hat, z.B. der Abgrenzungswunsch zu den Eltern, dann können derartige Verhaltensweisen die Basis für eine spätere entgegengesetzte Bedürfnisäußerung bilden, etwa für die Äußerung von Zuneigung zu den Eltern oder die Erwartung elterlicher Zuwendung. Die Befriedigung eines Bedürfnisses setzt andere Bedürfnisse frei.

2. systemische Zusammenhänge mit „Schleppnetzeffekt"

Es wird angenommen, daß unterschiedliche Faktoren aus verschiedenen Lebensbereichen systemisch interagieren und daß die Veränderung in einem emotional wichtigen Bereich Veränderungen in anderen Bereichen nach sich ziehen kann, d. h. es verändern sich nicht nur isolierte Elemente mit abgegrenzten Wirkungen, sondern immer ein ganzes System von abhängigen Faktoren. So kann z.B. eine Person, die sonst passiv, übergewichtig und unterstimuliert war, in vielen Bereichen aktiv und positiv verändert werden, wenn sie sich in eine andere Person verliebt und diese Gefühle zuläßt und äußert. Das Autonomietraining hat zum Ziel, durch die Veränderung relevanter und zentraler Systemkomponenten solcherart Schleppnetzeffekte anzuregen, um damit weitreichende Wirkungen in Gang zu setzen. Soll eine positive Veränderung stabil sein, muß das ganze System verändert werden.

Lernt eine Person z.B. bestimmte Verhaltensweisen und Interpretationen, die andere Menschen in die Schuldrolle und sich selbst in die Märtyrerrolle drängen, abzubauen, dann kann dies auch einen verbesserten Schlaf und innere Entspannung mit sich bringen.

3. die Orientierung an Wohlbefinden und Lust

Der Mensch – so unterschiedlich seine individuellen Bedürfnisse auch ansonsten sein mögen – erstrebt durch sein Verhalten Wohlbefinden und Lust und möchte Unwohlsein vermeiden. Inneres Ungleichgewicht, das im komplexen System Mensch immer wieder vorkommt, gibt den Anstoß für die Erreichung eines neuen Gleichgewichtes. Personen mit einer gehemmten Selbstregulation und Eigenaktivität leben über lange Zeit im Unwohlsein und ertragen passiv Bedingungen, die ihnen nicht gut tun und erreichen so ihr benötigtes Niveau von lustvoller Anregung und Aktivität nicht. Solch ein Zustand ist die Grundvoraussetzung sowohl für verschiedene Formen von Drogenabhängigkeit als auch eine der Ursachen für bestimmte psychopathologische Symptome wie etwa der reaktiven Depression. Aus der Physiologie wissen wir, daß es im Gehirn ein sogenanntes „Lustzentrum" gibt, dessen Stimulierung von allen Organismen – Mensch und Tier – angestrebt wird und dessen Hemmung nicht nur zu subjektivem Unwohlsein, sondern auch zu negativen physiologischen Reaktionen wie einer Immunsuppression führt, also auch die körperliche Gesundheit beeinträchtigen kann. Die Orientierung an Wohlbefinden und Lust stellt eines der zentralen Ziele des Autonomietrainings dar.

4. angeborene Fähigkeiten und individuelle Unterschiede werden berücksichtigt

Menschen unterscheiden sich nicht nur in ihrem physischen Aussehen, sondern auch in ihren ganz spezifischen angeborenen Fähigkeiten, z.B. in der Eigenart, wie Probleme angegangen werden. So kann die eine Person ein sehr gutes Abstraktionsvermögen besitzen, während eine andere Person ganz konkrete Fähigkeiten bei der Lösung bestimmter Teilprobleme oder bestimmten technischen Arbeiten hat. Die Natur hat den Menschen offensichtlich mit unterschiedlichen Fähigkeiten ausgestattet, um die Basis für eine optimale soziale Kooperation in der Bewältigung von kollektiven und individuellen Aufgaben zu sichern. Häufig jedoch werden durch fehlverstandene soziale Interessen und gegenseitige soziale Behinderungen die angeborenen Fähigkeiten der Menschen blockiert, indem bestimmte Normen und interessenbedingte Verhaltensweisen gefordert werden, die vom Individuum Leistungen abverlangen, für die es nicht geeignet ist. Ein grundlegendes Ziel des Autonomietrainings besteht darin, Individuen und Gruppen so anzuregen, daß sie ihre angeborenen Fähigkeiten erkennen und einsetzen lernen.

5. die familiäre Struktur und Dynamik

Aus der Qualität der Eltern-Kind-Beziehung entwickeln sich häufig sehr stabile und die ursprüngliche Eltern-Kind-Beziehung überdauernde Bedürfnisstrukturen, insbesondere wenn Bedürfnisse angeregt, aber nicht befriedigt worden sind. Ein Mensch kann sein Leben lang aktiv Strukturen herstellen, die mit bestimmten unbefriedigenden Situationen aus der Kindheit Ähnlichkeit aufweisen. So kann eine Frau, die vom Vater oder der Mutter immer wieder abgewiesen wurde, Partnerbeziehungen aufbauen, in denen sie sich erneut abgewiesen fühlt, in der Hoffnung, die Abweisung dann doch noch in Anerkennung und Zuneigung umwandeln zu können. Geschieht dies nicht, dann können die kindlichen Traumata und belastenden Emotionen wieder aufleben. In diesem Fall sprechen wir von „retrograder Aktivierung", d.h. der Reaktivierung von in der Kindheit erlebten Emotionen.

Das Autonomietraining analysiert den Zusammenhang zwischen der Familienstruktur und der daraus entstandenen Reaktionsweise der Person und entwickelt Strategien, um sowohl das Wiederaufleben von zerstörenden emotionalen Erlebnissen zu verringern als auch befriedigende Erlebnisse zu stärken.

6. verhaltenssteuernde Programme

„Programme" sind gelernte Annahmen über wenn-dann-Regeln, z. B. „Wenn mich eine Person angreift, dann reagiere ich ohne Aggression". Programme steuern das Verhalten und können prinzipiell durch neue Erfahrungen modifiziert und den Gegebenheiten der aktuellen Situation angepaßt werden; doch geschieht dies nicht immer. Programme können auf lange Sicht schädliche Auswirkungen haben, z. B.: „Wenn ich müde und erschöpft bin, dann versuche ich diesen Zustand durch neue Aktivitäten oder Aufputschmittel zu überwinden" oder „Wenn ich von meinem Partner zurückgewiesen werde, dann stürze ich mich bis zur Erschöpfung in physische Arbeit". Zu jedem destruktiven Programm kann ein alternatives Programm mit positiven Folgen gefunden und gelernt werden, etwa: „Immer wenn ich müde bin, ruhe ich mich wohltuend aus" oder „Wenn mich jemand abweist, dann suche ich nach einer befriedigenden Lösung, z. B. indem ich mit der abweisenden Person spreche, mich notfalls von ihr distanziere und nach anderen, nicht ablehnenden Kommunikationspartnern suche."

Das Autonomietraining analysiert symptomerzeugende und -hemmende Programme und stimuliert bedürfnisbefriedigende Programme mit positiven Konsequenzen.

7. die meditative Dimension und die spirituelle Entwicklung

Der Mensch ist in zwei Eigenschaften einzigartig und unterscheidet sich darin vom Tier: erstens ist er in seiner Aggressivität und perversen Grausamkeit nicht mehr zu übertreffen, zweitens ist er fähig zur Entwicklung faszinierender spiritueller Eigenschaften wie selbstloser Liebe, Gewaltlosigkeit und Humanität bis hin zu einem meditativen Gottesbezug.

Die destruktiven und konstruktiven Aspekte befinden sich in jedem Menschen in unterschiedlicher Ausprägung. Manche Menschen nehmen an, daß persönliche und egoistische Bereicherung auf Kosten anderer Lebewesen und der Natur keine negativen Folgen nach sich zieht, während andere Menschen erkennen, daß alles mit allem systemisch zusammenhängt und daß jede Aktion eine weitreichende Wirkung in verschiedenen Systemen auslöst, die mit einer gesetzmäßigen Wahrscheinlichkeit wieder auf den Akteur zurückwirkt. Wenn eine Person also positive und konstruktive Gedanken und Verhaltensweisen entwickelt, dann wird sie eher dafür langfristig positive Folgen ernten als wenn sie sich destruktiv verhält. Solche Gesetze von Ursache und Wirkung gehen weit über das Individuelle hinaus und beziehen sich auch auf kollektive Verhaltensweisen.

Das Autonomietraining unterstützt derartige Einsichten – jedoch nur dann, wenn das Individuum selbst das Bedürfnis hat, diese Dimension zu berücksichtigen.

Noch einmal soll betont werden, daß beim Individuum eine realistische **Orientierung des Verhaltens an seinen Folgen** angestrebt wird. Symptome und Probleme entstehen besonders dann, wenn eine Person infolge eines bestimmten Verhaltens erwartet, daß dies zu positiven Konsequenzen führen wird, aber in der Realität langfristig und immer erneut negative Folgen eintreten. Obwohl die Person diese vielleicht wahrnimmt, ist sie nicht in der Lage, das Verhalten zu korrigieren und zwar meistens aus zwei Gründen:

a) Die Person orientiert sich an den kurzfristigen positiven Folgen, z. B. dem Lustgewinn beim Essen.
b) Die Person hat eine emotional gesteuerte Illusion und Fehlerwartung, z. B. „Meine verstorbene Mutter war und ist die einzige Quelle für mein Wohlbefinden".

Die Aufrechterhaltung von Verhaltensweisen, die zu chronisch negativen Folgen führen, kann zu einer Anhäufung von Problemen in den unterschiedlichsten Lebensbereichen und schließlich zum Zusammenbruch des soziopsychobiologischen Systems führen.

Der im Autonomietraining erstrebte Idealzustand ist die autonome, sich selbst gut regulierende Persönlichkeit, die in der Lage ist, anhaltendes Wohlbefinden und lustvolle Zustände herzustellen. Eine solche Person hört z. B. dann auf zu essen, wenn sie sich satt und wohl fühlt und ist auch in der Lage, diesen Zustand über lange Zeit zu genießen, ohne immer wieder essen zu müssen. Dies hat unter anderem zur Folge, daß die Person gut schläft und zu körperlicher Aktivität motiviert ist. Eine Person, die eine gute Selbstregulation aufweist, orientiert sich im Hier und Jetzt an ihren Bedürfnissen und langfristig an sinnvollen Zielen und Bedingungen, die das Wohlbefinden in der Regel aufrechterhalten.

Das Autonomietraining analysiert Verhaltensweisen, die zu negativen Folgen führen und sucht nach individuell spezifischen Wegen, die Selbstregulation zu verbessern. Manche Personen können sich erst dann umorientieren, wenn sie einen Zusammenbruch des Systems erleben mußten, andere Personen können die negativen Folgen in der Therapie vorweg nehmen. Es gibt Personen, die infolge ihrer Konzentration auf Zustände, welche ihnen lustvolle Zufriedenheit bereiten, lernen; andere Personen benötigen auch die eingehende Analyse des zerstörerischen Verhaltens. Es gibt Problemkonstellationen, in denen die negativen Verhaltensweisen derart hartnäckig sind, daß die Person über lange Zeit nicht in der Lage ist, sie zu verändern. In diesem Fall lenkt das Autonomietraining die Aufmerksamkeit auf bestehende Alternativen, ohne sie gleich verwirklichen zu wollen. Es ist möglich, daß sich erst Jahre nach dem Autonomietraining die Motivation der Person ändert und eine Umorientierung des Verhaltens erfolgt, meistens im Zusammenhang mit der Änderung von bestimmten Systembedingungen, die eine Problemlösung blockiert hatten.

Das Autonomietraining ist als eine kognitiv-verhaltenstherapeutische Methode an der strikten Anwendung von Lerngesetzen interessiert, überwindet jedoch in seiner Analysetechnik naive Vorstellungen über einen direkten Zusammenhang zwischen Belohnung, Bestrafung und Verhalten, da alles Handeln nicht isoliert zu betrachten ist, sondern durch ein System von Faktoren aus unterschiedlichsten Bereichen bedingt ist.

Um erwünschtes Verhalten zu erreichen, müssen Schlüsselbereiche aktiviert werden, die ein ganzes System anregen können. Das Autonomietraining beinhaltet zwar effektive Methoden, die kurzfristig beachtliche Veränderungen erzielen können, strebt aber auch langfristige Reifungsprozesse an, die mitunter sehr lange dauern können. Jedoch können auch kleine Veränderungen langfristig positive Auswirkungen auf das Wohlbefinden und die Gesundheit haben. Es gilt, offen zu sein für überraschende und schnelle, aber auch für langwierige und komplexe Problemlösungen.

Praktisches Vorgehen beim Autonomietraining

Wie bereits erwähnt, versucht das Autonomietraining die **problemlösende Eigenaktivität** des Individuums zu stimulieren, es stellt aber – wenn nötig – der Person auch das Wissen und die Erfahrungen des Therapeuten zur Verfügung. Die Person wird weder anhand der Einsichten des Therapeuten zu lenken versucht, noch werden ihr in suggestiver Weise Einsichten vermittelt. Es wird darauf Wert gelegt, was der Person selbst wichtig ist und welche Ziele sie hat, d. h. es werden die individuelle Wert- und Bedürfnishierarchie sowie der übergeordnete Lebensplan berücksichtigt.

In der Regel verläuft das Autonomietraining in drei Phasen:

1. Aktivierung der Selbstbeobachtung und Analyse des Zusammenhanges zwischen dem eigenen Verhalten und den aufgetretenen Konsequenzen

Die Person berichtet über ihre eigenen Probleme, Wünsche und die Folgen ihres Verhaltens. Der Therapeut stellt Fragen wie „Was ist Ihr Problem?", „Was ist Ihr Ziel?", „Wie haben Sie sich dabei verhalten?", „Welche Folgen haben Sie dadurch erfahren?" usw.

2. Stimulierung der problemlösenden Eigenaktivität

Der Therapeut fragt: „Was werden Sie tun, um Ihr Problem zu lösen?", „Wie haben Sie sich bis jetzt verhalten und wie werden Sie sich in der Zukunft verhalten?". Einige Personen entwickeln sofort Ideen, andere staunen, daß der Therapeut keine Ratschläge gibt, sondern nach der eigenen Aktivität fragt. Die meisten Personen entwickeln aber früher oder später Vorschläge zur Verbesserung der eigenen Aktivität.

3. Vermittlung eines Modells, das als problemlösende Verhaltensalternative diskutiert wird

Wenn die Person nicht in der Lage ist, Eigenaktivität zu entfalten, dann stellt der Therapeut Verhaltensmodelle zur Diskussion, die als Problemlösung in Frage kommen könnten. Er sagt z. B.: „Eine Person in Ihrer Situation hat sich so und so verhalten und konnte die Probleme auf diese Weise lösen. Was halten Sie davon?" Eine Anregung zur selbständigen Problemlösung wird also mit der informativen Vermittlung von Verhaltensmodellen verbunden, welche individuell erörtert werden. Der Klient kann die gegebenen Informationen zur eigenen Problemlösung benutzen, sie abweisen oder modifizieren. Der Klient wird auch angeregt, sich die Konsequenzen bestimmter Verhaltensweisen möglichst lebhaft vorzustellen und durchzuspielen, z. B. durch die (im schriftlichen Übungstext gegebene) Anweisung: „Ich entwerfe zunächst in der Vorstellung ein neues, alternatives Verhalten. Dieses Verhalten kann die gewohnten, bisher angewandten Verhaltensweisen ergänzen oder auch völlig gegensätzlich sein. Dann versuche ich, es gedanklich und gefühlsmäßig auf seine Folgen hin zu überprüfen. Wenn ich mir einigermaßen positive Folgen verspreche, erprobe ich es in meinem alltäglichen Verhalten."

Neben den drei oben beschriebenen Hauptphasen des Autonomietrainings, die bei Bedarf stets wieder neu durchlaufen werden, können folgende Elemente in die Therapie integriert werden: Zu Beginn des Trainings wird die Person darüber informiert, daß sie über die Grundsätze und Annahmen des Autonomietrainings jederzeit Fragen stellen kann, wenn sie Informationen benötigt oder sich davon Einsichten für die eigene Entwicklung verspricht. Die Person kann auch selbst dem Therapeuten Fragen stellen über ihre Problematik und vom Therapeuten z. B. verlangen, daß er ein bestimmtes Verhalten von ihr deutet oder einen Zusammenhang zwischen einem bestimmten Verhalten und einer bestimmten Folge analysiert. Der Therapeut darf in solchen Fällen allerdings nur dann Informationen geben, wenn er annimmt, daß dadurch die problemlösende Eigenaktivität stimuliert wird. Z. B. kann die Person darüber aufgeklärt werden, wie ein Problem grundsätzlich zu lösen ist, und zwar:

a) durch aktives Verhalten in Richtung der Herstellung positiver Bedingungen
b) durch aktives Sich-entziehen von Bedingungen und Zuständen, die auf Dauer nicht gut tun und die Problematik aufrechterhalten
c) durch Veränderung der eigenen Interpretationen, Bewertungen und Überzeugungen, d. h. Beeinflussung der eigenen Sichtweise und Veränderung der geistigen Einstellung.

Erarbeitung und Anwendung verhaltenstherapeutischer Methoden zur Lösung spezifischer und begrenzter Probleme

Wenn die Person genau definierte und umgrenzte Ziele verfolgt, dann kann sie zusammen mit dem Therapeuten Methoden auswählen, die ihren Bedürfnissen entsprechen, z. B. eine Schmerzlinderung oder die Veränderung von quälenden Annahmen durch eine mit Hilfe von Hypnose induzierte Tiefenentspannung. Der Therapeut ist verpflichtet, die Technik genau zu beschreiben und nur dann anzuwenden, wenn die Person sie innerlich voll akzeptiert oder im vorgegebenen Rahmen nach ihren Wünschen modifiziert.

Anwendung paradoxer Methoden

Wenn die Person durch rational geleitete Eigenaktivierung nicht in ihrer Selbstregulation anzuregen ist, weil z. B. grundlegende Einsichten in bestimmte Wirkungszusammenhänge fehlen, dann können paradoxe Interventionen greifen. So kann etwa eine Person, die sich sklavisch an einer anderen Person orientiert und die negativen Folgen dieses Verhaltens nicht wahrnehmen kann, weil fortwährend positive Folgen erwartet werden – die jedoch nie eintreten – vom Trainer für ihr unabhängiges und autonomes Verhalten gelobt werden. Eine solche Intervention kann als Effekt Reaktionen bewirken, die die Selbstregulation verbessern, indem dem problematischen Verhalten eine neue Bedeutung und ein neuer Stellenwert gegeben wird. Die Folge ist, daß sich die Person leichter lösen kann.

Das Autonomietraining kann individuell, in der Gruppe, in gesundheitspädagogischen Kursen und durch die Vorlage eines schriftlichen Textes angewendet werden. Häufig wird eine Kombination dieser Anwendungsmöglichkeiten gewählt, so daß die Person aus mehreren Blickwinkeln heraus motiviert wird, ihre Selbstregulation zu verbessern und die Prinzipien des Autonomietrainings leichter zu verinnerlichen.

Im Autonomietraining lernt die Person, erworbene Hemmungen abzubauen und inneres Gleichgewicht zu erreichen. Die individuelle Motivation wird durch allgemeinmenschliche Faktoren und Bestrebungen unterstützt, z. B. der Tendenz zur Realisierung von Autonomie, Selbstregulation und Wohlbefinden. Dabei macht die Person die Erfahrung, daß die von ihr wahrgenommene Kluft zwischen der inneren Hemmung und einer bedürfnisbefriedigenden

Selbstregulation nicht groß sein muß und sie durch den Einsatz von kreativen und alternativen Verhaltensweisen zu überwinden ist.

Dabei wird eine „Überwindung der Probleme" nicht im absoluten und linearen Sinne verstanden, sondern als ein langfristiger Prozeß, der auch Rückschläge, Mißerfolge sowie auch immer neu einsetzende Lernerfolge beinhaltet. Die Anerkennung der individuellen Stärken und Schwächen ist ebenso bedeutsam wie das Erzielen von Lernerfolgen, die die Selbstregulation verbessern. Dazu ist eine **dialektische Einstellung** hilfreich, d. h. die Einsicht, daß sich die Entwicklung nicht geradlinig vollzieht, sondern immer im Erlebnis der Widersprüchlichkeit und der Gegensätze. Es gibt Menschen, die zu geradlinig auf Erfolg eingestellt und nicht in der Lage sind, Mißerfolg (z. B. eine Abweisung oder die Unfähigkeit, ein bestimmtes Ziel zu erreichen) zu ertragen. Wenn das Individuum lernt, dialektisch zu denken, gelangen Versuch und Irrtum, Spontaneität und Flexibilität, Selbstbeobachtung und eine realistische Wahrnehmung von Konsequenzen in den Vordergrund. Dogmatisches und rigides Verhalten wird abgebaut. Am Ende einer solchen Entwicklung kann die Integration von Bereichen stehen, welche die Person früher als Gegensätze erlebt hat, z. B. ichbezogenes oder soziales Verhalten, autonomes Verhalten und spontaner Gottesbezug, liebevolles Verhalten ohne egoistischen Anspruch, Nähe und Distanz, Wohlbefinden ohne den Einsatz von Suchtmitteln usw.

Die dialektische Einstellung ist besonders wichtig für den Umgang mit Mißerfolgen. Wenn Personen früher Mißerfolg als Beweis für die eigene Unfähigkeit oder die endgültige Zurückweisung aufgefaßt haben, lernen sie im Autonomietraining folgendes:

– Der Mißerfolg ist ein Signal, daß eine versuchte Verhaltensrichtung nicht adäquat ist und eine Alternative gefunden werden muß.
– Ein immer wiederkehrender Mißerfolg ist möglicherweise ein Signal, welches dem Individuum anzeigt, daß die Notwendigkeit besteht, sich selbst mehr zu akzeptieren und zu lieben – trotz des Mißerfolges.

So wissen wir aus der Praxis des Autonomietrainings z. B., daß übergewichtige Personen oder Alkoholiker, die sich beim kleinsten Mißerfolg immer wieder selbst bezichtigen, über Jahre hinweg keinen Erfolg hatten. Als sie dann lernten, sich selbst zu akzeptieren und zu mögen, reduzierte sich die Sucht von allein. Die Selbstakzeptanz war also das „alternative Verhalten" zu früheren Versuchen, das problematische Verhalten aufzugeben.

Das Autonomietraining

Das Autonomietraining ist eine psychotherapeutische Methode mit dem Ziel, die genetisch determinierten und erlernten Bedürfnisse des Menschen mit seiner Aktivität so in Einklang zu bringen, daß durch die hergestellten Bedingungen im Körper und in der Umwelt bedürfnisbefriedigende Reaktionen ausgelöst werden, welche dem Menschen eine individuelle Entwicklung und soziale Kooperation und Integration ermöglichen.

Die Grundannahme des Autonomietrainings ist es, daß der Mensch als aktives Wesen in seinem Körper und in seiner sozialen Umwelt Bedingungen herstellt, auf die er automatisch positiv oder negativ reagiert. Der Mensch erstrebt spontan die Integration von Eigenaktivität und hergestellten Bedingungen mit dem Ziel seiner individuell spezifischen Bedürfnisbefriedigung. Dazu hat er mal kurzfristig, mal sehr langfristig angelegte, mal bewußte, mal unbewußte Verhaltensprogramme entwickelt. Diese finden im Autonomietraining Beachtung.

Häufig haben die Menschen fehlerlernte Aktivitäten und Annahmen, die zu negativen und bedürfnishemmenden Bedingungen und Ereignissen führen, z.B. aggressive Reaktion auf Frustration statt Verständnis, passive Forderung umsorgt zu werden, statt Eigenleistungen zu vollbringen. Erst wenn das Individuum den Zusammenhang zwischen Eigenaktivität, den hergestellten Bedingungen und den automatischen Reaktionen, die zu Bedürfnisbefriedigung oder -hemmung führen, begreift, kommt es in die Lage, die Konsequenzen seines Verhaltens zu begreifen und sich an diesen zu orientieren. Erst damit wird die Lernfähigkeit des Menschen auf diesem Gebiet ermöglicht, die im allgemeinen als sehr gering einzuschätzen ist.

Das Autonomietraining ist eine Methode, die sich ausschließlich an experimentellen und empirischen Arbeiten ausrichtet sowie an systematischen Beobachtungen, z.B. Reiz-Reaktions-Verhältnissen. Es berücksichtigt sowohl erlernte Aktivitäten, Reaktionen und entstandene Bedürfnisse aus der Kindheit als auch im späteren Leben bis in die Gegenwart hinein. Es ist eine Integration von verhaltenstherapeutischen und psychoanalytischen Methoden und Annahmen auf einem hohen theoretischen Niveau, das eine höhere therapeutische Effektivität ermöglicht. Die Harmonisierung von Bedürfnissen, Verhalten, hergestellten Bedingungen und Reaktionen geschieht in einigen therapeutischen Fällen sehr schnell, so daß Transformationen erreicht werden (Änderung des gesamten Verhaltensmusters und der gefühlsmäßigen Grundstimmung), während sich in anderen Fällen der Erfolg erst nach Jahren oder Jahrzehnten einstellt.

Darüberhinaus zeigten experimentelle Studien über das Autonomietraining, daß schon allein die Information über das therapeutische Verhaltensmuster (Aktivierung des eigenen Verhaltens in Richtung der Herstellung von bedürfnisbefriedigenden Bedingungen nach dem Prinzip von Versuch und Irrtum) und die Anregung der Motivation, sich nach den Prinzipien der Selbstregulation zu verhalten auch dann zu positiven Effekten (z.B. im Bereich der Gesundheit) führt, wenn über lange Zeiträume die Bedürfnisse nicht in erstrebter Weise befriedigt werden. Dieser Zustand ist immer noch weitaus besser, als depressiv und mit Hilflosigkeit negative Bedingungen hinzunehmen ohne das Wissen, wie diese zu überwinden sind.

Das Autonomietraining ist letztlich eine komplexe, lerntheoretisch begründete Methode, die aufgrund empirischer Beobachtungsergebnisse die Eigenaktivität des Menschen mit dem Ziel anregt, eine bestmögliche Stimulierungslage für seine individuell spezifischen Bedürfnisse zu erreichen. Dazu beinhaltet das Autonomietraining viele Methoden, die auf unterschiedliche Weise vermittelt werden können, z.B. durch schriftliche Texte, gesundheitspädagogische Vermittlungen und individuelle Gruppentherapien.

Da der Mensch ein soziales Wesen ist, das in seiner spezifischen Umwelt lebt, werden ihm auch von außen Bedingungen auferlegt, auf die er automatisch reagiert. Nun reagiert der Mensch auch auf von außen kommende Bedingungen modellierend durch seine Eigenaktivität, z.B. indem er sich entzieht, anders reagiert oder die Zusammenhänge anders bewertet, was auch ein verändertes Verhalten bewirkt. Dieses veränderte Verhalten führt wiederum zur Beeinflussung der Bedingungen seiner Mitmenschen, auf die auch diese spezifisch reagieren.

Somit greift das Eigenverhalten in Umweltveränderungen ein. Das zeigt, daß die Selbstregulation nicht nur ein Weg zur individuellen sondern auch zur sozialen Problemlösung ist.

Grundannahmen des Autonomietrainings

So wie der körperliche Schmerz ein Signal dafür ist, daß die physische Struktur gefährdet ist, so ist das Unwohlsein ein Zeichen, daß seelisch-körperliche Regulationsmechanismen in bestimmten Bereichen versagen. Es besteht ein Kontinuum von extremem Unwohlsein über Wohlbefinden bis hin zu extremen Lusterlebnissen. Lust ist gesteigertes Wohlbefinden. Der Mensch erstrebt durch sein aktives Verhalten anhaltendes Wohlbefinden und in bestimmten zeitlichen Abständen immer wiederkehrende Lusterlebnisse. Diese erreicht er durch die Befriedigung seiner Bedürfnisse in den unterschiedlichsten Bereichen und mit den unterschiedlichsten Verhaltensweisen.

Der Mensch lernt in seinen Familien- und Partnerbeziehungen, in seiner Ausbildung, im Beruf und in der Freizeit sowohl Verhaltensweisen, die zu Wohlbefinden und Lust führen, als auch solche, die diese hemmen, möglicherweise über lange Zeiträume hinweg. Fast jede menschliche Tätigkeit kann mit erlernten Verhaltensweisen, die zu Lust oder Unlust führen, verbunden sein.

Das menschliche Gehirn funktioniert in einer Art und Weise, daß es die Wiederholung und Aufrechterhaltung von subjektiven Ereignissen und Beziehungen, die mit den höchsten Lusterlebnissen verbunden sind, erstrebt. Wenn die Ereignisse in der Vergangenheit liegen und nicht wiederholbar sind, kann chronische Lustlosigkeit bis hin zu schweren depressiven Reaktionen entstehen.

Der Mensch kann sich selbst behindern, alternative Lustquellen zu finden, z.B. infolge der irrationalen Angst, dabei eine frühere, nicht mehr vorhandene Lustquelle zu verlieren. So entstehen z.B. Fixierungen und Bindungen sowie die Basis für Idealisierungen bestimmter Objekte, die als Lustquelle wahrgenommen werden. Bestimmte Personen haben nie gelernt, Lust und Wohlbefinden zu erreichen, etwa aufgrund frühkindlicher Abweisungen. Andere Personen haben in der Kindheit große Lust erlebt, konnten diese jedoch später nicht mehr wiederholen. Wiederum andere haben in der Partnerbeziehung die höchste Lustquelle gefunden und wurden depressiv nach der Trennung, weil sie deren Intensität nicht mehr erreichen konnten. Eine vierte Personengruppe hatte den höchsten Grad an Wohlbefinden und Lust im Arbeitsleben erreicht und wurde depressiv nach der Pensionierung. Die nächste Gruppe hat die Fähigkeit, durch flexibles Verhalten in unterschiedlichen Bereichen immer wieder ausgeprägtes Wohlbefinden und Lust zu erreichen, so daß sie sich weder an der Vergangenheit orientieren, noch ihre ganze Hoffnung in die Zukunft projizieren muß, sondern im Hier und Jetzt in dem Bewußtsein lebt, daß sie immer wieder Wohlbefinden und Lust erreichen kann.

Empirische Daten aus unseren prospektiven Interventionsstudien zeigen, daß ein starker Prädiktor für hohes Alter und Gesundheit ein immer wieder erreichtes Wohlbefinden mit regelmäßigen Lusterlebnissen ist, während ein starker Prädiktor für chronische Krankheit und frühen Tod die akute Blockade von Wohlbefinden und Lust ist (z.B. aufgrund der

Überzeugung, daß eine Lustquelle und ein subjektiv wichtiger Faktor, der zu Wohlbefinden führt, nicht mehr erreichbar ist, mit der gleichzeitigen Unfähigkeit, alternative Verhaltensweisen zur Erzeugung neuer lustvoller Bedingungen zu entwickeln.)

Das Autonomietraining oder das Training zur Anregung der Selbstregulation ist letztlich ein Training zur Verbesserung des Lustmanagements. Man könnte es auch „Pleasure-Training" nennen. Die Person lernt im Autonomietraining, ihre Verhaltensweisen und ihre selbst hergestellten Lebensbedingungen am erzielten Wohlbefinden und an der Lustintensität auszurichten. Sie lernt durch Selbstbeobachtung Eigenaktivitäten zu erkennen, die zu einer Blockade von Wohlbefinden und Lust führen, z. B. aufgrund der Fehlerwartung, daß durch bestimmte Verhaltensweisen Wohlbefinden und Lust eintreten könnten, obwohl sie das Gegenteil bewirken.

Wenn Personen lernen, Wohlbefinden und Lust zu erstreben, verbessert sich nicht nur ihr Gesundheitsverhalten, sie werden auch sozialer, leistungsfähiger und kreativer. Das Wort „Autonomietraining" hat nicht als Ziel, ein sozial unabhängiges Individuum in allen Bereichen zu erschaffen, sondern einen Menschen, der durch Eigenaktivität unabhängig wird von erlernten und sozialen Hemmungen in der Realisierung seines Wohlbefindens und seiner Lust. Selbstregulation ist letztlich eine Methode, durch Eigenaktivität das individuelle Wohlbefinden und lustvolle Befriedigung immer wieder neu zu erreichen.

Die Ziele des Autonomietrainings sind in seinen Methoden impliziert. So erklärt z. B. der Trainer dem Patienten zu Beginn des Trainings, daß das Ziel des Autonomietrainings die Steigerung des Wohlbefindens durch Anregung seiner Eigenaktivität ist. Nachdem die Person ihre Probleme schildert und über typische Verhaltensweisen berichtet sowie mittels Fragebögen und Recherchenkatalogen getestet wird, erhält sie weder ein negatives Ergebnis mitgeteilt (z. B. „Sie sind chronisch gehemmt und blockiert in ihrem Wohlbefinden"), noch wird an der Überwindung der Probleme gearbeitet, wie dies z. B. die psychoanalytische Methode praktiziert, wo der Versuch unternommen wird, Kindheitstraumata oder Familienprobleme aufzuarbeiten.

Im Autonomietraining werden alternative, positive, das Wohlbefinden steigernde Verhaltensweisen gesucht, stimuliert und gelernt. Dabei ist die Annahme, daß die besten Lernprozesse erzielt werden, wenn sich das Individuum positiv an dem erstrebten Wohlbefinden orientiert und sich von den Ursachen der Hemmungen distanziert.

Das Autonomietraining orientiert sich letztlich an der Tatsache, daß das zentrale Motiv für den Menschen Wohlbefinden und Lust ist und daß dieser im Hirn ein Lustzentrum hat, dessen Anregung physiologische Prozesse stimuliert, die für die Aufrechterhaltung der Gesundheit extrem wichtig sind. Die erlernte Unfähigkeit, zu Lust und Wohlbefinden zu gelangen, erscheint als der wichtigste pathologische Faktor.

Um das Vorgehen im Autonomietraining zu veranschaulichen, können wir uns einen zweiseitigen Trichter vorstellen. Die obere Erweiterung umfaßt alle von der Wissenschaft erforschte und aus der Erfahrung bekannte Positivfaktoren dar, z. B. gesunde Ernährung, Bewegung, Autonomie, Eigenaktivität, Wohlbefinden usw. Der Engpaß des Trichters stellt die menschliche Einengung in seiner Fähigkeit dar, objektiv positive Faktoren einzusetzen und zu nutzen, z.B. aufgrund erlernter schädlicher Annahmen. Die untere Erweiterung des Trichters stellt die Möglichkeit des Menschen dar, Positivfaktoren zu nutzen und zu organisieren, wenn die Hindernisse für die Einengung aufgelöst sind. In der Regel entsteht die Einengung deswegen, weil bestimmte Bedürfnisse in der Lebensgeschichte, die von der Person von größter emotionaler Bedeutung waren und noch sind, auf Befriedigung drängen, aber nicht befriedigt werden. Die Person glaubt irrtümlicherweise, daß sie zu innerem Glück, persönlicher Entwicklung und Befriedigung nur dann kommt, wenn sie auf vieles, was sie wünscht, verzichtet, und sich selbst einengt oder sich einengen läßt. Natürlich wird im Autonomietraining nicht ideologisch vorgegangen, indem z.B. der Mensch auf seine Einengung mit dem wenig nützlichen Ratschlag hingewiesen wird, er solle sich öffnen, meistens noch mit dem Ratschlag, wie dies genau zu geschehen hat – obwohl anzunehmen ist, daß ein solcher Weg für ihn aufgrund von Blockaden nicht möglich ist. Obwohl das Autonomietraining eine Intervention von nur kurzer Zeitdauer ist, wird in ihm der Versuch unternommen, die Person unter starker emotionaler Beteiligung in ihrem stärksten und bisher nicht befriedigten Grundbedürfnis intensiv und unerwartet zu befriedigen, so daß sie nach diesem Erlebnis in der Lage ist, ihr Einengung selbst aufzugeben und neue Verhaltensweisen im Sinne der Selbstregulation aufzubauen.

In diesem Buch werden mehrere Beispiele von solchen Vorgehensweisen dargestellt. Die Methoden des Autonomietrainings sind sehr umfangreich; das Ziel ist aber immer dasselbe: Es muß das zentrale Motiv und die wichtigste Hemmung für die Entwicklung eines Menschen erkannt und die dahinter stehenden gehemmten Bedürfnisse befriedigt werden. Wenn die Bedürfnisse nicht in der Beratungsstunde erkannt und befriedigt werden können, dann kann im Autonomietraining der Person eine Methode zur Verfügung gestellt werden, wie diese selber in längerer Arbeit zur Befriedigung der eigenen Bedürfnisse und der damit verbundenen Ausweitung des eigenen Horizontes kommen kann.

Im Autonomietraining werden also einerseits die objektiven Positivfaktoren berücksichtigt und angestrebt, andererseits aber auch die individuelle Sichtweise und Subjektivität in ihrer zentralen Steuerungsfunktion des Verhaltens. Dabei wird das individuelle Verhalten, die subjektive Bewertung und Zielsetzung nicht bewertet, sondern als individuell spezifische Steuerung wahrgenommen.

Beispiele aus der Praxis des Autonomietrainings

Um das Autonomietraining in seiner Zielsetzung und methodischen Vielfalt zu illustrieren und dem Leser begreiflich zu machen, werden hier einige Beispiele angeführt. Die Beispiele zeigen, wie individuell das Autonomietraining in der Analyse und Intervention vorgeht, d.h. es berücksichtigt sowohl die individuellen Bedürfnisse, die individuell erlernten Verhaltensstrategien und die individuell benötigten Bedingungen für eine Verhaltensänderung.

1. Beispiel

Herr G., 61 Jahre, Darmkrebspatient. In der ersten Stunde des Autonomietrainings wird Herr G. gefragt, warum er kommt, wie sein Leben verlief und was er sich vom Autonomietraining erwartet.

Herr G.: „Ich habe einen inoperablen Darmkrebs. Ich fühlte mich in meiner Kindheit sowohl von meiner Mutter als auch meinem Vater abgewiesen und nicht anerkannt. Ich kämpfte um die Anerkennung meiner Eltern durch gute Leistungen in der Schule und der Universität, in der Regel vergebens. Mit 23 Jahre heiratete ich ein schizophrene Frau, von der ich mich bis heute abgewiesen und nicht anerkannt fühle. Ich war an sie extrem fixiert, besonders sexuell, und fühlte ihr gegenüber eine stets ungestillte Sehnsucht. Ich habe immer erwartet, daß sie sich mir gefühlsmäßig zuwendet, aber das Gegenteil traf zu, sie hat mit mir über Jahre hinweg nicht geschlafen und immer wieder Freunde gehabt, mit denen ich zeitweise sogar befreundet war, weil ich glaubte, die Abweisung somit besser ertragen zu können. In der Regel wurde ich dann auch noch von ihren Freunden abgewiesen und nicht ernst genommen, und für unterschiedliche Dienste ausgenutzt.

Vor einigen Jahren meinte meine Frau, vielleicht könnte sie mich doch ertragen, wenn sie sich die Augen zubindet, so daß sie beim Sex mein dummes Gesicht nicht ansehen müsse. Aber dieses Experiment scheiterte, als sie sich die Augenbinde nach dem Sex abnahm und anfing zu schreien. Obwohl ich weiß, daß meine Frau hoffnungslos an ihren Vater fixiert ist und die Nähe von keinem Mann ertragen kann (sie schickte früher oder später auch alle Liebhaber fort), hat mich dieses Ereignis in eine zwei Jahre anhaltende Depression versetzt. Obwohl in mir die Sehnsucht nach meiner Frau noch lebt, wußte ich endgültig, daß ich bei ihr keine Chance mehr habe. Für mich entstand folgerichtig der Darmkrebs, den ich als eine Art Kompensation für das ungelebte Leben empfand. Zur Zeit lebe ich in einer vollkommenen Spaltung: einerseits weiß ich, daß die Vergangenheit nicht mehr zurückzuholen ist, andererseits weiß ich aber auch, daß latent in mir noch viel Lebensenergie habe, weiß aber nicht, wie ich diese verwirklichen kann, besonders jetzt mit meiner schweren Krebserkrankung. Bevor ich zu Ihnen kam, bemühte ich mich um psychologische Beratung, wurde aber abgewiesen mit der Bemerkung, daß mein Fall für eine langfristige psychoanalytische Behandlung zu schwierig ist und sich mein seelischer Zustand noch verschlechtern könnte.

Der Verhaltenstrainer beschloß die Anwendung einer paradoxen Methode, weil er sich von dieser Methode einen schnellen Erfolg versprach. Der Trainer: „Herr G., es tut mir leid, Ihnen sagen zu müssen, daß ich ein ernster Wissenschaftler und Therapieforscher bin, und bisher nicht gewohnt war, mich mit so leichten und harmlosen Fällen zu beschäftigen. Aus diesem Grund muß ich das Training mit Ihnen strikt ablehnen, und ich bin erstaunt, daß Sie mit so einer Bagatelle zu mir kommen."

Herr G. fühlte sich nun vom Trainer einerseits abgelehnt, so wie er die Ablehnung schon von seinen Eltern und seiner Ehefrau kennt, spürte aber, daß etwas anderes der Ablehnung zugrunde liegt. Er hat in sichtlich emotionaler Bewegung fast empört die Frage gestellt, wieso sich der Trainer das Recht nimmt, ihn derart abzulehnen und seinen Fall als eine Bagatelle zu bezeichnen. Darauf der Trainer: „G., Sie sind ein sehr intelligenter Mensch mit großem intuitivem Wissen, so daß Sie sich diese Frage selbst beantworten können."

Herr G. fängt daraufhin an zu lächeln und fragt: „Meinen Sie etwa, daß ich ein charmanter, intelligenter, flexibler, gefühls- und erlebnisfähiger Mensch bin, der in der Lage wäre, ein völlig neues Leben aufzubauen, z. B. indem ich mir am Meer eine Wohnung zulege, mit Menschen spreche und alles tue, um mich wohlzufühlen? Meinen Sie etwa, daß ich mich nur zuviel an der Meinung meiner Eltern und meiner Frau ausgerichtet habe anstatt denen zu sagen: leckt mich am Arsch! Ich weiß doch selbst, wie wertvoll ich bin! Wollen Sie etwa sagen, daß ich für eine Therapie zu intelligent bin, und daß ich selbst in der Lage bin, mein optimales Verhalten zu verwirklichen? Wollen Sie etwa sagen, daß ich für eine Therapie zu blöd bin, wenn ich mich weiter an der Meinung meiner Eltern ausrichten würde?" Der Trainer: „Genau das meine ich, Sie haben meine Überzeugung in genauer Form wiedergegeben." Herr G. fängt an zu lachen, strahlt vor Freude und spricht laut: „Muß ich solche erfreulichen Sätze von einem großen Psychotherapeuten hören? Sie werden verstehen, daß mich diese Umstände besonders erfreuen. Ich muß Ihnen auch sagen, daß ich ein sehr rationaler, gefühlsarmer Mensch bin, und wäre schon froh, wenn Sie meinen starken Gefühlsausbruch hier richtig würdigen und nicht meinen, daß ich allgemein ein hysterischer Mensch bin. Darf ich mich bitte an die Schreibmaschine setzen und den Tatbestand schriftlich fixieren? Und wären Sie bereit, dies zu unterschreiben?" Selbstverständlich, Herr G.

Herr G. hielt die Kommunikation wortwörtlich fest und äußerte in stark positiv-emotionaler Erregung folgendes: „Ich bitte Sie, zur Kenntnis zu nehmen, daß ich nach diesem Gespräch, das insgesamt zweieinhalb Stunden dauerte, nie mehr einen Wunsch äußern werde, von Ihnen weiter psychotherapeutische Hilfe in Anspruch zu nehmen, weil ich alles, was für mein zukünftiges Verhalten wichtig ist, hier und jetzt verstanden habe." Der Trainer stand weitere 10 Jahre in Kontakt mit Herrn G.; dieser lebte fortan im Mittelmeerraum, baute mit seiner Frau ein freundschaftliches Verhalten auf, hat eine große Anzahl von Freunden und beschäftigte sich mit vielen Fragen, die ihn geistig anregten und erfüllten. Seine Krebserkrankung zog sich vollkommen zurück, er erlebte eine sogenannte „Spontanremission".

Was geschah im Training mit Herrn G.?

Herr G. entwickelte seinen Eltern und seiner Ehefrau gegenüber Bedürfnisse von größter emotionaler Bedeutung, er suchte Zuwendung, aber erlebte permanente Abweisung. Auf erlebte Abweisung bemühte er sich mit unterschiedlichen Verhaltensweisen Zuwendung zu erhalten. Die so hergestellten Bedingungen führten aber nicht zur Zuwendung, sondern zu erneuter Abweisung, so daß ein Teufelskreis entstand, der sich über Jahrzehnte erstreckte. Im Laufe seines Lebens entwickelte Herr G. eine alternative Konzeption in die Richtung, sich von seinen abweisenden Familienmitgliedern zu trennen und ein eigenes, selbstanerkennendes, autonomes Leben zu führen. Um das latent alternative Verhalten anzuregen, fehlten noch die Bedingungen, also die Reizkonstellationen, die ein solches Verhalten auch auslösen könnten. Diesen Tatbestand nahm der Trainer bewußt und unbewußt wahr, und beschloß die paradoxe Intervention (im Grunde ist es nicht einmal eine „paradoxe" Intervention, weil es tatsächlich ein leichter Fall ist, vorausgesetzt, ein Trainer erkennt dies und handelt entsprechend!).

Für das Gelingen der Intervention war es zunächst nötig, starke Gefühle anzuregen und die gewohnte Abweisung (die bei Herrn G. ausgeprägte Motivationen zur Folge hat) herzustellen. Nun erlebt Herr G. bei stärkster emotionaler Anregung vom Trainer nicht die befürchtete Abweisung, sondern die stärkste Anerkennung, die sich mit der selbstentworfenen Anerkennung deckte. Somit entstanden bei Herrn G. neue Bedingungen, die die alten Fixierungen auflösten und neue Verhaltensweisen mit hoher Motivation anregten. Die neuen Verhaltensweisen haben tatsächlich in den nächsten Jahren Bedingungen hergestellt, die die neuen Verhaltensweisen stabilisierten (z. B. den Aufbau eines Freundeskreises am Mittelmeer) und die alten Verhaltensweisen deaktivierten (z. B. die Suche nach Anerkennung von den Eltern und der Ehefrau).

Die permanente Bedürfnisbefriedigung durch die erlebte Anerkennung schuf Wohlbefinden, Lust und inneres Gleichgewicht. Die positive gefühlsmäßige Anregung führte zur Harmonisierung der Funktionen im zentralen Nervensystem und möglicherweise zur Verbesserung der Immunfunktionen, die wiederum einen positiven Einfluß auf die Krebserkrankung haben.

2. Beispiel

Frau F., 32 Jahre, Brustkrebs mit regionalem Lymphknotenbefall. Frau F. hat seit einem Jahr Brustkrebs und ist seit acht Jahren in psychoanalytischer Behandlung. Die Psychoanalyse kreist fast ausschließlich um ein einziges Thema, nämlich die vorhandene und verdrängte Liebe zur Mutter. Frau F. äußert, daß sie ihrerseits keine Person im Leben so geliebt hat wie ihre Mutter, daß sie diese als Kind am liebsten anbeten wollte, und daß all positiven Gefühle, die sie von der Kindheit erinnert, der Mutter galten. Leider hat sie die Erwiderung der Liebe von der Mutter nicht empfunden. Ihr Vater war ihr gegenüber verständnislos, kalt und abweisend, was ihr nichts ausmachte, weil sie diesen sowieso nicht geliebt hat. Sie erlebte den Vater als einen brutalen und zu Gewalttätigkeiten neigenden Macho, den man nicht ernst nehmen konnte. Sie glaubt, daß der Vater die Abweisung von ihrer Seite bemerkt hat. In der psychoanalytischen Behandlung entwickelte Frau F. eine These, von der sie ihren Psychoanalytiker seit acht Jahren überzeugen will, bei diesem aber kein Gehör findet.

Der Psychoanalytiker meinte, ihre Argumente seien nicht stichhaltig, und sie müsse die wirklichen Motive und Konflikte finden, die ihrem Vorurteil zugrunde liegen. Frau F. glaubt nämlich fest daran, daß alle oder zumindest die allermeisten Männer brutale Machos sind, die ihre Frauen vollkommen blockieren, so daß die Frauen nicht mehr in der Lage sind, ihre Kinder und besonders ihre Töchter zu lieben und sich ihnen zu widmen. Nur wenn derartige Zusammenhänge verstanden werden, können Kinder ihre Mütter lieben und weiter zu ihnen stehen. Ansonsten müßten Mütter ungerechtfertigt den Vorwurf bekommen, daß sie kalt, abweisend und liebesunfähig sind. Eine solche Einstellung zu den Müttern wäre unfair und würde die Kinder lebensunfähig machen, weil sie nicht mehr wissen, wie sie die Liebe zu den Müttern einordnen können. Ihre Mutter würde zu ihr jetzt in ihren alten Jahren eine gute Beziehung aufbauen wollen, sie könnte aber auf die Mutter solange nicht eingehen, bis sie derartige grundsätzliche Fragen geklärt hätte. Weil der Psychoanalytiker sich seit acht Jahren auf „dieses Diskussionsniveau" nicht einlassen wollte, dachte Frau F. häufig an Selbstmord oder daran, ihren Analytiker umzubringen.

Die Ausführungen von Frau F. dauerten ca. 30 Minuten. Der Trainer stellte folgende Arbeitshypothese auf: Frau F. hat eine starke Mutterbindung und erlebte die Abweisung ihrer Wünsche nach Symbiose mit der Mutter als traumatisch. Den Vater empfand sie als Störfaktor. Sie hat ein großes Bedürfnis, die Mutter zu verstehen und zu rechtfertigen und eine immer noch anhaltende Fixierung, verbunden mit dem Bedürfnis nach mehr Nähe und Kommunikation mit der Mutter. Der Psychoanalytiker gab Frau F. einerseits zu Recht nicht recht, und forderte sie zur tieferen Auseinandersetzung mit dem Problem auf. Vielleicht weigerte sich Frau F. aus Angst, daß am Ende die Erkenntnis steht, daß die Mutter sie wirklich aus Lieblosigkeit abgewiesen hat, was für sie eine Horrorvorstellung wäre. Der Trainer begriff, wie wichtig es für Frau F. andererseits ist, an ihre Version glauben zu können und daß dabei eine neue Bedingung (Reizkonstellation) entstehen könnte, die ihr ein neues und bedürfnisgeleitetes Verhalten ermöglichen würde, nämlich das Zugehen auf die Mutter nach jahrelanger Isolation von dieser.

Hypothesengeleitet unternahm der Autonomietrainer folgende Intervention: „Frau F., mir ist Ihre Schilderung absolut einsichtig, und ich bin vom Wahrheitsgehalt ihrer Auffassung überzeugt. Tatsächlich unterdrückt der größte Teil der Männer ihre Frauen derart, daß sie keine Energie mehr haben, sich ihren Kindern zuzuwenden. Das war offensichtlich bei Ihnen sehr stark der Fall. Ich habe an sie aber eine ganz andere Frage, die ich absolut nicht verstehe: Wie können Sie als eine kompetente, empfindsame und liebesfähige Frau über Jahre hinweg mit einem Therapeuten immer dasselbe Thema anschneiden, obwohl Sie ja längst bemerkt haben müßten, daß dieser der Auseinandersetzung offensichtlich nicht gewachsen ist?" Darauf entwickelt Frau F. starke Emotionen, fängt an zu strahlen und versichert sich noch einmal: „Wollen Sie sagen, daß ich Recht habe und die Dinge tatsächlich so stehen, wie ich sie geschildert habe?" Trainer: „Ich sage das, und zwar mit absoluter Überzeugung und aufgrund meiner bisherigen umfangreichen Erfahrung." Frau F. äußerte Freude und positive Gefühle. Sie warf sich jubelnd auf den Boden. Danach versicherte sie dem Trainer, sie hätte mehr als 10 Jahre nicht solche positiven Gefühle erlebt. Sie beschloß folgendes: 1. Sie wird sich noch in dieser Woche mit der Mutter treffen, diese umarmen, ihr nichts mehr vorwerfen und versuchen, mit ihr ein gutes Verhältnis aufzubauen. 2. Sie wird das Thema in dieser Form mit dem Psychoanalytiker nicht mehr anschneiden, weil sie doch fühlen kann, daß die Fragen, die er anschneidet, auch relevant sind, was sie aber erst jetzt wahrnehmen kann. Sie hat auch vor, an das Grab ihres verstorbenen Vaters zu geben, weil sie glaubt, daß auch ein Macho letztlich nicht von Grund auf böse ist, sondern auch als solcher von der Gesellschaft und den eigenen Müttern geformt ist. Nach einer Woche berichtete Frau F., daß sie ein sehr angenehmes und glückliches Gespräch mit ihrer Mutter hatte und daß sie vorhat, die Beziehung zu intensivieren. Glücklicherweise akzeptiert ihr Freund die neu entflammte Liebe zur Mutter und meint, daß dies ein wichtiger Weg zur Heilung ist. In der Zwischenzeit ruft Frau F. in regelmäßigen Abständen den Trainer an, um ihm zu berichten, daß es ihr sehr gut geht, sowohl im Beruf als auch gesundheitlich. Zur Mutter hat sie eine ungebrochen positive Beziehung, aus der sie große Energie schöpft.

Was geschah im Training, das insgesamt zwei Stunden dauerte, mit Frau F.? Frau F. hat seit der Kindheit ihrer Mutter gegenüber Bedürfnisse von größter emotionaler Bedeutung entwickelt. Die jahrelange Blockade der Äußerung und Befriedigung dieser Bedürfnisse führten zu Streß. Frau F. hat ein Erklärungsmuster entwickelt, warum ihre Mutter sie abwies. Aus der

Erklärung resultierten auch die Bedingungen, unter denen sie auf die Mutter erneut zugehen könnte. Die Bedingung lautet: „Ich kann auf die Mutter nur dann zugehen, wenn es wahr ist, daß die Mutter vom Vater unterdrückt war. Da ich aber meinem Vater nicht alleine die Schuld geben kann, muß ich die Gewißheit haben, daß dies ein generelles Problem ist und sich auf so gut wie alle Familien bezieht." Die Abweisung ihrer Thesen durch den Psychoanalytiker führte zu zusätzlichem und häufig anhaltendem Streß. Indem Frau F. die Problematik dem Trainer schilderte und von diesem unerwartet schnell die volle Bestätigung ihrer Thesen bekam, entwickelte sie äußerst starke positive Gefühle.

In diesem Zustand konnte sie sich entschließen, auf die Mutter zuzugehen. Dabei sind neue Bedingungen und Reizkonstellationen entstanden. Diese haben neue Lernprozesse angeregt und von früheren Blockaden enthemmt. Ein neues Verhältnis zum Psychotherapeuten und ihrem Vater wurde dadurch möglich. Sie gab auch ihre rigide These auf, daß alle Männer ihre Frauen unterdrücken und sagte, daß sie dieses Thema in der Zukunft nicht mehr interessiert. Frau F. hatte also ein problematisches und ihre Bedürfnisse blockierendes Verhalten, das durch die Distanz von der Mutter bestimmt war, zusammen mit einem rigiden Erklärungsversuch. Das neue, alternative Verhalten, das daraus bestand, auf die Mutter bedürfnisgerecht und liebevoll zuzugehen, konnte noch nicht verwirklicht werden, weil dafür noch die anregenden Bedingungen fehlten. Indem der Trainer die These von Frau F. als richtig anerkannt hat, und somit bei dieser heftige positive Emotionen auslösen konnte, wurden die nötigen Bedingungen für das alternative Verhalten hergestellt. Die positiven emotionalen Erfahrungen mit dem alternativen Verhalten (liebevoller Umgang mit der Mutter, Verständnis für den Vater und Offenheit dem Psychoanalytiker gegenüber, Aufgabe der starren Interpretationsmuster) haben dieses stabilisiert und das problematische Verhalten deaktiviert.

3. Beispiel

Herr B., 56 Jahre, hat eine große Anzahl von Risikofaktoren für Herzinfarkt (Bluthochdruck, starkes Zigarettenrauchen, hohe Cholesterinwerte, erhebliches Übergewicht, Bewegungsmangel, äußerst fetthaltige Ernährung usw.). Herr B. berichtet, daß er seit der Pubertät immer wieder in anhaltende Aufregungen und Übererregungen gelangt. In solchen Zuständen fühlt er sich hilflos und total unverstanden. Es reicht z. B., daß er auf eine Party geht und annimmt, daß die Gastgeberin glaubt, ein gutes Essen serviert zu haben. Er stellt fest, daß er mehr auf Frauen als auf Männer mit Aufregung, Wut und latente Aggressivität reagiert. Einmal ist eine junge Frau aus einem Parkplatz herausgefahren, ohne abzuwarten, bis er neben sie hereinfährt. Dabei regte er sich so auf, daß er sie im Rückwärtsgang über hundert Meter verfolgte und fürchterlich beschimpfte. Er hatte den Eindruck, so aufgeregt zu sein, daß er „Schaum vor dem Mund" bekam. Täglich trinkt er zwischen 5 und 10 Tassen Kaffee; er liebt auch Coca-Cola. Manchmal leidet er unter derartigen Angstzuständen, daß er einfach stehenbleibt und glaubt, jetzt müsse er sterben. Das übermäßige Essen hat auf ihn eine beruhigende Wirkung, genau wie Alkoholkonsum und Zigarettenrauchen. Vor Bewegung fürchtet er sich, weil er die Öffentlichkeit scheut „aus Angst vor der Angst". Besonders abends kocht er selbst, mindestens zweimal in der Woche brät er eine Gans, ißt diese in zwei Tagen auf und trinkt das Fett. Obwohl er nach dem Essen schwer schläft und in der Arbeit häufig psychophysisch erschöpft ist, wiederholt er die Eßzeremonie aufs Neue. Herr B. ist von Beruf Arzt und arbeitete zum Zeitpunkt des Autonomietrainings in einer Heidelberger Klinik. Dies unterstreicht, daß das gesundheitliche Verhalten weniger vom medizinischen Wissen, sondern mehr von der Reizkonstellation determiniert ist.

Zu Beginn des Trainings, das insgesamt 17 Sitzungen von je 1,5 Stunden umfaßte, fragte der Trainer Herrn B., was sein erwünschtes Verhalten wäre und wie er sich die Trainingsmaßnahmen vorstellt. Herr B.: „Ich bin wie Sie sehen schon in unterschiedlichen Bereichen gefährdet, nicht nur gesundheitlich, sondern auch vom Wohlbefinden. Ich glaube nicht, daß es eine Zauberformel gibt, sondern, wenn überhaupt, dann mehrere Maßnahmen, die ineinandergreifen und mein krankes System wieder zur Gesundung bringen. Ich bin wie ein Damm, der an mehreren Stellen gleichzeitig eingebrochen ist und von Tag zu Tag neue Brüche erlebt." Trainer: „Was ist Ihr zentrales Problem im Leben, d. h. welches Ereignis oder Erlebnis hat Sie am stärksten und nachhaltigsten betroffen?" Herr B.: „Das ist mit Sicherheit der Tod meiner Mutter. Sie starb, als ich neun Jahre alt war, an Herzinfarkt. Seitdem beneide ich alle Menschen, die eine Mutter haben, und fühle, daß meine Mutter sicher die Beste gewesen wäre und bedaure, daß sie starb. Immer, wenn ich solche Gedanken habe, und die habe ich bis heute fast täglich, rege ich mich auf. Ich kann die Vorstellung schlecht ertragen, daß bestimmte Frauen denken könnten, sie seien besser als meine Mutter, obwohl sie diese überhaupt nicht kennen."

Trainer: „Ich werde Ihnen eine Frage stellen mit der Bitte, diese so zu beantworten, wie es Ihrer tiefsten Überzeugung nach stimmt. So wie Sie Ihre Mutter schildern, war sie offenbar eine wunderbare Frau mit viel positiver Ausstrahlung und ausgeprägten Fähigkeiten, z. B. bestens kochen zu können. Sie hatten das große und einmalige, aber leider zu kurz anhaltende Glück, mit Ihrer Mutter zusammen leben zu können. Wenn Sie jetzt sagen, daß Sie sich immer hilflos aufregen über alles, was Sie mit Ihrer Mutter vergleichen, dann haben Sie hier doch wohl ein unerkanntes Problem, das Sie möglicherweise überwinden müssen. Das Problem ist, daß Sie nicht souverän die Überzeugung leben, daß Sie Ihre Mutter geliebt haben und sie einmalig gut war, was bei Ihnen inneres Glück und Ausgeglichenheit hervorrufen könnte, sondern Sie regen sich auf, wenn Sie ihre Mutter mit anderen vergleichen, als müßten Sie diese verteidigen. Ein solches Verhalten könnte bedeuten, daß Sie an Ihrer Mutter zweifeln."

Herr B., tief nachdenkend und emotional angeregt: „Interessant, einen solchen Gesichtspunkt habe ich nie in Erwägung gezogen. Ich gebe Ihnen spontan emotional und intellektuell vollkommen recht. Eigentlich gibt es die innere Nähe trotz äußerer Distanz auch nach dem Tode eines Menschen. Ich glaube, Sie helfen mir, einen Schritt zu vollziehen, vor dem ich mich immer gefürchtet habe, wahrscheinlich weil er in Verbindung mit traumatischen Erinnerungen aus der Kindheit steht, als meine Mutter verstarb. Ich wollte als Kind und später als Erwachsener die Mutter wieder lebendig machen, ich habe sogar als Medizinstudent phantasiert, daß man durch die Verbindung von Naturwissenschaft und Meditation sogar die Toten wieder zurückholen kann und dachte dabei natürlich an meine Mutter. Was Sie hier jetzt in Erwägung ziehen, ist ja wohl, daß ich das wunderbare Wesen meiner Mutter in mir akzeptiere und die noch heute lebendigen Erinnerungen mit ihr, z. B. wie sie mich bekocht hat, bewußt und lustvoll wahrnehme, anstatt sie zu verdrängen. Aus dieser Sicht wirken auch die Vergleiche, die ich zwischen meiner Mutter und anderen Frauen herstelle, objektiv lächerlich und subjektiv schaden sie mir. Ich will heute die Sitzung unterbrechen, um bis zur nächsten Woche genügend Zeit zu haben, um über alles nachzudenken, besonders darüber, ob ich das Verhalten, daß Sie erwähnen, vorteilhaft für mein Wohlbefinden und meine Beziehung zur Mutter einsetzen kann."

In der nächsten Sitzung berichtet Herr B., er hätte sich sehr anfreunden können mit dem Gedanken, an seine Mutter positiv zu denken und diese innerlich voll anzuerkennen. Er glaubt sogar, einen neuen Faktor bei sich entdeckt zu haben. Er hat als Kind gegen die Mutter einen unbewußten Vorwurf erhoben, daß sie so früh verstarb und ihn alleine ließ. Jetzt erlebt er einen solchen Vorwurf als ungerecht, weil sie nichts dafür konnte, so früh sterben zu müssen. Nach dem Tod der Mutter hat er sich häufig gewünscht, auch wie die Mutter an Herzinfarkt zu sterben, bekam aber große Angst, wenn er glaubte, er sei soweit (z. B. sich unwohl fühlte oder Schmerzen im Brustkorb hatte). Plötzlich kam ihm nach der letzten Sitzung auch der Gedanke, daß er sich selbst so zwanghaft bekocht und so endlos viel ißt, sei ein Wunsch, daß ihn die eigene Mutter bekocht und er die stellvertretende Funktion übernimmt und dabei einen nicht zu stillenden Appetit entwickelt. Er beobachtet auch, daß sein Appetit nach der vollen gefühlsmäßigen Akzeptanz seiner Mutter schlagartig abgenommen hat. Dies tut ihm sehr gut, und obwohl er in sieben Tagen nur 1 kg abgenommen hat, kann er diesen Zustand als wohltuend wahrnehmen. Er wiegt noch immer 104 kg bei einer Körpergröße von 1,80 m.

Der Trainer fragt Herrn B.: „Welche Trainingsmaßnahmen würden Sie sich weiter wünschen?" Ich glaube, daß es sehr gut wäre, wenn wir drei Faktoren mit möglicherweise drei unterschiedlichen Methoden beeinflussen könnten: 1. Die Aufgabe des Zigarettenrauchens, 2. die Anregung zur körperlichen Bewegung und 3. die Reduktion von Angstgefühlen, die immer wieder auftauchen. Diese haben sich zwar in der letzten Woche sehr verringert, aber sind ein paarmal doch aufgetreten. Ich rauche über 30 Zigaretten pro Tag, bewege mich in einem Monat höchstens ein paar Stunden beim Einkaufen in der Stadt, sitze immer im Auto." Der Trainer: „Ihr Vorschlag klingt sehr gut. Wir müssen tatsächlich für die drei Ziele drei unterschiedliche Methoden entwerfen, und diese zusammen so gestalten, daß Sie weiter das Gefühl haben, daß Sie selbst mit sich was tun, und nicht der Trainer etwas mit Ihnen." Herr B.: „Das stimmt, anders könnte ich ja nie kompetent werden und vom Trainer eine Abhängigkeit entwickeln." Der Trainer: „Das Autonomietraining stimuliert das Alltagsverhalten und organisiert es nach modernen wissenschaftlichen Prinzipien. Zum Ziel der Angstreduzierung möchte ich Ihnen eine Frage stellen: Haben Sie bei sich einen Zusammenhang feststellen können zwischen Ihrem Kaffee- und Cola-Konsum und Ihren Angstattacken?" Herr B.: „Ja, das stimmt. Besonders an Wochenenden und wenn ich passiv bin, dann viel Kaffee trinke, treten die Angstattacken verstärkt auf. Ich trinke auch Kaffee, wenn ich mich abends fast zu Tode fresse, um noch die genügende Anregung der Darmtätigkeit zu bekommen. Wenn mein Appetit jetzt kontinuierlich abnimmt, werde ich automatisch weniger Kaffee und Cola trinken, um dann zu beobachten, ob sich die Angstattacken reduzieren."

In den nächsten Sitzungen sprach der Trainer das Problem des Rauchens wie folgt an: „Welche Methode schlagen Sie zur Aufgabe des Zigarettenrauchens vor?" Herr B.: „Was haben Sie auf Lager?" Trainer: „Wir können z. B. eine leichte Hypnose durchführen und Ihnen in Zusammenhang mit dem Rauchen genau die Wörter und negativen Gefühle suggerieren, die Sie sich wünschen. Wir können aber auch Übungstexte in der Vorstellung entwerfen, an die Sie immer denken, wenn Sie eine Zigarette rauchen wollen." Herr B.: „Das Rauchen ist bei mir schon eine böse Gewohnheit geworden, und ich glaube, ohne Suggestion schaffe ich diesen Schritt nicht. Dabei würde ich mir nicht eine kleine Suggestion, sondern eine dicke Hypnose wünschen. Sie können mir folgendes suggerieren: Wenn ich rauche, bin ich unselbständig, nervös, und stelle mir die Lunge schwarz und voller Krebs vor. Wenn ich nicht rauche, bin ich innerlich souverän, bester Laune und stelle mir meine Lunge gesund und durchblutet vor. Zum Einschlafen wünsche ich mir ein wunderbares Gefühl, wie ich als Kind geborgen auf einer grünen Wiese liege. Solche Vorstellungen haben bei mir eine enorme wohltuende Bedeutung."

Nach Wiederholung der Übungen in ca. 10 Sitzungen gab Herr B. das Zigarettenrauchen vollkommen auf. Dies ging so weit, daß er sich von Rauchern spontan zurückzieht und angibt, den Zigarettenrauch nicht mehr ertragen zu können. Auf die Frage, mit welcher Methode er seine Bewegung intensivieren möchte, wünscht sich Herr B. eine Kombination von mentalem Training und dem erneuten Einsatz von Hypnose. Er möchte seine Freizeit für ausgedehnte Waldspaziergänge nutzen, bei denen er viel Zeit zum Nachdenken und Fühlen hat. Er möchte sich vorstellen, wie er in der Einsamkeit und der immer intensiveren körperlichen Bewegung, die er selbstverständlich langsam beginnen möchte, weil er zur Zeit noch keine Kondition hat, angenehme Gefühle entwickelt, an unterschiedliche Dinge, u. a. auch seine Mutter, positiv denken kann. Dabei möchte er sich auch die Frage stellen, ob er in der Lage ist, für sich eine Frau zu finden, die zwar in der Ausstrahlung seiner Mutter ähnlich sein muß, die er aber anerkennen und lieben kann, ohne den tödlichen Vergleich mit der Mutter anstellen zu müssen. Dies hat er bisher immer getan, wobei die Mutter die Siegerin war, und die Frauen teilweise tragisch für diese von ihm abgewiesen wurden. Eine solche Frau kennt er bereits, hat aber größte Angst, sich ihr zu nähern. Bis jetzt nahm er an, daß die Mutter es als Verrat ansehen würde, wenn er sich einer anderen Frau anerkennend nähern würde. In der letzten Zeit fühlte er aber, daß seine Mutter viel großzügiger war, und es war in seinem kleinen Geist annahm. Zur Verstärkung der Motivation zur Intensivierung der Bewegung wünscht sich auch die Anwendung der Hypnose. In der Hypnose soll der Drang nach Bewegung und das darauf folgende Wohlbefinden suggeriert werden. Die von Herrn B. gewünschten Übungen wurden sprachlich präzisiert und durchgeführt.

In einer Nachuntersuchung nach fünf Jahren wog Herr B. 71 kg, er nutzte jede Gelegenheit aus, sich körperlich zu bewegen, legte sich ein Fahrrad zu und kombinierte Fahrrad fahren, Waldspaziergänge und leichtes Jogging. Sein Blutdruck und seine Cholesterinwerte normalisierten sich; er rauchte auch in den nächsten fünf Jahren nicht; die Neigung zur hilflosen Übererregung und Aufregung verringerte sich sichtlich. Herr B. lebt noch immer alleine, und hofft noch immer, die Frau seines Lebens zu treffen, die seiner Mutter ähnlich sieht, ist sich aber noch nicht sicher, ob eine solche Hoffnung nur ein frommer Wunsch oder zu verwirklichen ist.

Was geschah im Training mit Herrn B.? Zunächst wurde die kognitiv-emotionale Fehlsteuerung des Verhaltens durch die Korrektur des Verhältnisses von Herrn B. zu seiner verstorbenen Mutter behoben. Dabei wurde ein ganzes Verhaltenssystem verändert, z.B. das übermäßige Essen. Dies konnte dadurch erreicht werden, daß Herr B. durch sein vom Trainer angeregtes Eigenverhalten zunächst die Bedingungen verändert hat, auf die veränderte Reaktionen folgen konnten. Die veränderten Bedingungen entstanden durch die Uminterpretation der Figur der Mutter: Früher wurde sie als schwach, schützenswert und mit unbewußter Vorwurfshaltung wahrgenommen; im Rahmen der neuen Bedingungen wurde sie als stark, positiv und sympathisch erlebt. Diese Interpretation entsprach offensichtlich mehr den tieferen Bedürfnissen von Herrn B., auf die dann bedürfnisbefriedigende und identitätsstabilisierende Reaktionen folgten. Nachdem dann immer neue Verhaltensweisen zu positiven Reaktionen führten, z. B. Wohlbefinden nach der Aufgabe des Zigarettenrauchens, angenehme Erlebnisse beim Waldspaziergang, wurde Herr B. zusätzlich motiviert, solche Bedingungen immer aufs neue herzustellen und aufrechtzuerhalten.

Das Autonomietraining funktioniert deswegen, weil in ihm die Verwirklichung von Verhaltensweisen und Bedingungen erstrebt werden, die das Individuum wirklich will und aufgrund des erlernten und latent vorhandenen Verhaltensrepertoires auch verwirklichen kann. Würde das Autonomietraining ein abstraktes, z. B. normenkonformes Ziel, erstreben, das der Bedürfnisstruktur der Person aber fern läge, dann könnte die Zielsetzung nicht verwirklicht werden, auch wenn sie noch so logisch und einsichtsvoll wäre.

Im folgenden sollen kurzgefaßt einige Probleme und Problemlösungen aufgeführt werden, die in der Praxis des Autonomietrainings bei unterschiedlichen Personen auftraten, ohne die angewandten Methoden ausführlich darzustellen.

- Frau H. erstrebt zunächst große und symbiotische Nähe zu Männern, sobald enge Beziehungen verwirklicht sind, bekommt sie panische Angst und fällt in tiefe Depressionen. In der Analyse stellt sich heraus, daß sie ihren Vater immer dann mochte, wenn er sich entzog und sie um ihn kämpfen mußte. Sie verspürte Abneigung, wenn er sich ihr in aufdringlicher Weise näherte. Frau H. hat nie gelernt, eine verwirklichte Nähe genießen zu können. Weil sie aber trotzdem Nähe erstrebte, fiel sie zunehmend in tiefe Depressionen. Sie hat im physischen Bereich eine Menge Risikofaktoren, z. B. Alkoholkonsum, Zigarettenrauchen, Fehlernährung, Vater und Mutter vor dem 55. Lebensjahr an Krebs verstorben usw. Im Autonomietraining lernt Frau S. zunächst, sich aus allen Beziehungen und Versuchen, eine für sie unerträgliche Nähe herzustellen, zu entziehen. Sie lernt, aus der Distanz durch kleine Schritte eine erträgliche Nähe zu gestalten. Acht Jahre nach dem Autonomietraining baut sie eine engere Freundschaft auf, erklärt dem Partner ihr Problem, so daß sich dieser auf ihren Wunsch jederzeit auf größere Distanz begibt. Von Jahr zu Jahr verbesserte sich ihr Wohlbefinden und verringerten sich die Depressionen.

- Herr Z. leidet seit drei Jahren durch die Abweisung von seitens seines Arbeitgebers. Dieser blamiert ihn täglich vor versammelter Mannschaft. Er stellt ein ähnliches Verhalten wie bei seinem Vater fest, der ihn ebenfalls häufig öffentlich kritisiert hat. Von Tag zu Tag hofft Herr Z., daß sich die Abneigung seines Chefs eines Tages in Zuneigung umwandelt könnte, was aber nie eintrifft. Herr Z. litt an schwerer Gastritis und hatte mehrere Magengeschwüre. Er war erblich für Magenkrebs belastet (Vater und Mutter starben an dieser Krankheit). Er rauchte, genoß mehr Alkohol, als es seine Gesundheit erlauben würde und ernährte sich trotz ärztlicher Warnung ungesund. Herr Z. lernte im Autonomietraining ein alternatives Verhalten, das die Kommunikationsform mit seinem Chef grundlegend verändert hat. Zunächst beantwortete sich Herr Z. selber die Frage, ob er lieber eine Kündigung in Kauf nehmen würde oder lieber fortfahren möchte, in der gewohnten Form zu leiden. Er bevorzugte den Abbruch des Arbeitsverhältnisses und war bereit, zunächst neue Verhaltensweisen dem Chef gegenüber auszuprobieren. Er stellte z. B. dem Chef nach dessen irrationaler Kritik die Frage, ob es diesem um die Sache geht oder um sein gewohntes Bedürfnis, sich an ihm ausleben zu dürfen wie bisher. Als der Chef bemerkte, daß die Arbeitskollegen Herrn Z. verstanden, änderte dieser sein Verhalten. Herr Z. lernte im Autonomietraining, die Motive und die Pathologie seines Chefs zu erkennen und so zu steuern, so daß sich daraus sogar gegenseitige Anerkennung entwickelte. Eines Tages gab der Chef sogar zu, sich bewußt zu sein, häufig ungerecht gehandelt zu haben und das dies daran liegt, daß Herr Z. ihn an seinen älteren und fähigeren Bruder erinnert, der ihn immer unterdrücken wollte. Als der Chef erfuhr, daß sich Herr Z. immer vom Vater unterdrückt gefühlt hatte, kamen bei diesem besondere Schutzreaktionen Z. gegenüber zum Vorschein. In der

Nachuntersuchung zeigte sich, daß sich die Magenprobleme von Herrn Z. wesentlich verringert hatten, ebenso sein Alkoholkonsum. Herr Z.: „Im Autonomietraining habe ich gelernt, solange an den zwischenmenschlichen Bedingungen zu lernen, bis ich die erwünschten Zustände erreiche. Selbst wenn solch ein Vorgehen sehr mühsam ist, führt es letztendlich immer zum Erfolg. Dies verstärkt bei mir das Gefühl, kompetent zu sein und nicht so hilflos an die Situation ausgeliefert sein zu müssen."

- Herr N., 50 Jahre, lebte drei Jahre als Witwer. Er betonte, daß seine Kindheit in Ordnung war, und er hätte eine gute Ehe geführt. Sein Problem ist, daß er sich seit Jahren unwohl fühlt, einerlei, was er tut oder nicht. Wenn er gut ißt, fühlt er sich ebenso unwohl als wenn er nicht gut ißt usw. Auf die Frage, was er tun könnte, um seine Lage zu verbessern, kann er keine Antwort finden. Auf die Frage, ob er täglich eine neue Aktivität ausprobieren könnten, um herauszufinden, ob diese das Wohlbefinden verbesserte, stimmte Herr N. halbherzig zu. Nach drei Sitzungen wird das Autonomietraining unterbrochen, weil Herr N. nicht glaubt, daß es eine solche Aktivität gibt und er auch nicht glaubt, daß ein Training notwendig ist. Nach einem Jahr ruft Herr N. den Trainer an und berichtet diesem, daß er heimlich nie aufgegeben hat, eine wohltuende Aktivität zu suchen, so wie er dies im Autonomietraining gelernt hat. Nun möchte er berichten, daß er eine solche Aktivität gefunden hat, und zwar durch die Hilfe eines Freundes. Dieser teilte ihm mit, daß er sehr depressiv wirken würde. Daraufhin war Herr N. geschockt, weil er annehmen mußte, daß sein Unwohlsein mit der Depression zusammenhängen würde. Er erinnerte sich an die Worte des Autonomietrainers, daß eine ungenügende Anregung der Hirnfunktionen mit depressiven Gefühlen zusammenhängen würde. Einige Tage danach ging er an einem Fahrradgeschäft vorbei und kaufte sich ein Fahrrad, das ihm sehr gefiel. Ab da fuhr er täglich Fahrrad und fühlte sich dabei äußerst wohl.

Herr N. wurde im Autonomietraining nur über ein allgemeines Verhaltensmodell informiert, das er selbst Jahre danach mit Inhalt ausfüllte. Solche Phänomene treten im Autonomietraining häufig auf.

Methodischer Teil

Methode der Beweisführung: Die prospektive Interventionsstudie unter experimentellen Bedingungen

Die moderne Epidemiologie aber auch andere Fachrichtungen wie Psychologie oder Psychosomatik wendet in der empirischen Forschung unterschiedliche Methoden an mit dem Ziel Ursachenforschung zu betreiben. In der Regel sind alle angewandten Methoden nicht geeignet ursächliche oder mitursächliche Zusammenhänge nachzuweisen. Sie können nur als Methoden zur Bildung von Hypothesen bezeichnet werden. In der Regel werden in prospektiven oder retrospektiven oder semiprospektiven Studien Korrelationen zwischen einem Faktor und einer bestimmten chronischen Erkrankung aufgezeigt. Die Korrelationen müssen keineswegs auf ursächliche Faktoren hinweisen.

Die von uns entwickelte Methode der prospektiven Interventionsstudie soll diesen Mangel aufheben und zwar durch folgende methodische Vorgehensweise:

1. Die Daten werden prospektiv, d.h. vor dem Eintreten der Erkrankung erfaßt.

2. Die Hypothesen werden vor der Datenerfassung aufgestellt und keineswegs nach dem vorliegenden Ergebnis (z.B. nachdem eine bestimmte chronische Erkrankung aufgetreten ist. Diese Forderung ist nicht nur formalistisch, sondern der Ausdruck folgender Überzeugung: wenn die Hypothesen aufgrund von eingetretenen empirischen Ergebnissen formuliert werden handelt es sich in der Regel um zufällig signifikante Zusammenhänge, die wenig Chancen haben in Replikationen bestätigt zu werden.

3. Die erfaßten Gruppen, auf die sich die Hypothesen beziehen, müssen klar definiert sein, im Hinblick auf die Anwesenheit und Abwesenheit bestimmter Faktoren, die Gegenstand der Forschung sind. So kann beispielsweise eine Gruppe nur Zigaretten rauchen ohne regelmäßigen Alkoholkonsum, die zweite Gruppe kann regelmäßig Alkohol trinken ohne zu rauchen, die dritte Gruppe kann rauchen und Alkohol konsumieren und die vierte Gruppe raucht nicht und trinkt nicht. Die so deutlich markierten Gruppen müssen nach der Datenerfassung deutlich gekennzeichnet werden und auf diese müssen dann präzise Hypothesen formuliert werden. Eigentlich handelt es sich nur in diesem Fall um prospektive Studien, weil sowohl die Datenerfassung als auch die Hypothesenbildung vor dem Eintreten des Kriteriums erfolgte (z.B. dem Auftreten der chronischen Erkrankung). Gruppen, bei denen das Vorhandensein bestimmter und der Ausschluß anderer Daten nicht nachvollziehbar ist (z.B. Zigarettenraucher mit unbekannten Trinkgewohnheiten oder Exraucher und Extrinker) müssen aus der prospektiven Studie eliminiert werden. Wenn beispielsweise die familiäre Disposition für bestimmte Krebserkrankungen erforscht wird, können einerseits Personen einbezogen werden bei denen Vater und Mutter bis zum 75. Lebensjahr verstorben oder erkrankt sind, wobei als Kontrollgruppen nur Personen genommen werden, bei denen beide Elternteile noch bis zum 75. Lebensjahr leben ohne an einer Krebserkrankung erkrankt zu sein. Personen bei denen die Eltern aus anderen Ursachen früh verstorben sind, müssen aus

der Studie eliminiert werden, weil wir nicht wissen können ob ihre Eltern bis zum 75. Lebensjahr an der zu erforschenden Krebsart erkranken würden. Die moderne Epidemiologie und empirische Psychologie sind voller Beispiele, daß dort nicht mit rein definierten Gruppen gearbeitet wird, so daß die Wirkung von bedeutenden Co-Faktoren nicht erforscht werden kann.

4. Mitursächliche Zusammenhänge können nur im randomisierten Interventionsexperiment nachgewiesen werden. Wenn ein Faktor, beziehungsweise eine Faktorenkonstellation bei klar definierten Gruppen einer Erkrankung vorausgeht, dann ist das ein Hinweis, daß es sich um mitursächliche Zusammenhänge zwischen dem Faktor und der späteren Erkrankung handeln könnte aber noch kein Beweis. Der Beweis kann in Interventionsstudien unter folgenden Bedingungen erbracht werden:

a) Es werden zwei im Alter, Geschlecht und dem massiven Auftreten von Risikofaktoren vergleichbare Gruppen gebildet. Per Zufall wird eine Gruppe in die Interventionsgruppe und eine Gruppe in die nicht behandelte Kontrollgruppe eingeteilt (es können auch drei Gruppen gebildet werden, wobei die dritte Gruppe die Plazebogruppe ist, die eine nicht spezifische Intervention erhält). Die Einteilung per Zufall, zum Beispiel nach dem Lossystem ist deswegen sehr wichtig, weil sich dabei alle erfaßten und nicht erfaßten Eigenschaften nach dem Gesetz der Randomisierung gleichermaßen in der Kontrollgruppe und in der zu behandelten Gruppe verteilen. Der einzige Unterschied in beiden Gruppen ist nur, daß die eine Gruppe die Intervention bekommt, die andere Gruppe nicht.

b) Es werden Daten vor und nach der erfolgten Intervention erfaßt. Nach der Intervention wird der Erfolg in der Subgruppe vorhergesagt, in der sich die erfaßten Risikofaktoren nach der Therapie positiv verändert haben (z.B. einer Personengruppe, die nach der Therapie das Rauchen tatsächlich aufgegeben hat). Auch in der nicht behandelten Kontrollgruppe oder in der Plazebogruppe werden Personen isoliert, bei denen sich spontan die Risikofaktoren bei der zweiten Messung verbessert haben. Auch in dieser Gruppe wird ein vermindertes Auftreten von bestimmten chronischen Erkrankungen vorhergesagt. Der Vergleich der positiven Veränderungen von Risikofaktoren in der therapierten und in der nicht behandelten Kontrollgruppe erlaubt die Effektivität von Interventionsmaßnahmen zu berechnen. Wenn die Vorhersagen über den Effekt von Interventionen Jahre nach der Intervention stimmen und signifikant sind, ist die Vermutung eines Zusammenhanges zwischen einem Faktor und einer Erkrankung erhärtet.

Bei der experimentellen Intervention ist es sehr wichtig, die Qualität der erstrebten und erreichten Veränderungen genau zu beschreiben (z.B. Aufgabe des Zigarettenrauchens durch Hypnose oder Verbesserung der Selbstregulation durch Stimulierung der Eigenaktivität; Anregung des Glaubens an die medizinische Behandlung in Kombination mit einer Verbesserung der Selbstregulation usw.). Auch in der Intervention und ihrer theoretischen Begründung bleibt die Konzeption dem systemischen Ansatz treu, d.h. sie sucht nicht nach einem, von anderen Bedingungen unabhängigen „Heilfaktor", sondern ist sich der Tatsache bewußt, daß es auf die Wirkung mehrerer Faktoren ankommt (z.B. auf die Erreichung von Wohlbefinden durch Umstellung der Ernährung, Anregung des Selbstvertrauens usw.). Trotzdem wird der *generelle Faktor* der Intervention beschrieben und erfaßt, z.B. der Verhaltensfaktor „Verbesserung der Selbstregulation" – und zwar in dem Wissen, daß zur Verbesserung der Selbstregulation viele Faktoren beitragen.

Zusätzlich ist es wichtig die Experimente mehrfach zu wiederholen und relevante Co-Faktoren soweit wie möglich zu erfassen.

Sowohl die epidemiologische Studien als auch die Therapieexperimente müssen intern und extern repliziert werden (d. h. durch die eigenen und durch andere Forschungsgruppen). Dabei ist die Methode mit interner Replikation mit externer Kontrolle besonders wichtig. Bei diesem Studientyp wird beispielsweise eine zehnjährige prospektive Interventionsstudie in einer weiteren sechsjährigen Beobachtungsperiode durch ein unabhängiges Forschungsteam kontrolliert. Danach werden die Ergebnisse aus beiden Beobachtungsperioden verglichen. Diese Methode ist beispielsweise in der empirischen Studie von Grossarth-Maticek angewandt worden (Eysenck 1993). Auch die Methode der Datenerfassung (z. B. die Umgangsform des Interviewers mit dem Befragten und die experimentellen Bedingungen bei der Datenerfassung) muß derart exakt beschrieben werden, daß eine wirkliche externe Replikation möglich ist.

Die Datenerfassung und Dokumentation muß so ausgeführt werden, daß die Garantie besteht bei der Nachuntersuchung einen großen Prozentsatz der Befragten wieder zu finden, weil es sonst zu einer Verzerrung der Ergebnisse kommen kann. Wir haben beispielsweise das Problem so gelöst, daß wir bei der Befragung nicht nur die Adresse, sondern auch mehrere Referenzadressen erfaßt haben.

Für die hier berichtete Methode reichen deskriptive statistische Methoden aus, bei denen die deskriptiven Gruppen nach der Datenerfassung ausgebildet wurden und dann zusammen mit den formulierten Hypothesen mit dem empirischen Ergebnis Jahre danach konfrontiert wurden. In unseren prospektiven Studien von 1965 (wobei die Mortalität 1976 erfaßt wurde) und in den Studien aus den Jahren 1971/72 wurden unterschiedliche komplexe, multivariate statistische Verfahrensweisen angewandt, u. a. mit dem Ziel die wichtigsten Determinanten für bestimmte Erkrankungen herauszuarbeiten und sie von den weniger wichtigen zu trennen. Abgesehen davon, daß unterschiedliche statistische Methoden aus derselben Datenbank in bezug auf dieselbe Erkrankung unterschiedliche Ergebnisse als die jeweils wichtigsten herausstellten, konnte der spezifische, systemische Kontext von anderen Variablen ungenügend berücksichtigt werden, die für die Wirkung des angeblich „allerwichtigsten" Faktors maßgeblich mit beteiligt war.

So stellte sich beispielsweise bei einigen Auswertungen heraus, daß das rationale-antiemotionale Verhalten bei der Entstehung von Krebs und Herzinfarkt eines der wichtigsten Komponenten sei. Dabei haben die Statistiker übersehen, daß die Wirkung der erwähnten Variablen von mindestens dreißig anderen Variablen maßgeblich abhängt und ohne diese Co-Faktoren überhaupt keine Wirkung ausübt. Leider gibt es bis heute keine Statistik, die komplexe Interaktionen von einer sehr großen Anzahl von Variablen erfassen kann und somit Ansprüchen des systemischen Denkens gerecht wird. Die Idee, daß ein langer Fragebogen, z. B. von 105 Fragen nach einer sogenannten Item-Analyse auf eine kleine Anzahl von Fragen reduziert werden kann, die am stärksten mit dem Kriterium zusammenhängen, ist eine nicht hypothesenkonforme Auswertung, die den ursprünglichen systemischen Ansatz bei der Konstruktion des ersten Entwurfes mißachtet. Wir haben beispielsweise einen Fragebogen zur Selbstregulation von 105 Fragen, der eine sehr hohe Vorhersagekraft hat, nach Item-Analysen auf 25 „beste" Fragen gekürzt und ihn erneut prospektiv eingesetzt mit dem Ergebnis, daß die Vorhersagen um ein Vielfaches schlechter waren.

In den gesamten komplexen statistischen Auswertungen unserer prospektiven Studien konnten wir nicht einen einzigen Wirkungsfaktor finden, der für sich alleine ohne die Wechselwirkungen mit anderen Faktoren eine erhebliche, starke gesundheitserhaltende oder krankheitserzeugende Wirkung entfaltet. Dabei haben wir sehr relevante Faktoren erfaßt (z.B. Zigarettenrauchen, Alkoholkonsum, Streß, erbliche Belastung, Blutdruck, Blutzucker, Cholesterin im Blut usw.). Da das systemische Denken von der Idee ausgeht, daß viele unterschiedliche Faktoren in komplexe Interaktionen treten für deren Komplexität es derzeit keine statistische Auswertungsmethoden gibt, nehmen wir an, daß die deskriptive Darstellung, in der die erfaßten Variablen in den einzelnen Gruppen gekennzeichnet sind und deren Vergleichbarkeit in bezug auf die erfaßten Merkmale garantiert ist, die beste statistische Methode darstellt.

Da wir mit relativ großen Gruppen arbeiten und mit der angewandten Methode deutliche Ergebnisse erzielen (auch mit geringer Verweigerung und hohem Prozentsatz erfolgreicher Nachuntersuchung) bestätigt sich die deskriptive Methode ebenfalls. Komplexe statistische Verfahrensweisen, wie beispielsweise die Faktorenanalyse, dienen häufig nur dazu, daß aus einem Bündel undurchsichtiger Daten und schwach begründeter oder fehlender Hypothesen nach dem Vorliegen der Kriterien zum Beispiel eine chronische Erkrankung nach den besten Ergebnissen gesucht wird. Häufig überdecken komplexe statistische Verfahrensweisen die Tatsache, daß die Gruppen, die im statistischen Verfahren verglichen werden, in Wirklichkeit gar nicht vergleichbar sind. Da der systemische Ansatz nicht von der ursächlichen Wirkung eines Faktors ausgeht, sondern von der Wechselwirkung einer großen Anzahl von interagierenden Faktoren (z.B. im Begriff der Selbstregulation, also der Eigenaktivität, die zu Wohlbefinden führt, sind viele unterschiedliche Bereiche integriert), macht es überhaupt keinen Sinn den wichtigsten Faktor (den es übrigens auch nicht gibt) durch komplexe statistische Verfahrensweisen identifizieren zu wollen. Die deskriptive Statistik im Rahmen des systemischen Ansatzes leistet mehr als komplexe statistische Verfahrensweisen, weil in ihr mehrere streng hypothesengeleitete definierte Gruppen und ihre Wechselwirkungen dokumentiert werden können, um sie dann mit dem Ergebnis zu konfrontieren, z.B. mit der Mortalität nach 15 Beobachtungsjahren.

Dabei besteht die Garantie, daß keine Ergebnisse gesucht und gefunden werden, die erst nach der Erfassung des Kriteriums zutage treten, weil diese in der Regel zufälliger Natur sind und keiner Replikation standhalten. Unser systemischer Ansatz ist eine rein deduktive Methode, die die induktive Methode nur im Bereich der Hypothesenbildung nicht aber in die wissenschaftliche Beweisführung einbaut. Abschließend ist zu betonen, daß sich die hier dargestellte Methodologie auf den Stand des Jahres 1973 bezieht, in dem die sogenannte dritte Generation unserer prospektiven Studie begonnen hat und sich bis in das Jahr 1978 ausdehnte. Viele Erfahrungen bis zum heutigen Tag bestätigen die Richtigkeit der methodischen Konzeption. Aus diesem Grund halten wir die Methode für so wichtig, daß sie international diskutiert werden muß weil es zu ihr in der Methode der Beweisführung von mitursächlichen Zusammenhängen möglicherweise keine Alternative gibt.

Interventionsmaßnahmen der präventiven Verhaltensmedizin

Um mitursächliche Zusammenhänge zu beweisen benötigt die synergistische Epidemiologie und präventive Verhaltensmedizin eine effektive verhaltenstherapeutische Maßnahme bzw. ein effektives, wissenschaftlich begründetes Beratungssystem. Ein solches System sollte neben seiner Effektivität auch nur sehr kurze Zeit in Anspruch nehmen, in der Regel nicht mehr als einige Stunden. Zu diesem Zweck wurde das von Grossarth-Maticek entwickelte Autonomietraining oder Training zur Anregung der Selbstregulation entworfen. Das Verhaltenstraining gehört in den Bereich der systemischen und kognitiven Verhaltenstherapie, d.h. es werden Lernprinzipien benutzt im Rahmen von systemischen Analysen und kognitiven Prozessen. Unser zentraler Begriff der Selbstregulation bezieht sich auf jede individuelle Aktivität (Verhalten, Interpretieren, Agieren), die in der Lage ist, Bedingungen im Organismus und der sozialen Umwelt herzustellen, die zu Bedürfnisbefriedigung und Wohlbefinden führen. Wenn ein bestimmtes Verhalten zu Wohlbefinden führt, wird in der Regel nicht nur ein Bereich angeregt (z.B. gesunde Ernährung, Bewegung), sondern es wird nach dem Schleppnetzeffekt ein ganzes System von in Wechselwirkung stehenden Faktoren aktiviert. Dasselbe gilt auch dann, wenn die Selbstregulation chronisch gehemmt ist. Die Selbstregulation ist dann gehemmt, wenn ein Mensch negativ wirkende Bedingungen aufrechterhält und nicht in der Lage ist Verhaltensweisen zu entwickeln, die die negativen Wirkungen verringern.

Das Autonomietraining sucht die optimale Anregung für die individuell spezifische Bedürfnisstruktur eines Menschen durch die Entfaltung der dafür nötigen Verhaltensstrategien (die zur Herstellung der benötigten Bedingungen beitragen). Das Autonomietraining konzentriert sich auf die Aktivierung allgemeiner Verhaltenspotenzen in bezug auf die Aufrechterhaltung der Gesundheit und ist eher ein Beratungs- als ein therapeutisches System.

Das wichtigste Ziel des Autonomietrainings ist es, die Person anzuregen solche Aktivitäten zu entfalten, die eine positive Veränderung nach dem Schleppnetzprinzip bewirken, d.h. daß mehrere interagierende Faktoren, die zu Wohlbefinden und Bedürfnisbefriedigung führen, angeregt werden und mehrere interagierende Faktoren, die zu Unwohlsein führen deaktiviert werden.

Um seine Ziele zu erreichen hat das Autonomietraining unterschiedliche Methoden entwickelt. Der erste Schritt ist die Selbstbeobachtung, durch die die Person veranlaßt wird, negative und positive Faktoren bei sich zu beobachten. Zu Beginn des Trainings erfolgt eine Aufklärung über die Ziele des Autonomietrainings und dessen Konzeption. Der Trainer hat unterschiedliche Methoden zur Verfügung um die Selbstregulation anzuregen. Er kann beispielsweise fragen, was würden Sie tun, um ihre Probleme zu lösen und Wohlbefinden zu erreichen, in der Hoffnung, daß dabei die Selbstregulation angeregt wird. Der Trainer kann in Zusammenarbeit mit der Person unterschiedliche auf ihre Problematik zugeschnittene Übungen kreieren oder mit paradoxen Methoden die Selbstregulation anzuregen versuchen. Er kann auch auf der Beratungsebene bleiben und der Person Informationen geben, wie sie selbst vorgehen kann, um ihre Selbstregulation zu verbessern. Da das Autonomietraining ebenso wie die synergistische Epidemiologie nicht monokausal konzipiert ist, also nicht die Annahme vertritt, daß ein Faktor besonders wirksam ist (z.B. die Äußerung von Gefühlen, die Aufhebung einer Verdrängung und Aufarbeitung eines Konfliktes usw.), wird in den Blickpunkt nur die erfolgreiche Selbstregulation rücken im Wissen, daß diese durch die Wirkung unterschiedlicher Faktoren und deren Wechselwirkung erreicht werden kann. So kann eine Person beispielsweise ihre Selbstregulation verbessern, indem sie sich mehr bewegt und die Ernährung umstellt, während sich eine zweite Person in der Selbstregulation verbessern kann, indem sie ihre Partnerbeziehung neu überdenkt und sich von negativen Beziehungen distanziert.

Kritik der psychosomatischen und epidemiologischen Literatur aus der Sicht der synergistischen Epidemiologie

– Mangelhafte Berücksichtigung des Kontextes
– ungenügende Berücksichtigung der Anwendungsbedingungen von Meßinstrumenten

Wie wichtig die Frage nach dem Kontext ist, soll ein Beispiel aus der eigenen Forschungspraxis erläutern.

In der Befragung 1973 von den ersten 3 517 Personen standen 79 Personen unter einem extremen Streß, der höchstens 1 Jahr rückwirkend anhielt. Die Personen litten an generalisiertem Sinnverlust, einer Blockade der gesamten Gefühls- und Bedürfnisäußerung und zeigten eine anhaltende reaktive Depression. Sie hatten chronische Hemmungen nach ungünstigen Lebensereignissen, z.B. Tod oder Trennung von einer wichtigen Person, arrangierten sich mit der Hemmung und gaben die Ansprüche auf das eigene erfüllte Leben vollkommen auf; sie zeigten eine psychophysische Apathie mit anhaltender psychophysischer Erschöpfung.

Dieser Gruppe von Personen stellten wir eine Kontrollgruppe von 79 Personen gegenüber, die in Alter, Geschlecht, erbliche Belastung, Zigarettenrauchen, Alkoholkonsum und anderen Faktoren vergleichbar waren, mit dem Unterschied, daß sie keinen Streß aufwiesen und sich wohl fühlten. Im Jahre 1988 wurden beide Gruppe auf Krebsmortalität und Inzidenz untersucht. In der Streßgruppe erkrankten 41 Personen an Krebs (51,2%), während in der Kontrollgruppe nur 6 Personen an Krebs erkrankten (7,6%). Der Unterschied ist hochsignifikant, und er würde auf den ersten Blick dafür sprechen, daß hier die Krebserkrankung rein durch psychologische Faktoren entstanden ist. Obwohl wir nicht von einer Krebspersönlichkeit sprechen, könnte man in diesem Fall einen direkten Zusammenhang zwischen Streß und der Krebsentstehung postulieren.

Nun wurden ein Jahr nach der ersten Messung, im Jahre 1974 und zwei Jahre danach (1975) erneut die Risikofaktoren in beiden Gruppen gemessen. Dabei zeigte sich, daß sich in der Gruppe mit extremem Streß die physischen Risikofaktoren bedeutend verschlechtert hatten, d.h. sie waren jetzt stärker ausgeprägt als in der Kontrollgruppe, die 1973 noch mit der Streßgruppe vergleichbar war. Der Zigarettenkonsum verdoppelte sich fast, von ursprünglich 16 Zigaretten pro Tag auf durchschnittlich 28 Zigaretten; der Alkoholkonsum stieg von 47 g pro Tag im Jahre 1973 auf durchschnittlich 83 g pro Tag 1974. In der Kontrollgruppe blieb der Zigaretten- und Alkoholkonsum konstant (durchschnittlich 17 Zigaretten pro Tag und 43 g Alkohol). Bedeutend stieg in der Streßgruppe auch der Konsum von Beruhigungsmitteln (z.B. Valium von 6% im Jahre 1973 auf 51% im Jahre 1975), Schmerz- und Schlafmitteln.

Obwohl die Personen schlecht schliefen und psychophysisch erschöpft waren, stürzten sie sich hyperaktiv in Arbeit und beachteten die Symptome ihrer Erkrankungen nicht und ließen diese in der Regel ungenügend medizinisch behandelt (z. B. chronische Bronchitis oder Gastritis). Die beschriebenen medizinischen Risikofaktoren stiegen bei 45 Personen sehr stark an; in dieser Gruppe befanden sich 36 der 41 Krebspatienten. Die restlichen 5 Krebspatienten befanden sich in der Gruppe von 34 Personen, bei denen der Anstieg physischer Risikofaktoren auch vorhanden war, jedoch nicht so extrem ausgeprägt.

Die hier berichteten zusätzlichen Faktoren zeigen, wie kontextabhängig ein Risikofaktor ist, in diesem Fall die psychophysische Erschöpfung nach anhaltenden und schwer zu bewältigenden Streßerlebnissen. Wir haben in der hier berichteten Studie eine dritte Kontrollgruppe von in Alter und Geschlecht vergleichbaren Personen ausgewählt, die nicht unter Streß standen, aber eine extreme Ausprägung von den obigen Risikofaktoren schon im Jahre 1973 hatten. In dieser dritten Gruppe erkrankten 10 Personen an Krebs (12,6%). In der gestreßten Gruppe, in der sich die physischen Risikofaktoren erst nachträglich entwickelt haben, waren die Krebserkrankungen also ca. 4 mal häufiger als in der nichtgestreßten Gruppe, bei der nur die physischen Faktoren ausgeprägt waren. Auch in der Gruppe mit stark ausgeprägten physischen Faktoren war die Rate an Krebserkrankungen höher als in der Gruppe ohne Streß und mit moderaten physischen Faktoren (um das 1,7fache höher). Hier zeigen sich synergistische Effekte zwischen Streß und physischen Risikofaktoren wahrscheinlich in dem Sinne, daß die durch den Streß verstärkten Risikofaktoren die Krebsentstehung angeregt haben, während der Streß die Tumorausprägung angeregt hat.

Ein ebenso schlimmer Fehler wie die Nichtbeachtung von relevanten Kontexten und Wechselwirkungen ist die vollkommen unzureichende Methode in der empirischen Psychologie, Psychosomatik und Epidemiologie beim Einsatz von Meßinstrumenten. Dieser Einsatz erfolgt in der Regel ohne die Erforschung und Festlegung von Bedingungen der Anwendung. Man geht stillschweigend davon aus, daß ein Fragebogen als Reiz immer wieder unter den unterschiedlichsten äußeren und inneren Bedingungen zu derselben Antwortstruktur führen muß (falls der Fragebogen den Anspruch erhebt, reliabel zu sein).

Eine solche naive Vorstellung hat sich beispielsweise in der empirischen Psychologie, Psychosomatik und Epidemiologie unreflektiert etabliert, obwohl eine solche Konzeption in der theoretischen Physik oder dem naturwissenschaftlichen Experiment nicht haltbar ist. Die Naturwissenschaft kann z. B. genau beschreiben, unter welchen äußeren Bedingungen ein Experiment zu positiven oder negativen Ergebnissen führt. Die theoretische Physik kann zeigen, daß das Ergebnis vom Zustand des Beobachters bzw. der Anordnung der Beobachtung abhängt *(Heisenbergsche Unschärferelation)*. Trotzdem hat die empirische Psychologie weltweit in keiner Arbeit Experimente zu spezifischen Anwendungsbedingungen durchgeführt, mit dem Ziel, Anweisungen für den Einsatz der Meßinstrumente zu geben. Dies hat zur Folge, daß die Forschungsergebnisse bei unterschiedlichen, z. B. psychoonkologischen Fragestellungen, in der Regel widersprüchlich und nicht auf einen Nenner zu bringen sind. Verschiedene Autoren, die zusammenfassende „Metaanalysen" durchführen von Arbeiten, die sich auf ein Thema konzentrieren, reflektieren ebenfalls die unterschiedlichen Bedingungen bei der Datenerfassung nicht und suggerieren somit fälschlich eine Vergleichbarkeit von Studien, die in Wirklichkeit unvergleichbar sind. Somit wird eine völlige Verwirrung und pseudowissenschaftliche Situation mit dem Anspruch auf Objektivität hergestellt.

Um aus der oben beschriebenen Konfusion herauszukommen, haben wir (Grossarth, Eysenck und Boyle, 1995) unterschiedliche Experimente zu den Anwendungsbedingungen unserer Meßinstrumente durchgeführt mit folgendem allgemeinen Ergebnis: Spezifische Anwendungsbedingungen führen beim Einsatz derselben Meßinstrumente zu jeweils unterschiedlichen, aber charakteristischen Ergebnissen. Aus diesem Grund ist es extrem wichtig, die experimentellen Bedingungen, unter denen ein Meßinstrument eingesetzt wird, genau zu beschreiben. Die Ergebnisse psychologischer Befragung, aber auch die Befragung hinsichtlich physischer Risikofaktoren, die vom psychischen Zustand abhängig sind (z. B. die Frage nach der Menge des Rauchens oder Trinkens) sind relativ und nicht absolut, d. h. abhängig vom Bedingungsgefüge, in dem die Daten erfaßt worden sind. Unsere methodischen Experimente zeigten z. B., daß Personen, die nach Zigaretten- und Alkoholkonsum befragt werden, weniger Konsum angeben, wenn sie *vor* dem Einsatz eines psychosozialen Fragebogens gefragt werden, als wenn sie *nach* dem Einsatz des Fragebogens gefragt werden (Grossarth und Eysenck, 1991).

Ein solches Ergebnis hat große Bedeutung für Replikationsstudien, weil dabei nahegelegt wird, daß eine echte Replikation die experimentellen Bedingungen der Datenerfassung genau einhalten muß und nicht die Daten unter Bedingungen erfaßten kann, die dem ursprünglichen Experiment fremd sind. Auch hier soll über Ergebnisse aus der eigenen Forschung beispielhaft berichtet werden.

Wir haben beispielsweise in der Erfassung der Daten mit Fragebögen in bezug auf die Grossarthsche Typologie die Interviews unter unterschiedlichen experimentellen Bedingungen durchgeführt. So hat z. B. eine Gruppe vor der Befragung eine halbe Stunde frei über Ereignisse und Erfahrungen berichtet, die für die Person positiv oder negativ waren und über die typischen persönlichen Reaktionen in diesen Situationen. Die Befragung begann in dem Moment, in dem der Proband hoch motiviert war, über die eigenen Verhaltensweisen zu reflektieren. Dabei wurde die Person bei jeder Frage befragt, wie sie die Frage versteht, und die Person durfte selbst an den Interviewer Verständnisfragen stellen (zu jeder Frage hatte der Interviewer noch eine Erklärung, welches Phänomen die Frage präzise erfassen soll). Eine andere Gruppe bekam den Fragebogen zur Beantwortung nur vorgelegt, ohne die einführenden Vorgespräche zum Zweck der Herstellung einer konstanten kognitiv-emotionalen Situation.

Jahre nach der Befragung wurden die Todesursachen erfaßt, mit einem klaren Ergebnis: Eine Vorhersage durch das Typ-I- und Typ-II-Verhalten (in Abgrenzung zum Typ-IV-Verhalten) war nur unter der ersten Bedingung möglich. In einem zweiten Experiment wurden zwei Gruppen 1974 zunächst in der chirurgischen Universitätsklinik (Krebsnachsorge) und ca. eine Woche danach zuhause mit dem Fragebogen zur Einordnung in die Grossarthsche Typologie befragt. Die erste Gruppe wurde mit einführendem Vorgespräch und Zusatzerklärungen befragt, und die zweite Gruppe nur durch Vorlage der Fragebögen. Es zeigte sich, daß die Test-Retestreliabilität bei der ersten Gruppe weitaus höher war als bei der zweiten Gruppe (.83 gegen .66).

Die moderne Epidemiologie ist in der Erfassung von Risikofaktoren zum großen Teil auf subjektive Aussagen angewiesen, z. B. bei der Erhebung des Alkohol- und Zigarettenkonsums, der Ernährung, der Bewegung der Probanden usw. Obwohl sich die monodisziplinäre Epidemiologie bemüht, den Anschein einer großen Genauigkeit und Exaktheit bei der Datenerfassung zu erwecken, schleichen sich in der Regel so viele Fehler ein, daß von einer Objektivität der erfaßten Faktoren kaum noch die Rede sein kann. Dabei ergeben sich bei der Datenerfassung drei Hauptprobleme:

a) Die Personen verstehen entweder die Fragen nicht, oder sie sind so kompliziert formuliert, daß die Erinnerung oder das Wissen nicht ausreichen, um die Frage zu beantworten.
b) Die Personen haben eine zu geringe Motivation, die Fragen exakt zu beantworten.
c) Die Personen machen bewußt falsche Angaben.

Alle drei Probleme wurden in vielen psychologischen und epidemiologischen Studien sichtbar, z.B. in der Studie „Gesundheit, Ernährung und Krebs", die derzeit in Europa durchgeführt wird. Viele der Befragten in dieser Studie geben zu, daß die Fragen zu kompliziert sind und daß sie falsche Angaben, z.B. zum Alkoholkonsum, machen.

Wir haben im Rahmen der systemischen Epidemiologie experimentelle Studien durchgeführt mit dem Ziel, die Objektivität der Aussagen zu erhöhen. So haben wir z.B. Personen und ihre Angehörigen, die mit der Person in engem täglichen Kontakt leben, in Hinblick auf ihren Zigaretten- und Alkoholkonsum unter unterschiedlichen Bedingungen befragt und im Anschluß überprüft, ob die Angaben übereinstimmen. Eine Gruppe wurde ohne Vorgespräch nach der Menge des täglichen Alkohol- und Zigarettenkonsums gefragt. Im Anschluß wurden die Angehörigen befragt. Die Angehörigen gaben eine weitaus höhere Dosis an Alkohol und Zigaretten an als die Personen selbst. In der zweiten Gruppe wurde sowohl bei den Personen als auch bei den Angehörigen ein Vorgespräch über angenehme und unangenehme Lebenssituationen und das typische Verhalten geführt, und erst nachdem das Vertrauen aufgebaut war, wurden die Fragen nach Zigaretten- und Alkoholkonsum gestellt. In dieser Gruppe deckten sich die Angaben der Befragten und deren Angehörigen in sehr hohem Maße. In der dritten Gruppe wurden die Personen ohne Vorbereitung wie in der ersten Gruppe gefragt, während die Angehörigen erst nach dem Einführungsgespräch ihre Angaben machten (zum Konsum der betreffenden Personen). Auch in dieser Gruppe deckten sich die Angaben der Personen und Angehörigen nicht. Es zeigte sich aber, daß bei ca. der Hälfte der befragten Personen die Angaben viel höher waren als die Angaben der Angehörigen, während bei der anderen Hälfte die Angaben viel niedriger waren. Weitere Analysen zeigten, daß die Personen, die mit Unwohlsein und Schuldgefühlen Zigaretten rauchten oder Alkohol konsumierten, viel höhere Angaben als die Angehörigen machten, während die Personen, die mit Lust, Abhängigkeit und Leidenschaft rauchen und trinken, die konsumierte Menge herunterspielten.

Die Ergebnisse dieses Experimentes zeigten, daß es extrem naiv ist, die Befragungsergebnisse für bare Münze zu halten und diesen durch statistische Auswertungen eine Objektivität zu verleihen, die ihnen nicht zukommt. Die systemische Epidemiologie unternimmt den Versuch, die Bedingungen der Datenerfassung mit dem Ergebnis der Analyse zusammenzubringen. Wenn z.B. das Ergebnis einer epidemiologischen Studie lautet: „Je höher der Alkoholkonsum, desto größer die Mortalität" dann muß die Frage gestellt werden: unter welchen Bedingungen wurde der Alkoholkonsum erfaßt? Wenn die Datenerfassung ohne ein vertrauensbildendes Vorgespräch stattfand, dann muß die Interpretation der Ergebnisse möglicherweise wie folgt lauten: Personen, die objektiv einen geringeren Alkoholkonsum haben und sich durch den Alkohol schlecht regulieren (z.B. Schuldgefühle und Symptome entwickeln) erkranken häufiger als Personen, die einen höheren Alkoholkonsum haben, sich aber dabei gut regulieren. Die Verzerrung der Ergebnisse fand nur deswegen statt, weil die Personen mit hohem Alkoholkonsum und guter Selbstregulation in ihren Angaben über ihren Alkoholkonsum stark untertrieben, und die Personen mit schlechter Selbstregulation und geringerem Alkoholkonsum in ihren Angaben übertrieben.

Ähnliche Ergebnisse konnten wir auch in Hinblick auf die Angaben über die Menge der aufgenommenen Nahrung feststellen. Personen, die an Eßsucht leiden, stark übergewichtig sind, sich aber bei der Nahrungsaufnahme wohlfühlen, untertrieben stark in ihren Mengenangaben. Personen, die ebenfalls zunahmen und viel aßen, sich aber dabei unwohl fühlten, übertrieben in der Mengenangabe. Auch hier waren die Angaben nur dann korrekt, wenn vertrauensbildende Vorgespräche mit den Personen und den Angehörigen durchgeführt wurden.

Unsere Hauptkritik an der modernen naturwissenschaftlich oder psychosomatisch orientierten Epidemiologie ist die Tatsache, daß ihre Methodologie (Methode der Datenerfassung und statistische Auswertung) absolut nicht ausreicht, Aussagen über mitursächliche Zusammenhänge machen zu können. Diese Erkenntnisse teilen neuerdings Statistiker und Methodenforscher von der Harvard Universität bis hin zur ZUMA Mannheim. Die Erkenntnis setzt sich durch, daß die multivariate Statistik und das bisher angewandte Forschungsdesign keine Aussagen über ursächliche Zusammenhänge erlauben. Dabei wird die Bedeutung eines adäquaten Forschungsdesigns unterstrichen.

Das von uns entwickelte Forschungsdesign und die angewandte Forschungsstrategie reichen nicht nur aus, mitursächliche Zusammenhänge nachweisen zu können, es kann auch als Modell für anspruchsvolle Forschung im internationalen Felde dienen. Ein Forschungsdesign, das den Anspruch erhebt, mitursächliche Zusammenhänge nachzuweisen, ist ein organisiertes System von Maßnahmen und Handlungen, das geeignet erscheint, eine bestimmte Hypothese zu überprüfen, die an einer Theorie orientiert ist. Dabei muß das Handlungssystem (z.B. Datenerfassung, Therapie) so organisiert sein, daß nicht nur eine Hypothese bestätigt oder widerlegt werden kann, sondern daß auch alle Antithesen, also Kritikpunkte, ausgeschlossen werden können. In diesem Buch ist ein derartig organisiertes wissenschaftliches Vorgehen demonstriert. Zum Nachweis synergistischer Wechselwirkungen zwischen unterschiedlichen Risikofaktoren wurden aus einer großen Population Gruppen organisiert, die entweder keinen, nur einen oder mehrere Risikofaktoren aufwiesen. Die Hypothese lautete, daß mit der Interaktion von Risikofaktoren eine höhere Mortalität oder Inzidenz an bestimmten Erkrankung vorhersagbar ist.

Nun kann aber eine Kritik erfolgen, die es auszuschließen gilt. Die Kritik kann lauten: Nicht die Interaktion von den erfaßten Faktoren, sondern deren Wechselwirkung mit noch unbekannten Risikofaktoren wirkt mitursächlich. Die Antwort lautet: Durchaus möglich, und sehr wahrscheinlich stimmt der Einwand, da sich viele Faktoren in komplexen Systemen assoziieren und in Wechselwirkung treten. Aus diesem Grund wird auch nicht der Versuch unternommen, andere Faktoren zu berücksichtigen, um nachzuweisen, daß nur die von uns erfaßten Faktoren wirken. Einen solchen Versuch unternimmt die moderne Epidemiologie in völlig unsinniger Weise, weil es nicht möglich ist, alle Faktoren, die in einem System wirken, zu erfassen. Die Frage, die wir stellen, lautet: Sind die von uns erfaßten Risikofaktoren und ihre Wechselwirkung ausreichend, um eine Krankheit relativ erfolgreich vorherzusagen? Ist es möglich, durch eine spezifische Intervention, die in die Wechselwirkungsstruktur eingreift, die Auftretenswahrscheinlichkeit der Erkrankung zu senken? Wenn das möglich ist, dann ist der Beweis erbracht, daß die erfaßte Interaktion eine mitursächliche Rolle spielt.

Wie wichtig ein Forschungsdesign für die Beweisführung mitursächlicher Zusammenhänge ist, kann an allen medizinischen, psychosomatischen, psychologischen und sozialwissenschaftlichen Studien leicht nachgewiesen werden. Hier soll der völlige Nonsens eines fehlgeleiteten Designs am Beispiel der Erforschung der sogenannten „Krebspersönlichkeit" dokumentiert werden. Viele internationale, aber vorrangig deutsche Psychoonkologen stellen sich die Frage, ob es eine sogenannte „Krebspersönlichkeit" gibt, also eine krebsverursachende Persönlichkeit. Einerlei, ob sie sich um die Bejahung oder Verneinung dieser Frage bemühen, erweist sich schon ein völliger theoretischer Nonsens in der Fragestellung selbst. Wenn ein Forscher nur etwas systemisch denken kann, dann wird er sich nie auf eine derartige Frage einlassen, da er weiß, daß in einem komplexen System genetische, organische, physische und neurobiologische Faktoren in engste Wechselwirkung treten. Die Fragestellung der Psychoonkologen ist so naiv, als ob Ingenieure diskutieren würden, ob ein Automotor ohne Räder und Karosserie auf der Straße fahren kann. Zur naiven Theorie gesellt sich nun eine naive Methodologie, die ebenso keine innere Logik mehr aufkeimen läßt und nur noch ideologisch geleitet ist.

Wenn beispielsweise der Versuch unternommen wird, nachzuweisen, daß Persönlichkeitsfaktoren und Streß keine Rolle bei der Krebsentstehung spielen, dann werden in der Regel irgendwelche Fragebogen den Patienten unter irgendwelchen Bedingungen vorgelegt. Wenn kein Zusammenhang gefunden wird, dann wird die Aussage generalisiert, daß es überhaupt keinen Zusammenhang gibt, ohne zuzugeben, daß möglicherweise andere erfaßte Aspekte oder dieselben Fragen unter anderen Erfassungsbedingungen zu anderen Ergebnissen führen können, und daß in keinem Fall Aussagen über mitursächliche Bedingungen ohne systematische Interventionen möglich sind.

Ein systemisches Forschungsdesign hat nicht den Anspruch, die einzige Ursache für eine Erkrankung zu erforschen, sondern die Wirkung von bestimmten Wechselwirkungen nachzuweisen, in der Kenntnis, daß auch andere Risikofaktoren wirken. Der härteste Test zum Nachweis solcher Beziehungen ist die Intervention, die unter randomisierten Bedingungen durchgeführt wird, d.h. bei der die behandelten und Kontrollgruppen per Zufall eingeteilt werden.

Ein weiterer Ansatz zur Methodologie der Beweisführung mitursächlicher Bedingungen

Ein weiterer, von uns praktizierter Ansatz in der Überprüfung von Hypothesen, die sich auf mitursächliche Zusammenhänge beziehen (z.B. die Erfassung von psychosozialen Faktoren, die prospektiv eine Vorhersage der klinischen Manifestation der Krebserkrankung ermöglichen) ist die Überprüfung einer Hypothese durch die Anwendung unterschiedlicher Methoden. Wir haben z.B. die Hypothese, daß Personen, die in der Bedürfnisäußerung und -befriedigung gehemmt sind, eher Krebs bekommen, prospektiv überprüft a) mit einem Fragebogen, b) mit einem Beobachtungskatalog für Angehörige, c) mit einem Beobachtungskatalog, der von den Interviewern ausgefüllt wurde, und d) mit einem Beobachtungskatalog, der von der Person selbst ausgefüllt wurde. Wenn das Ergebnis, was in unseren Studien der Fall war, dort am besten ist, wo zwei Fremdeinordnungen aufgrund des Beobachtungskataloges und zwei Selbsteinordnungen (durch den Beobachtungs- und Fragenkatalog) übereinstimmten, dann erhärtet sich die Hypothese, daß der beobachtete Faktor tatsächlich relevant ist.

Datenerfassung

In den Jahren 1973 und 1974 wurden 29938 Männer und Frauen im Alter zwischen 32 und 68 Jahren zunächst mit einem Fragenkatalog zur Erfassung medizinischer Daten und einem Fragenkatalog zur Feststellung des Grades der Selbstregulation befragt. Die interviewten Personen wurden auch gefragt, ob innerhalb ihres Verwandten- und Bekanntenkreises Menschen leben, bei denen die Eltern entweder ein hohes Alter bei guter Gesundheit erreicht haben (älter als 75 Jahre ohne diagnostizierte chronische Erkrankung) oder an unterschiedlichen Krebsarten bzw. anderen chronischen Erkrankungen erkrankten oder verstarben.

Dabei wurden gezielt Personen gesucht, deren Familienmitglieder gehäuft an derselben Krebserkrankung (z. B. Lungenkrebs) litten oder verstarben. Dadurch konnten weitere 5876 Männer und Frauen in die Studie einbezogen werden (z. T. aus Heidelberg, z. T. aus der Umgebung). 720 Personen dieser Gruppe verweigerten die Teilnahme an der Untersuchung. Bei 3568 Angehörigen oder Bekannten der Befragten war die Information unbrauchbar, während 1588 Personen in die Gesamtstudie einbezogen werden konnten (z. B. als Personen deren Vater oder Mutter an der gleichen Krebsart verstorben sind oder diese ein hohes Alter ohne chronische Erkrankung erreichten). Somit wurden in die gesamte prospektive Interventionsstudie von 1973 bis 1996 insgesamt 31508 Personen einbezogen, und zwar im Alter von 32 bis 68 Jahren.

Die folgende Tabelle gibt Überblicke über die Geschlechts- und Altersverteilung sowie über den Prozentsatz der Verweigerung.

Im Fragebogen zur Erfassung medizinischer Daten wurde nach dem Zigarettenrauchen (Jahre des Rauchens, tägliche Anzahl der Zigaretten, Inhalation ja oder nein, Filter ja oder nein), dem Alkoholkonsum (Gramm Alkohol täglich, Jahre des Konsums, Alkoholsorte), den Ernährungsgewohnheiten (gesund: viel frisches Obst und Gemüse, Vollkornprodukte; ungesund: weniger als 1 × in der Woche frisches Obst, Gemüse und Vollkornprodukte), den Bewegungsgewohnheiten, der Schlafqualität, der Einnahme von Medikamenten, chronischen Erkrankungen und Organvorschädigungen (z. B. chronische Gastritis, Bronchitis) und der familiär-genetischen Belastung für bestimmte Erkrankungen (z. B. dem Vorkommen von bestimmten Krebserkrankungen in gerader Verwandtschaftslinie) gefragt. Es wurden auch die Anzahl der Familienmitglieder erfaßt, die mindestens bis zum 75. Lebensjahr gesund, aktiv und ohne diagnostizierte chronische Krankheit lebten.

In bezug auf die Erfassung des Grades der Selbstregulation wurde ein Fragebogen mit 105 Fragen vorgelegt. In bestimmten Subgruppen wurden auch andere Fragebögen eingesetzt, z. B. zur Erfassung eines spezifischen Verhaltensmusters bei bestimmten Krebsarten oder zur Erfassung der Grossarthschen Verhaltenstypologie usw.

Datenerfassung

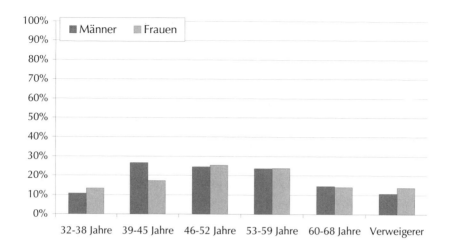

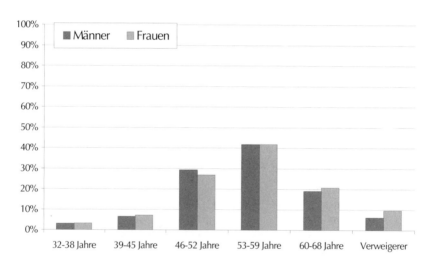

	Probanden aus dem Einwohnermeldeamt Heidelberg				Probanden aus dem Angehörigen- und Bekanntenkreis			
	Männer		Frauen		Frauen		Männer	
32–38 Jahre	517	3,1%	438	3,2%	389	13,3%	317	10,7%
39–45 Jahre	1068	6,5%	973	7,2%	679	17,3%	786	26,6%
46–52 Jahre	4865	29,4%	3614	26,9%	745	25,5%	725	24,5%
53–59 Jahre	6913	41,8%	5598	41,7%	694	23,8%	702	23,7%
60–68 Jahre	3160	19,1%	2792	20,8%	410	14,0%	429	14,5%
Insgesamt	16523		13415		2917		2959	
Verweigerer	1017	6,1%	1300	9,7%	402	13,8%	318	10,7%

In den Jahren 1973–1978 haben insgesamt 150 wissenschaftliche Hilfskräfte zunächst die gesamte Population mit dem Fragebogen zur Selbstregulation und den medizinischen Daten erfaßt. Ein Student hat pro Tag im Durchschnitt zwei Interviews durchgeführt. Die befragten Personen wurden zu hause aufgesucht; oft arbeiteten zwei Studenten zusammen. In einem Monat wurden durchschnittlich 3600 Interviews durchgeführt. Nachdem die Gesamtpopulation im ersten Durchgang befragt wurde, wurde eine zentrale Dokumentation errichtet, aus der unterschiedliche Subgruppen gebildet wurden, die dann im Zeitraum von 1974–1978 erneut befragt wurden. So wurde z.B. eine Subgruppe zusätzlich mit dem Fragebogen zur Einordnung in die Grossarthsche Typologie oder anderen, von uns entwickelten Meßinstrumenten untersucht.

Es wurden vor der Datenerfassung Hypothesen formuliert und aus der Gesamtstudie zur Überprüfung der Hypothese geeignete und vergleichbare Gruppen gebildet (Insgesamt wurden in bezug auf die Gesamtpopulation 193 Subgruppen mit spezifischen Hypothesen gebildet). So wurde z.B. die Hypothese aufgestellt, daß bei Bestehen der Wechselwirkung zwischen schlechter Selbstregulation, dem Zigarettenrauchen, der chronischen Bronchitis und der familiär-genetischen Belastung für das Bronchialkarzinom eine erhöhte Mortalität an Bronchialkarzinom auftritt. Um die Hypothese zu überprüfen, wurden aus der Gesamtstudie Personengruppen gebildet, die entweder keinen der erwähnten Faktoren aufweisen, nur einen Faktor (z.B. nur Zigarettenrauchen, d.h. Raucher ohne Bronchitis, ohne Streß und ohne familiäre Belastung) oder alle vier Faktoren aufweisen. Dabei waren wir soweit wie möglich bemüht, die Gruppen wirklich vergleichbar zu machen, z.B. wenn bei den Personen in einer Risikogruppe Vater und Mutter an Bronchialkrebs verstorben waren, dann mußten bei den Personen in der Vergleichsgruppe die Eltern das 75. Lebensjahr erreicht haben, ohne daß Lungenkrebs diagnostiziert wurde. Personen, deren Eltern aus einem anderen Grund als Lungenkrebs vor dem 75. Lebensjahr verstorben sind (z.B. Unfall), konnten nicht in die Vergleichsgruppe aufgenommen werden. Unterschiedliche Subgruppen, die in den Tabellen dieses Buches dargestellt sind sowohl in Alter und Geschlecht, als auch im Ausprägungsgrad unterschiedlicher Risikofaktoren, vergleichbar (z.B. in der Anzahl der täglich gerauchten Zigaretten, Jahre des Zigarettenrauchens, usw.).

Nach dem oben beschriebenen Verfahren wurden hypothesenkonform für 21 unterschiedliche Krebsarten sowie für Krebs allgemein Gruppen gebildet. (Vorliegen eines Risikofaktors, aller Risikofaktoren einschließlich Streß, nur physische Risikofaktoren, kein Risikofaktor).

Die Personengruppen aus den unterschiedlichen Risiko- und Kontrollgruppen überschneiden sich, d.h. dieselben Personen befinden sich häufig in mehreren Gruppe, falls sie die Auswahlkriterien erfüllen (z.B. Personen ohne jeden Risikofaktor befinden sich zu 63% in allen 21 Kontrollgruppen). Viele der ursprünglich befragten Personen wurden jedoch nicht in die Vergleichsgruppen aufgenommen, weil sie z.B. ehemalige Raucher sind, oder in Hinblick auf die familiäre Belastung nicht einzuordnen sind, weil die Eltern jung verstorben sind usw.

In bezug auf einige Krebsarten wurden Vergleichspaare (matched pairs) mit hypothetisch höchstem Risiko für die bestimmte Krebsart (alle physischen und psychischen Risikofaktoren sind stark ausgeprägt) gebildet, die per Zufall in eine Kontroll- oder eine Interventionsgruppe eingeteilt wurden. Die Interventionsgruppe bekam eine Beratung zur Anregung der Selbstregulation (im Durchschnitt 2–3 Stunden pro Person). Das Autonomietraining wurde bis jetzt ausschließlich bei Personen mit sehr hoher Ausprägung von physischen und psychosozialen Risikofaktoren angewandt.

In einer Voruntersuchung in den Jahren 1970/71 wurden 25 Personen mit hohem psychophysischem Risiko gefragt, ob sie bereit wären, sich einer präventiven Intervention zu unterziehen. Nur zwei Personen haben zugestimmt (8%). Weitere 25 Personen mit ebenfalls hohem Risiko wurden gefragt, ob sie uns in einem Gespräch helfen könnten herauszufinden, welche Verhaltensweisen für die Aufrechterhaltung der Gesundheit nützlich sind. Zu einem solchen Gespräch waren 24 Personen (96%) bereit. Dieses Ergebnis bestimmte unser Vorgehen in den Interventionsexperimenten.

Nach der Befragung wurden zunächst Personen mit hohem psychophysischem Risiko identifiziert. Danach wurden per Zufall Kontrollgruppen gebildet und Gruppen von Personen, die eine Intervention bekommen sollen. Die Personen wurden dann gefragt, ob sie sich einem zusätzlichen Gespräch wie oben beschrieben zur Verfügung stellen, und zwar als Hilfe für den Forscher, gesundheitsrelevantes Verhalten zu finden. Dabei wurde erklärt, daß der erste Teil des Gespräches darin besteht, die persönlichen Ziele und Probleme darzustellen, während im zweiten Teil gemeinsam Verhaltensweisen gesucht werden, die die Gesundheit fördern. Die Ergebnisse der Forschung würden der Allgemeinheit zugute kommen. Die Kurzinterventionen wurden also in einer Gesprächsatmosphäre durchgeführt, die der Person nicht das Gefühl gaben, daß sie sich in einer Therapie oder Beratung befanden, sondern in einer Situation, in der sie dem Interviewer helfen, herauszufinden, was für den jeweiligen Menschen gesund ist.

1976 bis Ende 1978 wurden die Vergleichsgruppen gebildet und Namenslisten für jede Subgruppe erstellt. Im Jahre 1988 wurden die Todesarten erfaßt. Dabei konnten alle Risikogruppen nachuntersucht werden (die Rate an 1988 nichtgefundenen Personen lag zwischen 2% und 11%, im Durchschnitt 5,5%). Zunächst wurden Unterlagen aus dem Standesamt der Stadt Heidelberg ausgewertet, in denen alle verstorbenen Personen von 1973 bis Ende 1988 registriert wurden. Wissenschaftliche Hilfskräfte hatten jede befragte Person mit Name und Adresse daraufhin überprüft, ob sie sich auf der Liste der Verstorbenen aus dem Standesamt der Stadt Heidelberg befanden. Gleichzeitig wurden die befragten Personen durch Telefonanrufe und Hausbesuche nachuntersucht, mit dem Ziel festzustellen, ob sie noch leben oder bereits verstorben sind. Wenn dies der Fall war, wurden im Anschluß die Todesursachen aus dem Gesundheitsamt registriert. Bei den noch lebenden Personen wurde recherchiert, ob sie bis zum Zeitpunkt der Befragung gesund geblieben sind (ohne diagnostizierte Erkrankung) oder ob bei ihnen bereits eine chronische Erkrankung festgestellt wurde.

Hypothesen

I. Hypothesen in bezug auf Krebserkrankungen

1. Der Effekt der Kombination von physischen Risikofaktoren (z. B. Zigarettenrauchen, Fehlernährung, chronische Bronchitis) ist geringer als die Addition der Einzelwirkungen.
2. Der Effekt von physischen Risikofaktoren in Kombination mit familiär-genetischer Belastung entspricht der additiven Wirkung der Einzelfaktoren.
3. Physische Risikofaktoren in Kombination mit Streß wirken synergistisch, d. h. der Effekt ist größer als die Summe der Einzelwirkungen.
4. Die familiär-genetische Belastung für bestimmte Krebserkrankungen wirkt zusammen mit Streß synergistisch.
5. Die Kombination von physischen Risikofaktoren, Streß und familiär-genetischer Belastung wirkt synergistisch.
6. Die stärksten Synergieeffekte weist die Kombination von physischen Risikofaktoren, Streß und familiär-genetischer Belastung auf, die zweitstärksten Synergieeffekte weist die Kombination von familiär-genetischer Belastung und Streß auf, die schwächsten Synergieeffekte weist die Kombination von physischen Risikofaktoren mit Streß auf.
7. Der stärkste Einzelfaktor ist die familiär-genetische Belastung; der zweitstärkste Einzelfaktor sind physische Risikofaktoren; der drittstärkste Einzelfaktor ist Streß.
8. Der weitaus stärkste Erzeuger von Synergieeffekten in Richtung einer Krebserkrankung ist Streß.

II. Hypothesen in bezug auf Herzinfarkt und Hirnschlag

1. Der Effekt der Kombination von physischen Risikofaktoren ist additiv.
2. Der Effekt von physischen Risikofaktoren in Kombination mit familiär-genetischer Belastung ist synergistisch, d. h. übersteigt den additiven Effekt der Einzelfaktoren.
3. Physische Risikofaktoren in Kombination mit Streß wirken synergistisch.
4. Die familiär-genetische Belastung für Herzinfarkt und Hirnschlag wirkt zusammen mit Streß synergistisch.
5. Die Kombination von physischen Risikofaktoren, Streß und familiär-genetischer Belastung wirkt synergistisch.
6. Die stärksten Synergieeffekte weist die Kombination von physischen Risikofaktoren, Streß und familiär-genetischer Belastung auf, die zweitstärksten Synergieeffekte weist die Kombination von physischen Risikofaktoren mit Streß auf, die drittstärksten Synergieeffekte weist die Kombination von familiär-genetischer Belastung und Streß auf.
7. Die stärksten Einzelfaktoren sind die physischen Faktoren, der zweitstärkste Faktor ist die familiär-genetische Faktor, der drittstärkste Einzelfaktor ist Streß.
8. Der weitaus stärkste Erzeuger von Synergieeffekten in Richtung Herzinfarkt/Hirnschlag ist Streß.

Forschungsergebnisse

In dieser Arbeit werden zur Veranschaulichung synergistischer Effekte eine große Anzahl von Beispielen aus der Heidelberger Prospektiven Interventionsstudie (1973–1995) vorgestellt. Die Beispiele werden anhand unterschiedlicher Krebserkrankungen und Herz-Kreislauf-Erkrankungen (Herzinfarkt und Hirnschlag) angeführt.

Zum Verständnis der Ergebnisse sind einige Erläuterungen nötig. Bei den dargestellten Ergebnissen handelt es sich um Subgruppen aus der gesamten Studie, die geeignet sind, bestimmte Hypothesen zu überprüfen, z.B. in bezug auf Synergieeffekte bei einer bestimmten Krebsart. Innerhalb jeder Subgruppe befinden sich mehrere Vergleichsgruppen, in denen beispielsweise ein erfaßter Faktor vorkommt, oder alle Faktoren in Kombination. Die Vergleichsgruppen sind grundsätzlich in Alter und Geschlecht vergleichbar. Je nach Hypothese wurden unterschiedliche Gruppen gleich nach der Datenerfassung zusammengestellt. Wenn sich die Hypothesen auf die Überprüfung von Synergieeffekten bezogen, dann wurden aus der gesamten Population (N = 35 814) alle die Personen in die Studie einbezogen, die seltene Eigenschaften aufwiesen, z.B. Vater und Mutter an Lungenkrebs verstorben, sowie Personen, die eine Häufung von Risikofaktoren aufweisen. In alle Vergleichsgruppen wurden nur Personen aufgenommen, in denen nicht nur bestimmte Faktoren identifiziert wurden, sondern bei denen auch andere Faktoren auszuschließen waren.

Somit wird es klar, daß sich die Beweisführung von synergistischen Effekten nur auf sehr kleine Subgruppen bezieht, die aus einer großen Population gewonnen wurden. Das primäre Ziel war der Beweis, daß es Synergieeffekte überhaupt gibt, und nicht die Absicht, zu beweisen, daß die von uns erfaßten Erkrankungen nur oder ganz überwiegend aufgrund von Wechselwirkungen der von uns erhobenen Faktoren determiniert sind. Wahrscheinlich sind die Synergieeffekte nur bei einer sehr kleinen und selektiven Gruppe nachweisbar. Das schließt nicht aus, daß bei jeder Erkrankung synergistische Effekte eine Rolle spielen, möglicherweise mit anderen, von uns nicht erforschten Risikofaktoren. Alle präventiven therapeutischen Experimente wurden ausschließlich an Hochrisikogruppen durchgeführt. So wurde z.B. ein Therapieexperiment an Personen mit extremer Ausprägung von Risikofaktoren für Krebs durchgeführt. Kontroll- und Therapiegruppe mußten dabei folgende Eigenschaften aufweisen: Vorhandensein von Organvorschädigung (z.B. chronische Bronchitis, Leberzirrhose), Zigarettenrauchen, erbliche Belastung (Vater und Mutter an einer bestimmten Krebsart verstorben), Einnahme dämpfender Psychopharmaka, Fehlernährung und Streß.

Struktur der Gesundheit – psychophysische Wechselwirkungen

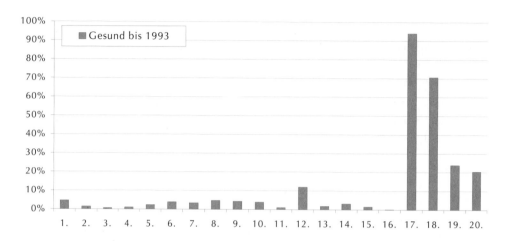

1. gute erbliche Voraussetzungen
2. gesunde Ernährung
3. regelmäßige Bewegung
4. kein Suchtverhalten
5. gute soziale Integration
6. erholsamer Schlaf, Erholung
7. positive Eigenaktivität
8. starke Lebenstendenz
9. ausgeprägte Autonomie
10. Wohlbefinden und Lust
11. Befriedigung wichtigster Bedürfnisse
12. gefühlsmäßig spontane Gottesbeziehung*
13. Kompetenzgefühl
14. ausgeprägter Selbstschutz
15. positive Anregung
16. kein Faktor
17. alle Faktoren
18. alle Faktoren außer 1
19. alle Faktoren ohne 12
20. Insgesamt

Grafik 1 (s. a. Tabelle 1, S. 208)

So wie unterschiedliche Risikofaktoren und ihre Wechselwirkungen bei der Entstehung chronischer Krankheiten von Bedeutung sind, so sind für die Aufrechterhaltung der Gesundheit ebenfalls Wechselwirkungen von bestimmten Positivfaktoren von Bedeutung. In der Grafik 1 sind 15 Positivfaktoren vorgestellt, und zwar in Zusammenhang mit ihrer Funktion für die Aufrechterhaltung der Gesundheit bis ins Alter. Dabei ist nur der erste Faktor (gute erbliche Voraussetzungen) nicht durch das individuelle Verhalten beeinflußbar. Die restlichen 14 Faktoren (z. B. gesunde Ernährung, ausreichende Bewegung, gute soziale Eingliederung, erholsamer Schlaf, Eigenaktivität, Lebenswille, Selbständigkeit) sind alle mehr oder weniger von der eigenen Aktivität abhängig. Die Ergebnisse zeigen, daß die Personen mit nur einem Faktor (d.h. wenn nur einer der aufgeführten Faktoren ausgeprägt ist und alle anderen Faktoren nicht vorhanden sind) im Vergleich zu Personen, die gar keinen der 15 Faktoren haben, zwar eine relativ höhere Chance haben, bis ins Alter gesund zu bleiben, trotzdem aber die Prozentsätze der gesundgebliebenen Personen mit nur einem Faktor nicht hoch sind – zwischen 0,7 % (nur regelmäßige Bewegung) und 12 % (spontane Gottesbeziehung). Selbst so geringe Prozentsätze sind noch sieben bzw. 120fach höher als der Prozentsatz der gesundgebliebenen Personen, die keinen der 15 Gesundheitsfaktoren haben. Diese bleiben nur zu 0,1 % gesund und aktiv bis ins hohe Alter.

Personen, die alle 15 Positivfaktoren aufweisen, bleiben zu 93,9 % gesund und aktiv bis ins hohe Alter (die Personen waren 1993 zwischen 75 und 88 Jahre alt). Der Effekt der Wechselwirkung zwischen den Faktoren ist weitaus höher als die additive Wirkung der einzelnen Faktoren, so daß von einer synergistischen Beziehung gesprochen werden kann. Der Eindruck entsteht, daß sich die Positivfaktoren gegenseitig benötigen, um ihre gesundheitserhaltende Wirkung zu entfalten.

Immer wieder stellt sich die Frage, welche Rolle die erbliche Voraussetzung für ein hohes Alter spielt. Auch hierzu gibt die Tabelle 1 eine Auskunft. Personen, bei denen alle 14 Positivfaktoren stark ausgeprägt sind, aber die guten erblichen Voraussetzungen fehlten (Vater und Mutter sind vor dem 55. Lebensjahr an einer chronischen Erkrankung verstorben), erreichen zu 70,6 % ein hohes Alter in Gesundheit. Die Differenz zwischen 93,9 % (alle Faktoren und gute erbliche Voraussetzungen) und 70,6 % scheint der genetisch bedingte Anteil an der Aufrechterhaltung der Gesundheit bis ins hohe Alter zu sein (23,3 %).

Wenn von den 15 angeführten Faktoren nur einer fehlt, egal welcher, dann fällt der Prozentsatz der gesundgebliebenen Personen stark ab und erreicht in keiner Gruppe (mit 14 Faktoren) über 50 %. Der stärkste Abfall besteht, wenn der Faktor Nr. 12 „positive Gottesbeziehung" fehlt. In diesem Fall erreichen nur noch 23,8 % der Personen ein hohes Alter in Gesundheit. Je mehr Positivfaktoren ausgeprägt sind, desto höher ist der Prozentsatz der Gesundgebliebenen, wobei die Kurve bis an dem Punkt mit 8 Positivfaktoren flach ist und dann zunehmend steiler wird.

Die Tabelle 2 zeigt, daß Personen mit Autonomietraining (die zum Zeitpunkt des Trainings ohne jeden Positivfaktor waren) eine signifikante Erhöhung der Überlebenszeit und Verbesserung der Gesundheit erreichten. Damit konnte der Beweis erbracht werden, daß die Ausprägung von Positivfaktoren durch psychotherapeutische Intervention verbessert werden und somit die Überlebenszeit verlängert werden kann. Wie sieht eine Person aus, die nicht einen einzigen Positivfaktor aufweist, und wie kann ihr durch Autonomietraining geholfen werden?

Dazu ein Beispiel:

Frau M. ist 58 Jahre, erheblich übergewichtig und ohne jegliche körperliche Bewegung. Der Vater starb mit 53 Jahren an Lungentuberkulose; die Mutter mit 44 Jahren an Brustkrebs. Frau M. ißt fast nur Süßigkeiten, viel Fleisch und fetthaltige Nahrung. Sie hat in den letzten 5 Jahren kein frisches Obst oder frisches Gemüse gegessen. Sie ist tablettenabhängig (Antidepressiva, Schlaf- und Beruhigungsmittel), raucht zwischen 20 und 40 Zigaretten pro Tag und trinkt regelmäßig Bier. Zu ihren Nachbarn hat sie aus Desinteresse jede Kommunikation unterbrochen. Tagelang sitzt sie im Bett, ohne einschlafen zu können oder quält sich zwischen Dämmer- und Wachzustand. Sie ist nicht in der Lage, irgendeine Aktivität zu unternehmen, die ihre Bedürfnisse befriedigen oder zu Wohlbefinden führen könnten. Sie will nicht sterben, hat aber auch keinen ausgeprägten Drang zu leben. Sie lebte bis zum Tod der Mutter mit dieser zusammen.

Frau M. sagt, daß diese Zeit die schönste in ihrem Leben war. Sie fühlte sich nur durch die Mutter positiv angeregt, und ihr einziger Wunsch wäre, erneut der Mutter zu begegnen. Frau M. erlebt nur dann Wohlbefinden und Lust, wenn sie an ihre Mutter denkt und Erinnerungen wachruft. Sie ist nicht atheistisch, aber auch nicht spontan religiös; sie glaubt, daß ihre Mutter im Himmel ist und sie nach ihrem Tod wiedersehen wird. Wenn sie sich schlecht fühlt, hat sie keine erlernten Wege oder Mittel, etwas für sich zu tun, z. B. ein bewährtes Hausmittel oder Vitamine einzunehmen. Wenn Frau M. krank ist, schützt sie sich nicht übermäßig.

Mit Frau M. wurde ein Autonomietraining von einstündiger Dauer durchgeführt. Sie wurde gefragt, was sie tun könnte, um ihr Wohlbefinden maßgeblich zu verbessern und um sich positiv anzuregen. Sie sagte, daß dies äußerst schwierig sei, da ihr nichts einfällt. In den nächsten Minuten zählte der Trainer mehrere Möglichkeiten auf, wie z. B. Freunde anrufen, Fahrradfahren, Ernährungsumstellung usw. Alle Alternativen wurden entschieden verneint mit dem Argument, daß dies ihr nichts bringe. Frau M. gab aber zu, daß eine Motivation grundsätzlich besteht, sie weiß aber nicht, wie sie diese verwirklichen kann. Wenn sie eine Frau finden würde, die ihrer Mutter körperlich und seelisch so ähnlich ist, daß sie das Gefühl bekäme, wieder mit ihrer Mutter zusammen zu sein, könnte sie sich vorstellen, wieder einen enormen Antrieb für das Leben zu haben. Die Frau müßte so zwischen 60 und 80 Jahre sein, eine Brille tragen, große schwarze Augen haben, einen sinnlichen Mund haben und eine große Wärme ausstrahlen.

Frau M. fragte den Trainer, wie sie ihr Ziel verwirklichen und so eine Frau finden könne. Der Trainer schlägt vor, daß sie unterschiedliche Altersheime in Heidelberg und Umgebung besucht und erklärt, daß sie mehrere Personen kennenlernen will, um Freundschaften zu schließen und behilflich zu sein. Frau M. nahm diesen Vorschlag an und wurde schon in den nächsten Tagen aktiv. Sie berichtete dem Trainer nach zwei Monaten, daß sie eine Frau gefunden hat, die der Mutter so ähnlich ist, daß sie glaubt, wieder mit der Mutter zusammen zu sein. Die positiven Gefühle hielten zwei Jahre an. In dieser Zeit stellte Frau M. ihre Ernährung um, intensivierte ihre Bewegung, schlief wieder gut und fühlte sich wohl. Sie begann, sich selbst zu schützen und an der Aufrechterhaltung ihrer Gesundheit interessiert zu sein. Sie nahm 15 kg ab.

Nach zwei Jahren starb die Freundin. Bei Frau M. wurde eine intensive Trauerreaktion ausgelöst, die aber nicht zur Verzweiflung führte. Sie sucht weiter Kontakt zu Mitmenschen, um diesen über ihre große Liebe zu erzählen. Einige Monate nach dem Verlust begab sich Frau M. zielgerichtet wieder in Altersheime, um eine neue, mutterähnliche und freundinähnliche Frau zu finden. Nach fünf Monaten hatte sie Erfolg; sie sah auf der Straße „genau ihren Typ". Es kam zu einer über Jahre anhaltenden glücklichen Beziehung. Als nach sieben Jahren auch diese Freundin verstarb, wurde Frau M. derart autonom, daß sie nicht mehr neue Freundinnen suchen mußte, sondern immer wieder glücklich über die drei wunderbaren Frauen in ihrem Leben nachdachte. Das tat sie besonders gerne bei ausgedehnten Spaziergängen. 1995 war sie mit 80 Jahren noch gesund und konnte für sich sorgen.

Das Ergebnis der Intervention zeigt, daß die Steuerungsmechanismen in Richtung Gesundheit oder Erkrankung abhängen von einfachen Reizstrukturen, die entweder die Bedürfnisbefriedigung anregen oder blockieren. Im Fall von Frau M. war dies ein mutterähnliches Objekt, das sie durch alternative Eigenaktivität erreichen konnte. Das Autonomietraining ist keine Wundertherapie, der Erfolg entsteht nur dann, wenn die Person in sich ein alternatives Verhalten aufweist, das in der Lage ist, eine bedürfnisbefriedigende Reizkonstellation aufzustellen.

Die Grafik 2 zeigt, daß der Prozentsatz der Gesundgebliebenen in der Therapiegruppe um ein Vielfaches höher ist als in der Kontrollgruppe (43% zu 1,5%). In der Kontrollgruppe sind Krebs, Herzinfarkt und andere Todesursachen erhöht.

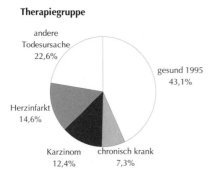
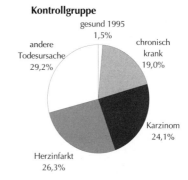

Grafik 2 (s. a. Tabelle 2, S. 209)

Depression und Krebs – differenzierende Faktoren

Die Grafik 3 zeigt den Zusammenhang zwischen Depression und der Krebserkrankung, um die Schwierigkeiten einer monokausalen und die Vorteile einer systemischen Epidemiologie zu demonstrieren. Zunächst zeigt der untere Teil der Tabelle 3, daß es zwischen klinisch manifesten, diagnostizierten chronischen Depressionen und der Krebserkrankung überhaupt keinen Zusammenhang gibt. Unterteilt man aber die Depressionen in solche, die erfolgreich und dauerhaft mit Psychopharmaka behandelt werden, und solche, die nicht dauerhaft mit Psychopharmaka behandelt werden, dann zeigt sich zwischen beiden Gruppen ein bedeutender Unterschied in der Krebsmortalität: 4,4 % bei den Behandelten gegen 21 % in der Gruppe der nichtbehandelten Depressiven. Hier zeigen sich auch Synergieeffekte zwischen Nichtbehandlung, Bewegungsmangel und Unfähigkeit zur Erholung.

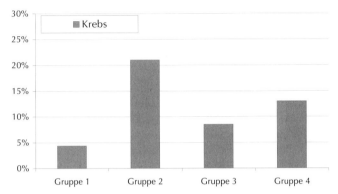

Gruppe 1: Depression mit dauerhafter medikamentöser Behandlung, regelmäßiger körperlicher Bewegung und ausgeprägter Fähigkeit zur Erholung mit tiefem Schlaf
Gruppe 2: Depressionen ohne medikamentöse Behandlung, ohne regelmäßige körperliche Bewegung und mit immer wiederkehrender psychophysischer Erschöpfung
Gruppe 3: keine Depression, mit regelmäßiger Bewegung und Erholungsfähigkeit
Gruppe 4: keine Depression, ohne regelmäßige Bewegung und mit psychophysischer Erschöpfung

Grafik 3 (s. a. Tabelle 3, S. 209)

Dieses Ergebnis deckt sich mit unserer Hypothese, daß die Ausbreitung der Krebserkrankungen mit Hemmungsprozessen und dem dopaminergen System im Zentralen Nervensystem zusammenhängt (Rakic, Grossarth-Maticek und Popov, 1994). Der Vergleich mit nichtdepressiven Populationen zeigt, daß die Patienten, die mit Antidepressiva behandelt wurden, sogar um die Hälfte weniger Krebs bekommen als Personen ohne Depression, während die nichtbehandelten Depressiven fast doppelt so häufig Krebs bekommen als eine Vergleichsgruppe von nichtdepressiven Personen. Um die Vergleichbarkeit der vier Gruppen zu optimieren, wurde die regelmäßige Körperbewegung und die Fähigkeit zur Erholung bzw. der Mangel an Bewegung mit chronischer psychophysischer Erschöpfung als relevante Faktoren mitberücksichtigt.

Selbstregulation, Gesundheit und Erkrankung

Die Grafiken 4a und 4b zeigen den Zusammenhang zwischen dem Grad der Selbstregulation, der Todesursache und Überlebensrate. Die Daten in Tabelle 4a wurden mit dem Fragebogen zur Selbstregulation mit 50 Fragen erfaßt, die Daten in Tabelle 4b mit dem Kurzfragebogen zur Selbstregulation mit 16 Fragen (beide Fragebögen sind im Anhang aufgeführt).

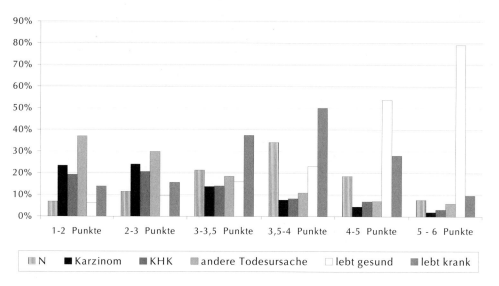

Grafik 4a (s. a. Tabelle 4a, S. 210)

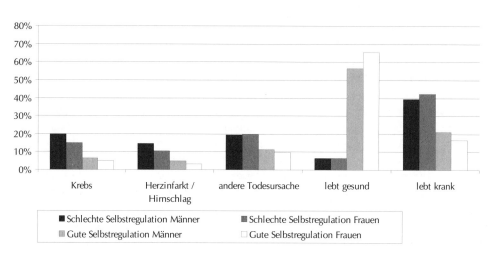

Grafik 4b (s. a. Tabelle 4b, S. 210)

Die Tabelle 4b zeigt folgendes: Je höher der Grad der Selbstregulation, desto niedriger die Inzidenz an Krebs, Herz-Kreislauf-Erkrankungen und anderen Todesursachen, und desto höher der Prozentsatz der gesundgebliebenen Personen in einem Beobachtungszeitraum von 15 Jahren. Die Aussage trifft auf Männer und Frauen in gleichem Maße zu. Die einzelnen Gruppen, die unterschiedlichen Graden der Selbstregulation zuzuordnen sind, sind nur in Alter und Geschlecht vergleichbar.

Die Tabelle 4b vergleicht Gruppen mit einer guten und schlechten Selbstregulation. Es wird deutlich, daß Personen mit einer guten Selbstregulation in einem Beobachtungszeitraum von 15 Jahren einen weitaus höheren Prozentsatz von Gesundgebliebenen und eine weitaus geringere Mortalität aufweisen.

Zusätzliche Auswertungen haben gezeigt, daß Personen mit unterschiedlichen Graden der Selbstregulation auch eine sehr unterschiedliche Verteilung von Risikofaktoren haben, z.B. rauchen die Gruppen mit schlechter Selbstregulation mehr als solche mit guter Regulation, sie haben einen höheren Blutdruck, ernähren sich schlechter, ernähren sich ungesunder, konsumieren mehr Alkohol usw. Der Grad der Selbstregulation ist hier ein Indikator für bestimmte Risikokonstellationen und Verhaltenseigenschaften.

Lust, Wohlbefinden und Gesundheit

Die Grafik 5 zeigt den Zusammenhang zwischen dem Grad des Wohlbefindens und des Lustempfindens mit der Mortalität und der Gesundheit. Auch hier gilt das Gesetz: Je ausgeprägter das Wohlbefinden und die Lust, desto geringer die Mortalität an Krebs, Herzinfarkt und anderen Todesursachen, und desto höher der Prozentsatz an Gesundgebliebenen in einem Beobachtungszeitraum von 21 Jahren. Auch der Grad des Wohlbefindens ist ein systemischer Indikator, d.h. Personen, die ein hohes Wohlbefinden haben, leben gesünder und haben weniger physische Risikofaktoren.

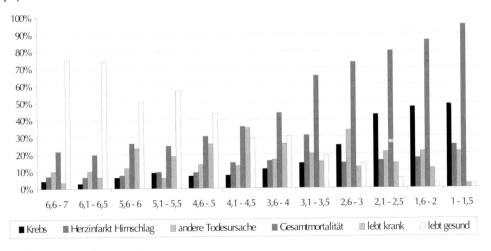

Grafik 5 (s. a. Tabelle 5, S. 211)

Gesundheitseffekte des Autonomietrainings bei geringer Ausprägung von Wohlbefinden und Lust

Die Grafik 6 zeigt die Ergebnisse eines Trainingsexperimentes bei Personen, die ein extrem niedriges Wohlbefinden und eine ausgeprägte Hemmung, Lust zu empfinden, aufweisen (diese Personen hatten auch sehr niedrige Werte auf dem Fragebogen zur Selbstregulation und dem Fragebogen zur Anregung). Die Ergebnisse zeigen, daß es mehr als der Hälfte der Personen, die ein Autonomietraining bekamen, gelungen ist, über einem Beobachtungszeitraum von 19 Jahren gesund zu bleiben, während dies nur 10% der untrainierten Kontrollpersonen erreichten. Die Personen, die gesund geblieben sind – in beiden Gruppen – zeigten eine deutliche Verbesserung des Grades des Wohlbefindens und der Lust (ebenso des Grades der Selbstregulation und der Anregung). Das Experiment zeigt, daß der Grad des Wohlbefindens und der Lustfähigkeit ein wichtiger systemischer Faktor für die Aufrechterhaltung der Gesundheit und nicht nur die Folge von bestimmten Risikofaktoren ist.

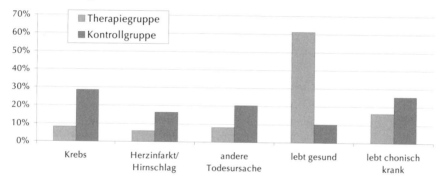

Grafik 6 (s. a. Tabelle 6, S. 212)

Der Zusammenhang zwischen dem Grad der Selbstregulation mit stark ausgeprägten physischen und psychosozialen Risikofaktoren

Der Grad der Selbstregulation korreliert mit einer großen Anzahl von physischen und psychosozialen Risikofaktoren. Je ausgeprägter die Selbstregulation, desto geringer ist die Ausprägung der physischen und psychosozialen Risikofaktoren. Anhand der Grafik 7 zeigt sich die enorme systemische Abhängigkeit der Risikofaktoren untereinander und ihre Beziehung zum Grad der Selbstregulation. Ist die Selbstregulation schwach ausgeprägt, werden Risikofaktoren kompensatorisch zur Streßbewältigung eingesetzt – was aber wiederum den Grad der Selbstregulation herabsetzt.

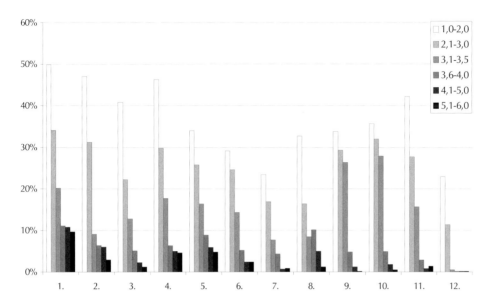

Grad der Selbstregulation

1. Zigarettenrauchen
2. Alkoholkonsum
3. Fehlernährung
4. Bewegungsmangel
5. Übergewicht
6. soziale Isolation
7. Schlafstörungen
8. seelisch-körperliche Erschöpfung
9. Typ II stark ausgeprägt
10. Typ I stark ausgeprägt
11. depressive Reaktionen
12. Abhängigkeit von Substanz

Grafik 7 (s. a. Tabelle 7, S. 213)

Die Grossarthsche Verhaltenstypologie in bezug auf Gesundheit und das Entstehen chronischer Erkrankungen

Die Grafik 8a zeigt den Zusammenhang zwischen der Einordnung in die Grossarthsche Typologie bei Personen, bei denen die Selbst- und Fremdbeurteilung übereinstimmen. Die Daten wurden 1973 erfaßt und die Mortalität bzw. die gesundgebliebenen Personen (ohne diagnostizierte chronische Erkrankung) wurden 1988 ermittelt. Sowohl die befragten Personen als auch die nahestehenden Angehörigen, die sie gut beurteilen konnten, haben den Fragebogen in bezug auf das Verhalten der befragten Person ausgefüllt.

Der Interviewer hat im Anschluß einen Beobachtungskatalog ausgefüllt. Dabei konnten 3895 Personen übereinstimmend aufgrund der Selbst- und zweifachen Fremdbeurteilung in eine Kategorie der Grossarthschen Typologie eingeordnet werden, während 1782 Personen nicht übereinstimmend von allen drei Beurteilern eingeordnet wurden. Diese Gruppe wurde aus der Auswertung ausgeschlossen. Ein solches Vorgehen sollte die Objektivität der Einordnung in die Typologie steigern, in der Hoffnung, daß dadurch auch die Ergebnisse verbessert werden.

118   Forschungsergebnisse

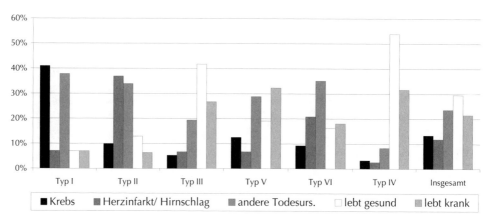

Grafik 8a (s. a. Tabelle 8a, S. 214)

Die Ergebnisse zeigen u. a., daß das Typ-I-Verhalten mehr Krebs, das Typ-II-Verhalten mehr Herzinfarkt entwickelt, während das Typ-IV-Verhalten die geringste Rate an Todesursachen und die höchste Rate an Gesundgebliebenen aufweist. Die Ergebnisse bestätigen die Hypothese. Auch hier ist zu betonen, daß die Grossarthsche Typologie ein Systemindikator ist, der mit unterschiedlichen Risiko- und Positivfaktoren assoziiert ist. So zeigt z. B. das Typ-IV-Verhalten die geringste Neigung zum Suchtverhalten (Zigaretten, Alkohol, Drogen, Medikamente), die geringste Neigung zum übermäßigen Essen usw. Auch die Positivfaktoren sind beim Typ IV am stärksten ausgeprägt, z. B. regelmäßige Bewegung und gesunde Ernährung. Der Typ VI zeigt die größte Neigung zum Suchtverhalten und ungesunden Lebensgewohnheiten (vor allem exzessiver Alkohol-, Drogen- und Zigarettenkonsum). Typ I und II zeigen ebenfalls gehäuft Risikofaktoren auf, z. B. erhöhten Alkohol- und Zigarettenkonsum. Typ V zeigt eine ausgeprägte Abhängigkeit von unterschiedlichen Medikamenten, besonders stimulierende oder dämpfende Psychopharmaka (während der Typ I den höchsten Konsum von Beruhigungs-, Schlaf- und Schmerzmitteln hat). Die Typologie ist aber auch und vor allem ein Indikator für die Funktionsweise des Zentralen Nervensystems, ob Hemmung, Übererregung oder Gleichgewicht vorherrschen.

Auch die Zuordnung in die Grossarthsche Verhaltenstypologie ist nicht ein für allemal gegeben und ist therapeutisch beeinflußbar, wie die Tabelle 10 zeigt.

Es trifft nur selten zu, daß eine Person alle Kriterien für einen Typ erfüllt und keine Anteile von anderen Typen hat. In der Regel sind Personen Mischtypen, bei denen Merkmale von bestimmten Typen stark und andere schwächer ausgeprägt sind. Diese Tatsache hat auch empirische Konsequenzen. So haben z. B. Personen, die auf dem Typ I und dem Typ V hohe Werte haben und geringe Werte auf den Typen IV und III, sogar mehr Krebs als Personen, die nur auf dem Typ I stark ausgeprägt sind. Ebenfalls ist die Kombination von Typ II und V mit schwacher Ausprägung des Typus IV ein stärkeres Risiko für Herzinfarkt, als wenn nur Typ II stark ausgeprägt wäre. Für die Erhaltung der Gesundheit ist die Kombination von Typ IV und III (vorausgesetzt, daß der Anteil von Typ IV stärker ist als der von Typ III) günstiger, als wenn die Person nur auf dem Typ IV hoch ausgeprägt ist und auf dem Typ III sehr niedrig punktet.

Die Grafik 8b zeigt, daß es keinen Unterschied in der Krebsmortalität, Herzinfarktmortalität und bei den anderen Todesursachen gibt zwischen den einzelnen Verhaltensmustern, unter der Voraussetzung, daß der Fragebogen zur Einordnung in die Grossarthsche Typologie ohne vorangehendes Gespräch mit dem Befragten angewendet wird.

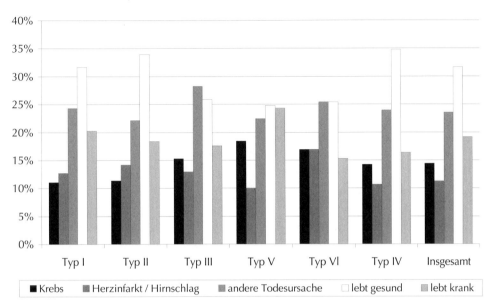

Grafik 8b (s. a. Tabelle 8b, S. 214)

Positive Ergebnisse zum Zusammenhang zwischen Typ I und Krebs, Typ II und Herzinfarkt und Typ IV und Gesundheit zeigen sich nur dann, wenn vor der Beantwortung des Fragebogens ein Gespräch mit der Person geführt wird. In dem Gespräch wird die Person gebeten, über positive und negative Ereignisse in ihrem Leben zu berichten und über ihre typischen Verhaltensweisen in solchen Situationen. Damit wird eine *innere Standardisierung* hergestellt. Die Personen beantworten den Fragebogen erst dann, wenn sie innerlich – sowohl kognitiv als auch emotional – auf die Thematik konzentriert sind, die der Fragebogen mißt. Wenn dies nicht der Fall ist, dann ist nicht zu erwarten, daß sich die Personen, die den Fragebogen ausfüllen, in einer vergleichbaren inneren Verfassung befinden. So kann eine Person den Fragebogen nur beantworten, weil sie dafür bezahlt wird, eine andere Person aus Neugierde aber ohne jegliche innere Beteiligung. In einem solchen Fall existiert die Tendenz, häufiger erwünschte und positiv bewertete Antworten zu geben (so waren z. B. in einer skandinavischen Studie über 90% der Befragten Typ IV, was äußerst unrealistisch erscheint.)

Die Ergebnisse, die sich aus den Tabellen 8a und 8b ergeben, zeigen, wie wichtig die Bedingungen der Datenerfassung sind, und daß nur eine äußere Standardisierung der Situation für ein positives und für die präventive Medizin brauchbares Ergebnis nicht ausreicht. Während die naive empirische Psychologie heute noch von der Annahme ausgeht, daß ein angewandter psychologischer Test unter allen Anwendungsbedingungen zum selben Ergebnis führen muß, zeigt unser Experiment eindrucksvoll, daß die innere Standardisierung bei der Anwendung maßgeblich das Ergebnis bestimmt. Wenn die innere Standardisierung nicht durchgeführt wird, werden diffuse und nicht vergleichbare Daten produziert, die nur von geringer wissenschaftlicher Bedeutung sind.

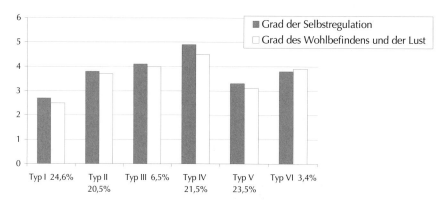

Grafik 8c (s. a. Tabelle 8c, S. 214)

Die Grafik 8c zeigt, daß sich Krebspatienten, die Jahre vor der klinischen Manifestation der Krebserkrankung alle Typ I waren, nach der Krebserkrankung in ihrem Verhaltensmuster wesentlich verändern können. Ca. 24,6% bleiben Typ I; diese Personen haben auch die schlechteste Selbstregulation und den geringsten Grad an Wohlbefinden. 21,5% verändern sich nach der Erkrankung in Richtung von Typ IV. Diese Personen haben die höchsten Grade der Selbstregulation und des Wohlbefindens.

Die Ergebnisse zeigen, daß sich die Typzuordnung durch den Faktor Krebserkrankung (als ein emotional sehr einschneidendes Lebensereignis) sehr stark verändern kann.

Hemmung, Übererregung, Gleichgewicht

Die Grafik 9 zeigt die **Ergebnisse aufgrund des Recherchen- und Beobachtungskataloges, der Hemmung, Übererregung und Gleichgewicht** (siehe Anhang) erfaßt.

Die Beobachtungsergebnisse sind ähnlich wie die Ergebnisse aufgrund von Fragebögen, und zeigen, daß die Mortalität durch Krebs am ausgeprägtesten ist in der Gruppe der Personen, die mit ausgeprägter Hemmung reagieren, während die Mortalität an Herz-Kreislauf-Erkrankungen am höchsten in der Personengruppe mit Übererregung ausgeprägt ist. In der Gruppe der Personen, die sowohl mit ausgeprägter Hemmung als auch mit ausgeprägter Übererregung reagieren, sind sowohl Herz- Kreislauf-Erkrankungen als auch Krebserkrankungen häufiger als bei Personen, die im inneren Gleichgewicht leben. In die Auswertung wurden nur solche Gruppen einbezogen, bei denen ein oder zwei Merkmale extrem ausgeprägt sind, während die Kontrastmerkmale extrem niedrig ausgeprägt waren. Aus der Auswertung wurden 4361 Personen ausgeschlossen, weil sich bei diesen die Merkmale vermischt haben und nicht eindeutig und extrem definieren ließen.

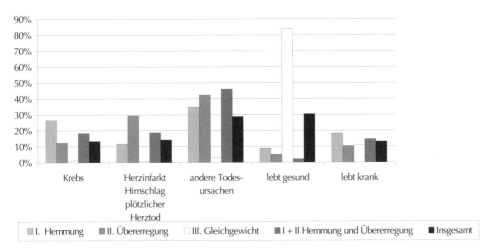

Grafik 9 (s. a. Tabelle 9, S. 215)

Ein solcher Schritt war nötig, weil wir den Zusammenhang zwischen ausgeprägten Merkmalen und späterer Mortalität, bzw. der Aufrechterhaltung der Gesundheit erforschen wollten. Auswertungen, die die restlichen 4361 Personen eingeschlossen haben, zeigten ebenfalls ein signifikantes Ergebnis wie hier berichtet, nur mit viel schwächerer Ausprägung. Es wurden auch Auswertungen unternommen, die die Selbsteinordnung der interviewten Personen berücksichtigt haben. Auch hier wurde ein signifikantes Ergebnis, wie oben berichtet, erzielt. Selbsteinordnung, Beobachtung durch den Interviewer und Beobachtung durch den Angehörigen zeigten dasselbe Ergebnis. Ein solches Vorgehen ist nützlich, um die sogenannten „weichen Daten", die subjektiven Daten, die in der psychosomatischen Medizin erfaßt werden, zu erhärten, also zu objektivieren. Die hier vorgestellte Tabelle zeigt Personengruppen, die in eine der vier Kategorien, aufgrund der übereinstimmenden Beobachtung von Interviewern und den Angehörigen der Befragten, eingeordnet wurden.

Effekte des Autonomietrainings bei chronisch gehemmten und hilflos übererregten Personen

Die Ergebnisse von Tabelle 10 (Grafik 10) zeigen, daß in einer per Zufall zugeordneten Kontrollgruppe bei den stark gehemmten Personen mehr Krebs und bei den übererregten Personen mehr Herzinfarkt entsteht.

In der therapierten Gruppe von Typ I (gehemmt) ist die Mortalität an Krebs bedeutend geringer (um den Faktor 3,4). In der therapierten Gruppe der übererregten Personen ist die Mortalität an Herzinfarkt ebenfalls bedeutend geringer (um den Faktor 3).

Sowohl die übererregte Gruppe (Typ II) als auch die gehemmte Gruppe (Typ I) hatten neben den Verhaltensmerkmalen auch stark ausgeprägte und vergleichbare physische Risikofaktoren. Beim Typ I waren alle Personen starke Raucher und Vater und Mutter starben an Krebs. Beim Typ II starben Vater und Mutter an Herzinfarkt oder Hirnschlag und alle Personen waren starke Raucher, litten an Bluthochdruck, Bewegungsmangel, Übergewicht und hatten eine ausgeprägte Fehlernährung. Das Ziel des Autonomietrainings war es, die Steuerungsmechanismen zu verändern. Sowohl die übererregten als auch die gehemmten Personen waren über Jahre hinweg nicht in der Lage, ihre Bedürfnisse, die für sie von großer gefühlsmäßiger Bedeutung waren, zu befriedigen. Es stellte sich ein chronisches Gefühl des Unwohlseins und der Hoffnungslosigkeit ein. Alle meinten, es sei besser, zu sterben als zu leben, und sie fanden keine Möglichkeit, ihr Verhalten in Richtung Wohlbefinden zu verändern.

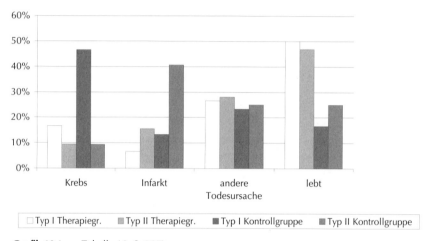

Grafik 10 (s. a. Tabelle 10, S. 215)

Während sich der Typ I mit der Lage weitgehend abgefunden hat und extreme Anpassungstendenzen aufwies, protestierte der Typ II gegen ihn störende Objekte und Zustände in einer übererregten, aber hilflosen Art und Weise. Nach der ersten Untersuchung wurden die Personen per Zufall in Interventions- und Kontrollgruppen eingeteilt. Die Interventionsgruppen wurden nicht gefragt, ob sie sich einer Therapie stellten, weil sie hilflos übererregt oder gehemmt sind, sondern ob sie sich weiteren Interviews zur Verfügung stellen, um uns zu helfen, herauszufinden, was Leute tun müssen, um bis ins hohe Alter gesund zu bleiben. Ein Gespräch dauerte im Durchschnitt zwei Stunden. In den ersten 20 Minuten schilderte die Person ihre wichtigsten Probleme, danach wurde das Autonomietraining als Modell vorgestellt. In der nächsten Stunde wurden ausgehend von der individuellen Problematik alternative und gesundheitssteuernde Verhaltensweisen entwickelt. Dabei wurden solche Aspekte angesprochen, von denen anzunehmen war, daß sie eine starke Motivation darstellen.

Selbstregulation, Wohlbefinden und Gesundheit – Ergebnisse des Kurzfragebogens zur Erfassung des Grades der Selbstregulation

Die Tabelle 11 zeigt die Ergebnisse des Kurzfragebogens zur Messung des Grades der Selbstregulation mit 16 Fragen. Dabei wurden zwei Gruppen gebildet: Eine Gruppe mit schlechter Selbstregulation (1–3,5 Punkte, durchschnittlich 2,9 Punkte) und eine Gruppe mit guter Selbstregulation (3,6–6 Punkte, durchschnittlich 4,2 Punkte). Die Ergebnisse zeigen, daß in der Gruppe mit guter Selbstregulation die Mortalität an unterschiedlichen Todesursachen sowohl bei Männern als auch bei Frauen bedeutend geringer und der Prozentsatz der Gesundgebliebenen bedeutend höher ist als in der Gruppe mit schlechter Selbstregulation.

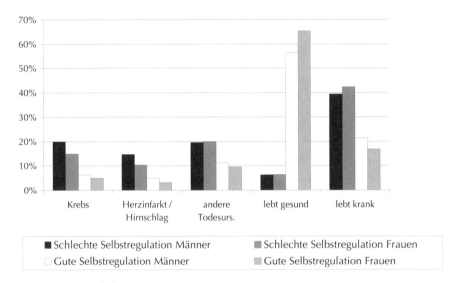

Grafik 11 (s. a. Tabelle 11, S. 216)

Es wäre jedoch ein Trugschluß, anzunehmen, daß die Selbstregulation alleine einen derart großen Einfluß auf die Gesundheit hat. Wir konnten zeigen, daß eine gute Selbstregulation eine sehr große Anzahl von Positivfaktoren mit sich zieht und eine schlechte Selbstregulation mit einer großen Anzahl von Risikofaktoren assoziiert ist (z.B. Bluthochdruck, Übergewicht, Diabetes, hoher Zigaretten- und Alkoholkonsum usw.).

Risikofaktoren und Risikokonstellationen bei Herzinfarkt – Ergebnisse der präventiven Intervention

Die Tabelle 12 (S. 216) zeigt die psychophysische Wechselwirkung bei der Entstehung des Herzinfarktes. Ein Risikofaktor alleine hat eine relativ geringe prädiktive Funktion. Innerhalb der einzelnen, von uns erfaßten Faktoren, steht an erster Stelle die familiär-genetische Belastung (Vater und Mutter vor dem 65. Lebensjahr an Herzinfarkt verstorben), gefolgt von Streß, Diabetes mellitus, Bluthochdruck usw.

Die Ergebnisse zeigen, daß alle physischen Faktoren zusammen (Bluthochdruck, hoher Gesamtcholesterin, Zigarettenrauchen, Diabetes mellitus) einen etwas höheren als den rein additiven Effekt erreichen. Wenn die physischen Faktoren sich aber mit Streß oder mit familiengenetischen Faktoren verbinden, dann entstehen ausgeprägte nichtadditive, synergistische Effekte. Einen synergistischen Effekt zeigt auch die Kombination von Streß und familiär-genetischer Belastung bei Personen, die keinen der vier physischen Faktoren haben. Die stärksten Effekte treten auf bei Personen mit allen Faktoren (alle physische Faktoren, Streß und familiär-genetische Belastung).

Grafik 12a: In dem anschließenden Interventionsexperiment wird das Ergebnis noch einmal bestätigt. Es wurden zwei in Alter und Geschlecht vergleichbare Gruppen von jeweils 75 Personen gebildet, bei denen alle sechs Risikofaktoren in starkem Maße ausgebildet waren. Ein Teil der Personen wurde per Zufall der Kontrollgruppe, der andere Teil per Zufall der Interventionsgruppe zugeordnet. Die Interventionsgruppe bekam individuell und in Gruppen von 10–20 Personen eine ca. zehnstündige Beratung zur Anregung der Selbstregulation, Abbau des Stresses und Erreichung des Wohlbefindens durch individuelle Eigenaktivität. Das Trainingsprogramm wurde im Jahre 1975 durchgeführt, die Nachuntersuchung 1988/89. Das Ergebnis zeigt, daß die trainierte Gruppe erfolgreich war im Streßabbau und ca. dreimal weniger an Herzinfarkt verstarb als die Kontrollgruppe. Die Ergebnisse lassen vermuten, daß auch beim Herzinfarkt synergistische Effekte zwischen physischen und psychosozialen Risikofaktoren von Bedeutung sind.

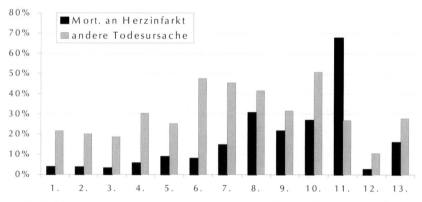

1. Bluthochdruck
2. hohes Gesamtcholesterin
3. starkes Zigarettenrauchen
4. Diabetes mellitus
5. familiär-genetische Belastung
6. Streß (gehemmte Selbstregulation)
7. alle physischen Faktoren (1-4)
8. alle phys. Faktoren und Streß (1-4, 6)
9. alle phys. Faktoren u. fam.-genet. Bel. (1-5)
10. Streß und fam.-genet. Belastung
11. alle Faktoren
12. kein Faktor
13. Insgesamt

Grafik 12 (s. a. Tabelle 12, S. 216)

Ein wichtiges Ziel des Trainings war es, Verhaltensweisen abzubauen, die zu hilfloser Übererregung führen und Verhaltensweisen anzuregen, die Wohlbefinden und Lust nach sich ziehen.

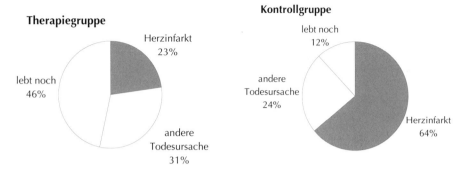

Grafik 12a (s. a. Tabelle 12a, S. 217)

Die Tabelle 12b zeigt, daß nicht nur die synergistischen Effekte der erfaßten Risikofaktoren aus der Tabelle 12 eine mitursächliche Funktion bei der Entstehung des Herzinfarktes haben, sondern daß dort, wo sich die Risikofaktoren in hohem Ausmaß kombinieren, auch eine erhöhte Anzahl von anderen Faktoren vorliegt. Ebenso ist in dieser Gruppe die Anzahl von positiven, dem Herzinfarkt entgegenwirkenden Faktoren, am geringsten.

Wir haben auch die gesamte Mortalität an Herzinfarkten von N = 375 Personen (13,5 %) mit der Restgruppe von 2411 Personen verglichen in Hinblick auf die zusätzlichen Negativ- und Positivfaktoren. Auch hier stellte sich heraus, daß die Gruppe der Personen mit Herzinfarkt eine höhere Anzahl an zusätzlichen Negativfaktoren hatten (9,2) und eine geringere Anzahl von Positivfaktoren (1,4) als die Restgruppe (4,1 bzw. 3,8). Die Ergebnisse zeigen, daß eine chronische Erkrankung (an unserem Beispiel von Herzinfarkt) ein äußerst komplexes Geschehen ist, in das viele Risiko- und Positivfaktoren eingreifen, und daß bestimmte relevante Risikofaktoren, wie sie in der Tabelle 12 dargestellt sind, nur ein *System von Indikatoren* darstellen, die zwar synergistische Beziehungen eingehen, aber nicht selbständig wirken, sondern assoziiert mit anderen Faktoren im Hintergrund. Möglicherweise sind diese nie gänzlich zu erfassenden Hintergrundfaktoren eine der Ursachen für die synergistischen Wirkungen der in Tabelle 12 erfaßten Faktoren. Ähnliche Zusammenhänge und Assoziationen mit anderen Risikofaktoren wurden auch in Hinblick auf das Bronchialkarzinom erforscht (siehe Tabelle 30).

Risikofaktoren und Risikokonstellationen bei Hirnschlag – präventive Intervention

Die Grafik 13a zeigt in Hinblick auf den Hirnschlag ganz ähnliche Ergebnisse wie beim Herzinfarkt.

Von den einzelnen Risikofaktoren scheint die familiengenetische Belastung am stärksten zu sein, gefolgt von chronischem Streß. Alle physischen Faktoren zusammen überschreiten nur geringfügig die additive Wirkung der Einzelfaktoren. Physische Faktoren in Kombination mit Streß zeigen dementgegen ausgeprägte synergistische Effekte. Die familiengenetische Belastung zeigt in der Kombination mit physischen Faktoren oder mit Streß dementgegen eher additive als synergistische Effekte. Sehr stark ausgeprägte Synergieeffekte zeigt die Kombination von familiengenetischer Belastung mit allen physischen Faktoren und Streß.

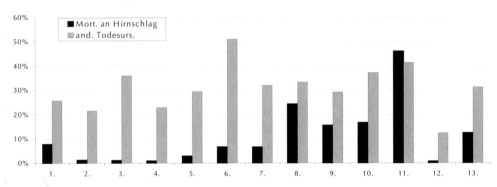

1. fam.-gen. Belastung
2. Bluthochdruck
3. Diabetes mellitus
4. starkes Zigarettenrauchen
5. ausgepr. Sklerose im Augenhintergrund
6. Streß (geh. Selbstreg.)
7. alle phys. Faktoren (2–5)
8. alle phys. Faktoren (2–5) u. Streß (6)
9. alle phys. Faktoren (2–5) u. fam.-gen. Bel. (1)
10. Streß u. fam.-gen. Belastung (6, 1)
11. alle Risikofaktoren (1-6)
12. kein Risikofaktor
13. insgesamt

Grafik 13a (s. a. Tabelle 13a, S. 219)

Im Therapieexperiment wird die Bedeutung des Stresses bei der Entstehung des Hirnschlages noch einmal unterstrichen (Grafik 13b). Es wurden zwei in Alter, Geschlecht und der hohen Ausprägung von physischen Risikofaktoren, Streß und familiär-genetischer Belastung vergleichbare Gruppe gebildet. Die Therapiegruppe bekam in den Jahren 1973/74 ein Autonomietraining mit einer durchschnittlichen Dauer von 3,5 Stunden pro Person. Alle Personen der therapierten und Kontrollgruppe, die wegen ihren physischen Faktoren noch nicht in ärztlicher Behandlung waren, wurden gebeten, sich bei ihrem Arzt zu melden. Die Nachuntersuchung fand 1988 statt. Dabei zeigte sich, daß die Kontrollgruppe 2,7mal mehr Hirnschlag bekam als die Therapiegruppe (Verhältnis der Prozente). Auch andere Todesursachen waren in der unbehandelten Gruppe ausgeprägter.

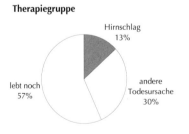
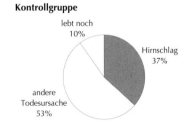

Grafik 13b (s. a. Tabelle 13b, S. 220)

Die Personen lernten in der Therapie, ihre Selbstregulation zu verbessern und nach Wegen zu suchen, die das Wohlbefinden und das innere Gleichgewicht anregten.

Risikofaktoren und Risikokonstellationen bei unterschiedlichen Krebserkrankungen und Ergebnisse der präventiven Interventionen

Die **Tabellen 14 bis 33** (im Anhang S. 222–242) beziehen sich auf unterschiedliche Krebserkrankungen. Die Ergebnisse zeigen, daß bei vielen Krebserkrankungen psychophysische Wechselwirkungen eine ausschlaggebende Rolle spielen. Sowohl die Krebserkrankungen als auch die Herz-Kreislauf-Erkrankungen scheinen ein komplexes systemisches Geschehen vorauszusetzen, bei denen zu unterschiedlichen Zeitpunkten unterschiedliche Faktoren aktiviert werden. So können z.B. bei der Entstehung des Lungen- und Bronchialkrebses krebserzeugende Substanzen aus dem Zigarettenrauch dann besonders schädlich wirken, wenn sie mit einer erblichen Disposition und einer Organvorschädigung zusammentreffen. Dabei kann es zur *Initiierung* (also Umwandlung der normalen Zelle in eine Krebszelle) kommen. Der psychosoziale Streß (gehemmte Selbstregulation), welcher Hand in Hand geht mit Fehlernährung, Bewegungsmangel, seelisch-körperliche Überforderungen, kann dann die *Promotion* (Krebsausbreitung) stimulieren und aktivieren.

Risikofaktoren und Risikokonstellationen beim Kolonkarzinom

Die Grafik 14a zeigt die Bestätigung der synergistischen Hypothese in bezug auf das Kolonkarzinom, die auch durch die experimentelle Intervention an einer Hochrisikogruppe (fünf Risikofaktoren) erhärtet wird.

Der stärkste Einzelrisikofaktor für das Kolonkarzinom ist die familiär-genetische Belastung, gefolgt von Fehlernährung (fett- und zuckerreiche, vitaminarme, ballaststoffarme Ernährung). Auch andere physische Einzelfaktoren, wie z.B. Colitis ulcerosa, Darmpolypen oder die Einnahme dämpfender Psychopharmaka, sind schon für sich alleine als Risikofaktoren zu betrachten, wenn auch der Prozentsatz der Mortalität an Kolonkarzinom wesentlich geringer ist, als wenn die Faktoren in Kombination mit Streß oder der familiengenetischer Belastung auftreten. Wenn alle physischen Risikofaktoren zusammenkommen, wäre mindestens ein additiver Effekt zu erwarten, was aber offensichtlich nicht der Fall ist. Die Kombination aller physischen Risikofaktoren ist in der Wirkung auf die Mortalität an Kolonkarzinom nicht wirksamer als die Einzelfaktoren, als z.B. die Fehlernährung alleine.

Wenn alle physischen Risikofaktoren zusammen mit Streß auftreten, dann zeigen sich geringe synergistische Effekte. Wenn die physischen Risikofaktoren mit familiengenetischer Disposition kombiniert werden, sind die Synergieeffekte deutlicher; die Kombination von genetischer Disposition und Streß zeigen einen noch stärkeren Wechselwirkungseffekt. Am stärksten ausgeprägt sind die Synergieeffekte, wenn alle Faktoren zusammenkommen (alle physischen Faktoren, Streß und familiär-genetische Belastung). Auf der Basis der Wechselwirkung zwischen Streß und familiär-genetischer Belastung wirken die physischen Risikofaktoren besonders krankheitserzeugend.

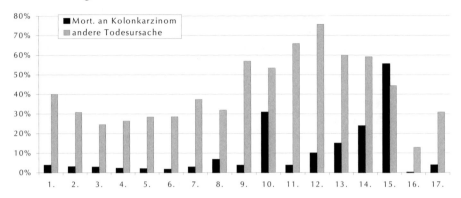

1. Fehlernährung
2. Colitis ulcerosa
3. chronische Verstopfung
4. Darmpolypen
5. Einnahme dämpfender Psychopharmaka
6. Hypoazidose
7. keine Einnahme von Antibiotika
8. familiär-genetische Belastung
9. Streß (gehemmte Selbstregulation)
10. Risikofaktoren 1,2,3,8,9 in Kombination
11. alle physischen Risikofaktoren (1–7)
12. alle physischen Risikofaktoren und Streß (1–7, 9)
13. alle physischen Risikofaktoren und familiär-genetische Belastung (1–7, 8)
14. genetische Belastung und Streß (8, 9)
15. alle phys. Risikofakt., familiär-genet. Bel. und Streß (1–7, 8, 9)
16. keine Risikofaktoren
17. insgesamt

Grafik 14a (s. a. Tabelle 14a, S. 220)

Das Therapieexperiment (Grafik 14b) wurde bei Personen durchgeführt, die unter starkem chronischem Streß litten, eine familiär-genetische Belastung aufwiesen und die physischen Risikofaktoren Fehlernährung, Colitis ulcerosa und chronische Verstopfung vorlagen.

Die Personen in der Therapiegruppe bekamen 1975 eine Verhaltensberatung zur Verbesserung der Selbstregulation. Wie in allen Therapieexperimenten wurde auch hier die Kontrollgruppe und die Therapiegruppe per Zufall eingeteilt (Randomisierung).

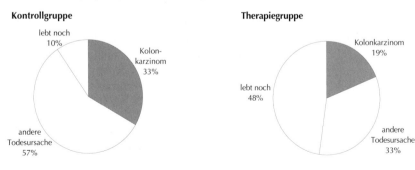

Grafik 14b (s. a. Tabelle 14b, S. 221)

Das Ergebnis zeigt, daß die therapierte Gruppe fast um die Hälfte weniger Kolonkarzinom entwickelte (in einem Beobachtungszeitraum von 20 Jahren).

Risikofaktoren und Risikokonstellationen beim Rektumkarzinom

Auch bei der Entstehung des Rektumkarzinoms wirken Faktoren aus unterschiedlichen Bereichen zusammen und bewirken synergistische Effekte (Grafik 15a). Der stärkste Einzelfaktor ist die familiär-genetische Belastung, gefolgt von Fehlernährung. Alle in der Tabelle aufgeführten Einzelfaktoren erhöhen die Wahrscheinlichkeit, an Rektumkarzinom zu erkranken um ein Mehrfaches (in Vergleich zu Personen ohne diese Faktoren). Interessant ist, daß sowohl beim Rektumkarzinom als auch beim Kolonkarzinom, Magenkarzinom und einigen anderen Krebsarten die Mortalität erhöht ist bei Personen, die nie oder nur sehr selten und in geringer Dosis Antibiotika einnahmen. Das deutet darauf hin, daß auch Erreger, z. B. bestimmte Bakterien im Magen-Darm-Trakt, eine mitursächliche Rolle im Krebsgeschehen spielen könnten.

Auch beim Rektumkarzinom ergibt sich wie beim Kolonkarzinom das merkwürdige Ergebnis, daß alle physischen Risikofaktoren zusammen fast genauso stark wirken wie nur ein Faktor, d. h. es tritt nicht einmal ein additiver, geschweige denn ein synergistischer Effekt auf.

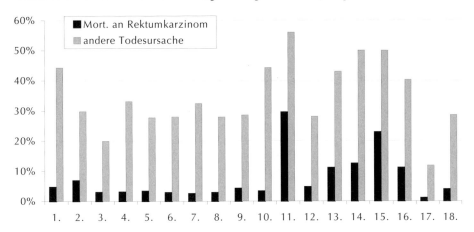

1. Fehlernährung
2. familiär-genetische Belastung
3. chronische Verstopfung
4. chronische Einnahme von Abführmitteln
5. Darmpolypen
6. Einnahme dämpfender Psychopharmaka
7. Hypoazidose
8. keine Einnahme von Antibiotika
9. chron. reaktive Depression auf Verlusterlebnisse
10. Streß (gehemmte Selbstregulation)
11. Risikofaktoren (1-4, 9-10)
12. alle phys. Faktoren (1, 3-8)
13. alle phys. Faktoren und Streß (12, 10)
14. alle phys. Faktoren und fam.-gen. Bel. (12, 2)
15. Streß und fam.-genet. Belastung (2, 10)
16. alle Faktoren (1-10)
17. kein Faktor
18. insgesamt

Grafik 15a (s. a. Tabelle 15a, S. 221)

Die Kombination von allen physischen Risikofaktoren und Streß und die Kombination von allen physischen Risikofaktoren mit genetischer Disposition ergeben nur sehr schwach ausgeprägte Synergieeffekte, also einen Effekt, der etwas über der additiven Wirkung liegt. Eine weitaus ausgeprägtere Synergie zeigt Streß in Kombination mit familiär-genetischer Belastung. Wenn Streß, familiengenetische Belastung, Fehlernährung, Verstopfung, und die Einnahme von Abführmitteln kombiniert sind, ergeben sich ebenfalls nur leichte Synergieeffekte.

Ein nicht-hypothesenkonformes Ergebnis zeigt die Kombination aller in der Tabelle aufgeführten Risikofaktoren (alle physischen Faktoren, Streß und familiär-genetische Belastung). Von der Theorie her wären in dieser Gruppe die ausgeprägtesten Synergieeffekte zu erwarten; es zeigt sich jedoch eine Mortalität, die weit unter der additiven Wirkung der einzelnen Faktoren liegt.

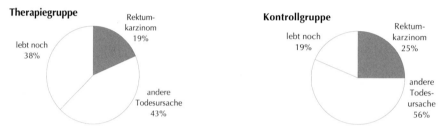

Grafik 15b (s. a. Tabelle 15b, S. 222)

Das Ergebnis der präventiven Streßtherapie (Grafik 15b) zeigt, daß die Verbesserung der Selbstregulation eine gewisse, aber relativ geringe Rolle spielt.

Risikofaktoren und Risikokonstellationen beim Mammakarzinom – Ergebnisse der präventiven Intervention

Auch das Mammakarzinom wird durch die Wechselwirkung von unterschiedlichen Faktoren bestimmt. Von den Einzelfaktoren ist mit Abstand die familiär-genetische Belastung der stärkste Einzelfaktor. Wenn die Mutter und eine Großmutter an Mammakarzinom erkrankten, dann versterben die Personen in einem Beobachtungszeitraum von 15 Jahren und einem durchschnittlichen Alter von 55 Jahren zu 10,2 % an Mammakarzinom. Der zweitstärkste Risikofaktor ist chronischer Streß (5,2 %). Der Streß wird sowohl durch eine schlechte Selbstregulation manifestiert als auch durch intensive und depressionserzeugende Abweisungserlebnisse, z. B. von einem Partner, einem Vorgesetzten usw. Die Abweisungserlebnisse sind in der Regel eine traumatische Wiederholung von Erfahrungen in der Kindheit, d. h. der Abweisung vom Vater oder der Mutter.

Auch physische Risikofaktoren wie ausgeprägter Alkoholkonsum, Bestrahlung der Brustdrüsen, ungesunde Ernährung (fett- und zuckerreich, wenig Vitamine und Mineralstoffe) spielen eine bedeutende Rolle. Wenn Personen, die nicht einen einzigen Risikofaktor aufweisen, verglichen werden mit Personen, die nur einen der aufgeführten Risikofaktoren aufweisen, dann hat jeder Faktor für sich eine erhebliche krankheitserzeugende Wirkung, obwohl der Prozentsatz der Mammakarzinome in diesen Gruppen mit einem Risikofaktor noch sehr viel geringer ist als in den Gruppen, in denen sich Wechselwirkungen zwischen unterschiedlichen Risikofaktoren ergeben. Wenn eine Person z. B. nur unter intensivem Streß leidet, dann bekommt sie 52mal häufiger Brustkrebs, als wenn sie keinen Streß aufweist. Bei starker familiengenetischer Belastung sogar 102mal häufiger (Verhältnis der Prozente).

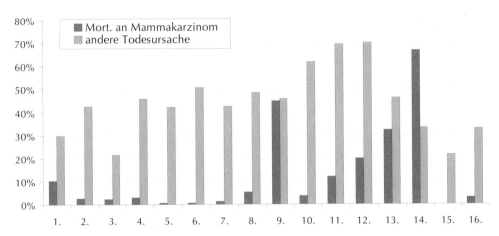

1. familiär-genetische Belastung
2. ungesunde Ernährung
3. zystische Mastopathie
4. Bestrahlung der Brustdrüsen
5. Einnahme von Beruhigungsmitteln
6. Einnahme von Schlafmitteln
7. Alkoholkonsum über 60 g/Tag
8. Streß (gehemmte Selbstregulation)
9. Risikofaktoren 1–3 und Streß (8) in Kombination
10. alle physischen Faktoren (2–7)
11. alle physischen Risikofaktoren und Streß (2–7, 8)
12. alle physis. Risikofakt. u. fam.-genet. Bel. (2–7, 1)
13. genetische Belastung und Streß (1, 8)
14. alle physis. Risikofakt., fam.-genet. Bel. und Streß (2–7, 1, 8)
15. kein Faktor
16. insgesamt

Grafik 16a (s. a. Tabelle 16a, S. 222)

Wenn alle physischen Risikofaktoren kombiniert auftreten (ungesunde Ernährung, zystische Mastopathie, Bestrahlung der Brustdrüsen, Einnahme von Beruhigungsmitteln und Schlafmitteln, Alkoholkonsum), dann ist der Prozentsatz der Mortalität keineswegs additiv, sondern nur gering ausgeprägter als bei einem Risikofaktor alleine. Wenn alle physischen Risikofaktoren vorliegen, dann bekommen 3,8% der Personen Brustkrebs, also nur 0,8% mehr, als wenn z. B. nur die Brustdrüsen bestrahlt werden. Der additive Effekt – wenn sich die einzelnen Faktoren in der Wirkung summieren würden – betrüge 10,7%. Wenn die physischen Faktoren sich mit Streß kombinieren, dann liegt die Wirkung ebenfalls unter der additiven Grenze, ist aber erheblich größer, als wenn die physischen Faktoren alleine wirken (11,9%). Wenn alle physischen Faktoren mit der familiengenetischen Belastung zusammenwirken, dann wird die additive Grenze erreicht (20%). Interessant ist, daß die genetische Belastung zusammen mit ausgeprägtem Streß synergistische Effekte aufweist: 32,3% anstatt 15,4%, was der additiven Wirkung entsprechen würde.

Die stärksten Synergieeffekte zeigen sich, wenn physische Risikofaktoren, Streß und familien-genetische Disposition zusammenwirken. Dabei kann die Aussage getroffen werden: Je mehr physische Risikofaktoren in die Kombination von Streß und familiär-genetischer Belastung eingehen, desto ausgeprägter sind die Synergieeffekte. Wenn z. B. Streß und familiär-genetische Belastung zusammen mit ungesunder Ernährung und zystischer Mastopathie auftreten, versterben 44,9 % an Mammakarzinom. Wenn dazu noch vier weitere physische Risikofaktoren kommen, dann steigt die Rate an Brustkrebs auf 66,7 %. Selbstverständlich ist eine Population, die alle Risikofaktoren aufweist, sehr schwer zu finden (0,02 % der untersuchten Frauen).

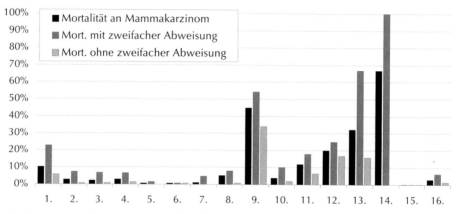

1. familiär-genetische Belastung
2. ungesunde Ernährung
3. zystische Mastopathie
4. Bestrahlung der Brustdrüsen
5. Einnahme von Beruhigungsmitteln
6. Einnahme von Schlafmitteln
7. Alkoholkonsum über 60 g/Tag
8. Streß (gehemmte Selbstregulation)
9. Risikofaktoren 1-3 und Streß 8
10. alle phys. Faktoren 2–7
11. alle phys. Faktoren und Streß 2–7, 8
12. alle physis. Faktoren u. fam.-gen. Bel. 2–7, 1
13. genetische Belastung u. Streß 1, 8
14. alle phys. Fakt., fam.-gen. Bel., Streß 1, 2–7, 8
15. kein Faktor
16. insgesamt

Grafik 16b (s. a. Tabelle 16b, S. 223)

Die Grafik 16b zeigt, daß sich das Gewicht der einzelnen Risikofaktoren und der Risikokonstellationen unter Einbeziehung eines weiteren Faktors, der *zweifachen Abweisung,* in bezug auf die Entstehung des Brustkrebses verändert. So zeigt Alkoholkonsum in der Tabelle 16a einen gewissen Zusammenhang mit dem späteren Auftreten von Brustkrebs (im Verhältnis der Prozente tritt hier 12fach häufiger Brustkrebs auf als bei Personen ohne Alkoholkonsum). Berücksichtigt man nun eine weitere, offensichtlich relevante Variable wie die zweifache Abweisung, dann entsteht schon ein völlig anderes Bild: Wenn Alkoholkonsum in Wechselwirkung mit der zweifachen Abweisung tritt, dann erhöht sich die Mortalität an Brustkrebs um ein Vielfaches; bei alkoholkonsumierenden Personen ohne zweifache Abweisung sinkt die Mortalität an Brustkrebs gegen Null. Fast alle Risikofaktoren und Risikokonstellationen werden bei Vorliegen einer zweifachen Abweisung enorm verstärkt und bei dessen Abwesenheit um ein Vielfaches geschwächt. Die zweifache Abweisung (siehe Fragebogen im Anhang) ist ein weiteres exzellentes Beispiel für die Entstehung synergistischer Beziehungen. Bei Personen ohne psychophysische Risikofaktoren spielt die zweifache Abweisung alleine für sich keine krebsverursachende Rolle. In dieser Kategorie unterscheiden sich Personen mit und ohne zweifache Abweisung in Hinblick auf die Mortalität an Brustkrebs überhaupt nicht.

Der Vergleich der Ergebnisse in Tabelle 16a und 16b unterstreicht deutlich den systemischen Charakter von Brustkrebs und zeigt, daß *kein Faktor* und *keine Faktorenkonstellation* als *absolute statistische Faktoren* fixiert werden können.

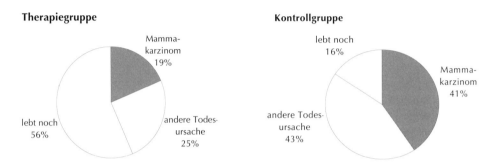

Grafik 16c (s. a. Tabelle 16c, S. 223)

Die Grafik 16c zeigt die Ergebnisse der präventiven Intervention. Die Intervention sollte überprüfen, ob Streß tatsächlich die Wirkung der Interaktion von physischen Faktoren und genetischer Belastung moderiert. Um die Frage zu beantworten, wurde in den Jahren 1974–76 ein therapeutisches Experiment durchgeführt. 1988 wurde die Mortalität erfaßt. Sowohl die Therapie- als auch die Kontrollgruppe (per Zufall zugeordnet) bestand aus Personen mit ausgeprägten Risikofaktoren für das Mammakarzinom: physische Faktoren (ungesunde Ernährung, zystische Mastopathie), Streß und familiär-genetische Belastung (Mutter und eine Großmutter an Brustkrebs verstorben). Der Streß bestand aus langanhaltender apathischer Depression und chronischer Niedergeschlagenheit aufgrund traumatischer Abweisungserlebnisse in der Kindheit und von einem Partner. Die Selbstregulation war sehr gering ausgeprägt, weil die Frauen nicht in der Lage waren, durch Eigenaktivität streßreduzierende Bedingungen herzustellen.

Im ersten Teil des Trainings, das insgesamt 2–3 Beratungsstunden umfaßte, haben die Frauen ca. 15 Minuten über ihre Streßsituationen und Probleme berichtet. Im Anschluß wurde zunächst das Modell des Autonomietrainings vorgestellt. Dabei wurde betont, daß es möglich ist, durch Eigenaktivität Bedingungen herzustellen, die zu Wohlbefinden führen und den Streß verringern. Die Frauen wurden gefragt, ob sie über ein alternatives Verhalten nachgedacht haben. 12 Frauen (37,5%) hatten ausgeprägte Vorstellungen über alternative Verhaltensweisen, z.B. „Trennung vom abweisenden Partner", „Bereitschaft zu intensivem Gespräch mit den abweisenden Eltern" usw. Bei diesen Personen wurde das alternative Verhalten unterstützt. Bei 7 Frauen wurden paradoxe Interventionen angewandt; bei 5 Frauen wurden andere Übungen durchgeführt mit dem Ziel, die Selbstregulation zu verbessern. 8 Personen waren nicht bereit, auf irgendwelche Anregungen oder Übungen einzugehen. Die Ergebnisse in der Tabelle 16c zeigen, daß in der nichtbehandelte Kontrollgruppe bis 1988 13 Personen an Mammakarzinomen verstarben (40,6%), während in der behandelten Gruppe im gleichen Zeitraum 6 Personen (18,7%) an Brustkrebs verstarben.

Risikofaktoren und Risikokonstellationen beim Gallenblasen- und Gallenwegekarzinom

Der stärkste Einzelfaktor für das Entstehen des Gallenblasen- oder Gallenwegekarzinom ist die familiär-genetische Belastung, gefolgt von chronischer Entzündung der Gallenwege oder Gallenblase. Auch eine cholesterin- und fettreiche Ernährung, Gallensteine und Alkoholkonsum sind Risikofaktoren. Streß in Form einer gehemmten Selbstregulation scheint als Einzelrisikofaktor nicht wirksam zu sein. Alle physischen Risikofaktoren erreichen zusammen nicht die additive Grenze, während Streß, der als Einzelfaktor überhaupt nicht wirkt, die Wirkung der physischen Faktoren zu verdoppeln scheint. Durch die Kombination familiär-genetische Belastung mit allen physischen Faktoren (9,5%) wird fast ein additiver Effekt (10,1%) erreicht. Ein sehr bedeutender Synergieeffekt wird zwischen Streß und familiär-genetischer Belastung erreicht (9,7%). Wenn demhingegen alle Faktoren (Streß, physische Faktoren, genetische Disposition) zusammenkommen, zeigt sich nur ein geringer Synergieeffekt.

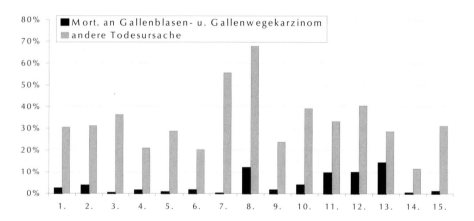

1. chron. Entzündungen der Gallenblase und Gallenwege
2. familiär-genetische Belastung
3. ungesunde Ernährung
4. Gallensteine
5. hoher Alkoholkonsum, vor allem Bier
6. cholesterin- und fettreiche Ernährung
7. Streß (gehemmte Selbstregulation)
8. Risikofaktoren 1-3, 7 in Kombination
9. alle physischen Faktoren (1, 3–6)
10. alle phys. Faktoren u. Streß (1, 3–7)
11. alle phys. Faktoren u. fam.-gen. Bel. (1–6)
12. Streß und fam.-genet. Belastung (2, 7)
13. alle Faktoren (1–7)
14. kein Faktor
15. insgesamt

Grafik 17a (s.a. Tabelle 17a, S. 224)

Im Unterschied zu vielen anderen Ergebnissen sind hier die Gesetzmäßigkeiten der Wechselwirkung zwischen physischen, genetischen und Streßfaktoren relativ unklar. Es kann nur die Aussage getroffen werden, daß die Kombination von bestimmten Risikofaktoren eine bessere Prädiktion ermöglicht, und zwar dann, wenn Streß und familiengenetische Belastung entweder miteinander oder mit physischen Risikofaktoren verbunden sind. Die Kombination von nur physischen Risikofaktoren scheint einen nur geringen Effekt aufzuweisen. Wenn Streß als Moderator wirken würde, dann müßte eine streßreduzierende Therapie einen präventiven Effekt aufweisen.

Die Ergebnisse der Grafik 17b zeigen aber, daß dies nicht der Fall war – obwohl alle im Training befindlichen Personen intensiv mitgearbeitet haben, so daß wir für das negative Ergebnis keine Interpretation haben.

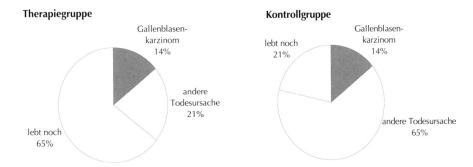

Grafik 17b (s. a. Tabelle 17b, S. 224)

Risikofaktoren und Risikokonstellationen beim Blasenkarzinom

Die Ergebnisse beim Blasenkarzinom sind in bezug auf die Wirkung des Stresses ähnlich denen beim Gallenwege- und Gallenblasenkarzinom. Auch hier ist der Streß als Einzelrisikofaktor nicht ausgeprägt, und die präventive Intervention mit dem Autonomietraining zeigt kein positives Ergebnis. Der weitaus stärkste Einzelfaktor ist die familiengenetische Belastung. Alle physischen Faktoren zusammen erreichen die Grenze einer additiven Wirkung. Streß potenziert alle Risikofaktoren um das Vierfache. Streß potenziert auch die familiengenetische Belastung fast um das Dreifache. Wenn alle Faktoren (Streß, genetische Belastung, physische Faktoren) zusammenkommen, ist der Synergieeffekt vorhanden.

Obwohl Streß sowohl die genetische Disposition als auch die physischen Risikofaktoren und beide zusammen in ihrer Wirkung verstärken, ist es im Therapieexperiment nicht gelungen, nachzuweisen, daß durch Streßreduktion ein präventiver Effekt erreichbar ist. Dies mag an der kleinen Stichprobe von nur 9 Personen oder am Mißerfolg der therapeutischen Intervention liegen.

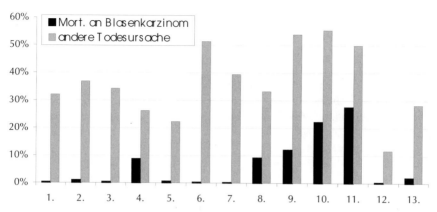

1. Rauchen
2. Kaffeekonsum
3. hoher Alkoholkonsum
4. familiär-genetische Belastung
5. chron. Blasenentzündung
6. Streß (gehemmte Selbstregulation)
7. alle physischen Faktoren (1–3, 5)
8. alle phys. Faktoren und Streß (1–3, 5–6)
9. alle phys. Faktoren u. fam.-gen. Belastung (1–5)
10. Streß u. fam.-gen. Belastung
11. alle Faktoren (1–6)
12. kein Faktor
13. Insgesamt

Grafik 18a (s. a. Tabelle 18a, S. 225)

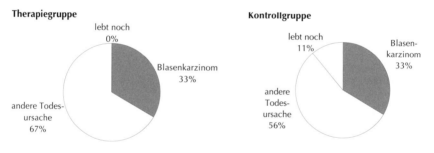

Grafik 18b (s. a. Tabelle 18b, S. 225)

Risikofaktoren und Risikokonstellation bei Ösophaguskarzinom

Die Grafik 19a zeigt die Ergebnisse in Hinblick auf das Ösophaguskarzinom. Auch hier ist – wie bei fast allen Krebsarten – der stärkste Einzelfaktor die familiär-genetische Belastung (Vater und Mutter an Ösophaguskarzinom verstorben). Der chronische Streß für sich alleine spielt eine sehr untergeordnete Rolle. Alle physischen Risikofaktoren zusammen zeigen nur die Hälfte des additiven Effektes (1,2% statt 4,9%). Streß verstärkt die physischen Faktoren zwar um das Zweifache (2,7%); die additive Grenze wird aber ebenfalls nicht erreicht. Eine sehr ausgeprägte Interaktion zeigt sich zwischen familiengenetischer Belastung und Streß. Wenn die Wechselwirkung zwischen familiengenetischer Belastung und Streß besteht, dann wirken die physischen Faktoren besonders krankheitserzeugend.

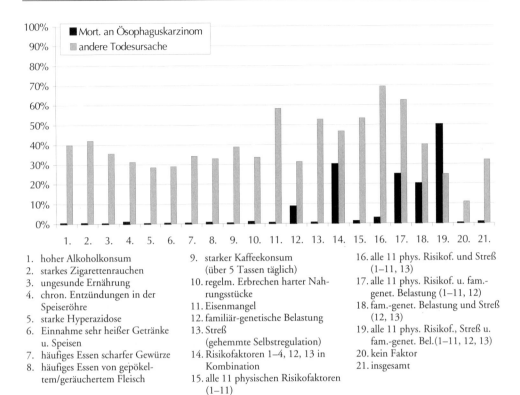

1. hoher Alkoholkonsum
2. starkes Zigarettenrauchen
3. ungesunde Ernährung
4. chron. Entzündungen in der Speiseröhre
5. starke Hyperazidose
6. Einnahme sehr heißer Getränke u. Speisen
7. häufiges Essen scharfer Gewürze
8. häufiges Essen von gepökeltem/geräuchertem Fleisch
9. starker Kaffeekonsum (über 5 Tassen täglich)
10. regelm. Erbrechen harter Nahrungsstücke
11. Eisenmangel
12. familiär-genetische Belastung
13. Streß (gehemmte Selbstregulation)
14. Risikofaktoren 1–4, 12, 13 in Kombination
15. alle 11 physischen Risikofaktoren (1–11)
16. alle 11 phys. Risikof. und Streß (1–11, 13)
17. alle 11 phys. Risikof. u. fam.-genet. Belastung (1–11, 12)
18. fam.-genet. Belastung und Streß (12, 13)
19. alle 11 phys. Risikof., Streß u. fam.-genet. Bel.(1–11, 12, 13)
20. kein Faktor
21. insgesamt

Grafik 19a (s.a. Tabelle 19a, S. 226)

In diesem Fall gilt: Je mehr physische Faktoren sich mit der Wechselwirkung von Streß/genetischer Belastung verbinden, desto höher ist der Prozentsatz an Ösophaguskarzinom.

Das Therapieexperiment in Grafik 19b zeigt zwar einen gewissen präventiv-therapeutischen Effekt der Streßreduktion, kann aber aufgrund der geringen Stichprobengröße auch als zufällig gelten.

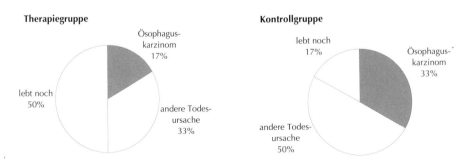

Grafik 19b (s. a. Tabelle 19b, S. 227)

Risikofaktoren und Risikokonstellation bei Kehlkopfkarzinom

Während Streß alleine bei der Entstehung des Kehlkopfkrebses keinerlei Rolle spielt, potenziert er aber die physischen Risikofaktoren, so daß ein deutlicher synergistischer Effekt entsteht. Der stärkste Einzelfaktor ist die familiär-genetische Belastung (7,1 % Kehlkopfkarzinom im Vergleich zu 0,1 % bei keinem Faktor).

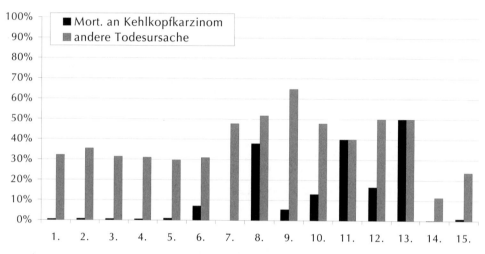

1. starkes Zigarettenrauchen
2. hoher Alkoholkonsum
3. häufige Entzündungen im Kehlkopf
4. Polypen und Papillome im Kehlkopf
5. Verletzungen des Kehlkopfes und der Stimmbänder
6. familiär-genetische Belastung
7. Streß (gehemmte Selbstregulation)
8. Risikofaktoren 1–3, 6, 7 in Kombination
9. alle physischen Faktoren (1–5)
10. alle phys. Risikofakt. u. Streß (1–5, 7)
11. alle phys. Risikofakt. u. fam.-gen. Belastung (1–5, 6)
12. Streß u. fam.-gen. Belastung (6, 7)
13. alle phys. Risikofaktoren, Streß u. fam.-gen. Belast. (1–5, 6, 7)
14. kein Faktor
15. Insgesamt

Grafik 20a (s. a. Tabelle 20a, S. 227)

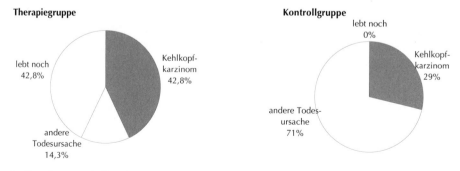

Grafik 20b (s. a. Tabelle 20b, S. 228)

Auch andere physische Risikofaktoren wie Rauchen, Alkoholkonsum, Polypen und Papillome im Kehlkopf, Entzündungen oder Verletzungen des Kehlkopfes, sind als Einzelfaktoren ein mehrfaches Erkrankungsrisiko. Die familiengenetische Belastung potenziert die Wirkung aller physischen Risikofaktoren um ein Vielfaches und zeigt ausgeprägte synergistische Effekte. Auch der Streß (der alleine für sich nicht wirkt) potenziert die Wirkung der familiengenetischen Belastung und der physischen Risikofaktoren synergistisch. Synergistische Effekte entstehen auch dann, wenn alle Faktoren zusammenkommen.

Obwohl der Streß sowohl die physischen Faktoren als auch die genetische Disposition in ihrer Wirkung zu potenzieren scheint, konnte der Beweis für die mitursächliche Wirkung des Stresses im Therapieexperiment nicht erbracht werden. Hier tritt sogar das sehr seltene Ergebnis auf, daß in der trainierten Gruppe mehr Krebs als in der Kontrollgruppe auftritt (Grafik 20b).

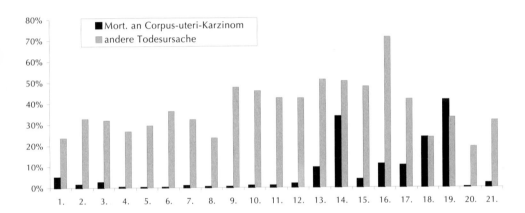

1. familiär-genetische Belastung
2. Abtreibungen
3. Tod eines Kindes
4. Kinderlosigkeit
5. späte Menopause
6. häufige Zwischenblutungen
7. Myome in der Gebärmutter
8. Übergewicht
9. Diabetes mellitus
10. Bluthochdruck
11. Einnahme dämpfender Substanzen
12. hoher Alkoholkonsum
13. Streß
14. Streß, fam.-gen. Bel. u. mind. 3 phys. Fakt. ausgeprägt
15. alle physischen Faktoren (2–12)
16. alle phys. Fakt. und Streß (2–12, 13)
17. alle phys. Fakt. und fam.-gen. Bel. (15, 1)
18. Streß und fam.-gen. Belastung (1, 13)
19. alle Faktoren (1–13)
20. kein Faktor
21. insgesamt

Grafik 21a (s. a. Tabelle 21a, S. 228)

Die Grafik 21a zeigt die Ergebnisse in Hinblick auf das Corpus-uteri-Karzinom. Hier kommt dem Streß – unterschiedlich zu anderen Ergebnissen – auch eine große Einzelrolle zu; seine Wirkung ist stärker als die der familiär-genetischen Belastung. Alle angeführten 13 Einzelfaktoren sind im Vergleich zu keinem Faktor ein mehrfaches Risiko. Wenn alle physischen Risikofaktoren zusammengenommen werden, dann ist ihre Wirkung weit von der additiven Grenze entfernt (3,8%); der additive Wert wäre 6,5%. Wenn sich die 10 physischen Risikofaktoren mit Streß kombinieren, dann verstärkt der Streß zwar diese in ihrer Wirkung und umgekehrt, aber die additive Grenze wird dennoch nicht erreicht (11,2% statt 16,0%).

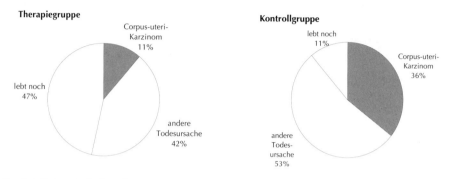

Grafik 21b (s. a. Tabelle 21b, S. 229)

Auch das Zusammenspiel von allen physischen Faktoren mit der genetischen Belastung erreicht nicht den additiven Effekt. Die Wechselwirkung von Streß und familiär-genetischer Belastung überschreitet demhingegen weit die additive Grenze und zeigt synergistische Effekte. Wenn alle Faktoren (Streß, genetische Belastung und physische Faktoren) ausgeprägt sind, dann sind die synergistischen Effekte am stärksten (41,6% statt additiv 23,6% Corpus-uteri-Karzinom).

Da sich beim Corpus-uteri-Karzinom der Streß in Form einer gehemmten Selbstregulation sowie Erschöpfung und depressionserzeugenden Verlusterlebnissen als besonders krankheitserzeugend erweist und mit den physischen und genetischen Faktoren bedeutende Synergieeffekte zeigt – Personen mit allen physischen Faktoren und familiär-genetischer Belastung bekommen zu 10,5% Corpus-uteri-Karzinom; wenn sich dazu noch starker Streß assoziiert, erkranken die Personen zu 41,6% an Corpus-uteri-Karzinom, im Verhältnis der Prozente also viermal mehr, könnte von der präventiven Verhaltenstherapie ein besonders hoher Effekt erwartet werden.

Risikofaktoren und Risikokonstellationen bei Analkarzinom

Analkarzinom entsteht – wie fast alle chronischen Erkrankungen – durch die Wechselwirkung von familiengenetischen, physischen und psychosozialen Risikofaktoren. Der weitaus stärkste Einzelfaktor ist die familiengenetische Belastung; der schwächste Einzelfaktor ist Streß in Form einer gehemmten Selbstregulation. Jeder einzelne Risikofaktor ist im Vergleich zu keinem Faktor aber noch immer ein mehrfaches Risiko für Analkarzinom. Selbst Streß als schwächster Einzelfaktor erhöht die Mortalität an Analkarzinom um das Vierfache (Verhältnis der Prozente). Chronische Infektionen im Analbereich erhöhen die Erkrankungsrate zehnfach, während die familiengenetische Disposition das Erkrankungsrisiko um das 156fache erhöht. Wenn alle Faktoren, also Streß, familiär-genetische Belastung und alle physischen Risikofaktoren (Analrisse oder -fisteln, chronische Infektionen im Analbereich, Hämorrhoiden und anale Kondylome) vorhanden sind, steigt das Risiko im Verhältnis der Prozente (im Vergleich zu Personen ohne jegliche Faktoren) auf das 500fache.

Beim Analkarzinom haben schon alle physischen Faktoren einen Effekt, der über die additive Grenze hinausgeht, wirken also synergistisch. Alle physischen Faktoren und die familiengenetische Disposition potenzieren sich zwar in der Wirkung, aber erreichen nicht die additive Grenze. Streß, der als Einzelfaktor nur sehr schwach wirkt, potenziert die Wirkung der physischen Faktoren um ein Vielfaches und zeigt somit ausgeprägte synergistische Effekte. Streß verstärkt auch leicht die Wirkung der familiär-genetischen Belastung und es entstehen schwache Synergieeffekte.

Wenn zur Kombination von physischen Faktoren und genetischer Belastung (8,8 % Analkarzinom) noch Streß hinzukommt, dann erhöht sich das Risiko im Verhältnis der Prozente um 2,8 auf 25,0 %.

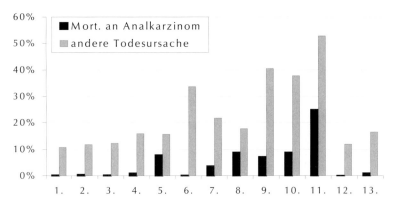

1. chron. Analrisse/Fisteln
2. chron. Infektionen (Entzündungen, Juckreiz)
3. chron. Hämorrhoiden
4. anale Kondylome
5. familiär-genetische Belastung
6. Streß (gehemmte Selbstregulation)
7. alle physischen Faktoren (1–4)
8. phys. Faktoren und fam.-genet. Belastung (1–5)
9. phys. Faktoren und Streß (1–4, 6)
10. Streß und fam.-genet. Belastung (5–6)
11. alle Faktoren (1–6)
12. kein Faktor
13. insgesamt

Grafik 22a (s. a. Tabelle 22a, S. 229)

In diesem wie in vielen anderen Ergebnissen zeigt sich, daß Streß als schwacher Einzelfaktor die physische und familiengenetische Belastung enorm potenzieren und ausgeprägte Synergieeffekte erzeugen kann. Dieses Ergebnis kann so gedeutet werden, daß ein gut funktionierendes und stimuliertes zentrales Nervensystem die Ausbreitung der Krebserkrankung verhindert.

Das Therapieexperiment zum Analkarzinom (Grafik 22b) zeigt, daß Personen, die gelernt haben, sich selbst zu regulieren, in einem Beobachtungszeitraum von 15 Jahren um ein Drittel weniger an Analkarzinom erkrankten.

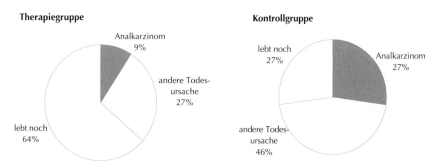

Grafik 22b (s. a. Tabelle 22b, S. 229)

Daß das Autonomietraining nicht nur die Selbstregulation zu mehr Wohlbefinden im Verhaltensbereich anregt (z. B. durch die Verbesserung der zwischenmenschlichen Beziehungen oder Umstellung der Ernährung), sondern auch präventiv-medizinische Schritte einleitet, soll im folgenden Beispiel gezeigt werden:

Herr Z., 57 Jahre, leidet seit vielen Jahren an immer wiederkehrenden Hämorrhoiden und chronischen Analrissen. Seit mehr als 10 Jahren hat er chronische Entzündungen im Analbereich. Er leidet an Juckreiz und starken Schmerzen beim Stuhlgang; mehrfach hatte er auch behandlungsbedürftige anale Kondylome. Sein Vater, sein Großvater und seine Mutter verstarben an Analkarzinom. Herr Z. leidet unter chronischem Streß und gibt an, daß seine Frau für ihn sehr wichtig ist, er aber nicht in der Lage ist, ihr gegenüber Gefühle zuzulassen, weil er innerlich noch zu seiner Jugendfreundin loyal ist. Die Ärzte haben ihm mehrfach einen operativen Eingriff vorgeschlagen, den er aber aus Angst vor der Narkose ablehnt.

Herr Z. wurde 35 Minuten beraten. In den ersten fünfzehn Minuten berichtete er über die medizinische Problematik und die ehelichen Probleme. Die medizinischen Daten wurden in dem vorangehenden Interview erfaßt und lagen also vor. In den nächsten Minuten wurde Herrn Z. erklärt, daß Selbstregulation jede Eigenaktivität ist, durch die der Mensch sein Wohlbefinden verbessert und seine eigenen Probleme löst. Daraufhin sagte Herr Z., daß er eine solche Anregung sehr benötige und daß sich diese bei ihm in zwei Richtungen entwickeln müsse: Zum ersten in Richtung mehr Anerkennung seiner Gefühle für seine Ehefrau, und zweitens in Richtung von mehr Mut, unterschiedliche Möglichkeiten zur Verbesserung seiner Entzündungen im Analbereich zu erproben. Er hätte bis jetzt nur die Salben und Techniken angewandt, die er von seinem Facharzt bekam, und die sich leider als zum größten Teil unwirksam erwiesen. Er fragte den Trainer, ob er irgendwo gehört habe, welche Maßnahmen gegen chronischen Juckreiz und Analrisse helfen. Der Trainer antwortete, er hätte in dieser Richtung überhaupt keine Erfahrung, weiß aber zufällig, daß eine andere Person mit Analrissen und starkem Juckreiz Abhilfe schaffen konnte, indem sie mehrfach den Anus mit einer Jodtinktur behandelte. Möglicherweise wurde dadurch die Infektion gelindert und der Heilungsprozeß vorangetrieben. Der Trainer betonte, daß diese Mitteilung keine therapeutische Empfehlung sei, sondern nur eine Erfahrung. Herrn Z. wurde geraten, durch Eigenaktivität Wege zu seiner Heilung zu finden.

Nach zwei Monaten kam es zu einem Telefongespräch zwischen dem Trainer und Herrn Z. Herr Z. berichtete, daß er spontan seinen Analbereich mit einer in der Apotheke gekauften Jodtinktur bestrich und auch anfing, Gefühle zu seiner Frau zu äußern. Er weiß nicht, ob ihm das eine oder andere oder beides zusammen half, aber es kam zu einer sichtlichen Besserung seiner Analprobleme. Er war beim Facharzt, dieser bestätigte ihm, daß die Analrisse wesentlich zurückgingen und daß sich die Hämorrhoiden, die nie bedrohlich ausgeprägt waren, keinen Grund für eine Operation darstellen (die Operation wurde vorgeschlagen, weil die Analrisse chronisch nicht zuheilten und mit starken Schmerzen verbunden waren).

In der Nachuntersuchung 1988 berichtete Herr Z., daß seine Analrisse völlig verheilt sind, und daß er seit dem Gespräch im Jahre 1975 ab und zu Entzündungen im Analbereich hatte, und immer wieder diese mit einer Jodtinktur behandelte.

Risikofaktoren und Risikokonstellationen beim Nierenkarzinom

In der Grafik 23a sind acht Einzelrisikofaktoren dargestellt; jeder Risikofaktor für sich hat eine relativ geringe krankheitserzeugende Potenz. Der ausgeprägteste Einzelfaktor ist die familiär-genetische Belastung; an zweiter Stelle kommen Nierenmißbildungen. Personen mit Streß bekommen merkwürdigerweise weniger Nierenkarzinom als Personen ohne Streß (0,1% Nierenkarzinom bei Streß und 0,2% Nierenkarzinom bei Personen ohne jeden Faktor). Hier wird die Frage besonders spannend, ob Streß, der für sich alleine genommen kein Risikofaktor darstellt, dennoch eine Interaktion mit physischen und genetischen Faktoren aufweist.

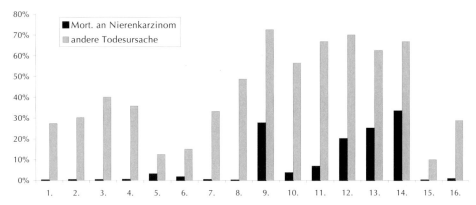

1. starkes Zigarettenrauchen
2. ungesunde Ernährung
3. Berührung mit Asbest
4. hoher Kaffeekonsum
5. familiär-genetische Belastung
6. Nierenmißbildungen, z. B. Zystenniere
7. hoher Alkoholkonsum
8. Streß (gehemmte Selbstregulation)
9. Streß, fam.-gen. Bel. u. phys. Fakt. 1, 2, 6, 7
10. alle 6 phys. Risikofakt. in Kombination (1–4, 6-7)
11. alle phys. Risikofakt. u. Streß (1–4, 6–7, 8)
12. alle phys. Risikofakt. u. fam.-gen. Bel. (1–7)
13. Streß und familiär-genetische Belastung (5, 8)
14. alle phys. Risikof., fam.-genet. Belastung und Streß (1–8)
15. kein Faktor
16. insgesamt

Grafik 23a (s. a. Tabelle 23a, S. 230)

Alle physischen Risikofaktoren zusammen (3,6%) verstärken die Wirkung leicht über die additive Wirkung (3,3%) hinaus. Wenn alle physischen Faktoren mit Streß kombiniert auftreten, dann verstärkt der Streß die Wirkung dieser Faktoren um das Zweifache (Verhältnis der Prozente). Die physischen Risikofaktoren gehen mit der familiengenetischen Belastung eine ausgeprägte synergistische Beziehung ein (20% Nierenkarzinom statt 5,8% bei additiver Wirkung beider Faktoren). Noch stärkere Synergieeffekte zeigt Streß in Kombination mit der familiengenetischen Belastung: 25% Nierenkarzinom statt 2,6%, wenn die Faktoren additiv wirken würden. Wenn Streß mit familiengenetischer Belastung und einigen physischen Faktoren (Rauchen, ungesunde Ernährung, Nierenmißbildungen und Alkoholkonsum), zusammenkommt dann zeigen sich ebenfalls bedeutende Synergieeffekte (27,5%). Die Mortalität erhöht sich noch auf 33,3%, wenn die berufliche Berührung mit Asbest und hoher Kaffeekonsum als physische Risikofaktoren hinzukommen. Obwohl im therapeutischen Experiment (Grafik 23b) erwartet werden konnte, daß die Streßreduktion die Mortalität an Nieren-Karzinom in der Therapiegruppe verringert, zeigt sich überraschenderweise kein Effekt. Möglicherweise liegt dies an der zu geringen Stichprobengröße.

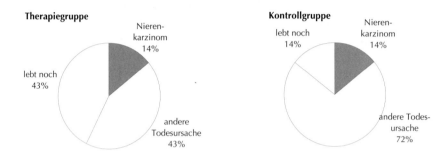

Grafik 23b (s. a. Tabelle 23b, S. 230)

Risikofaktoren und Risikokombinationen für Mundhöhlenkarzinom

Die Entstehung des Mundhöhlenkarzinoms ist ein Musterbeispiel für die Demonstration von synergistischen Effekten von Faktoren, die alleine für sich überhaupt nicht wirksam sind, aber in der Wechselwirkung eine Rolle spielen. Wir haben in der prospektiven Studie 1973 sechs Faktoren erfaßt und mit der Entstehung des Mundhöhlenkarzinoms hypothetisch in Beziehung gebracht. Die Todesursachen wurden bis Ende 1988 erhoben. Die Faktoren waren: hoher Alkoholkonsum (hochprozentige Alkoholika), häufige Verletzungen in der Mundhöhle, häufige Infektionen, familiär-genetische Belastung (ein Elternteil und ein weiteres Mitglied der Familie in gerader Linie an Mundhöhlenkarzinom erkrankt) und Streß in Form einer gehemmten Selbstregulation. Die Ergebnisse zeigen, daß alle Einzelfaktoren mit Ausnahme der familiengenetischen Belastung keinen Zusammenhang mit der Entstehung des Mundhöhlenkarzinoms aufweisen.

Trotz dieser Tatsache zeigen die *Kombinationen* von unterschiedlichen Faktoren einen starken Effekt auf die Erkrankungsrate. Während alle physische Risikofaktoren (Alkohol, Rauchen, Verletzungen und Infektionen) für sich alleine keine Rolle spielen, ist ihre Interaktion ein erheblicher Risikofaktor (etwas stärker als die genetische Belastung). Die familiär-genetische

Belastung wird durch die Anwesenheit aller physischen Faktoren stark in ihrer Wirkung potenziert (etwa um den Faktor 7 im Verhältnis der Prozente).

Auch die Kombination von allen physischen Faktoren und Streß zeigt einen starken Effekt. Auch dieses Ergebnis ist sehr interessant, weil es zustande kommt durch Faktoren, die alle für sich alleine nichts bringen. Streß potenziert auch die familiär-genetische Belastung um das Zweifache. Wenn alle Faktoren zusammenkommen, dann ergibt sich ebenfalls ein bedeutender Synergieeffekt.

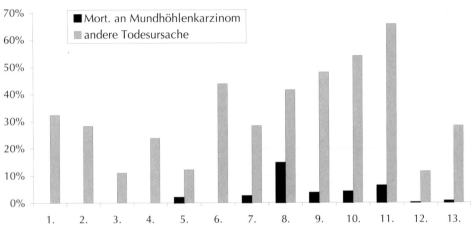

1. Alkoholkonsum (hochprozentig)
2. Rauchen
3. Verletzungen in der Mundhöhle (z. B. spitze Zähne)
4. häufige Infektionen in der Mundhöhle
5. familiär-genetische Belastung
6. Streß (gehemmte Selbstregulation)
7. alle physischen Faktoren (1-4)
8. physische Faktoren und fam.-gen. Bel. (1-5)
9. physische Faktoren und Streß (1-4, 6)
10. Streß und fam.-genet. Belastung (5-6)
11. alle Faktoren (1-6)
12. kein Faktor
13. Insgesamt

Grafik 24a (s. a. Tabelle 24a, S. 231)

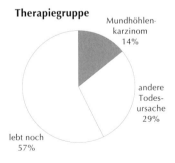

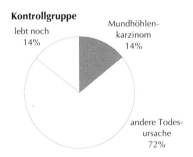

Grafik 24b (s. a. Tabelle 24b, S. 231)

Obwohl Streß alleine nicht wirkt, potenziert er sowohl die Wirkung der physischen Risikofaktoren als auch die der genetischen Belastung. Trotzdem scheint die stärkste Wechselwirkung zwischen physischen Faktoren und der genetischen Belastung zu bestehen. Wenn alle drei Kategorien (Streß, genetische Belastung und physische Faktoren) zusammenkommen, dann scheint der Streß keine zusätzliche krankheitserzeugende Wirkung zu haben (sogar im Gegenteil, die Mortalität ist um mehr als die Hälfte geringer!). Das Ergebnis könnte auch an den sehr kleinen Probandenzahlen liegen.

Auch das Therapieexperiment mit Personen, die alle Risikofaktoren aufweisen, ist nicht aussagekräftig (Grafik 24b). Dieses Ergebnis könnte an der zu geringen Stichprobengröße liegen.

Risikofaktoren und Risikokonstellationen für das Pankreaskarzinom

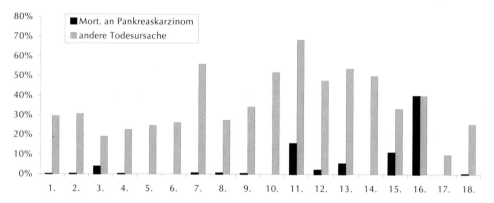

1. hoher Alkoholkonsum
2. ungesunde Ernährung
3. familiär-genetische Belastung
4. Entzündungen der Bauchspeicheldrüse (Pankreatitis)
5. viel Kaffee
6. starkes Zigarettenrauchen
7. Leberzirrhose
8. Gallensteine
9. Diabetes mellitus
10. Streß (gehemmte Selbstregulation)
11. Risikofaktoren 1–6, 10 in Kombination
12. alle physischen Faktoren (1–9 ohne 3)
13. alle physischen Fakt. und Streß (1–9 ohne 3, 10)
14. alle phys. Fakt. u. fam.-genet. Bel. (1–9)
15. Streß und fam.-genet. Belastung (3, 10)
16. alle Faktoren (1–10)
17. kein Faktor
18. insgesamt

Grafik 25a (s. a. Tabelle 25a, S. 232)

In bezug auf die Entstehung des Krebses der Bauchspeicheldrüse wurden zehn einzelne Risikofaktoren erfaßt: hoher Alkoholkonsum, ungesunde (fettreiche und vitaminarme) Ernährung, familiengenetische Belastung (ein Elternteil und ein Familienmitglied in gerader Linie an Pankreaskarzinom erkrankt), Entzündungen der Bauchspeicheldrüse, hoher Kaffeekonsum, Zigarettenrauchen, Leberzirrhose, Diabetes mellitus, Gallensteine und Streß. Von den einzelnen Faktoren spielt die familiär-genetische Belastung die größte Rolle (3,8 % Pankreaskarzinom), während alle anderen Einzelfaktoren keine oder eine geringe Rolle spielen (weniger als 1 %

Erkrankung). Streß alleine zeigt keinen Zusammenhang mit der Entstehung des Pankreaskarzinoms auf. Alle physischen Risikofaktoren zusammen (ohne die familiengenetische Belastung) wirken etwas stärker als der additive Wert (2,3% statt 1,7%). Die physischen Risikofaktoren werden durch den Streß um etwas mehr als das Zweifache potenziert (5,5%). Über die Wechselwirkung der genetischen Belastung mit allen physischen Risikofaktoren kann aufgrund der geringen Stichprobengröße (n = 2) keine Aussage gemacht werden. Streß und familiärgenetische Belastung scheinen sich synergistisch zu potenzieren; aber auch hier ist die Stichprobe zu klein, um eine eindeutige Aussage zu treffen. Wenn alle Faktoren in Interaktion treten, deuten sich ebenfalls synergistische Effekte an (40,0% Pankreaskarzinom).

Wenn eine Interaktion zwischen familiär-genetischer Belastung und Streß besteht, dann scheint die Anzahl von physischen Risikofaktoren relevant. Wenn anstatt acht physischen Risikofaktoren nur fünf ausgeprägt sind, dann verringert sich der Prozentsatz von 40% auf 15,7% Pankreaskarzinom.

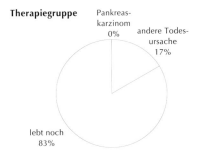
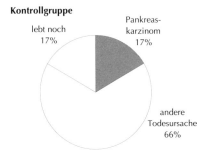

Grafik 25b (s. a. Tabelle 25b, S. 232)

Das therapeutische Experiment (Grafik 25b), das eine Streßreduktion bei Hochrisikogruppen anstrebte, zeigte zwar einen gewissen Effekt, ist aber aufgrund der geringen Stichprobengröße nicht aussagekräftig.

Risikofaktoren und Risikokonstellationen bei Schilddrüsenkarzinom

In bezug auf die Entstehung des Schilddrüsenkarzinoms wurden folgende Faktoren erfaßt: familiengenetische Belastung (ein Elternteil und ein weiteres Familienmitglied in gerader Linie an Schilddrüsenkarzinom erkrankt), Kropf, therapeutische Bestrahlung der Schilddrüse in der Jugend und Streß. Diese Daten wurden von 1973–1975 erfaßt; die Todesursachen wurden bis Ende 1988 recherchiert. Der weitaus stärkste Einzelfaktor ist die familiengenetische Belastung. Wenn alle vier erfaßten Risikofaktoren vorliegen, dann wird die additive Grenze leicht überschritten, es zeigt sich also ein schwach ausgeprägter Synergieeffekt (10,2% anstatt 8,2% bei additiver Wirkung). Auch die Wechselwirkung zwischen familiengenetischer Belastung und

Streß zeigt einen schwach ausgeprägten Synergieeffekt (9,4% statt 7,2%). Streß und physische Faktoren scheinen nur schwach die dominante genetische Prädisposition zu potenzieren.

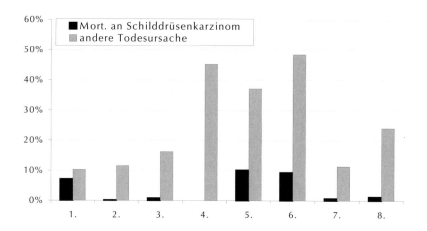

1. familiär-genetische Belastung
2. Kropf
3. Bestrahlung der Schilddrüse in der Jugend
4. Streß
5. Risikofaktoren 1-2, 4 in Kombination
6. Streß und fam.-gen. Belastung (1, 4)
7. kein Faktor
8. insgesamt

Grafik 26 (s. a. Tabelle 26, S. 233)

Risikofaktoren und Risikokonstellationen bei Hodenkarzinom

Die Grafik 27 zeigt ein hochinteressantes Ergebnis in Hinblick auf die Entstehung des Hoden Karzinoms. Hier sind alle physischen und psychosozialen Einzelfaktoren unwirksam, während sie in Kombination eindrucksvolle Synergieeffekte aufweisen. Alle physischen Risikofaktoren (Hodenanomalien, Hodenentzündungen, familiär-genetische Belastung) zeigen für sich alleine genommen keine mitursächliche Funktion. Es scheint so zu sein, daß der Streß hinzukommen muß, um die physischen Risikofaktoren zu aktivieren. Alle Streßfaktoren (gehemmte Selbstregulation, traumatische Abweisungserlebnisse vom Vater und vom Partner) spielen für sich selbst eine gewisse Rolle (1,7% im Vergleich zu 0,05% bei keinem Faktor; also im Verhältnis der Prozente ist die Mortalität an Hodenkarzinom bei diesen Streßfaktoren 34fach erhöht). Interessant ist das Ergebnis, daß physische Faktoren (Hodenanomalien oder/und Hodenentzündungen) in Kombination mit der familiengenetischen Belastung (Vater oder ein Großvater an Hodenkrebs erkrankt) keine Wirkung zeigen; werden diese aber mit Streß kombiniert, steigt ihr krankheitserzeugender Effekt um ein Vielfaches. Streß scheint sowohl die familiengenetische Belastung als auch die physischen Risikofaktoren und die Kombination von physischen Risikofaktoren mit der familiengenetischen Belastung synergistisch zu potenzieren.

Um nachweisen zu können, daß Streß die physischen Risikofaktoren in Richtung Hodenkrebs verstärkt, wäre ein Therapieexperiment nötig. Obwohl die Risikogruppen für das Experiment zusammengestellt wurden, kam es aus organisatorischen Gründen und Arbeitsüberlastung nicht zur Durchführung.

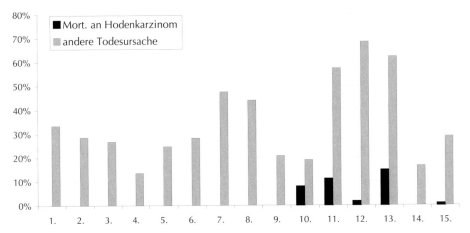

1. starke Mutterbindung
2. traumatische Abweisungserlebnisse vom Vater
3. traumatische Abweisungserlebnisse vom Partner
4. Hodenanomalien
5. Hodenentzündungen
6. familiär-genetische Belastung
7. Streß (schlechte Selbstregulation)
8. alle physischen Faktoren (4–5)
9. physische Faktoren und fam.-gen. Belastung (4–5, 6)
10. physische Faktoren und Streß (2–3, 4–5, 7)
11. Streß und fam.-genet. Belastung (2–3, 6, 7)
12. nur Streß (1–3, 7)
13. alle Faktoren (1–7)
14. kein Faktor
15. insgesamt

Grafik 27 (s. a. Tabelle 27, S. 233)

Risikofaktoren und Risikokonstellationen für das Zervixkarzinom

In bezug auf die Entstehung des Zervixkarzinoms wurden folgende Einzelfaktoren erfaßt: starke Ambivalenz zum Geschlechtsverkehr (die Frau fühlt sich zu neuen Partnern zunächst sexuell stark angezogen, während sie nach dem sexuellen Erlebnis negativ reagiert und auf Distanz geht), Streß in Form einer schlechten Selbstregulation, also der Unfähigkeit, durch Eigenaktivität Wohlbefinden zu erreichen, chronische Infektionen der Geschlechtsorgane (z.B. durch bakterielle Erreger), familiär-genetische Belastung (Mutter oder eine Großmutter an Zervixkarzinom erkrankt), früher Sexualverkehr (vor dem 13. Lebensjahr), mehr als drei Kinder, Einnahme von chemischen Verhütungsmitteln länger als 10 Jahre, Benutzung von mechanischen Verhütungsmitteln länger als drei Jahre. Die Tabelle zeigt, daß alle Einzelfaktoren keinen oder nur einen sehr geringen Effekt auf die Erkrankungsrate ausüben. Auch alle physischen Risikofaktoren zusammen zeigen eine geringe Wirkung. Wenn sich alle physischen Faktoren mit Streß (schlechte Selbstregulation) kombinieren, dann zeigen sich bedeutende Synergieeffekte

(4,8% Zervixkarzinom statt 0,8% bei Vorliegen keines der Faktoren). Die physischen Faktoren erzeugen auch mit der familiär-genetischen Belastung synergistische Effekte; ebenfalls Streß und familiär-genetische Belastung. Synergieeffekte entstehen auch dann, wenn Streß, genetische Veranlagung und physische Risikofaktoren zusammenwirken.

Beim Zervixkarzinom konnte kein Therapieexperiment durchgeführt werden.

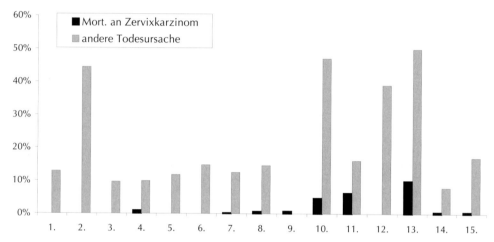

1. starke Ambivalenz zum Geschlechtsverkehr
2. Streß (schlechte Selbstregulation)
3. chronische Infektionen der Geschlechtsorgane
4. familiär-genetische Belastung
5. Sexualverkehr vor dem 13. Lebensjahr
6. mehr als drei Kinder
7. Kontrazeptivaeinnahme länger als 10 Jahre
8. mechanische Verhütungsmittel
9. alle physischen Faktoren (3, 5–8)
10. alle phys. Faktoren und Streß (9, 2)
11. alle phys. Faktoren und fam.-genet. Bel. (9, 4)
12. Streß und fam.-genet. Belastung (2, 4)
13. alle Faktoren
14. kein Faktor
15. insgesamt

Grafik 28 (s. a. Tabelle 28, S. 234)

Risikofaktoren und Risikokonstellationen beim Eierstockkarzinom

Folgende Faktoren wurden erfaßt: Familiär-genetische Belastung (Mutter oder eine Großmutter an Eierstockkarzinom erkrankt), Kinderlosigkeit, ungesunde Ernährung, Eileiterschwangerschaften, chronische Eierstockentzündung und Streß. Der mit Abstand stärkste krankheitserzeugende Faktor ist die genetische Veranlagung (9,2% Eierstockkarzinom). Alle anderen Einzelfaktoren wirken relativ schwach oder überhaupt nicht. Auch die Kombination aller physischen Risikofaktoren (Kinderlosigkeit, ungesunde Ernährung, chronische Eierstockentzündung, Eileiterschwangerschaft) hat keine Relevanz. Wenn alle physischen Risikofaktoren mit Streß kombiniert sind, dann scheint sich das Risiko zu erhöhen. Physische Risikofaktoren zeigen zusammen mit der familiär-genetischen Belastung ebenfalls Synergieeffekte, d.h. sie wirken über die additive Grenze hinaus. Noch stärkere Synergieeffekte treten zwischen Streß und der genetischen Belastung auf. Auch wenn alle Faktoren zusammentreffen (Streß, familiär-genetische Belastung und physische Risikofaktoren) deuten sich synergistische Zusammenhänge an.

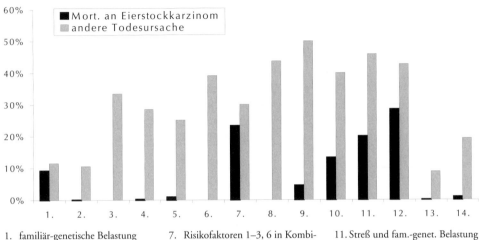

1. familiär-genetische Belastung
2. Kinderlosigkeit
3. ungesunde Ernährung
4. Eileiterschwangerschaften
5. chron. Eierstockentzündung
6. Streß
7. Risikofaktoren 1–3, 6 in Kombination
8. alle physischen Faktoren (2–5)
9. alle phys. Faktoren und Streß (2–5, 6)
10. alle phys. Faktoren und fam.-gen. Bel. (1–5)
11. Streß und fam.-genet. Belastung (1, 6)
12. alle Faktoren (1–6)
13. kein Faktor
14. insgesamt

Grafik 29 (s. a. Tabelle 29, S. 235)

Risikofaktoren und Risikokonstellationen bei Bronchialkarzinom

Anhand der Entstehung des Bronchialkarzinoms kann das synergistische Konzept der Krankheitsentstehung exzellent demonstriert werden. In Grafik 30a werden sieben Risikofaktoren für das Entstehen von Bronchialkarzinom vorgestellt: chronische obstruktive Bronchitis, ununterbrochenes Zigarettenrauchen mindestens seit dem 15. Lebensjahr, familiär-genetische Belastung für Bronchialkarzinom (Vater und Mutter oder Vater und ein Großelternteil aus gerader Verwandtschaftslinie an Bronchialkarzinom erkrankt), intensives Passivrauchen (tägliche mehrstündige Berührung mit Tabakrauch am Arbeitsplatz, in der Freizeit oder durch den Partner), über 30 diagnostische Röntgenbestrahlungen (z.B. aufgrund von Lungentuberkulose oder einer andern Lungenerkrankung oder therapeutische Bestrahlung des Brustbereiches), eine chronische Lungenerkrankung (z.B. Lungenemphysem, Tuberkulose usw.), und Streß in Form einer gehemmten Selbstregulation. Bei 1672 Personen sind die erfaßten Risikofaktoren ausgeschlossen (kein Faktor). Weitere Gruppen haben bestimmte Kombinationen der Risikofaktoren.

Die Gruppe, die keinen Faktor hat, entwickelte in einem Beobachtungszeitraum von 15 Jahren zu 0,5% Bronchialkarzinom. Vergleicht man diese Gruppe mit den Gruppen von Personen, die nur einen Faktor haben (z. B. nur Zigarettenrauchen bei Ausschluß aller anderen Risikofaktoren), dann zeigt sich, daß die meisten der erfaßten Faktoren eine gewisse Relevanz für die Entstehung des Bronchialkarzinoms haben. Die stärksten Einzelfaktoren sind das Zigarettenrauchen (1,3%), die familiengenetische Belastung (1,4%) und das Vorliegen einer chronischen Lungenerkrankung (1,4%). Wenn alle physischen Risikofaktoren gleichzeitig auftreten (Bronchitis, Aktiv- und Passivrauchen, chronische Lungenerkrankung, Röntgenbestrahlungen) wird die Grenze einer additiven Wirkung nicht erreicht. In einem Beobachtungszeitraum von 15 Jahren bekommen 3,8% der Personen mit allen physischen Risikofaktoren Bronchialkarzinom; der Wert bei einer additiven Wirkung der Faktoren wäre 4,9%. Wenn alle physischen Faktoren zusammen mit chronischem Streß auftreten (Hemmung der Selbstregulation), dann ergibt sich ein enormer synergistischer Effekt (28,6% Bronchialkarzinom anstatt 5,8% bei additiver Wirkung).

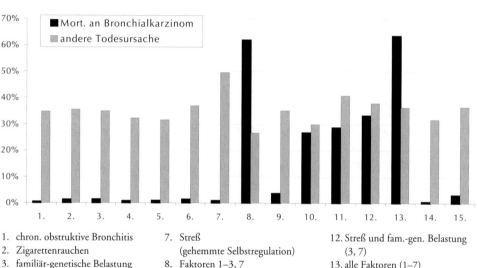

1. chron. obstruktive Bronchitis
2. Zigarettenrauchen
3. familiär-genetische Belastung
4. intensives Passivrauchen
5. über 30 diagnost. Röntgenbestrahlungen
6. chronische Lungenkrankheit
7. Streß (gehemmte Selbstregulation)
8. Faktoren 1–3, 7
9. alle physischen Faktoren
10. alle phys. Fakt. und fam.-gen. Bel. (1–6)
11. alle phys. Fakt. und Streß
12. Streß und fam.-gen. Belastung (3, 7)
13. alle Faktoren (1–7)
14. kein Faktor
15. Insgesamt

Grafik 30a (s. a. Tabelle 30a, S. 236)

Eine ähnlich bemerkenswerte Interaktion ergibt sich auch bei der Kombination aller physischen Faktoren mit der familiär-genetischen Belastung (26,7% anstatt 6,3%). Die Synergie zwischen Streß und der familiengenetischen Belastung ist noch stärker ausgeprägt. Hier versterben 33,3% der Personen an Lungenkrebs. Eine additive Wirkung von Streß und genetischer Veranlagung ließe nur 2,3% Erkrankungen erwarten. Der weitaus stärkste Synergieeffekt entsteht dann, wenn alle Faktoren, d.h. Streß, genetische Belastung und physische Faktoren zusammenwirken. Wenn nur chronische Bronchitis und Zigarettenrauchen als physische Risikofaktoren mit der familiär-genetischen Belastung und chronischem Streß zusammenwirken, dann entwickelt sind zu 62% Bronchialkarzinom. Wenn zu der Wechselwirkung zwischen Streß und familiär-genetischer Belastung und der beiden physischen Risikofaktoren noch die anderen drei physischen Faktoren dazukommen, dann steigt die Mortalität nur noch unwesentlich auf 63,6%.

Die Ergebnisse zeigen, daß Streß alleine für Bronchialkarzinom ein relativ schwaches Risiko ist, daß er aber die Wirkung der physischen Faktoren und der familiengenetischen Belastung enorm potenzieren kann, möglicherweise indem er die Ausbreitung und somit die klinische Manifestation des Bronchialkarzinoms fördert bzw. zuläßt.

Um die Bedeutung des Stresses nachzuweisen, wurde im Jahre 1975 ein präventivtherapeutisches Experiment durchgeführt (Grafik 30b). Aus der gesamten Population der prospektiven Studie wurden 21 Paare vergleichbarer Personen isoliert. Die Paare wurden per Zufall in eine Kontroll- und eine Therapiegruppe aufgeteilt. Alle Personen hatten folgende Eigenschaften: Sie waren seit der Jugend starke Zigarettenraucher (20–40 Zigaretten täglich, durchschnittlich 25,3 pro Tag), sie litten mindestens in den letzten fünf Jahren an einer chronischen obstruktiven Bronchitis, beide Elternteile erkrankten an Bronchialkarzinom. Alle Personen wiesen ausgeprägten Streß auf. Der Streß war durch eine sehr schlechte Selbstregulation (unter 3 Punkte auf dem Fragebogen zur Messung des Grades der Selbstregulation) gekennzeichnet. Der Streß führte zu einer chronischen Überforderung und immer wiederkehrenden seelisch-körperlichen Erschöpfung, z.B. im Berufsleben oder dem erfolglosen Bemühen, zwischenmenschliche Harmonie herzustellen. Selbstverständlich war die Kontrollgruppe und die therapierte Gruppe in Alter und Geschlecht vergleichbar.

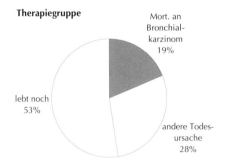
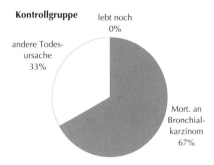

Grafik 30b (s. a. Tabelle 30b, S. 236)

Die Personen der Therapiegruppe wurden gefragt, ob sie sich noch einem Interview bzw. Gespräch stellen. Ein durchschnittliches Gespräch dauerte zwischen 1,5 und 3 Stunden. Es konzentrierte sich auf das Thema „Wohlbefinden und Selbstregulation". In den ersten 20 Minuten berichtete die Person, was ihr nicht gut tut, was ihr gut tut und in welcher Richtung sie ihr Wohlbefinden verbessern könnte. Danach wurde das Konzept der Selbstregulation erklärt, wobei betont wurde, daß jeder Mensch durch seine Aktivität Bedingungen herstellen kann, die zu Wohlbefinden führen. Die Person wurde gefragt, was sie selbst tun kann, um ihr Wohlbefinden zu verbessern. Acht der 21 Personen konnten sofort eine Alternative formulieren und auch die Wege der Umsetzung, z.B.: „Ich möchte meine Ernährung umstellen, das Rauchen aufgeben und meinen Alkoholkonsum reduzieren. Dies kann ich nur dann erreichen, wenn ich weniger arbeite und mir abgewöhne, meine Mitarbeiter auf Schritt und Tritt zu kontrollieren." Weitere sieben Personen konnten keine Alternative formulieren, und erhielten eine paradoxe Intervention, z.B.: „Es ist klar, daß Sie zuviel rauchen, und daß sich Ihr Risiko, krank zu werden, durch die familiäre Belastung und die Bronchitis erhöht, und es ist anzunehmen, daß ein Verhalten, das zu mehr Wohlbefinden führen würde, ihre Gesundheit und ihren Immunschutz verbessern könnten. Obwohl sie ein sehr charmanter und liebenswerter Mensch sind, werden Sie nie in die Lage kommen, eigenes Wohlbefinden zu suchen, weil Sie der geborene Sklave für andere sind." Die paradoxe Intervention hat die Aufgabe, eine Gegenreaktion auszulösen nach dem Motto: „Dem werde ich es zeigen".

Die Grafik 30c zeigt dieselben Ergebnisse wie die Tabelle 12b in bezug auf Herzinfarkt, nämlich daß die höchste Assoziation von zusätzlichen Risikofaktoren in der Gruppe auftritt, in der schon eine Kombination von bestimmten Risikofaktoren besteht. Die Ausprägung der Positivfaktoren ist in dieser Gruppe am geringsten. Die 96 Personen, die an Bronchialkarzinom verstorben sind, haben im Vergleich zu der Restgruppe von 3659 Personen, die nicht an Bronchialkarzinom verstarben, eine bedeutend höhere Ausprägung von zusätzlichen Faktoren (14,2 zu 2,7) und eine bedeutend geringere Ausprägung von Positivfaktoren (1,1 zu 5,9). Auch dieses Ergebnis zeigt, daß die Entstehung einer chronischen Erkrankung (hier am Beispiel des Bronchialkarzinoms) ein sehr komplexes systemisches Geschehen ist, in dem bestimmte Systemindikatoren nicht als alleinige Ursachen anzusehen sind (da sie mit einer Kette von anderen Risikofaktoren zusammenhängen).

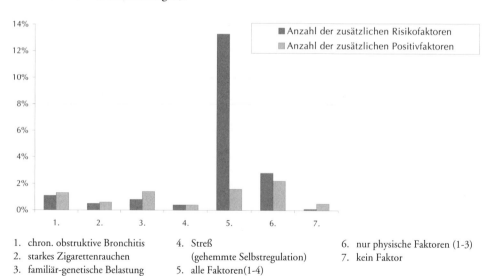

1. chron. obstruktive Bronchitis
2. starkes Zigarettenrauchen
3. familiär-genetische Belastung
4. Streß (gehemmte Selbstregulation)
5. alle Faktoren (1-4)
6. nur physische Faktoren (1-3)
7. kein Faktor

Grafik 30c (s. a. Tabelle 30 c, S. 237)

Risikofaktoren und Risikokonstellationen bei Magenkarzinom

Um Wechselwirkungen von Risikofaktoren bei der Entstehung des Magenkrebses zu erforschen, wurden zehn Einzelfaktoren einbezogen: Magenresektion wegen Magengeschwür, starkes und seit der Jugend ununterbrochenes Zigarettenrauchen (durchschnittlich 19,8 Zigaretten pro Tag), hoher Alkoholkonsum in den letzten 10 Jahren (über 30 g täglich, durchschnittlich 46,5 g Alkohol), eine vom Arzt festgestellte Hypoazidität des Magens, chronische atrophische Gastritis über mindestens fünf Jahre, salzreiche Ernährung mit mindestens dreimal pro Woche Konsum von geräuchertem oder gepökeltem Fleisch, Fehlernährung (wenig Obst, Gemüse und Vollkornprodukte; die Person ißt höchstens einmal in der Woche frisches Obst und Gemüse und höchstens einmal im Monat ein Vollkornprodukt), häufiges Essen von verdorbenen Nahrungsmitteln (d.h. die Person achtet nicht auf Schimmel oder schlechten Geruch, schneidet verdorbene Teile heraus und ißt weiter usw.).

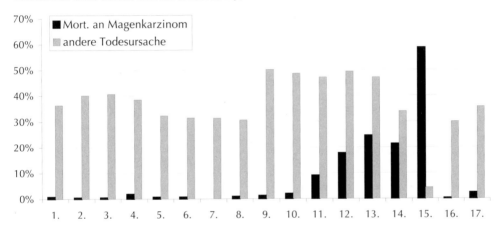

1. Magenresektion
2. Zigarettenrauchen (15–40 täglich)
3. hoher Alkoholkonsum (30–80 g täglich)
4. Hypoazidität des Magens
5. chronische atrophische Gastritis
6. salzreiche Ernährung u. gepökeltes/geräuchertes Fleisch
7. Fehlernährung (wenig Obst, Gemüse, Vollkorn)
8. häufiges Essen von verdorbenen Nahrungsmitteln
9. Streß (gehemmte Selbstregulation)
10. familiär-genetische Belastung
11. alle physischen Faktoren (1–8)
12. alle physischen Faktoren und Streß
13. alle physischen Faktoren u. fam.-genet. Belastung
14. Streß und familiär-genet. Belastung
15. alle Faktoren (1–10)
16. kein Faktor
17. Insgesamt

Grafik 31a (s. a. Tabelle 31a, S. 238)

Streß wurde als schlechte Selbstregulation definiert (unter 3,5 Punkte auf dem Fragebogen). Bei der Feststellung von familiär-genetischer Belastung mußte mindestens 1 Elternteil und ein weiteres Familienmitglied an Magenkrebs erkrankt sein. Als Kontrollgruppe dienten Personen, die keinen der zehn Faktoren aufweisen.

Die Ergebnisse zeigen, daß fast alle Einzelfaktoren ein gewisses, aber relativ geringes Risiko für Magenkrebs darstellen. Wenn alle physischen Risikofaktoren (ohne Streß und genetischer

Belastung) zusammenwirken, dann wird nicht einmal die additive Grenze erreicht, die Mortalität liegt unter der Summe der Einzelwirkungen. Wenn alle physischen Faktoren mit Streß in Wechselwirkungen treten, dann entsteht ein bedeutender Synergieeffekt (17,7% statt 10,8% bei Summierung).

Ein noch stärker ausgeprägter Synergieeffekt entsteht bei der Wechselwirkung von allen physischen Faktoren und der genetischen Belastung (24,5% statt 11,5% Magenkrebs). Auch die Wechselwirkung zwischen Streß und familiengenetischer Belastung zeigt ausgeprägte Synergieeffekte (21,3% statt 3,3% Magenkrebs). Die stärkste Wechselwirkung tritt auf, wenn alle Faktoren zusammenkommen, also Streß, genetische Belastung und alle physischen Faktoren (58,6% statt 12,8%).

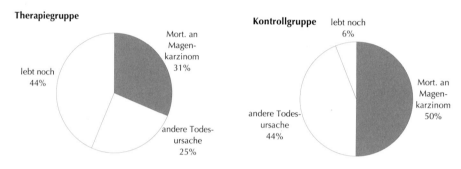

Grafik 31b (s. a. Tabelle 31b, S. 238)

Die Grafik 31b zeigt die Ergebnisse des präventiv-therapeutischen Experimentes. Hier wurden Personen in die präventive Therapie genommen, die sowohl unter Streß litten als auch genetisch belastet waren, an Gastritis oder Magengeschwür litten und sich falsch ernährten. Die eine, per Zufall ermittelte Gruppe von 16 Personen bekam 1975 eine Beratung zur Anregung der Selbstregulation (nicht länger als drei Stunden). 1988 wurde die Nachuntersuchung durchgeführt. In der therapierten Gruppe erkrankten 31,2% der Personen an Magenkarzinom, während in der Kontrollgruppe 50% der Personen erkrankten. Ein bedeutend höherer Prozentsatz der therapierten als der unbehandelten Gruppe lebte 1988 noch.

Risikofaktoren und Risikokonstellationen beim Leberkarzinom

Um bei der Entstehung des primären Leberkarzinoms synergistische Effekte nachzuweisen, wurden sieben Risikofaktoren erfaßt: Alkoholkonsum, Leberzirrhose, eiweißarme Ernährung, Hepatitis B, chronische Medikamenteneinnahme, Streß in Form von gehemmter Selbstregulation, familiär-genetische Belastung, d.h. Vater und Mutter oder ein Elternteil und ein Großelternteil an Leberkarzinom erkrankt. Die Ergebnisse zeigen, daß jeder der erfaßten Einzelfaktoren eine Funktion bei der Entstehung des Leberkarzinoms hat, wobei der stärkste Einzelfaktor bei weitem die familiär-genetische Belastung ist – im Verhältnis der Prozente ein 46,7faches

Risiko gegenüber Personen ohne familiär-genetische Belastung (Vater und Mutter erreichten das 75. Lebensjahr ohne Leberkarzinom). Die familiengenetische Belastung erreicht zusammen mit allen physischen Faktoren nicht die additive Wirkungsgrenze von 5,0% Leberkarzinom. Dementgegen gibt es eine bedeutende Wechselwirkung zwischen Streß und der genetischen Belastung (15,6% Leberkrebs anstatt 3,0% bei additiver Wirkung). Der stärkste Synergieeffekt entsteht, wenn Streß, familiär-genetische Belastung und physische Risikofaktoren zusammenkommen (46,1%). Eine Person, die alle Risikofaktoren aufweist, bekommt in Vergleich zu Personen, die keinen der Faktoren aufweisen, 768mal häufiger Leberkarzinom.

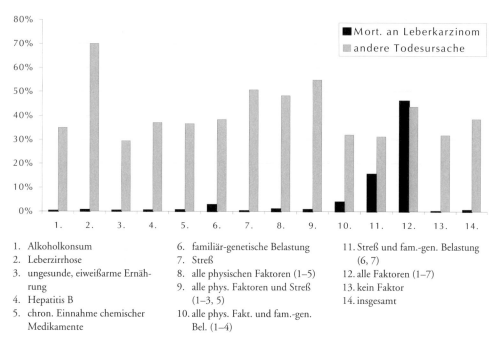

1. Alkoholkonsum
2. Leberzirrhose
3. ungesunde, eiweißarme Ernährung
4. Hepatitis B
5. chron. Einnahme chemischer Medikamente
6. familiär-genetische Belastung
7. Streß
8. alle physischen Faktoren (1–5)
9. alle phys. Faktoren und Streß (1–3, 5)
10. alle phys. Fakt. und fam.-gen. Bel. (1–4)
11. Streß und fam.-gen. Belastung (6, 7)
12. alle Faktoren (1–7)
13. kein Faktor
14. insgesamt

Grafik 32a (s. a. Tabelle S. 239)

Die vorliegenden Ergebnisse haben eine Schwachstelle. Es wurde zwar aufgrund der Todesursachen und der Befragung der Personen bei der Nachuntersuchung die Diagnose „Leberkarzinom" erfaßt, wir wissen aber, daß das primäre Leberkarzinom von Lebermetastasen nur schwer unterschieden werden kann, weil mikroskopische Untersuchungen fehlen. Wir wissen auch, daß viele Krebsarten in die Leber metastasieren. Es ist durchaus möglich, daß viele der von uns erfaßten Leberkarzinome in Wirklichkeit Lebermetastasen waren. Aber auch dann ist die Fragestellung noch interessant, weil nicht jeder Lebermetastasen bekommt.

Das Therapieexperiment in Grafik 32b zeigt, daß Leberkarzinom in einem Beobachtungszeitraum von 15 Jahren durch die Anregung der Selbstregulation zu verringern ist. Die Probandenstichprobe ist allerdings sehr klein. In die Therapie- und Kontrollgruppe wurden Personen genommen, die familiär-genetisch belastet waren, eine schlechte Selbstregulation aufwiesen, einen hohen Alkoholkonsum und Leberzirrhose hatten.

158 Forschungsergebnisse

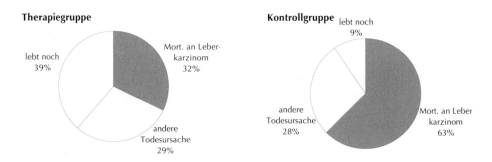

Grafik 32b (s. a. Tabelle 32b, S. 239)

In der Therapiegruppe lebten 1988 noch viermal so viele Personen wie in der Kontrollgruppe. Ein solches Experiment müßte in Replikationsstudien an größeren Fallzahlen durchgeführt werden.

Risikofaktoren und Risikokonstellation für das Maligne Melanom

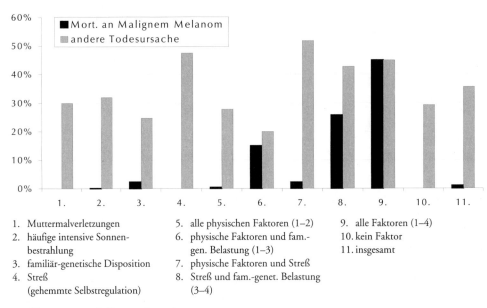

1. Muttermalverletzungen
2. häufige intensive Sonnenbestrahlung
3. familiär-genetische Disposition
4. Streß (gehemmte Selbstregulation)
5. alle physischen Faktoren (1–2)
6. physische Faktoren und fam.-gen. Belastung (1–3)
7. physische Faktoren und Streß
8. Streß und fam.-genet. Belastung (3–4)
9. alle Faktoren (1–4)
10. kein Faktor
11. insgesamt

Grafik 33a (s. a. Tabelle 33a, S. 240)

Zur Erfassung der Synergieeffekte bei der Entstehung des Malignen Melanoms wurden vier einzelne Risikofaktoren erfaßt: Muttermalverletzungen, intensive Sonnenbestrahlung, familiär-genetische Belastung (beide Eltern oder ein Elternteil und ein Großelternteil oder ein Onkel/eine Tante an malignem Melanom erkrankt), und Streß (gehemmte Selbstregulation). Die Ergebnisse zeigen, daß der weitaus stärkste Einzelfaktor die familiengenetische Disposition ist. Intensive Sonnenbestrahlung ist ein gewisser, aber schwacher Risikofaktor, während Streß und Muttermalverletzungen für sich alleine keine Bedeutung haben. Der Streß potenziert die physischen Risikofaktoren um ein Vielfaches und zeigt synergistische Effekte auf, obwohl bei dieser Kombination der schwarze Hautkrebs noch relativ selten auftritt (2,2% in einem Beobachtungszeitraum von 15 Jahren). Physische Risikofaktoren zeigen mit der familiär-genetischen Belastung einen sehr ausgeprägten Synergieeffekt (15% statt 2,4%). Die Kombination von Streß und familiengenetischer Belastung zeigt einen noch ausgeprägteren Synergieeffekt als die Kombination von genetischer Belastung mit physischen Faktoren. Der weitaus stärkste Effekt von 45,0% zeigt sich, wenn alle Faktoren (Streß, genetische Belastung und physische Faktoren) zusammenkommen. Der Streß spielt alleine für sich keine Rolle, er potenziert aber die Wirkung der Kombination von physischen Faktoren mit der familiengenetischen Belastung um das Dreifache.

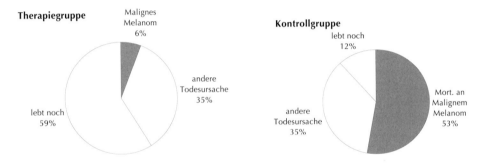

Grafik 33b (s. a. Tabelle 33b, S. 240)

Folgerichtig wurde im Jahre 1975 ein Therapieexperiment an 17 Personen durchgeführt, die alle Risikofaktoren für das maligne Melanom aufwiesen. Diese Gruppe wurde einer per Zufall ausgewählten, nichtbehandelten Kontrollgruppe mit der gleichen Ausprägung von Faktoren gegenübergestellt.

Die Ergebnisse zeigen, daß in der nichttrainierten Kontrollgruppe 9mal häufiger das maligne Melanom diagnostiziert wurde. Die trainierte Gruppe hat in drei Beratungsstunden gelernt, ihre Selbstregulation anzuregen und ihr Wohlbefinden zu verbessern (z.B. indem die Personen gelernt haben, sich dem zur psychophysischen Erschöpfung führenden Leistungsdruck zu entziehen).

Risikofaktoren und Risikokonstellationen bei primärem Hirntumor

Zur Erforschung der synergistischen Wechselwirkungen bei der Entstehung des Hirntumors wurde die familiengenetische Belastung und drei psychosoziale Variablen einbezogen. Um in die Gruppe mit familiengenetischer Belastung eingeordnet zu werden, mußten entweder beide Eltern oder ein Elternteil und ein Großelternteil oder Geschwister an Hirntumor erkrankt sein.

Von den psycho-sozialen Variablen wurde zunächst das rational-antiemotionale Verhalten erfaßt, also Personen, die durch rationale Barrieren nicht in der Lage sind, ihre Gefühle zu äußern. Der zweite Faktor war eine chronische emotionale Überforderung, z.B. aufgrund bestimmter Trennungs- oder Schockerlebnisse. Ebenso wurde Streß in Form von gehemmter Selbstregulation erfaßt. Die Hypothese war, daß sich Hirntumore aufgrund der Interaktion von genetischer Disposition und einer spezifischen Streßsituation entwickeln. Der spezifische Streß bezieht sich auf eine ausgeprägte Dysfunktionalität zwischen Kortex und subkortikalen Zentren. Personen, die unter starker und chronischer emotionaler Erschütterung leiden und nicht in der Lage sind, diese rational zu kontrollieren und zu verarbeiten, gehören zu diesem Streßtyp.

Die Ergebnisse zeigen, daß jeder einzelne Faktor für sich entweder überhaupt keine Rolle oder eine relativ geringe Rolle spielt. Die Interaktion von allen Faktoren erhöht die Mortalität an Hirntumoren hochsignifikant um ein Vielfaches. Im Verhältnis der Prozente bekommen Personen, die alle vier Faktoren haben, 59mal häufiger einen Hirntumor als Personen, bei denen kein Faktor ausgeprägt ist. Leider wurde auch in dieser Studie kein präventiv-therapeutisches Experiment durchgeführt. Hier würde das präventive Autonomietraining das Ziel verfolgen, die Hirnfunktionen zu harmonisieren, indem emotionale und rationale Aspekte versöhnt und integriert werden.

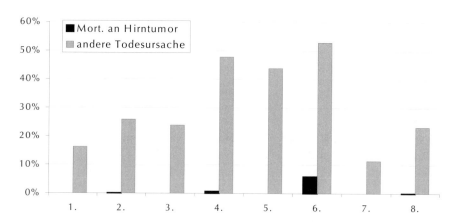

1. familiär-genetische Belastung
2. rational-antiemotionales Verhalten
3. chron. überfordernde emotionale Erlebnisse
4. rational-antiemotionales Verhalten plus chron. überfordernde emotionale Erlebnisse
5. Streß (gehemmte Selbstregulation)
6. alle Faktoren (1-5)
7. kein Faktor
8. insgesamt

Grafik 34 (s. a. Tabelle 34, S. 240)

Allgemeine Risikofaktoren und Risikokonstellationen bei Krebserkrankungen

Die Frage, die wir uns im Rahmen der systemisch-synergistischen Krebsforschung stellen, ist auch die, ob Krebs allgemein aufgrund der Wechselwirkung von Risikofaktoren vorhersagbar ist, und wenn ja, in welchem Ausmaß. Um diese Frage zu beantworten, wurde aus der gesamten Population von ca. 35 000 Personen eine Subgruppe von 3944 Personen gebildet, die wiederum in 18 unterschiedliche Personengruppen eingeteilt wurden je nach dem Vorhandensein bestimmter Risikofaktoren und --kombinationen (wie unten näher erklärt). Die einzelnen Gruppen waren selbstverständlich vergleichbar in Alter und Geschlecht.

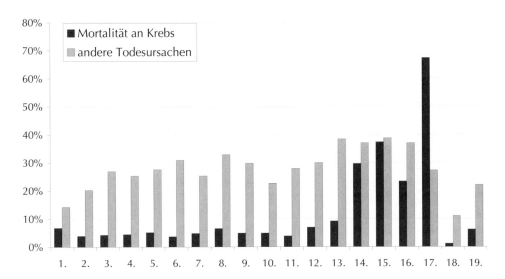

1. familiär-genetische Belastung
2. starkes Zigarettenrauchen
3. hoher Alkoholkonsum
4. ungesunde Ernährung
5. Organvorschädigung, z. B. chronische Entzündungen
6. chron. Einnahme ZNS-dämpfender Substanzen
7. Organmißbildungen
8. therapeutische Bestrahlung
9. mehr als 50 diagnostische Röntgenbestrahlungen
10. hoher Kaffeekonsum
11. Berührung mit Umweltgiften (Asbest, Chemikalien), Luftverschmutzung
12. Streß (gehemmte Selbstregulation und seelisch- körperliche Erschöpfung)
13. alle physischen Risikofaktoren (2–11)
14. alle phys. Risikof. und fam.-gen. Bel. (1–11)
15. alle phys. Risikofakt. und Streß (2–12)
16. Streß und fam.-genet. Belastung (1, 12)
17. alle Faktoren (1–12)
18. kein Faktor
19. insgesamt

Grafik 35a (s. a. Tabelle 35a, S. 241)

Es wurden 12 Personengruppen mit jeweils nur einem Risikofaktor gebildet (wobei die anderen Risikofaktoren ausgeschlossen wurden). Eine weitere Gruppe umfaßte Personen mit allen physischen Risikofaktoren (mit Ausnahme der familiengenetischen Belastung und Streß). Die 14. Gruppe umfaßte die Kombination von allen physischen Faktoren und der genetischen

Vorbelastung. Die 15. Gruppe bestand aus Personen, die alle physischen Risikofaktoren und zusätzlich Streß aufwiesen; die 16. Gruppe hatte nur Streß und familiengenetische Belastung (aber keine physischen Faktoren), während die 17. Gruppe aus Personen mit allen Faktoren bestand. In dieser letzten Gruppe befinden sich nur 55 Personen – alle diesbezüglichen Personen, die in einer Population von über 35000 Personen gefunden wurden. Bei der 18. Gruppe konnten alle 12 erfaßten Risikofaktoren ausgeschlossen werden. Für die Aufnahme in die Gruppe mit familiär-genetischer Belastung war die Bedingung, daß alle sechs Familienmitglieder in gerader Linie (Eltern und Großeltern) vor dem 65. Lebensjahr an Krebs erkrankten oder verstarben.

Weitere Risikofaktoren waren definiert:

- Zigarettenrauchen: ununterbrochenes Zigarettenrauchen seit dem 15. Lebensjahr mit mindestens 15 Zigaretten pro Tag.
- Alkoholkonsum: durchschnittliche Tagesmenge mindestens 60 g Alkohol in den letzten 10 Jahren.
- ungesunde Ernährung: kein frisches Obst oder Gemüse, keine Vollkornprodukte, keine Zufuhr von Vitaminpräparaten, viel Fett, Fleisch und Industriezucker.
- chronische Einnahme von das ZNS dämpfenden Psychopharmaka, z. B. Diazepam, Schlafmittel, blutdrucksenkende Mittel.
- Organvorschädigung: z. B. chronische Bronchitis, Gastritis, Ulcus ventriculi, Leberzirrhose, Hepatitis B, andere chronische Entzündungen.
- therapeutische und/oder diagnostische Röntgenbestrahlungen, z. B. der Schilddrüse, der Brust, Lungentuberkulose usw.
- hoher Kaffeekonsum (über 5 Tassen täglich)
- Berührung mit Umweltgiften (länger als 20 Jahre Arbeit mit bestimmten Chemikalien, Asbest oder in Räumen mit starker Umweltbelastung)
- Streß/gehemmte Selbstregulation mit immer wiederkehrender seelisch-körperlicher Erschöpfung

Die Daten wurden von 1973–1975 erhoben. Die Mortalität wurde 1988 recherchiert. Die Ergebnisse zeigen, daß jeder einzelne Risikofaktor für sich alleine schon ein erhebliches Krebsrisiko darstellt. Die stärksten Einzelrisikofaktoren sind: 1. Streß (7,0%), 2. familiär-genetische Belastung (6,8%). Ein weiterer sehr ausgeprägter Einzelrisikofaktor, der bis jetzt in der internationalen Literatur relativ wenig beachtet wurde, ist die therapeutische Bestrahlung. In dieser Gruppe haben 6,5 % der Personen Krebs bekommen; dieser Faktor ist also fast so stark wie die familiär-genetische Belastung. Nimmt man alle physischen Risikofaktoren zusammen, entsteht in einem Beobachtungszeitraum von 15 Jahren in 9,2% der Fälle Krebs. Dieser Prozentsatz liegt allerdings weit unter der additiven Wirkungsgrenze von 46,5%.

Die Vermutung liegt nahe, daß die physischen Faktoren bei der Krebsentstehung doch eine weitgehend geringere Rolle spielen als die Wechselwirkung zwischen genetischen Faktoren und Streß. Auch alle physische Risikofaktoren in Kombination mit der familiengenetischen Belastung erreichen bei weitem nicht die additive Grenze (29,6% Krebs; die Addition der Einzeleffekte betrüge 53,3% Krebs). Trotzdem potenziert die familiengenetische Belastung die Wirkung der physischen Faktoren um das Zweifache. Auch die Kombination von allen physischen

Faktoren mit Streß erreicht noch nicht die additive Grenze, obwohl die Krebsmortalität noch ausgeprägter ist als bei der Kombination der genetischen Belastung mit den physischen Faktoren. Die Kombination von Streß und familiengenetischer Belastung zeigt einen ausgeprägten Synergieeffekt (23,4% anstatt 13,8% bei additiver Wirkung). Wenn alle drei Faktorengruppen zusammenkommen (genetische Belastung, Streß und physische Faktoren) zeigt sich ein synergistischer Effekt (67,3% statt 60,3% bei additiver Wirkung). Eine Person, die alle Risikofaktoren aufweist, stirbt in Vergleich zu einer Person, die keinen Risikofaktor aufweist, 50mal wahrscheinlicher an Krebs.

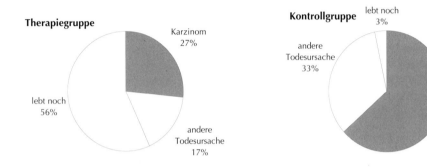

Grafik 35b (s. a. Tabelle 35b, S. 241)

Die Grafik 35b zeigt die Ergebnisse eines präventiv-therapeutischen Experimentes. In das Experiment wurden Personen einbezogen, die genetisch belastet waren, unter Streß standen und bestimmte physische Risikofaktoren aufwiesen. Eine Gruppe von 30 per Zufall ausgewählten Personen wurde mit Hilfe des Autonomietrainings beraten. Das Ergebnis zeigt, daß die Gruppe mit Autonomietraining um mehr als die Hälfte weniger an einer Krebserkrankung verstorben ist als die nichtbehandelte, vergleichbare Kontrollgruppe.

Übersicht über die durchgeführten präventiven Therapieexperimente

Zusammenhang zwischen der Veränderung psychosozialer Variablen vor und nach der Therapie und dem Therapieerfolg (lebt gesund)

Die Tabellen 36, 37 und 38 zeigen die Veränderungen auf unterschiedlichen psychosozialen Meßinstrumenten vor und sechs Monate nach Anwendung des Autonomietrainings. Es wurden drei experimentelle Studien berücksichtigt:

a) Alle in dieser Arbeit berichteten Experimente zur Prävention von Krebserkrankungen (275 Personen).

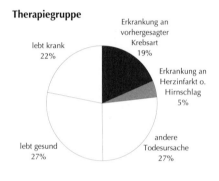
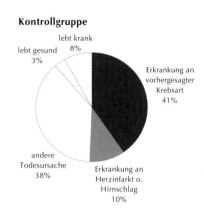

Grafik 36 (s. a. Tabelle 36, S. 242)

b) Die Personen, bei denen eine Prävention gegen Herz-Kreislauf-Erkrankungen durchgeführt wurde (105 Personen).

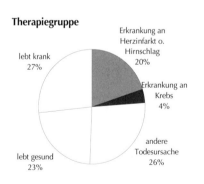
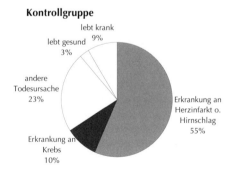

Grafik 37 (s. a. Tabelle 37, S. 243)

c) Personen ohne Positivfaktoren (137 Personen).

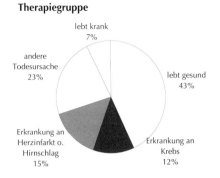

Grafik 38 (s. a. Tabelle 38, S. 244)

d) Personen ohne Risikofaktoren (137 Personen)

Die Ergebnisse zeigen, daß in allen drei Experimenten bedeutende präventive Effekte erzielt wurden und daß diese mit der Veränderung der psychosozialen Faktoren vor und nach der Therapie vorhersagbar waren. Die positiven Veränderungen waren besonders konzentriert in der Gruppe der Gesundgebliebenen. In der Therapie wurde von Experiment zu Experiment eine positive Veränderung der psychosozialen Variablen zwischen 20% bzw. 25% bis hin zu 41,5% erzielt.

Im Durchschnitt kann gesagt werden, daß das Autonomietraining in ca. 30% in der Lage war, die psychosozialen Faktoren positiv zu verändern bzw. den Streß zu reduzieren und daß dies ausreichte, um die beobachteten präventiven Effekte hervorzurufen.

Risikofaktoren und Risikokombinationen für Schizophrenie und andere Verhaltensstörungen

1973/74 wurden aus der Gesamtpopulation der Heidelberger prospektiven Studie 2681 Personen ausgesucht, die konform mit unserer Hypothese entweder nur einen Risikofaktor für Schizophrenie und andere Verhaltensstörungen (z. B. Depressionen, schwere und chronische Angstzustände usw.) aufwiesen oder keinen Risikofaktor oder bestimmte andere Risikokonstellationen (z. B. nur Streß ohne familiäre Belastung). Zum Zeitpunkt der Befragung 1973/74 hatte keine Person eine diagnostizierte psychiatrische Erkrankung und wurde nicht dauerhaft mit Psychopharmaka behandelt. In der Nachuntersuchung 1988 wurde durch Hausbesuch, erneute Befragung der Personen und ihrer Angehörigen festgestellt, wer die Diagnose Schizophrenie oder eine andere psychiatrische Diagnose bekommen hatte. Ebenfalls wurde nach der dauerhaften Einnahme vom Arzt verordneter Psychopharmaka gefragt. Es wurden sieben Faktoren definiert und beschrieben, von denen wir annehmen, daß sie Prädiktoren für bestimmte psychiatrische Erkrankungen seien.

166 Forschungsergebnisse

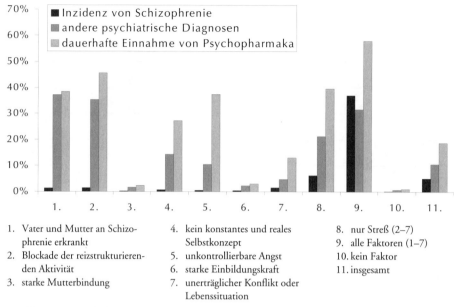

1. Vater und Mutter an Schizophrenie erkrankt
2. Blockade der reizstrukturierenden Aktivität
3. starke Mutterbindung
4. kein konstantes und reales Selbstkonzept
5. unkontrollierbare Angst
6. starke Einbildungskraft
7. unerträglicher Konflikt oder Lebenssituation
8. nur Streß (2–7)
9. alle Faktoren (1–7)
10. kein Faktor
11. insgesamt

Grafik 39a (s. a. Tabelle 39a, S. 245)

Hier sollen die Faktoren kurz beschrieben werden:

1. *Familien-genetische Belastung:* Vater und Mutter an Schizophrenie erkrankt und mit Psychopharmaka behandelt. Zur Überprüfung der angegebenen Diagnose wurde der Name des behandelnden Arztes und die behandelnde Institution angegeben.

2. *Blockade der reizstrukturierenden Aktivität:* Der Mensch entwickelt permanent Verhaltensaktivitäten auf seine Umwelt und stellt somit Bedingungen, Strukturen, Reize her, auf die er reagiert, z. B. mit Bedürfnisbefriedigung. Der Mensch stellt also Strukturen her, er strukturiert seine Umwelt und macht sie somit für sich erträglich. Von einer Blockade der reizstrukturierenden Aktivität sprechen wir dann, wenn der Mensch nicht oder nicht mehr in der Lage ist durch seine Eigenaktivität Reizstrukturen herzustellen, die er für seine Bedürfnisbefriedigung benötigt. Seine Reaktionen sind somit den vorgefundenen aber nicht zu beeinflussenden Bedingungen ausgesetzt. In diesem Zustand gibt es keine Koordination von Aktion und Reaktion und somit entsteht eine wichtige Bedingung für psychisches Fehlverhalten.

3. *Starke Mutterbindung:* Personen, die bis ins Erwachsenenalter von der Mutter nicht abgelöst sind haben häufig Probleme in ihrer Selbstregulation und autonomen Steuerung von Aktion und Reaktion. In der Regel entwickelt sich eine starke Ambivalenz, d. h. auf den überstarken Wunsch bei der Mutter zu bleiben, sich an ihr zu orientieren und auszurichten, entsteht ein starker Wunsch sich von der Mutter zu entfernen und loszulösen. Die Ambivalenz kann jedes eindeutige Verhalten in eine Richtung blockieren. Dieser Zustand motiviert regressive Verhaltensweisen, z. B. die Identifikation mit einem Kleinkind. Das psychi-

sche Leid, das aus der verhaltensblockierenden Ambivalenz resultiert, kann im psychopathologischen Verhalten seinen Ausdruck finden.

4. *Kein konstantes und reales Selbstkonzept:* Das Selbstkonzept ist das dynamische Bild der Person von sich selbst. In ihm ist beispielsweise die eigene soziale Bedeutung, die wahrgenommene Wirkung der eigenen Person auf die Mitmenschen, das typische Verhalten der Person in Krisensituationen, integriert. Ein positives und konstantes Selbstkonzept wird durch Erfahrung gelernt und stabilisiert. Im Selbstkonzept kommt eine bestimmte Harmonie zwischen den wichtigsten Bedürfnissen und den gelernten Verhaltensweisen zur Bedürfnisbefriedigung zum Ausdruck. Personen, die entweder die eigenen Bedürfnisse nicht erfahren und erkannt haben, oder die nie gelernt haben durch Eigenaktivität bedürfnisbefriedigende Bedingungen herzustellen, oder die auf lange Sicht nicht in der Lage sind durch ihr Verhaltensrepertoire lebenswichtige Ziele zu erreichen, haben in der Regel kein konstantes Selbstkonzept. Sie empfinden sich z. B. einmal als Wohltäter, dann als äußerst aggressive Schlägertypen, dann wieder als abhängige Menschen. Häufig ist das Selbstkonzept nur ein diffuses unklar definiertes Erleben, in dem sich ohne jegliche Struktur negative Erlebnisse abwechseln. Dabei besteht die Gefahr, daß unerträgliche Wirkungszusammenhänge nicht mehr real wahrgenommen werden und daß das Selbstkonzept durch irrationale Vorstellungen aufgebaut wird, (z. B. die Annahme, Kaiser Napoleon zu sein).

5. *Unkontrollierte Angst:* Angst entsteht immer dann, wenn die Person in ihrem eindeutigen Verhalten durch Ambivalenz blockiert ist und wenn sie zusätzlich stimulierende Psychopharmaka nimmt und sich im Zustand der seelisch-körperlichen Erschöpfung befindet. Viele Menschen, die unter Angstsymptomen leiden, sind in der Lage ihre Angst zu kontrollieren, z. B. indem sie sich ausruhen, weniger Kaffee trinken oder sich der Angst machenden Situation entziehen. Bei der unkontrollierten Angst hat die Person nicht die Fähigkeit ihre Angstsymptome zu reduzieren. Sie ist über lange Zeit intensiven und erschöpfenden Angstzuständen ausgesetzt, häufig ohne zu wissen, wo sich die wirklichen Angstquellen befinden.

6. *Starke Einbildungsfähigkeit:* Personen mit starker Einbildungsfähigkeit können sich bestimmte irreale Situationen schneller und intensiver einbilden als Personen, die diese Fähigkeit nicht haben. Eine solche Person ist einerseits kreativ, weil sie sich viele Situationen vorstellen kann. Sie ist aber durch die lockeren Assoziationsketten auch gefährdet, sich Wirkungszusammenhänge vorzustellen, die nicht real sind, aber in der Vorstellung symptomerzeugend wirken.

7. *Unerträgliche Konflikte oder unerträgliche Lebenssituation:* Bestimmte Menschen leben unter Bedingungen, die für ihre Bedürfnisstruktur unerträglich sind. Eine solche Situation ist beispielsweise gegeben, wenn ein an die Mutter gebundener Sohn bis ins Erwachsenenalter in der Familie lebt, obwohl er vom Vater aufgrund seiner Phantasien Angstgefühle entwickelt.

Die Ergebnisse aus der Tabelle 39a zeigen, daß jeder Einzelfaktor im Vergleich zu Personen, die nicht einen Faktor haben, sowohl ein Risikofaktor für Schizophrenie als auch für andere psychische Erkrankungen ist. Weiterhin zeigt das Ergebnis, daß Streß alleine, ohne familiengenetische Belastung eine gewisse Rolle spielt, daß es aber zu sehr ausgeprägten Synergieeffekten kommt, wenn Streß zusammen mit der familiengenetischen Belastung wirkt. Interessant ist, daß die familien-genetische Belastung für sich genommen, eine relativ kleine Rolle spielt, und daß diese ebenfalls die Interaktion mit Streß für die Krankheitsentwicklung benötigt.

Ergebnisse der präventiven Intervention (Tabelle 39b). Um den Nachweis zu erbringen, daß die Faktoren, die in der Tabelle 39 angeführt sind, bei der Entstehung von Schizophrenie und anderen psychiatrischen Erkrankungen eine Rolle spielen, wurde 1975 ein Therapieexperiment durchgeführt. Personen, die alle Risikofaktoren aufwiesen, wurden in zwei Gruppen von jeweils 32 Personen per Zufall eingeordnet. Sie waren in Alter und Geschlecht vergleichbar. Mit jeder Person wurde fünf Stunden gesprochen.

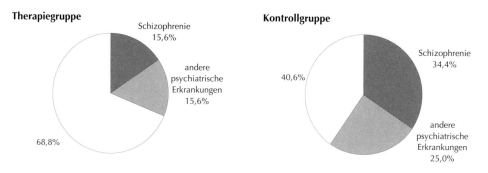

Grafik 39b (s. a. Tabelle 39b, S. 245)

Nach einer Stunde der Analyse wurde das Ziel verfolgt, der Person ein Verhaltensmodell zu vermitteln und ihr Verhalten in Richtung Eigenaktivität in der Herstellung von bedürfnisbefriedigenden und symptomüberwindenden Bedingungen herzustellen. Dabei orientierte sich der Trainer in der Therapie am wichtigsten Ziel und der individuellen Fähigkeit bestimmte alternative Verhaltensweisen zu realisieren. Die Ergebnisse zeigen, daß die Gruppe die Eigenkompetenz gelernt hat, in einem Beobachtungszeitraum von 20 Jahren weniger psychiatrische Diagnosen erhielt und weniger häufig Psychopharmaka einnahm.

Risikofaktoren und Risikokonstellationen für plötzlichen Herztod

In die Studie wurden 1973 3688 Personen aufgenommen. Ausgeschlossen wurden Personen mit einem diagnostizierten Herzfehler oder bestimmten Erkrankungen wie Herzinfarkt, Thrombose usw. Im Jahre 1988 wurde die Nachuntersuchung durchgeführt. In den 15 Beobachtungsjahren verstarben 262 Personen an plötzlichem Herztod. Es wurden sieben Risikofaktoren erfaßt. Alle Risikofaktoren stellen für sich alleine ein erhebliches Risiko dar. So ist z. B. ein hoher Alkoholkonsum (über 60 g täglich) im Verhältnis der Prozente ein 24faches Risiko; ein hoher Kaffeekonsum (über 5 Tassen täglich) ein 17faches Risiko. Ausgeprägter Streß in Form einer schlechten Selbstregulation und hilfloser Übererregung ist im Verhältnis der Prozente ein 19faches Risiko gegenüber Personen ohne jeden Risikofaktor.

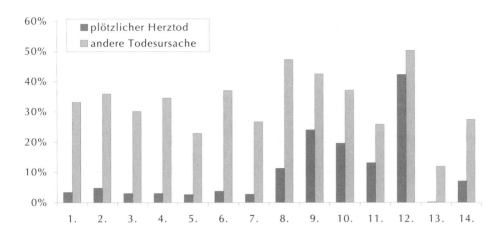

1. hoher Kaffeekonsum
2. hoher Alkoholkonsum
3. hoher Zigarettenkonsum
4. hoher Coca-Cola-Konsum
5. Neigung zu leichten Herzrhythmusstörungen
6. Streß
7. familiär-genetische Disposition
8. alle physischen Risikofaktoren
9. alle physischen Risikofaktoren und Streß
10. alle phys. Risikofakt. u. fam.-gen. Belastung
11. Streß und fam.-genet. Belastung
12. alle Faktoren (1–7)
13. kein Faktor
14. Insgesamt

Grafik 40 (s. a. Tabelle 40, S. 246)

Wenn alle physischen Risikofaktoren kombiniert auftreten, wird die additive Grenze nicht erreicht (11,3%, während die additive Wirkung 17,5% Herztod erwarten ließe). Wenn zu den physischen Risikofaktoren Streß hinzukommt, dann werden schon leicht ausgeprägte synergistische Effekte erzielt (24% statt 21,3% bei additiver Wirkung der Faktoren). Die Kombination von physischen Faktoren und familiengenetischer Belastung übersteigt leicht die additive Wirkung. Den stärksten Synergieeffekt erreicht die Kombination von Streß mit familiengenetischer Belastung (13,2% statt 6,6%).

Risikofaktoren und Risikokonstellationen für behandelte depressive Erkrankungen

Für die Entstehung depressiver Zustände, die medikamentös oder psychotherapeutisch behandelt werden, wirken aus der Sicht der synergistischen Epidemiologie fünf Faktoren zusammen: Der erste Faktor ist eine familiengenetische Belastung, die im Rahmen unserer Datenerfassung dann gegeben ist, wenn Vater und Mutter wegen depressiver Zustände in ärztlicher Behandlung waren. Der zweite Faktor ist „fehlendes Suchtverhalten", also jede exzessive Abhängigkeit von Substanzen (Zigaretten-, Alkohol-, Medikamenten-, Drogen-, Eßsucht usw.). Der dritte Faktor ist „keine anhaltende Anregung, die Lust und Wohlbefinden auslöst". Viertens: „Rückgewandte Sehnsucht in bezug auf nicht mehr erreichbare Objekte aus der Vergangenheit", z. B. bei einem verstorbenen oder abweisenden Elternteil. Der fünfte Faktor ist die Neigung zu rational-antiemotionalem Verhalten, also eine Hemmung, die Gefühle gegen rationale Barrieren zu äußern.

Depression

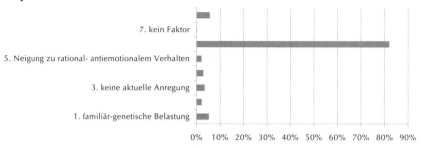

Grafik 41 (s. a. Tabelle 41, S. 246)

Die Ergebnisse zeigen, daß jeder einzelne Faktor ein erhebliches Risiko darstellt verglichen mit Personen, die keinen der Faktoren aufweisen. Wenn alle fünf Faktoren zusammenkommen, entsteht ein sehr ausgeprägter Synergieeffekt (81,9%); eine additive Wirkung würde einen Wert von 15,3% Depressionen erwarten lassen.

Risikofaktoren und Risikokonstellation für polytoxisches Suchtverhalten

Polytoxisches Suchtverhalten liegt vor, wenn die Person von mindestens zwei Substanzen abhängig ist, z.B. exzessives Kettenrauchen und hoher Alkoholkonsum oder Alkoholkonsum und Drogenkonsum usw. In der Regel ist die Person von drei bis fünf Substanzen abhängig. Für die synergistische Epidemiologie waren folgende Einzelfaktoren relevant:

a) *familiär-genetische Belastung* (Vater und Mutter oder ein Elternteil und ein Großelternteil oder ein Elternteil und ein Onkel/eine Tante polytoxisch abhängig).
b) *geringe Frustrationstoleranz* (die Person fühlt sich bei geringstem Anlaß extrem abgewiesen und reagiert aggressiv).
c) *Unfähigkeit, positive Gefühle zu äußern und zu ertragen*
d) *antinormatives, psychopathisches Verhalten* (entspricht dem Typ-VI-Verhalten der Grossarthschen Typologie und ist dadurch gekennzeichnet, daß die Person außerhalb von gesellschaftlichen Normen und Verabredungen Anregung sucht).
e) *vorgetäuschte Autonomie* bei realem Vorhandensein starker Tendenzen zur Abhängigkeit und Symbiose.
f) *das Gefühl, von der Familie nicht akzeptiert/ausgestoßen/nicht geliebt zu werden.*

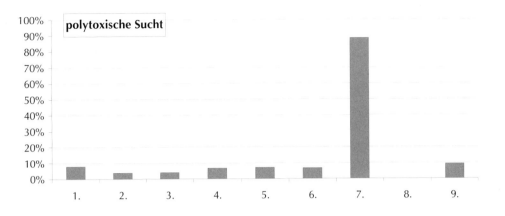

1. familiär-genetische Belastung
2. geringe Frustrationstoleranz
3. Unfähigkeit, positive Gefühle zu ertragen
4. antinormatives, psychopathisches Verhalten
5. vorgetäuschte Autonomie
6. Gefühl, nicht angenommen (ausgestoßen) zu sein
7. alle Faktoren (1-4)
8. kein Faktor
9. insgesamt

Grafik 42 (s. a. Tabelle 42, S. 247)

Im Jahre 1973 wurden im Rahmen der Heidelberger Prospektiven Studie 390 Kinder von polytoxischen Eltern untersucht und weitere 1379 Kinder von Personen, die eindeutig nicht polytoxisch waren. Die Kinder waren 1973–1977 im Alter von 18 bis 25 Jahren. Zum Zeitpunkt der Befragung waren sie nicht polytoxisch, obwohl einige schon von einer Substanz abhängig waren, z.B. Raucher oder Alkoholkonsumenten waren. 1988 wurden diese Personen erneut befragt. Nachdem die Kurzform des Fragebogens zur Selbstregulation vorgelegt wurde, wurden sie nach ihren Lebensgewohnheiten (Abhängigkeit von Substanzen) gefragt, z.B.: „Wie hoch ist Ihr Alkoholkonsum/Ihr Zigarettenrauchen?", liegt eine Eßsucht vor, Kaffeesucht, Medikamentenabhängigkeit, Drogenabhängigkeit? Wenn mindestens zwei exzessive Substanzabhängigkeiten vorlagen, wurde die Person als polytoxisch eingeordnet.

Die Ergebnisse der Tabelle 42 zeigen, daß jeder der oben erwähnten Risikofaktoren für sich alleine wirkt, daß aber die Kombination aller Faktoren sehr ausgeprägte Synergieeffekte aufweist (88,2 % polytoxisches Suchtverhalten anstatt 36,1 % bei additiver Wirkung).

Risikofaktoren und Risikokonstellationen bei Allergien

Bei der Entstehung von allergischen Erkrankungen spielen unterschiedliche Einzelfaktoren eine Rolle, wie z.B. die familiengenetische Belastung (Vater und Mutter an Allergie erkrankt), psychische Faktoren, bestimmte Chemikalien und Gewohnheiten. Interessant ist, daß die Einzelfaktoren interaktive bzw. synergistische Effekte aufweisen, wie die Ergebnisse aus Tabelle 43 zeigen. Der stärkste Einzelfaktor ist die familiär-genetische Belastung, gefolgt von den psychischen Faktoren, insbesondere die starke Aggressionshemmung auf äußere Objekte.

Inzidenz von Allergie

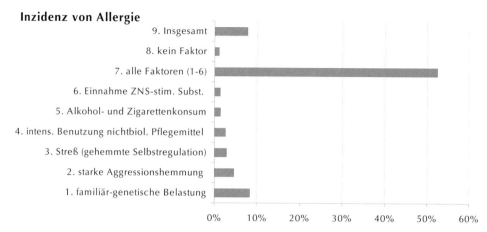

Grafik 43 (s. a. Tabelle 43, S. 247)

Wenn alle in Tabelle 43 angeführten Einzelfaktoren zusammenkommen, entwickeln in einem Beobachtungszeitraum von 15 Jahren 52,4% der Personen allergische Reaktionen, die vom Arzt diagnostiziert und behandelt wurden (der additive Effekt wäre 21,1%).

Extreme Ausprägung von Streß und/oder physischen Risikofaktoren für Krebserkrankungen und Mortalität an Krebs in einem Beobachtungszeitraum von 15 Jahren

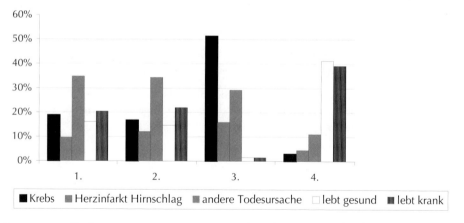

1. nur extremer Streß
2. nur extreme physische Faktoren
3. extremer Streß und extreme physische Faktoren
4. weder extremer Streß noch extreme physische Faktoren

Grafik 44a (s. a. Tabelle 44a, S. 248)

Hier soll die Frage beantwortet werden, ob extremer Streß im Sinne einer chronischen Blockade der Befriedigung von gefühlsmäßig wichtigen Bedürfnissen, die für das Individuum eine existentielle Bedeutung haben, auch dann die Mortalität an Krebs erhöht, wenn relevante physische Risikofaktoren ausgeschlossen werden. Ebenfalls soll die Frage beantwortet werden, ob umgekehrt die physischen Risikofaktoren bei Ausschluß von Streß ebenfalls mit einer erhöhten Mortalität an Krebserkrankungen zusammenhängen. Die Frage ist auch, ob es eine Wechselwirkung zwischen stark ausgeprägten physischen und psychosozialen Risikofaktoren gibt. Die Tabelle 44a zeigt die Ergebnisse einer 15jährigen prospektiven Studie. Die Vergleichsgruppe bilden Personen ohne Streß und ohne physische Risikofaktoren; alle vier Gruppen sind in Alter und Geschlecht vergleichbar.

Personen mit extremem Streß und ohne physische Risikofaktoren bekommen bedeutend mehr Krebs (um das 6,3fache) als Personen ohne Streß und ohne physische Risikofaktoren. Dabei ist es möglich, daß zwischen der ersten Befragung und der letzten Nachuntersuchung physische Faktoren dazu kamen. Personen mit physischen Risikofaktoren, aber ohne Streß, bekommen ebenfalls bedeutend mehr Krebs als Personen ohne Streß und ohne physische Risikofaktoren (erhöht um den Faktor 5,4). Personen, bei denen sowohl extremer Streß als auch extreme physische Risikofaktoren vorliegen, zeigen eine synergistische Wechselwirkung: sie bekommen 17,1mal mehr Krebs als Personen ohne Risikofaktoren.

Abhängigkeit der Krebserkrankung von zusätzlichen Risiko- und Positivfaktoren bei Personen mit ausgeprägtem Streß oder physischen Risikofaktoren

Um den systemischen und dynamischen Zusammenhang zwischen Risiko- und Positivfaktoren zu demonstrieren, wurden 1 Jahr nach der Datenerfassung zusätzliche Faktoren erfaßt, die in der Tabelle 44b vorgestellt sind. Hier soll die Frage beantwortet werden, ob der klar umschriebene psychosoziale Streß in Form einer chronischen Hemmung der Befriedigung wichtigster Bedürfnisse nur für sich wirkt oder mit anderen Faktoren dynamisch assoziiert ist, welche ebenfalls einen Beitrag zur Krankheitsentstehung oder -verhütung leisten. Dasselbe soll auch in Hinblick auf Personen mit physischen Risikofaktoren beantwortet werden.

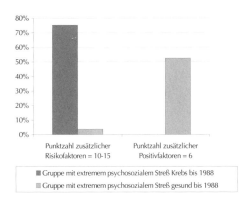
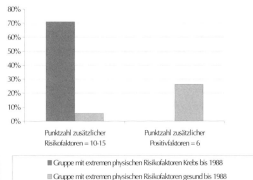

Grafik 44 b (s. a. Tabelle 44b, Seite 248)

Die Tabelle 44b zeigt die Ergebnisse: Die Personen, die in einem 15jährigen Beobachtungszeitraum Krebs entwickelten und bei der ersten Messung unter starkem Streß standen, hatten zusätzlich – gemessen 1 Jahr nach der ersten Befragung – auch die fünf anderen Risikofaktoren stark ausgeprägt (seelisch-körperliche Erschöpfung, chronischer Gebrauch von Schlaf- und Schmerzmitteln, akzeptierte Todestendenz, ausgeprägte Schlaf- und Einschlafprobleme, exponierendes Verhalten) und die zwei Positivfaktoren nicht stark ausgeprägt (betet zu Gott für Gesundheit und Wohlbefinden, ausgeprägte Lebenstendenz).

Das Ergebnis zeigt, daß Risiko- und Positivfaktoren in komplexen Systemen wirken und es äußerst naiv ist, die Wirkung von einzelnen Risikofaktoren zwar statistisch korrekt zu erfassen, aber dann eine Exaktheit und Kontextunabhängigkeit vorzutäuschen, die in Wirklichkeit gar nicht existiert.

Persönlichkeit und Erfolg der psychotherapeutischen Intervention

Die psychotherapeutische Intervention und die Persönlichkeitsstruktur zeigen synergistische Effekte auf, d.h. eine auf Genesung eingestellte Person, die für den Lernerfolg gute Voraussetzungen mitbringt, und eine auf die Person abgestimmte, adäquate Therapie benötigen sich gegenseitig. Die Therapie hat keine Chance auf Erfolg, wenn die persönlichen Voraussetzungen für den Therapieerfolg nicht gegeben sind. Wenn die persönlichen Voraussetzungen gegeben sind, dann ist eine Therapie effektiver als keine Therapie.

Positive Voraussetzungen sind: eine rege Phantasie; eine starke und gefühlsmäßige Vorstellungskraft, die sich auf reale Situationen und die Folgen des eigenen Verhaltens bezieht; Kreativität im Finden neuer Wege und Lösungen; die Fähigkeit, zu Gott für Hilfe zu beten; der Wunsch und der Wille, die eigenen Probleme zu erkennen und zu lösen; Geduld mit sich selbst; das Bestreben, Wohlbefinden und Lust zu erreichen; das Bedürfnis zu leben; gute Integration von Verstand und Gefühl, schützendes Verhalten sich selbst gegenüber, Offenheit in bezug auf die eigenen Probleme, d.h. die Fähigkeit, mit anderen zu reden.

Hinderlich für einen Therapieerfolg sind: Sich zu stark an anderen Menschen ausrichten, die Neigung zu Selbstvorwürfen und Schuldgefühlen, starke Passivität, Pessimismus, behindernde Umweltgegebenheiten und geringer Lebenswunsch.

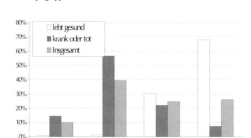
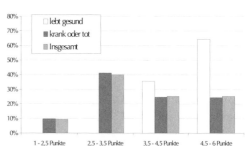

Grafik 45 (s. a. Tabelle 45, S. 249)

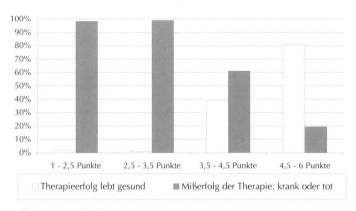

Grafik 46 (s. a. Tabelle 46, S. 249)

Die Ergebnisse sind in den Tabellen 45 und 46 zusammengefaßt.

Der Fragebogen zur Prädiktion des Therapieerfolges wurde vor der Intervention vorgelegt. Die Nachuntersuchung wurde im Jahre 1988 durchgeführt. Die Tabellen beziehen sich auf die gesundgebliebenen bzw. verstorbenen chronisch kranken Personen aus allen Interventionsexperimenten, über die in diesem Buch berichtet werden (siehe Tabellen 36–38). Die Ergebnisse zeigen, daß der Prozentsatz der im Jahre 1988 noch gesund lebenden Personen in der therapierten Gruppe bedeutend höher ist als in der nichttherapierten Kontrollgruppe (68,9% zu 31,1%). Die Ergebnisse zeigen aber auch, daß der Therapieerfolg nur bei Personen mit guten und sehr guten persönlichen Voraussetzungen auftritt.

Der Vergleich zwischen der therapierten und der nicht behandelten Kontrollgruppe zeigt, daß in beiden Gruppen die guten und schlechten Voraussetzungen für den Therapieerfolg gleich und nicht signifikant voneinander abweichend verteilt sind. Trotzdem sind die guten persönlichen Voraussetzungen bei Personen mit hohem psychophysischem Risiko noch keine ausreichende Bedingung für eine spontane Verbesserung des Gesundheitsverhaltens. Wenn aber die persönlichen Voraussetzungen für den Therapieerfolg fehlen, dann reicht die therapeutische Intervention auch nicht für einen Erfolg aus. Weitere Forschungen sind nötig, um die therapeutische Effizienz zu verbessern.

Hier zeigt sich, daß nicht nur die Krankheitsentstehung Synergieeffekte aufweist, sondern auch, daß es enge Wechselwirkungen zwischen der therapeutischen Intervention und der persönlichen Voraussetzung gibt in bezug auf den eingetretenen Effekt.

Synergieeffekte bei „Hexenschuß"

Wir konnten bei Personen, die mehrfach im Jahr einen „Hexenschuß" bekamen und bei denen keine organische Ursache gefunden wurde, zeigen, daß die Wechselwirkung von folgenden Faktoren eine hochsignifikante Vorhersage ermöglicht:

a) Ruckartige, hektische Körperbewegungen, z.B. beim Tennisspielen (5,6% bettlägeriger Hexenschuß mit medizinischer Behandlung mindestens 3mal in 15 Beobachtungsjahren)

b) Eine durchhängende, zu weiche Matratze (4,8 % Hexenschuß)
c) Streß in der Form innerer Anspannung (3,7 %)
d) Fehlernährung mit wenig Vitaminen und Mineralstoffen (3,9 %)
e) alle Faktoren zusammen: 66,7 % Hexenschuß
f) kein Faktor: 2,8 % Hexenschuß

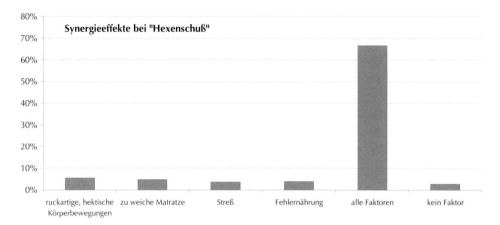

Präventive Maßnahmen, die das Aufgeben der ruckartigen Bewegungen, das Anschaffen einer härteren Matratze und die Einnahme von Multivitaminen (besonders von Magnesium bei dem Auftauchen geringster Symptome) umfassen, haben hervorragende Ergebnisse gezeigt. Obwohl in diesem Experiment keine Streßreduktion angewandt wurde, hat die Beeinflussung der erwähnten Faktoren schon die Synergieeffekte herabgesetzt.

Synergieeffekte bei Panikattacken

Auch in bezug auf das Auftreten chronischer panikartiger Angstzustände, z.B. Angst vor dem Tode, Angst in geschlossenen Räumen usw. konnte gezeigt werden, daß folgende Faktoren synergistische Effekte aufweisen:

a) hoher Kaffee-, Coca-Cola- und Schwarztee-Konsum (3,3 % Panikattacken, z.B. herzphobisches Syndrom, vom Arzt diagnostiziert und mindestens drei Jahre in Behandlung)
b) Psychischer Streß/blockiertes Verhalten in einer eindeutigen Richtung z.B. aufgrund eines Konfliktes (2,5 % Panikattacken)
c) Lockerung der Assoziationskette über angsterzeugende Reize (3,4 %)
d) alle Faktoren zusammen: 44,9 % Panikattacken
e) kein Faktor: 0,1 % Panikattacken

Wenn die Person z.B. Angst vor dem Sterben durch Herz-Kreislauf-Erkrankungen hat, dann reicht es, daß sie nur einen Krankenwagen sieht oder daß eine Person kollabiert, um sofort die Vorstellung zu entwickeln, selbst bedroht zu sein.

Wenn Personen durch die Beratung auf das Zentrale Nervensystem anregende Substanzen verzichten und lernen, sich eindeutig in einer bestimmten Richtung zu verhalten, kommt es zu bemerkenswerter Angstreduktion. Interessant war die Beobachtung, daß bei Absetzung stimulierender Psychopharmaka die gelockerte Assoziationskette zwar noch immer bestehen bleibt, aber soweit kontrolliert wird, daß keine intensive Angstattacke ausgelöst wird.

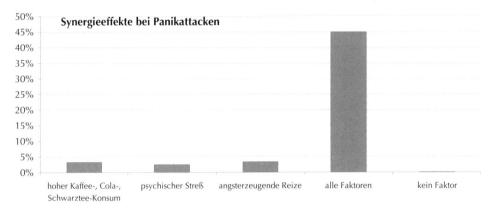

Synergieeffekte bei Psoriasis (Schuppenflechte)

Für die Psoriasis zeigte sich als besonders bedeutend die Wechselwirkung zwischen familiengenetischer Disposition (Vater und Mutter an Schuppenflechte erkrankt) und einer gestörten Selbstregulation, die mit einem spezifischen Verhaltensmuster zusammenhängt: Die Person fühlt sich von einer ihr emotional wichtigen Person, mit der sie eng zusammenlebt, und die sie hoch bewertet, unterschwellig oder manifest abgewertet und abgewiesen. Wenn nur familiengenetische Disposition existiert, entwickelt sich in einem Beobachtungszeitraum von 15 Jahren bei 4,5 % der Personen Schuppenflechte, beim Vorhandensein des spezifischen Stresses in 3 %. Wirken beide Faktoren zusammen, entsteht bei 25,6 % der Personen Schuppenflechte (statt 7,3 % bei additiver Wirkung).

Wenn kein Faktor vorliegt, entwickelt sich die Erkrankung nur bei 0,5 % der Personen.

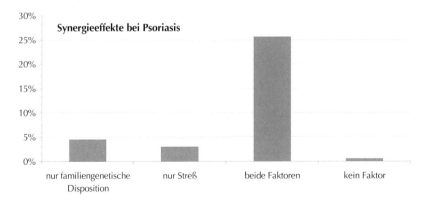

Faktoren der Differenzierung zwischen Krankheit und Gesundheit bei Personen mit hohem psychophysischem Risiko für bestimmte Erkrankungen

Wir haben in unterschiedlichen Studien und Subgruppen immer wieder die Frage gestellt, welche Faktoren ausschlaggebend sind, daß in einer Gruppe von im Risiko vergleichbaren Personen ein Teil der Personen erkrankt und der andere Teil nicht. Ebenfalls stellten wir uns die Frage, warum ein Teil der Personen in der Therapiegruppe trotzdem erkrankt.

Wir konnten unterschiedliche Faktoren identifizieren und möchten hier zur Illustration einige anführen.

1. *Psychosoziale Faktoren*

Bei den folgenden Krebsarten: Mammakarzinom, Hodenkrebs, Gebärmutterkörperkrebs, Gebärmutterhalskrebs, Rektumkarzinom, Lungenkrebs und Hirntumor konnte jeweils ein bestimmter Inhalt des Stresses als wichtiger Faktor der Differenzierung zwischen gesund und krank identifiziert werden.

Beim *Mammakarzinom* erkrankten die Personen mehr, die an einer „doppelten Abweisung" litten, die z.B. in der Kindheit durch den Vater und später durch einen Partner abgewiesen wurden.

In einer weiteren Studie hatten 109 Personen ausgeprägte fam.-gen. Risikofaktoren für das Mammakarzinom. Von diesen bekamen in einem Beobachtungszeitraum von 15 Jahren 60 Personen kein Mammakarzinom, 49 Personen bekamen Mammakarzinom. 5% der Personen, die trotz Risiko kein Mammakarzinom bekamen (3 Personen) und 55,1% der Personen mit Mammakarzinom (27 Personen) litten länger als 10 Jahre vor der Erkrankung an doppelter Abweisung, die immer wieder zu Depressionen und innerer Hemmung führte.

Beim *Hodenkrebs* ist ebenfalls eine traumatische Abweisung von einem Elternteil in Kombination mit depressionserzeugenden Abweisungen von Partnern im Erwachsenenalter von Bedeutung. Dort, wo diese Erlebnisse besonders intensiv empfunden wurden, entwickelte sich mehr Hodenkrebs. Offensichtlich hat das Motiv der zweifachen Abweisung auch die Selbstregulation maßgeblich gehemmt.

Beim *Gebärmutterhalskrebs* zeigte sich ein starker Konflikt in bezug auf die genitale Sexualität als besonders relevant; dieser Konflikt führt entweder zu starker sexueller Abstinenz oder – was häufiger der Fall ist – zu nymphomanischem Partnerwechsel.

Beim *Gebärmutterkörperkrebs* zeigte sich ein starker Konflikt in bezug auf Kinder. So erlebten die Personen, die später Krebs bekamen, entweder eine schmerzhafte Trennung von einem Kind oder den Tod eines Kindes. Ebenfalls bekamen Personen häufiger diese Krebsart, die keine Kinder bekamen trotz eines starken Kinderwunsches.

In bezug auf das *Bronchialkarzinom* stellte sich als besonders wichtig der sog. „harmonisierende Loyalitätskonflikt" heraus. Die Person versucht, Harmonie zwischen Menschen herzustellen, die gegenseitig im Streit stehen und an die Person sich gegenseitig ausschließende Erwartungen stellen, z. B. die Ehefrau und die Mutter wohnen mit der Person im selben Haushalt und erwarten beide exklusive Zuwendung und Verständnis. Von 79 Personen mit allen Risikofaktoren bekamen 30% keinen Lungenkrebs in einem Beobachtungszeitraum von 15 Jahren. In dieser Gruppe tauchte nur in 3,3% der Fälle ein intensiver und langanhaltender Loyalitätskonflikt auf; in der Gruppe von Personen mit allen Risikofaktoren und Lungenkrebs tauchte ein langanhaltender Loyalitätskonflikt zu 61,2% auf. Dieses Ergebnis ist hochsignifikant.

Bei Personen mit unterschiedlichen Formen von *Hirntumoren* war rational-antiemotionales Verhalten, das durch überfordernde emotionale Erlebnisse erschüttert wurde, ein wichtiger Faktor der Differenzierung.

Beim Rektumkarzinom erwies sich der Verlust von hochbewerteten und wichtigen Objekten, z. B. einer gefühlsmäßig wichtigen Person, dem Arbeitsplatz usw. als bedeutend.

Die hier berichteten psychosozialen Streßsituationen sind keineswegs typisch nur für eine bestimmte Krebsart, sie kommen auch bei anderen Krebsarten vor, nur weniger gehäuft. Auch kommen andere Streßmodelle bei den oben genannten Krebsarten vor, so daß hier keineswegs von einem monokausalen Faktor gesprochen werden kann: wenn der psychosoziale Streßfaktor alleine ohne andere physische Risikofaktoren auftritt, dann ist er relativ schwach oder überhaupt nicht wirksam.

Auch in bezug auf die Therapieexperimente beim Mammakarzinom, beim Bronchialkarzinom, und beim Gebärmutterkörperkarzinom erwies sich der spezifische Konflikt als wichtig. Hier bekamen die Personen mit dem Konflikt in Therapie- und Kontrollgruppe häufiger die spezifische Krebserkrankung und weniger häufig dort, wo die Therapie in der Lage war, die Struktur zu verändern.

So litten z. B. 20 Personen in der therapierten Gruppe und 19 Personen in der Kontrollgruppe in bezug auf das Mammakarzinom an der doppelten, depressionserzeugenden Abweisung. Von den 19 Personen mit doppelter Abweisung in der Kontrollgruppe bekamen 12 Personen Mammakarzinom (63,1%), während nur eine von den restlichen 13 Personen ohne doppelte Abweisung (aber mit hohem Risiko) Mammakarzinom bekam.

Bei den 20 Personen mit doppelter Abweisung in der Therapiegruppe gelang es bei 11 Personen, das Leiden zu lindern. In dieser Gruppe bekam eine Person Mammakarzinom. Bei den 9 Personen, bei denen die Therapie keinen Effekt zeigt, bekamen vier Personen Mammakarzinom (44,4%). Auch in Hinblick auf das Therapieexperiment beim Bronchialkarzinom erwies sich der harmonisierende Loyalitätskonflikt als besonders wichtig (es „allen recht zu machen").

Auch viele andere Faktoren erwiesen sich in der präventiven Therapie von Krebs- und Herz-Kreislauf-Erkrankungen als besonders wichtig, z. B. die Anregung der Bedürfnisbefriedigung, des Wohlbefindens und der Lust und die Anregung der Lebenstendenz.

Ein wichtiger Prädiktor für den Erfolg der Therapie war, daß die Person in den ersten zwei bis drei Stunden angab, alles verstanden zu haben und daß ihr maßgeblich geholfen wurde. Bei Personen mit therapeutischem Erfolg (z. B. daran gemessen, daß die chronische Erkrankung nicht aufgetreten ist) äußerten die Personen zu 82%, daß sie nach zwei Stunden zufrieden waren und keinen weiteren Therapiebedarf haben – im Vergleich zu 12% der Personen ohne Erfolg.

Auch bei Herz-Kreislauf-Erkrankungen (Herzinfarkt, Hirnschlag) tritt gehäuft ein typisches Reaktionsmuster auf, das wir „polarisierender Loyalitätskonflikt" nennen. Dabei wird ein Objekt oder eine Aktivität extrem hoch bewertet, und ein anderes Objekt negiert und extrem niedrig bewertet. Diese Spannung führt in der Regel zu Aufregung und Übererregung. Wenn sich dieser Zustand mit dem Gefühl der Inkompetenz, den negativen und störenden Faktor wunschgemäß zu verändern, verbindet, und wenn sich die Person dem negativen Einfluß hilflos ausgeliefert fühlt, dann erhöht sich das Risiko für Herz-Kreislauf-Erkrankungen (selbstverständlich im systemischen Wirkungskontext mit anderen Faktoren).

Sowohl bei Personen, die an Krebs erkranken, als auch bei Personen, die Herz-Kreislauf-Erkrankungen bekommen, zeigt sich im Unterschied zu gesundgebliebenen Personen eine schlechte funktionale Koordination und Integration zwischen Hemmungs- und Erregungsprozessen.

Zur Herz-Kreislauf-Erkrankung disponiert eine chronische und heftige Übererregung auf erlebte Hemmung, während für Krebserkrankungen eine starke Anpassung und Ausrichtung an der Hemmungsursache charakteristisch ist, so daß die Übererregung weniger intensiv wirksam wird.

2. Physische Risikofaktoren, die nicht monokausal, sondern synergistisch wirken

In bezug auf verschiedene Krebsarten konnten unterschiedliche physische Risikofaktoren erfaßt werden. Die Auswertung der Mortalität im Jahre 1988 zeigte, daß die Faktoren, wenn sie in Kombination mit Streß (Typ-I-Verhalten und kognitiv-emotionale Steuerungsmechanismen in Richtung Krankheit) auftreten, relevant sind für den Ausbruch der jeweiligen Krebserkrankung.

Die physischen Risikofaktoren wirken als Einzelfaktoren oder auch alle zusammen bei der Entstehung der betreffenden Krebsart entweder überhaupt nicht oder nur sehr schwach – *wenn diese verbunden sind mit einer ausgeprägten kognitiv-emotionalen Steuerung in Richtung Gesundheit bzw. guter Selbstregulation.*

Dementgegen wirken viele angeführte Einzelfaktoren, vor allem aber in Kombination, signifikant in Richtung der Entstehung der jeweiligen Krebsart, *wenn sie mit einer kognitiv-emotionalen Steuerung in Richtung Krankheit verbunden sind.*

Faktoren, die der Entstehung chronischer Erkrankungen entgegenwirken

Immer wieder wird die Erfahrung gemacht, daß bestimmte Personen mit hohem Risiko mal an einer bestimmten chronischen Krankheit erkranken, mal nicht erkranken. Wir konnten eine große Anzahl von sogenannten „Positivfaktoren" identifizieren, die den Risikofaktoren entgegenwirken. Solche Faktoren sind sowohl im kognitiv-emotionalen Bereich zu finden als auch im Rahmen sogenannter physischer Positivfaktoren. Hier sollen exemplarisch einige Ergebnisse angeführt werden.

Wenn Personen eine vergleichbare Ausprägung von physischen Risikofaktoren für eine bestimmte chronische Erkrankung aufweisen, dann wird die Gruppe von Personen bedeutend weniger erkranken, bei der die kognitiv-emotionale Steuerung in Richtung Gesundheit ausgeprägter ist. Solche Personen sind eher in der Lage, ihre wichtigsten Bedürfnisse zu befriedigen, Wohlbefinden und Lust zu erleben, Optimismus in die Zukunft zu entwickeln, verbunden mit dem Bedürfnis und dem Wunsch, Leben zu wollen. Dieses Ergebnis zeigte sich bei allen Krebsarten und allen von uns erforschten Herz-Kreislauf-Erkrankungen.

Beispiel: Nach der Befragung im Jahre 1974 wurden zwei Vergleichsgruppen von jeweils 116 Personen gebildet. Beide Gruppen hatten ein sehr hohes Risiko für Herz-Kreislauf-Erkrankungen (Vater und Mutter an Herzinfarkt verstorben, starkes Zigarettenrauchen, Bluthochdruck, hohe Cholesterinwerte, Bewegungsmangel, Übergewicht, fettreiche und vitaminarme Ernährung); der einzige Unterschied zwischen den Gruppen war der, daß die eine Gruppe eine kognitiv-emotionale Steuerung in Richtung Krankheit aufwies (Bedürfnisse von großer gefühlsmäßiger Bedeutung wurden nicht befriedigt, es stellte sich Unwohlsein ein sowie dauerhafte hilflose Übererregung, Depressionen und ein geringer Wunsch zu leben) und die andere Gruppe eine kognitiv-emotionale Steuerung in Richtung Gesundheit. Bei beiden Gruppen wurde 1974 der Augenhintergrund vom Augenarzt untersucht und festgestellt, daß bei 41 Personen mit Steuerung in Richtung Krankheit eine ausgeprägte Sklerose bestand; dies war nur bei 10 Personen in der Gruppe mit Steuerung in Richtung Gesundheit der Fall. Alle Personen mit Sklerose wurden aus dem Experiment ausgeschlossen. 1982 wurde erneut die Sklerose im Augenhintergrund erfaßt.

Dabei stellte sich heraus, daß in der Gruppe mit kognitiv-emotionaler Steuerung in Richtung Krankheit 39 Personen eine ausgeprägte Sklerose im Augenhintergrund aufwiesen (52,0%), während in der Gruppe mit kognitiv-emotionaler Steuerung in Richtung Gesundheit nur 6 Personen (5,7%) eine ausgeprägte Sklerose hatten (Stadium 3 oder 4). 1988 wurde die Mortalität in beiden Gruppen untersucht; dabei stellte sich heraus, daß in der Gruppe mit Steuerung in Richtung Krankheit 19 Personen an Herzinfarkt verstorben waren (25,3%), während in der Gruppe mit Steuerung in Richtung Gesundheit nur 3 Personen (2,8%) an Herzinfarkt verstarben. An Hirnschlag sind in der ersten Gruppe 14 Personen (18,7%) verstorben; in der zweiten Gruppe 2 Personen (1,9%).

Das Ergebnis zeigt, daß die kognitiv-emotionale Steuerung sowohl die Arteriosklerose als auch das Auftreten von Herzinfarkt und Hirnschlag beeinflußt, und zwar bei Personen, bei denen physische Risikofaktoren schon stark ausgeprägt sind. Die physischen Risikofaktoren werden offensichtlich in ihrer Wirkung von den zentralnervösen Faktoren beeinflußt.

Auch viele physische Faktoren können Krankheiten verhindern, und zwar auch dort, wo ausgeprägte Risikofaktoren vorliegen. Hier sollen einige Beispiele angeführt werden:

1. Personen, die regelmäßig Milch und Joghurt zu sich nehmen und ein hohes Risiko für Magen-, Kolon- und Rektumkarzinom aufweisen, erkranken seltener als Personen, die nie oder nur selten diese Produkte zu sich nehmen.

2. Personen, die wiederholt eine Behandlung durch Antibiotika bekamen, erkranken bedeutend seltener an bestimmten chronischen Erkrankungen, z. B. an Magenkrebs.

3. Personen, die mit Tetrazyklinen behandelt wurden und ein hohes Risiko für Herz-Kreislauf-Erkrankungen (Herzinfarkt, Hirnschlag) aufwiesen, erkrankten etwas seltener als Personen, die nie mit Tetrazyklinen behandelt wurden.

4. Personen, die regelmäßig Aspirin einnehmen und ein hohes Risiko für Herz-Kreislauf-Erkrankungen aufweisen, erkrankten in den ersten fünf Jahren der Einnahme etwas seltener an Herzinfarkt als Personen, die nie Aspirin eingenommen hatten. Der Preis dafür erscheint aber hoch, weil in der Gruppe der Personen, die Aspirin einnehmen, viel häufiger Gastritis, Magengeschwüre und Magenkrebs auftauchen. Personen, die länger als fünf Jahre Aspirin regelmäßig einnehmen, haben ebenfalls ein erhöhtes Risiko für Hirnschlag.

5. Personen, die regelmäßig und nach Bedarf (bei Erschöpfung, grippalen Infekten usw.) Multivitamine und Spurenelemente einnehmen, und die ein hohes Risiko für Herz-Kreislauf-Erkrankungen oder Krebs haben, erkranken an beiden Krankheiten seltener als Personen, die nie Multivitamine und Spurenelemente einnehmen.

6. Personen, die kleine Mengen an Alkohol konsumierten (besonders Rot- oder Weißwein) und sich danach wohlfühlen und entspannen oder positiv anregen, erkranken bei hohem Risiko für Herz-Kreislauf-Erkrankungen weniger als Personen, die aus Kummer Alkohol trinken und nach dem Konsum gehemmt oder übererregt sind.

7. Personen, die innerlich gehemmt sind und an immer wiederkehrenden depressiven Zuständen leiden, erkranken seltener an Krebs, wenn sie aufhellende Antidepressiva einnehmen.

8. Wohltuende Aktivitäten (z. B. wohltuende Bewegung, Ernährung, Arbeit, Hobbys, Autofahren, wohltuendes Ausruhen usw.) wirken als Positivfaktoren, d. h. schützen die Gesundheit.

9. Personen, die regelmäßig ein Hausmittel einnehmen, das ihnen bei der Bewältigung unterschiedlichster Symptome hilft (z. B. bei Streß, Einschlafstörungen, Erkältungen usw.), erhalten ihre Gesundheit länger als Personen, die kein Hausmittel verwenden. Hier hat sich besonders Klosterfrau Melissengeist als effektive Selbstmedikation bewährt.

Das Zentrale Nervensystem und Krebs – psychobiologische Vermittlungswege

Wenn die Beziehung zwischen dem Zentralen Nervensystem und der Krebsentstehung und Krebsausbreitung diskutiert wird, müssen einführend folgende Bemerkungen gemacht werden: Der Mensch ist ein komplexes System, in dem unzählige biologische und psychosoziale Faktoren in Wechselwirkung treten. Aus diesem Grund erscheint es unmöglich, einen Wirkungsfaktor zu isolieren und diesen im monokausalen Sinne eine krankheitserzeugende oder gesundheitserhaltende Funktion zuzuschreiben.

Die moderne, naturwissenschaftlich fundierte Krebsforschung konnte möglicherweise das Krebsproblem bis heute deswegen nicht lösen, weil sich unterschiedliche Monodisziplinen auf die Erforschung bestimmter Faktoren und Prozesse konzentrierten, ohne deren Wechselwirkung mit anderen Faktoren und Systemen ausreichend zu berücksichtigen. Auch die Wirkung des Zentralen Nervensystems im Prozeß der Krebsentstehung und Ausbreitung kann nur als *ein Faktor* in einem komplexen Interaktionssystem analysiert werden. Erst in den letzten Jahren wird der Zusammenhang zwischen dem Immunsystem und dem Zentralen Nervensystem etwas intensiver erforscht. Nach wie vor hat aber das Deutsche Krebsforschungszentrum bis heute in keinem seiner Institute und in keiner Arbeitsgruppe je die Frage gestellt, geschweige denn Forschungsprojekte zum Thema „Zentrales Nervensystem und Krebs" durchgeführt. Dasselbe gilt für fast alle europäischen Institute, die naturwissenschaftliche Krebsforschung betreiben. In den USA wurde dem Thema etwas mehr Aufmerksamkeit gewidmet.

Meine Mitarbeiter (besonders der in den USA arbeitende Neurobiologe Professor Rakic) und ich haben in unseren epidemiologischen Studien Ergebnisse erzielt, die uns motivierten, eine z. T. neurobiologische Interpretation zu geben. Einige epidemiologische Ansätze wurden von uns auch entwickelt, um bestimmte neurobiologische Hypothesen zum Zusammenhang von Krebs und Nervensystem zu überprüfen. In Anbetracht der Tatsache, daß die Krebserkrankung ein äußerst kompliziertes, multidimensionales Geschehen ist, sind wir uns bewußt, daß die Rolle des Zentralen Nervensystems nur ein Faktor unter anderen im Interventionssystem und daß die Interpretation als Hypothese interessant ist, aber noch weitgehend einen spekulativen Charakter besitzt, und nur geeignet ist, die Diskussion zum Thema und weiterführende Forschungsarbeiten anzuregen.

Das Forschungsinteresse der psychosomatischen Medizin hat sich in den letzten Jahren stark auf die Untersuchung der Zusammenhänge von psychologischen Variablen und Veränderungen des Immunsystems, welche eine Krebsausbreitung fördern können und auf die Beziehung zwischen emotionalem Streß, gestörtem Stoffwechselhaushalt im Gehirn und der Karzinogenese gerichtet.

Die entscheidende Frage ist folgende: Wie können psychologische Bedingungen, Persönlichkeitseigenschaften und Verhaltensmuster die Transformation einer normalen Zelle in eine Krebszelle sowie die Tumorprogression beeinflussen?

Im Folgenden sollen sowohl experimentelle als auch epidemiologische Forschungsergebnisse vorgestellt werden, die den Zusammenhang zwischen der Funktionsweise des ZNS, psychologischen Parametern und dem Krebsgeschehen aufhellen und mögliche psychobiologische Vermittlungswege aufzeigen können. Dabei wird vor allem die Hypothese getestet, daß zentralnervöse Hemmungs- und Erregungsprozesse, die sich in bestimmten Verhaltensmustern widerspiegeln, für die Karzinogenese von grundlegender Bedeutung sind.

Die experimentellen Studien von *Metzler und Nitsch* (1986, Cancer Detect. Prev. 9, 259–277) sind bahnbrechend, was die Rolle von Transmittern in der Beziehung zwischen ZNS und Karzinogenese betrifft. In einer sehr gut dokumentierten Studie zeigten sie, daß Katecholamin Agonisten spezifische antineoplastische Effekte haben. Eine kombinierte Tumorbehandlung mit einem stimulierenden Neuropharmakon (Piracetam) und Zytostatika war im Tierversuch sehr erfolgreich. In der initialen Phase des experimentell erzeugten Tumorwachstums traten als Konsequenz der pharmakologische Aktivierung von GABA-Rezeptoren Veränderungen der elektrischen Aktivität des ZNS auf. Interessant war, daß der Gehalt an Gamma-Aminobuttersäure im ZNS (Hypothalamus und Hippocampus) anstieg, und zwar sowohl in der initialen Phase des Tumorwachstums als auch danach, und daß die Behandlung der Tiere mit GABA-Antagonisten (AOAA) das Tumorwachstum beschleunigte. Umgekehrt reduzierte die Behandlung der Versuchstiere mit GABA-Agonisten die Tumorrate und die Wachstumsgeschwindigkeit *(Metzler,* 1972, Zeitschr. f. Krebsforschung 7, 300–307).

Rakic, Grossarth-Maticek und Popov (1994, Deutsche Zeitschr. f. Onkologie. 26, 6, 150–157) untersuchten in einer Weiterentwicklung der Arbeiten von Metzler und Nitsch die Effekte von Piracetam auf die Überlebenszeit von Ratten, denen durch Methylcholanthren experimentell Tumoren erzeugt worden waren.

Eine Gruppe von Ratten wurde nach chirurgischer Entfernung der Tumore mit Piracetam behandelt, eine andere Gruppe von Ratten wurde nach der Operation mit Zyklophosphamid, einem Zytostatikum, behandelt. Die Überlebensrate war in der Gruppe mit Piracetam-Behandlung am größten (100% der Tiere lebten länger als 120 Tage); bei der Behandlung mit Zyklophosphamid lebten 71% der Tiere länger als 120 Tage. In der Gruppe Ratten, bei denen nur die Tumoren chirurgisch entfernt wurden, jedoch keine weitere Behandlung stattfand, überlebten nur 50 % die kritische Marke.

Bei den Ratten mit Piracetam-Behandlung trat die geringste Inzidenz von Metastasen auf (kein Tier hatte Metastasen), während bei den Ratten mit Zytostatika-Behandlung 40% der Tiere Metastasen entwickelten. Piracetam hat gegenüber dem Zytostatikum, das ja ebenfalls einen günstigen Effekt auf die Überlebenszeit vorzuweisen hat, den weiteren Vorteil, daß es nicht die Zellaktivität beeinträchtigt und während der Behandlung keine primäre oder sekundäre Resistenz entwickelt wird.

Mehr Aufschluß über die Beteiligung von psychologischen Variablen an der Krebsentstehung als die experimentellen Studien geben klinisch-psychologische und epidemiologische Studien.

Psychiatrische Störungen, von denen man weiß, daß sie mit langfristigen Änderungen des Gleichgewichtes zwischen erregenden und hemmenden Transmittersystemen zusammenhängen, eignen sich besonders gut, um die grundlegenden Beziehungen zwischen zentralen Hemmungs- oder Übererregungsprozessen und der Krebserkrankung zu studieren. Rakic, Grossarth-Maticek und Popov (1994) untersuchten zu diesem Zweck vier Gruppen von psychiatrischen Patienten:

1. Patienten mit Angstzuständen und Panikattacken, die in zwei Subgruppen aufgeteilt wurden: Die erste Gruppe erhielt eine spezifische Therapie mit Valium, die zweite Gruppe erhielt keine spezifische Therapie, war aber ansonsten mit der ersten Gruppe vergleichbar.
2. Patienten mit Schizophrenie, die ebenfalls in zwei Subgruppen aufgeteilt wurden. Eine Gruppe erhielt eine spezifische Behandlung durch Phenothiazine (Neuroleptika), die andere Gruppe war ohne spezifische Behandlung.
3. Patienten mit Depression, die entweder mit Antidepressiva (Imipramin) behandelt wurden oder keine spezifische Behandlung erhielten.
4. Patienten mit chronischer Hypertension, die entweder mit Alpha-Methyl-Dopa oder gar nicht behandelt wurden.

Diese Krankheitsbilder wurden ausgewählt, weil bei ihnen eine Störung des Katecholaminhaushaltes einen wichtigen Teil der Pathologie darstellt.

Bei Angstzuständen/Panik, Schizophrenie und chronischer Hypertension wird eine erhöhte katecholaminerge Stimulierung des ZNS angenommen, während bei der Depression eine verminderte Katecholaminaktivität und damit eine vermehrte zentralnervöse Hemmung auftritt, also genau das Gegenteil der ersten drei „übererregten" Zustandsbilder. Die spezifischen Therapieformen setzen an der dominierenden Hemmung oder Übererregung an. Die Behandlung der Depression mit Antidepressiva reduziert die Hemmung und stimuliert das System in Richtung eines höheren Erregungsgrades, während die Behandlung der Angstzustände durch Valium, die Behandlung der Schizophrenie durch Neuroleptika und die Behandlung der chronischen Hypertension durch Alpha-Methyl-Dopa darauf abzielen, die zentralnervöse Übererregung zu reduzieren und die katecholaminerge Aktivität zu dämpfen,

Entsprechend der Hypothese, daß eine Verstärkung hemmender Mechanismen im ZNS mit Krebs korreliert, wird vorhergesagt, daß:

1. Patienten mit chronischen Angstzuständen, die behandelt werden, im Vergleich zu Patienten mit chronischen Angstzuständen, die nicht behandelt werden, eine höhere Krebsmortalität aufweisen.
2. Behandelte Schizophrene im Vergleich zu nichtbehandelten Schizophrenen eine erhöhte Krebsmortalität aufweisen.
3. Patienten mit chronischer Hypertension, die behandelt werden, im Vergleich zu Patienten mit chronischer Hypertension, die nicht behandelt werden, eine höhere Krebsmortalität aufweisen.
4. Depressive Patienten, die behandelt werden, im Vergleich zu nicht behandelten depressiven Patienten eine geringere Krebsmortalität aufweisen.

Die prospektive Studie von Rakic, Grossarth-Maticek und Popov wurde 1973 begonnen und über 13 Jahre fortgeführt. 1986 wurde eine Nachuntersuchung durchgeführt, um Informationen über die Mortalität in den verschiedenen Gruppen zu erhalten.

Da das Ziel der Studie nicht nur in der Erforschung des Zusammenhanges von Hemmungs- bzw. Erregungsprozessen des zentralen Nervensystems und der Krebsmortalität bestand, sondern auch darin, die Grossarthsche Persönlichkeitstypologie zu überprüfen, wurde mit den Probanden zu Beginn der Studie ein psychologisches Interview, welches aus 70 Fragen bestand, durchgeführt. (Fragebogen zur Einordnung in die Grossarthsche Typologie). Die Probanden wurden anschließend entsprechend ihren Antworten einem der sechs Verhaltensmuster, welche mit Hemmungs- und Übererregungscharakteristika in Beziehung stehen, zugeordnet (siehe Beschreibung der Grossarthschen Typologie).

Die Ergebnisse der Studie bestätigen die Hypothesen. Bei depressiven, unbehandelten Patienten zeigte sich eine im Vergleich zu anderen Todesursachen deutlich erhöhte Krebsmortalität von 24,6%. Umgekehrt reduziert die langfristige Behandlung der depressiven Patienten mit Imipramin signifikant die Mortalität an Krebs (5,2%).

Bei den unbehandelten Patienten mit chronischen Angstattacken, chronischer Hypertension und Schizophrenie wurde im Vergleich zu den anderen Gruppen eine relativ niedrige Krebsmortalität festgestellt (6,9%; 8,5% und 0,8%).

Die Anwendung spezifischer Therapien, d. h. die dämpfende, die zentralnervöse Erregung abbauende Behandlung mit Valium bei Angstsymptomen, mit Alpha-Methyl-Dopa bei Hypertension und mit Phenothiazinen bei Schizophrenie führte zu einem signifikanten Ansteigen der Krebsmortalität (20,4%; 26,2% und 14%).

Außerdem war die Abnahme der Mortalität an Herz-Kreislauf-Erkrankungen bei den Patienten mit Behandlung wegen Angstsymptomen und Hypertension signifikant; ein Ergebnis, welches ebenfalls die Hypothese unterstützt, daß eine zentralnervöse Übererregung mit KHK und eine Hemmung mit Krebs zusammenhängt und eine Dämpfung von Übererregung und eine Stimulierung bei Hemmung, mit einer Reduktion der Mortalität einhergeht.

Weiterhin ergab sich eine bedeutsame Interaktion der drei dämpfenden Behandlungsmethoden mit den sechs Persönlichkeitstypen. Die Krebsmortalität war allgemein am stärksten beim Typ 1 erhöht, mit Ausnahme der Schizophreniegruppe mit Neuroleptikabehandlung. Bei diesen war der Anstieg der Krebsmortalität am größten beim Typ 5 (rational-antiemotionaler Typ). Patienten, die eine ohnehin schon gehemmte Persönlichkeitsstruktur aufweisen und hierdurch „von Natur aus" zu Krebs neigen, haben dementsprechend ein doppeltes Krebsrisiko, wenn sie zusätzlich noch mit dämpfenden Psychopharmaka behandelt werden.

Auffallend ist die niedrige Gesamtmortalität an Krebs bei den Schizophrenen, unabhängig von einer Behandlung. Diese Patientengruppe scheint auch mit einer dämpfenden Behandlung nicht leicht in einem solchen Ausmaß hemmbar zu sein, daß sich Krebs entwickeln könnte, wobei der schizophrene Typ 5 – der in bezug auf den emotionalen Ausdruck gehemmt ist – am stärksten gefährdet ist.

Die geringste Krebsmortalität tritt beim „gesunden" Typ 4 auf. Dieses Ergebnis ist nicht verwunderlich, bewegt sich der Typ 4 doch im Rahmen eines Gleichgewichtes von Hemmungs- und Erregungsprozessen.

Wir können also schlußfolgern, daß psychologische Variablen, insbesondere Persönlichkeitseigenschaften, die mit Hemmung oder Übererregung zusammenhängen, eine wichtige Rolle für den Verlauf von Krebserkrankungen spielen. Die Ergebnisse unterstreichen sowohl die Bedeutung der Grossarthschen Typologie als auch die der wechselseitigen Beziehung zwischen Verhaltensmuster, neuronalem Funktionsniveau und Krebsentstehung. Die sechs Grossarthschen Verhaltenstypen finden in dem Verhältnis von Hemmung und Erregung des ZNS ihr biologisches Korrelat.

Unsere empirischen Ergebnisse zeigen, daß Personen, die in der bedürfnisäußernden und bedürfnisbefriedigenden Eigenaktivität stark gehemmt sind und gleichzeitig eine schlechte Selbstregulation aufweisen sowie auf Schmerz äußerst überempfindlich reagieren, eine bedeutend höhere Krebsmortalität und Inzidenz erkennen lassen und eine schlechtere Prognose haben als Personen, die keinen, einen oder nur zwei der drei oben erwähnten Faktoren in sich tragen.

An Personen, die ein Training zur Selbstregulation bekamen zeigte sich, daß bei einem Teil die Hemmungen verringert wurden, sich die Selbstregulation verbesserte und sich gleichzeitig die Schmerzempfindlichkeit verringerte. Bei dieser Gruppe wurden bessere präventive Effekte sowohl in der Krebsverhütung als auch in der Verbesserung des Krankheitsverlaufes erzielt. Durch Verbesserung der Selbstregulation im Training bekommen besonders gefährdete Personen weniger Krebs und der Krankheitsverlauf bessert sich bedeutend. Über welche biologischen Zwischenglieder die therapeutischen Effekte verlaufen, kann beim derzeitigen Stand der Neuroonkologie nur spekuliert werden, was zum großen Teil daran liegt, daß die Hirnforschung in der Onkologie sträflich vernachlässigt wird.

Einige mögliche Verbindungsglieder zwischen dem verbesserten seelischen Zustand und der reduzierten Krebsmortalität bzw. dem verbesserten Krankheitsverlauf sollen hier hypothetisch erwähnt werden:

1. Mit einer verbesserten Regulation des Organismus durch das Nervensystem – das seinerseits durch die psychologische Selbstregulation harmonisch stimuliert wird – wird das Immunsystem engagiert und aktiviert, welches die initiierten Krebszellen supprimiert. Daß das zentrale Nervensystem das Immunsystem anregen oder lahmlegen kann, ist in einer sehr umfangreichen internationalen Literatur bereits zweifelsfrei bewiesen (z.B. Solomon, 1987).
2. In unseren epidemiologischen Studien konnten wir zeigen, daß es eine bedeutende Wechselwirkung zwischen einer familiärgenetischen Prädisposition für eine bestimmte Krebsart und dem psychosozialen Streß (Hemmung, schlechte Selbstregulation) gibt. Ebenfalls konnte belegt werden, daß Personen mit familiärer Häufung einer bestimmten Krebsart und mit Streß bedeutend weniger Krebs bekommen, wenn sie den Streß durch psychotherapeutisches Training reduzieren.
3. Wir konnten immer wieder zeigen, daß Personen, die sich selbst regulieren und dadurch Wohlbefinden, Lust und inneres Gleichgewicht erreichen, länger leben und weniger Krebs entwickeln als Personen, die depressiv gehemmt oder übererregt sind, so daß sich wenig Wohlbefinden einstellt. Wie die klassischen Experimente von J. Olds zeigten, kommt es aufgrund der Stimulierung des Lustzentrums zu zahlreichen Effekten wie Zufriedenheit und Wohlbefinden, insbesondere im sexuellen Bereich. In der Gegend des Lustzentrums befinden sich auch die Zentren für Hunger, Durst, vegetative Funktionen und solche für die neuroendokrine Regulation. Wenn dieses Zentrum stimuliert wird, entstehen Effekte im peripheren Nervensystem, insbesondere dem Nervus vagus und dem Sympathikus, und es kommt zur Freisetzung von Hormonen der Hypophyse und anderen Drüsen (z.B. Thyroidhormone, Gonadenhormone und Hormone der Nebenniere).

Gleichzeitig wirken Feedbackmechanismen auf die höheren Teile des zentralen Nervensystems im Sinne einer Stabilisierung seiner Funktionen. Eine besondere Bedeutung des katecholaminergen Systems im Prozeß der Krebsentstehung konnten wir in unseren klinischen und tierexperimentellen Arbeiten nachweisen *(Rakic, Grossarth-Maticek und Popov,* 1994). Aus diesen Studien ging hervor, daß eine Verstärkung der katecholaminergen Aktivität die Krebsinzidenz verringert, während ihre Unterdrückung zur Erhöhung der Krebsinzidenz führt.

Die hier dargestellten Beobachtungen ließen sich durch neuere Befunde anderer Arbeitsgruppen noch beliebig erweitern. Sie alle belegen, daß bestimmte Persönlichkeitsmerkmale und individuell angeeignete Strategien zur Bewältigung von Angst und Streß die Entstehung, das Wachstum und die Metastasierung von unterschiedlichsten Tumoren, und damit das Risiko und den Verlauf einer Krebserkrankung, beeinflussen können.

Angesichts des heutigen Erkenntnisstandes über die engen Wechselbeziehungen zwischen dem Nervensystem, dem Immunsystem und dem endokrinen System und über die globalen Regelsysteme für die integrative Kontrolle der inneren Stabilität des Organismus muß davon ausgegangen werden, daß die Entstehung, das Wachstum und die Ausbreitung von Tumoren in entscheidender Weise von der Effizienz und dem koordinierten Zusammenwirken dieser integrativen Kontrollsysteme abhängt. Die basale Aktivität und die Reagibilität des peripheren Nervensystems, des körpereigenen Abwehrsystems und des endokrinen Systems wird durch zentralnervöse Regelkreise gesteuert oder zumindest moduliert. Die hieran beteiligten neuronalen Netzwerke sind in phylogenetisch und ontogenetisch älteren Hirnregionen (Hirnstamm, Mittelhirn und Hypothalamus) lokalisiert. Sie sind jedoch intensiv mit jüngeren limbischen und kortikalen Netzwerken verknüpft und daher durch die für assoziative und emotionale Verarbeitungsprozesse zuständigen Bereiche des Vorderhirns und die in diesen Netzwerken generierten Aktivitäten beeinflußbar.

Psychische Belastungen führen zwangsläufig zu einer Störung der Balance zwischen Hemmung und Aktivierung in diesen kortikalen und limbischen Netzwerken. Dieses Arousal geht mit einer Stimulierung des zentralen und peripheren katecholaminergen Systems einher. Immer dann, wenn die Belastung nicht bewältigt werden kann, führt das sich aufschaukelnde und in subkortikale Bereiche vordringende Arousal zur Stimulation des hypothalamo-hypophyseo-adrenocorticalen Systems, und damit zu einer vermehrten Kortisolsekretion. Die durch kontrollierbare Belastungen (also „Herausforderungen") ausgelöste Aktivierung des sympatho-adreno-medullären Systems führt über die verstärkte Katecholaminausschüttung zur Stimulation der Synthese und Freisetzung unterschiedlichster Signalstoffe der interzellulären Kommunikation. Im ZNS sind das vor allem Transmitter, Modulatoren und Wachstumsfaktoren, in der Peripherie verschiedenste Gewebehormone und Zytokine. Letztere haben einen stimulierenden Effekt auf das Immunsystem und versetzen die körpereigene Abwehr somit gewissermaßen in einen erhöhten Alarmzustand. Vielfältige, immer wieder neuartige kontrollierbare Herausforderungen tragen auf diese Weise zu einer äußerst effizienten und sehr reaktionsbereiten Immunantwort, nicht nur gegenüber Krankheitserregern, sondern auch gegenüber abartigen körpereigenen Substanzen und Zellen bei.

Bei manchen Personen erhöht sich auf diese Weise das Risiko für Autoimmunerkrankungen, gleichzeitig sinkt jedoch das Krebsrisiko. Je ängstlicher und unsicherer ein Mensch ist, je seltener er also das Gefühl erlebt, die auf ihn einstürmenden psychischen Belastungen bewältigen zu können, um so geringer sind seine Möglichkeiten, den durch kontrollierbare Herausforderungen auslösbaren, immunstimulierenden Effekt auch zur Erkennung und Abwehr von entarteten Zellen in seinem Körper auszunutzen. Schlimmer noch, die mehr oder weniger permanent erhöhte Aktivität der HPA-Achse und die damit einhergehende vermehrte Kortisolaktivität hat einen immunsuppressiven Effekt und führt damit langfristig zu einer Verschlechterung der Erkennung und Abwehr aller möglichen Krankheitserreger wie auch entarteter Körperzellen.

So wird die eingangs geschilderte Beobachtung, daß Personen mit einer schwach ausgeprägten Autonomie – die zwangsläufig mit der Erfahrung der Unkontrollierbarkeit vor allem psychosozialer Bedingungen assoziiert ist – erklärbar. Jede psychotherapeutische Intervention, die dazu führt, daß bisher von diesem Menschen als unkontrollierbar empfundene Belastungen nunmehr bewältigbar werden und eine kontrollierbare Streßreaktion auslösen, muß daher zwangsläufig auch zu einem verringerten Krebsrisiko bzw. bei Krebspatienten zu einer verbesserten Prognose führen.

Das grundlegende Postulat der Onkologie, daß Krebs durch ein malignes genetisches Programm in den Zellen ausgelöst wird, wird dabei nicht in Frage gestellt, aber zahlreiche experimentelle und klinische Daten weisen auf zusätzliche Faktoren hin, die auf das Tumorwachstum einwirken und es fördern oder hemmen können.

Eine besondere Herausforderung ist das Studium von möglichen biochemischen Mechanismen, welche dem Zentralen Nervensystem (ZNS) und der normalen sowie gestörten Zellaktivität gemeinsam sind und die Erforschung ihrer Wechselbeziehungen, die sehr wahrscheinlich über Botenstoffe verläuft. (*Boynton et al*, 1981.Exp.CeU.Res. 135, 199–211; *Levy et al.*, 1985, Health Psychology 4, 99–113).

Wenn man berücksichtigt, daß die Krebserkrankung multifaktoriell bedingt ist und die Karzinogenese ein vielstufiger Prozeß ist, dann schließt eine Erklärung für die hohe Korrelation von Krebs und bestimmten psychosozialen und neurologischen Bedingungen mindestens drei Ebenen ein: Die Ebene des Stoffwechselgleichgewichtes im Gehirn (Verhältnis von Hemmung und Erregung), die Ebene der neuroendokrinen Übertragung durch Botenstoffe und die Ebene der DNA-Reaktion der Zielzellen.

Die in diesem Kapitel referierten Ergebnisse deuten die Möglichkeit an, daß das Tumorwachstum durch die Beeinflussung des Transmittergehaltes des ZNS gehemmt oder gefördert werden kann. Neurotransmitter können, stimuliert durch zentral wirkende Substanzen, an lebenswichtigen Reparaturmechanismen partizipieren und somit kanzerogenen Zellschäden vorbeugen.

Die Neurotransmitter üben ihren Einfluß auf die Kanzerogenese nicht nur durch die Regulation/Dysregulation der Gehirnhomöostase aus, sondern auch durch direkte Einwirkung auf intrazelluläre Prozesse der Zellentwicklung und -differenzierung. Die Ergebnisse von Metzler zeigen, daß ZNS-Drogen Informationen von neuronalen zu nichtneuronalen Zellen übertragen können und somit eine verminderte Tumorrate oder sogar Remission herbeizuführen vermögen.

Der antineoplastische Effekt von ZNS-Drogen kann durch die Gabe von cAMP-Agonisten noch gefördert werden. Zyklisches Adenosin-Monophosphat (cAMP), das in der Lage ist, Informationen in beide Richtungen – vom ZNS zur Peripherie und umgekehrt – zu übertragen, reguliert eine Reihe von zellulären Funktionen, einschließlich der Zellvermehrung.

Da es das Wachstum von transformierten Zellen hemmt, kann ein Defekt im cAMP-Metabolismus ein wichtiger Faktor in der Karzinogenese sein.

Die durch emotionalen Streß und andere pathologische Bedingungen veränderte Gehirn-Homöostase in Richtung eines erniedrigten Levels von Katecholaminen, insbesondere im Hypothalamus, bewirkt eine bemerkenswerte Veränderung in der neuroendokrinen Transduktion, vor allem eine erhöhte Stimulation von ACTH, Korticoiden und Sex-Steroiden. Alle diese durch die Steroide vermittelten funktionalen und strukturellen Veränderungen greifen in die Regulation der Genexpression ein und beeinflussen ein breites Spektrum der vielstufigen DNA-Zellaktivität z. B. werden Mutationen ausgelöst, virale Onkogene oder virale Promotoren, die zelleigene Onkogene aktivieren, eingefügt, Co-Onkogene oder schlafende Krebszellen aktiviert und somit eine Tumorgenese oder Progression des Krebses ausgelöst *(Kanazir, Dordevic-Markovic and Grossarth-Maticek,* 1985, Psychological emotional stress, steroid hormones and carcinogenesis. Molecular aspects. In: Ovchinikov (ed.), Progress in Bioorganic Chemistry. Elsevier Sci. Publ., New York, 509–520.)

Die Integrität des Systems: Gehirnhomöostase – neuroendokrine Übertragung – zelluläre DNA spielt eine wichtige Rolle für die allgemeine Anpassung und das Überleben des Organismus. Die pathologischen Bedingungen, die mit dem Einfluß von starkem Streß auf den Organismus assoziiert sind, bewirken eine erhöhte Aktivität des adaptiven Systems, welches eine Antwort auf die Verschlechterung der Fähigkeit zur Autoregulation darstellt. Das System wird unter dem Einfluß von Streß verletzlicher. Kontinuierliche regulatorische Defizite in der adaptiven Homöostase bewirken unweigerlich funktionale und metabolische – einschließlich immunologische – Störungen, die für die Förderung der Karzinogenese, die Progression des Tumorwachstums und der Metastasierung verantwortlich sind. Konsequenterweise operiert ein gesteigerter Katecholaminspiegel in der umgekehrten Richtung, d.h. er fördert die Systemmechanismen, die für eine Unterdrückung der Karzinogenese bedeutsam sind (leistet aber der Entwicklung von koronaren Herzkrankheiten Vorschub).

Durch eine harmonische Regulation von Neurotransmittern (z.B. Neuropeptide und Hormone) entsteht ein antikarzinogener Effekt. Auf diesem Wege ist es denkbar, daß eine latente genetische Prädisposition für eine bestimmte Krebsart unterdrückt wird.

In unseren epidemiologischen Studien konnten wir zeigen, daß es eine bedeutende Wechselwirkung zwischen einer familiärgenetischen Prädisposition für eine bestimmte Krebsart und dem psychosozialen Streß (Hemmung, schlechte Selbstregulation) gibt. Ebenfalls konnte belegt werden, daß Personen mit familiärer Häufung einer bestimmten Krebsart und mit Streß bedeutend weniger Krebs bekommen, wenn sie den Streß durch psychotherapeutisches Training reduzieren.

Hier kann hypothetisch angenommen werden, daß sich während des Trainings endogene Nukleotide freisetzen, die als sogenannte „antisense" wirken können und die weitere Entwicklung des Tumors blockieren. Dies ist auch der Fall bei Personen, die eine genetische Disposition für Krebs aber keinen Streß haben. Wir wissen aus der Genforschung, daß die Kette von Nukleotiden, welche Träger der genetischen Information für eine bestimmte Krebsart sind, „sense" genannt wird. Nun kann an die Stelle, an der sense lokalisiert ist, eine andere Kette von Nukleotiden, der sogenannte „antisense" eingesetzt werden. Diese Kette blockiert die Kette der Nukleotide, so daß sich kein Krebs mehr entwickeln kann.

Die Anregung des Lustzentrums, die Stabilisierung der Funktionen des Zentralen Nervensystems und die Stimulierung des Dopaminsystems führt zum Gefühl des Wohlbefindens und der inneren Ausgeglichenheit.

Da auch Personen, die sich im seelischen Bereich und auf der Verhaltensebene gut regulieren und ihre Bedürfnisse befriedigen, Wohlbefinden erlangen, zeigt dies die enge Verbindung zwischen der Verhaltensregulation und der Regulation des zentralen Nervensystems.

Personen, die sich auf der Verhaltensebene gut regulieren, gehören zum *Typ IV*. Bei diesem Typ ist offensichtlich das Lustzentrum stimuliert, und es ist anzunehmen, daß bei ihm im zentralen Nervensystem eine Harmonie zwischen Entstehung und Abbau von Dopamin und Noradrenalin besteht. Bei dem Typ-I-Verhalten (Hemmung in der Äußerung und Befriedigung von Bedürfnissen) ist anzunehmen, daß die Entstehung von Dopamin und Noradrenalin verringert ist, während der Abbau dieser Substanzen normal oder sogar beschleunigt ist. Bei dem Typ-II-Verhalten (chronische Aufregung/Übererregung) ist eine Überproduktion von Dopamin und Noradrenalin denkbar in Kombination mit einem schwachen Abbau der Substanzen.

Zum Verhältnis von Streß und Nervensystem bei der Entstehung von Herz-Kreislauf-Erkrankungen gibt u. a. *Siegrist* (1996) einen hervorragenden und aktuellen Überblick über den internationalen Forschungsstand.

Zur Interaktion von familiärer Belastung und Selbstregulation bei der Krebsentstehung

Zur Überprüfung der Annahme, daß familiäre Belastungen für bestimmte Krebsarten in Wechselwirkung mit der Selbstregulationsfähigkeit für die Krankheitsentstehung eine wichtige Rolle spielen, mußte ein spezifisches Forschungsdesign entwickelt werden. Es wird angenommen, daß für die Entstehung bestimmter Krebsarten sowohl spezifische „Onkogene" als auch „Tumorsuppressorgene" mitverantwortlich sind und daß durch die Stimulierungslage des Zentralen Nervensystems die Onkogene aktiviert und die Suppressorgene inaktiviert werden können. Die Stimulierungslage des Zentralen Nervensystems hängt eng mit dem Grad der Selbstregulation zusammen.

Wir haben im Rahmen der Heidelberger Prospektiven Interventionsstudie die familiäre Belastung und Selbstregulation bei einer großen Anzahl unterschiedlicher Krebsarten erfaßt, möchten uns aber hier nur auf einige Krebsarten konzentrieren, und zwar auf solche, bei denen in der Zwischenzeit auch in der Genforschung spezifische Onkogene und Tumorsuppressorgene entdeckt wurden.

Das Ziel des Forschungsdesigns ist einerseits darauf ausgerichtet, die Frage zu beantworten, ob massive familiäre Häufungen von bestimmten Tumorarten auch eine höhere Mortalität und Inzidenz mit sich bringen, andererseits soll die Frage beantwortet werden, ob Personen mit einer schwach ausgeprägten Selbstregulation (was möglicherweise mit einer Hemmung im Zentralen Nervensystem zusammenhängt) und familiärer Belastung häufiger an der betreffenden Krebsart erkranken als Personen, die die gleiche familiäre Belastung aufweisen, sich aber gut regulieren.

Um solche Fragen beantworten zu können, mußten prospektive Interventionsstudien durchgeführt werden. Aus der Heidelberger Prospektiven Studie wurden Personen mit extremer familiärer Belastung für Bronchial-, Kolon-, Mammakarzinom und Malignes Melanom ausgesucht. Das Kritierium war folgendermaßen: Mindestens drei Personen aus dem Eltern- und Großelternkreis sind an der betreffenden Krebsart erkrankt und ebenfalls mindestens drei Personen aus dem Geschwisterkreis (eigene Geschwister, Geschwister der Eltern oder Großeltern). Die familiär belasteten Personen wurden je nach ihrem Grad der Selbstregulation (schlecht – mittelmäßig – gut) in drei Gruppen eingeteilt. Der Gruppe der extrem familiär belasteten Personen wurde eine Gruppe von familiär nicht belasteten Personen gegenübergestellt (Eltern und Großeltern wurden alle älter als 75 Jahre ohne an der Krebsart zu erkranken und auch keine Inzidenz in der Geschwisterreihe).

Da Personen mit extremer familiärer Belastung sehr selten sind, konnte in der großen untersuchten Population von über 35 000 Personen nur eine kleine Anzahl solcher Personen gefunden werden. Um aussagekräftige Ergebnisse erzielen zu können, kamen auf jede hochbelastete Person 10 Vergleichspersonen ohne familiäre Belastung. Beide (belastete und unbelastete) Gruppen sind in Alter, Geschlecht und dem Grad der Selbstregulation vergleichbar. Beim Bronchialkarzinom wurden nur Männer erfaßt, wobei zusätzlich beide Gruppen in Hinblick auf das Zigarettenrauchen vergleichbar sind.

Die Datenerfassung erfolgte von 1973–78, die Mortalität und Inzidenz wurden 1998 erfaßt.

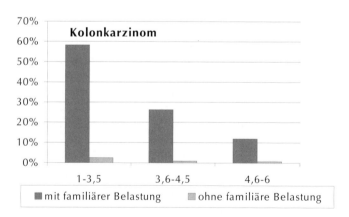

Grafik 47 Wechselwirkung zwischen familiärer Belastung und dem Grad der Selbstregulation
(schlechte 1–3,5 – mittlere 3,6–4,5 – sehr gute 4,6–6)
(s. a. Tabelle 47a, S. 250)

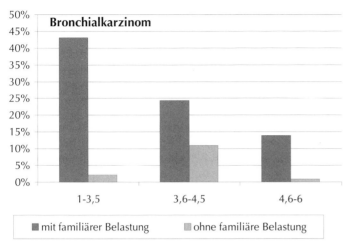

Grafik 48 (s. a. Tabelle 48a, S. 251)

Die Ergebnisse der Studie, die in den Tabellen 47a–50b dargestellt sind, zeigen folgendes:

a) Sowohl die Mortalität als auch die Inzidenz an der betreffenden Krebsart ist in der Gruppe mit spezifischer familiärer Belastung wesentlich höher als in der Gruppe ohne familiäre Belastung.

b) Die Personen mit einer schlechten Selbstregulation zeigen bedeutend mehr Mortalität und Inzidenz an der betreffenden Krebsart als die Personen mit einer guten Selbstregulation. Personen mit einer mittleren Selbstregulation liegen in der Mitte zwischen beiden Ausprägungsgraden. Dies gilt sowohl für die Gruppe mit extremer familiärer Belastung als auch für die Gruppe ohne familiäre Belastung. Es zeigen sich synergistische Effekte in der Wechselwirkung von familiärer Belastung und schlechter Selbstregulation bei der Entstehung der hier erfaßten Krebsarten.

c) Die präventiv-therapeutischen Experimente an Personen mit schlechter Selbstregulation und extremer familiärer Belastung zeigen, daß die Mortalität und Inzidenz durch ein Training zur Anregung der Selbstregulation wesentlich verringert werden können und daß die therapeutischen Effekte dort entstehen, wo sich nach der Intervention auch die Selbstregulation verbessert hat.

d) Bei näherer Datenanalyse, z. B. in bezug auf das Bronchialkarzinom, zeigte sich auch, daß die familiär belasteten Personen mit schlechter Selbstregulation, die ein Bronchialkarzinom entwickelt haben, weitgehend mehr und stärkere Raucher waren als die Personen, bei denen sich trotz Belastung kein Bronchialkarzinom entwickelt hat. Hier zeigen sich synergistische Effekte zwischen Zigarettenrauchen, familiärer Belastung und Streß. Da das Zigarettenrauchen aber in der familiär belasteten und nicht-belasteten Gruppe vergleichbar war, schmälert das Ergebnis nicht den Beweis, daß familiäre Belastungen eine eigenständige Rolle im Interaktionssystem „Bronchialkarzinom" spielen.

e) Wir nehmen an, daß die familiäre Belastung eng mit der Existenz von Onkogenen für spezifische Krebsarten zusammenhängt. Nun könnte das Gegenargument gebracht werden, daß die Familienmitglieder ähnliche Lebensstile (z. B. Ernährungsgewohnheiten, Alkohol-

und Zigarettenkonsum) und ähnliche Lebensumwelten aufweisen, und deswegen gehäuft eine bestimmte Krebsart bekommen. Ein Hinweis gibt die folgende Studie: Wir haben aus der Gesamtstudie zwei sehr kleine Gruppen von Personen isoliert: Die eine Gruppe hat in der Familie nur das kleinzellige Bronchialkarzinom extrem ausgeprägt, während die andere Gruppe nur eine Belastung für das nicht-kleinzellige Bronchialkarzinom aufweist. Obwohl die Gruppen sehr klein sind, zeigt sich deutlich, daß das kleinzellige Bronchialkarzinom gehäuft in der Gruppe der Personen auftritt, in der eine familiäre Belastung für diese Karzinomart vorherrscht, während in der Gruppe mit familiärer Belastung für das nicht-kleinzellige Bronchialkarzinom die nicht-kleinzellige Tumorart gehäuft auftritt. Hier korreliert die familiäre Belastung für einen bestimmten Zelltyp des Bronchialkarzinoms mit der Entstehung des bestimmten Zelltyps – dabei müssen genetische Faktoren eine Rolle spielen. Eine so hohe Krebsinzidenz läßt sich darüber hinaus rein durch Umweltfaktoren, dem Alter oder Rauchen nicht erklären.

Das wichtigste Ergebnis dieser Studie scheint jedoch die erhärtete Annahme zu sein, daß es eine Beziehung zwischen der Aktivierung von Onkogenen, der Inaktivierung vom Tumorsuppressorgenen und der Aktivität des Zentralen Nervensystems gibt.

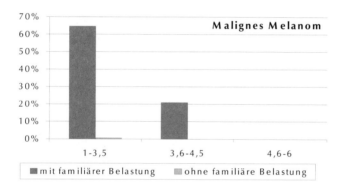

Grafik 49   (s. a. Tabelle 49a, S. 253)

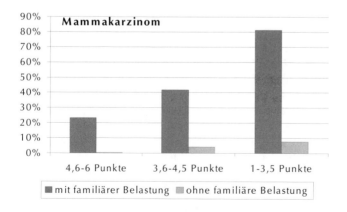

Grafik 50   (s. a. Tabelle 50a, S. 254)

Diskussion und Zusammenfassung der Ergebnisse

Die Ergebnisse zeigen folgendes:

1. Bei der Entstehung unterschiedlicher chronischer Erkrankungen (in unserem Fall fast alle Krebsarten sowie Herzinfarkt und Hirnschlag) wirken organische, physische und psychosoziale Risikofaktoren synergistisch.
2. Die Synergieeffekte sind besonders bei psychophysischen Wechselwirkungen ausgeprägt, während physische Risikofaktoren untereinander additiv wirken.
3. Die erfaßten physischen und psychosozialen Risikofaktoren, bei denen synergistische Effekte nachweisbar sind, wirken nicht für sich alleine, sondern sind assoziiert mit einer großen Anzahl von weiteren Risikofaktoren und einer verminderten Anzahl von den Risikofaktoren entgegenwirkenden Positivfaktoren.
4. Durch Verhaltensinterventionen sind präventive Effekte erzielbar. Zusätzlich kann durch diese der Nachweis erbracht werden, daß die veränderten Verhaltenssysteme bei der Krankheitsentstehung eine mitursächliche Funktion haben.
5. Die besondere Bedeutung des Stresses und der Verhaltenssteuerung durch bestimmte kognitive und emotionale Prozesse wird besonders in Hinblick auf die Entstehung chronischer Krankheiten und der Aufrechterhaltung der Gesundheit deutlich. Dabei bekommen Begriffe wie „Selbstregulation", „Wohlbefinden", „positive Anregung" usw. eine wichtige Bedeutung.
6. Physische und organische Risikofaktoren wirken nicht konstant und unabhängig von der seelischen Verfassung. Sie wirken besonders krankheitserzeugend im Zustand der psychischen Dekompensation, in dem die Person nicht mehr in der Lage ist, ihre Bedürfnisse von größter gefühlsmäßiger Bedeutung zu befriedigen, wobei sich Erlebnisse und Symptome bilden, die die individuelle Anpassung vermindern.
7. Da die krankheitserzeugende und gesundheitsaufrechterhaltende Funktion des Stresses eng mit den Funktionen des zentralen Nervensystems zusammenhängt, muß diesem im Rahmen der medizinischen Ursachenforschung und Prävention in der Zukunft eine größere Bedeutung zugeschrieben werden.
8. Die epidemiologische Statistik – sowohl im Rahmen der naturwissenschaftlichen Medizin als auch der psychosomatischen Medizin – geht in der Regel davon aus, daß bestimmte Risikofaktoren (z. B. das Zigarettenrauchen, Alkoholkonsum, rational-antiemotionales Verhalten usw.) bestimmte, selbständige Wirkungsfaktoren sind, deren Anteil und Funktion beim Entstehen einer Krankheit konstant meßbar ist. Unsere Ergebnisse zeigen dementgegen, daß alle Risikofaktoren in ihrer Wirkung kontextabhängig sind. Die Kontextabhängigkeit geht manchmal so weit, daß ein Faktor in einem bestimmten Kontext krankheitserzeugend ist, während er in einem anderen Kontext gesundheitsfördernd ist. Da es sehr unterschiedliche Kontexte gibt, verliert die epidemiologische Statistik in unserem Forschungsfeld, also im Rahmen einer systemischen Epidemiologie, an Bedeutung.

9. Die systemische Epidemiologie konnte zeigen, daß bestimmte Erkrankungen aufgrund von Interaktionen relevanter Risikofaktoren vorhersagbar sind und daß komplexe Systeme präventiv veränderbar sind.
10. Eine erfolgreiche Prävention erscheint nur dann möglich, wenn verhaltenssteuernde Mechanismen im zentralen Nervensystem verändert werden, die die Veränderung eines ganzen psychophysischen Systems nach sich ziehen.
11. Die Ergebnisse suggerieren, daß zusätzlich zur monokausalen Forschung eine systemische Betrachtungsweise nützlich und notwendig ist und alle erforschten Einzelfaktoren schließlich in ein großes, übergeordnetes systemisches Konzept gebracht werden müssen.
12. Die angewandte Forschungmethode zeigt, daß es äußerst wichtig ist, auch die Bedingungen der Datenerfassung zu kontrollieren. Neben einer äußeren muß auch eine „innere Standardisierung" geschaffen werden.

Wir haben uns für die Beweisführung in Hinblick auf synergistische Zusammenhänge auf sehr kleine Gruppen konzentrieren müssen, die wir aus einer sehr großen Population gewonnen haben. So haben wir z.B. bei dem malignen Melanom bei 29.938 repräsentativ befragten Personen nur sieben Personen gefunden, die alle Risikofaktoren für das Maligne Melanom aufwiesen (0,02% der befragen Bevölkerung). In dieser Gruppe ist allerdings dreimal Malignes Melanom entstanden. In der gesamten Population von 29.938 Personen ist in einem Beobachtungszeitraum von 15 Jahren 169 mal malignes Melanom aufgetreten. Unsere drei Fälle sind 1,7% aller Fälle. Weitere 13 Personen mit allen Risikofaktoren, bei denen sechsmal Malignes Melanom entstanden ist, wurden aus dem Verwandten- und Bekanntenkreis der Befragten ermittelt.

Hier soll ein zweites Beispiel in Hinblick auf Bronchialkarzinom angeführt werden: Aus der gesamten Gruppe von 29938 Personen konnten 27 Personen (0,09%) mit allen Risikofaktoren für Bronchialkarzinom ermittelt werden. In dieser Gruppe ist in einem Beobachtungszeitraum von 15 Jahren 15mal Bronchialkarzinom aufgetreten, das sind 2,2% aller Bronchialkarzinome in der Population (695 Fälle). Die hier berichteten Zusammenhänge gelten für alle von uns erfaßten und in diesem Buch dargestellten Krebsarten und Herz-Kreislauf-Erkrankungen. Wir konnten also eine sehr kleine Gruppe mit allen von uns erfaßten Risikofaktoren aus einer großen Population identifizieren und nachweisen, daß in dieser kleinen Gruppe überproportional die betreffende Erkrankung auftritt und daß in diesen Hochrisikogruppen eine Prävention möglich ist. Obwohl die Gruppen sehr klein sind, und sich nur auf einen Bruchteil der Gesamtpopulation beziehen, dienen sie doch zur Erforschung synergistischer Zusammenhänge und der Effektivität von präventiven Maßnahmen in hervorragender Weise.

Die Ergebnisse der Studie zeigen eindrucksvoll, daß alle von uns erfaßten Risikofaktoren und Risikokonstellationen in ihrer Wirkung extrem kontextabhängig sind und daß von daher keine absoluten statistischen Wirkungen von Faktoren determinierbar sind. Als Beispiel dient der Vergleich zwischen Tabelle 16a und 16b in bezug auf Brustkrebs. Wenn zu den erfaßten Risikofaktoren nur ein neuer Faktor, die zweifache Abweisung, hinzukommt, dann ändert sich schon das Gewicht aller anderen einzelnen Faktoren und ihrer Kombinationen. Ähnliche Beispiele, bei Einbeziehung neuer Faktoren mit anschließender Veränderung der Bedeutung der einzelnen Faktoren, können wir bei elf weiteren Erkrankungen demonstrieren (Herzinfarkt,

Hirnschlag, plötzlicher Herztod, Lungenkrebs, Magenkrebs, Rektum- und Kolonkrebs, Hodenkrebs, Corpus uteri-Krebs, Leberkrebs und Krebs allgemein).

Die Demonstration der enormen Kontextabhängigkeit bei Risiko- aber auch Positivfaktoren führt zwar nicht die statistischen Auswertungsmethoden völlig ad absurdum, sie verweist sie nur in ihre realistischen Grenzen. Alle gängigen statistischen Auswertungsmethoden, z.B. die der monokausalen Epidemiologie, psychosomatischen Forschung und psychologischen Feldforschung unternehmen den Versuch, *einen* Faktor oder *eine* begrenzte Wechselwirkung von wenigen Faktoren mit statistischen Methoden präzise zu quantifizieren. Da die Wirkungen aller Faktoren extrem kontextabhängig sind, stellt so ein Versuch die Überforderung statistischer Möglichkeiten dar. In diesem Fall täuscht die Statistik Zusammenhänge vor, die objektiv nicht existieren. Bei vielen Wissenschaftlern ist es in der Praxis leider so, daß mit dem Grad der Statistikgläubigkeit die Fähigkeit zu komplex-systemischem Denken und das Bewußtsein bei der Datenerfassung in erschreckendem Maße abnehmen.

Trotz der Kritik an der Aussagekraft moderner statistischer Methoden in Angesicht der enormen Komplexität lebender Systeme, die sich jedem monokausalen Denken entziehen, kommt der Statistik und vor allem der deskriptiven Darstellung eine bedeutende Rolle zu, weil sonst die großen quantitativen Unterschiede zwischen verschiedenen Faktorenkombinationen nicht darstellbar wären. Man darf nur nicht so tun, als würden die dargestellten Faktoren unabhängig von der Wirkung der anderen Faktoren immer den gleichen Wert annehmen.

Wenn viele Faktoren in komplexen Systemen unterschiedlich wirken, und wenn statistische Faktoren nicht in der Lage sind, Wirkungen objektiv zu quantifizieren, dann sind wir verpflichtet, weiterzudenken, um die Frage zu beantworten, welche Strategien zur Aufrechterhaltung der Gesundheit wichtig sind.

Die Antwort aufgrund der Ergebnisse in diesem Buch lautet: Die zentrale Bedeutung für die Aufrechterhaltung der Gesundheit kommt jeder Eigenaktivität zu, die in der Lage ist, Bedingungen herzustellen, auf die Bedürfnisbefriedigung, Wohlbefinden, Lebenswille, Sinnerfüllung und inneres Gleichgewicht folgen. Es kommt also auf die Organisation und Steuerung von Verhaltensweisen und Reaktionen an, die zu einer Harmonisierung der Hirnfunktionen führen. Wenn dies geschieht, können viele Risikofaktoren in ihrer krankheitserzeugenden Wirkung neutralisiert oder abgebaut werden. Wenn dementgegen das aktive Verhalten negative Bedingungen herstellt, so daß Reaktionen in Richtung der Befriedigung wichtiger Bedürfnisse verhindert werden und inneres Ungleichgewicht entsteht, dann kann das komplexe soziopsychobiologische System in seiner vielfältigen Organisation und Funktion empfindlich gestört werden.

Wenn sich im System Unlust und Unwohlsein ausbreiten und das Bedürfnis zu leben abnimmt, dann tritt häufig chronische Krankheit an die Stelle von Gesundheit. Die Interventionsexperimente zeigen, daß krankheitserzeugende Verhaltensweisen und gestörte Regulationsmechanismen oft durch zeitlich sehr kurze Interventionen veränderbar sind – unter der Bedingung, daß die Dynamik, die ein System hemmt, erkannt wird und die Intervention in das Bedürfnissystem paßt wie ein Schlüssel in ein Schlüsselloch.

Wir hatten bei weniger als 50% der therapeutischen Interventionen Erfolg. Die Ursachen für den Mißerfolg bei der zweiten Hälfte bleibt unklar. Entweder war die Beratung zu kurz oder falsch angesetzt oder das System war in seiner Fehlsteuerung so stark fixiert, daß keine Veränderung möglich war.

In diesem Buch sind viele Beispiele von Wechselwirkungen und ihrer Bedeutung für die Entstehung bestimmter chronischer Erkrankungen angeführt worden. Viele von uns erforschte Wechselwirkungen zwischen zwei oder drei Faktoren konnten aus Platzgründen nicht angeführt werden. So konnten wir beispielsweise eine große Anzahl psychosozialer Variablen identifizieren, die fast alle uns bekannten einzelnen physischen Risikofaktoren in ihrer krankheitsverursachenden Funktion beeinflussen. Wenn beispielsweise eine Person Zigaretten raucht und gleichzeitig innerlich gehemmt und isoliert ist von der Quelle ihrer positiven Anregung, dann bekommt diese Person eher Lungenkrebs als wenn sie ihre Bedürfnisse äußert und sich als Raucher wohl fühlt. Eine Person, die viel und ungesund ißt, gleichzeitig aber aktiv ist und ihre Bedürfnisse äußert, wird weniger erkranken als eine Person, die sich ungesund ernährt und gleichzeitig passiv und innerlich hoffnungslos ist.

Die angeführten Wechselwirkungen und Synergieeffekte in diesem Buch können nur als Beispiele angesehen und sollten nicht als einzige Wechselwirkungen mit krankheitserzeugender Relevanz mißverstanden werden. In diesem Buch versuchen wir dem Leser ein systemisches Denken nahezulegen, indem wir aufzeigen, daß die Systeme viel komplexer sind als unser Denken, und daß wir nicht behaupten können, daß ein Faktor ein Phänomen hervorruft.

Auch das in diesem Buch vorgestellte Autonomietraining ist aus folgendem Grunde eine systemische Therapie: Es wird nicht von vornherein angenommen, daß ein therapeutisches Prinzip oder ein bestimmtes Vorgehen heilsam ist. Vielmehr wird das Verhalten und das Problem als ein komplexes System angesehen und zunächst beobachtet. Bestimmte Menschen sind beispielsweise ausgesprochen rational, also in ihrem Verhalten von der Hirnrinde geleitet, andere sind mehr von Gefühlen geleitet, also vom limbischen System. In der Wechselwirkung zwischen Gefühl und Ratio sind alle Variationen möglich und wir versuchen den Menschen, den wir konkret betrachten, zunächst als einmaliges komplexes System zu begreifen.

Unsere Forschung zeigt, daß die Steuerungsmechanismen des menschlichen Verhaltens bei der Aufrechterhaltung der Gesundheit und Entstehung chronischer Erkrankungen eine große Rolle spielen. Meiner Theorie nach ist für die Erkenntnis der Steuerungsmechanismen und somit des gesamten menschlichen Verhaltens das sogenannte Lust- Unlustmanagement von größter Bedeutung. Der Mensch versucht permanent durch sein Verhalten Wohlbefinden, Lust und Sicherheit zu erreichen und der Unlust auszuweichen. Leider ist das Lust und Wohlbefinden suchende Verhalten nicht nur durch Rationalität oder intelligente Emotionalität gesteuert, sondern häufig auch durch extreme Irrationalität.

Der Mensch sucht nicht nur im Hier und Jetzt nach Lust und Wohlbefinden, er orientiert sich dabei auch stark an den Erfahrungen der Vergangenheit bis hin zur frühen Kindheit. Er speichert in seinem emotionalen Gedächtnis seine stärksten lustbetonten Erlebnisse und Erwartungen und sucht häufig ein Leben lang nach ähnlichen Objekten, wie jenen, die er einst als seine stärkste Lustquelle erlebte. Bei der Suche nach Lust und Wohlbefinden setzt er unterschiedliche Strategien ein und es entwickeln sich unterschiedliche Konflikte.

So können bestimmte Personen lustbetonte Objekte ein Leben lang suchen leben aber trotzdem in der Überzeugung, ohne dafür jemanden zu beschuldigen, diese nie finden zu können.

Andere Personen fühlen sich hilflos übererregt, weil sie ihre Lustquelle nicht finden können. Es gibt Personen, die immer wieder Lust und Wohlbefinden erreichen, aber durch ein innerlich widersprüchliches und neurotisches Verhalten bei ihrer Lustsuche immer wieder einen hohen Preis durch lustverhindernde Objekte zahlen. Einige Menschen haben eine derartige Angst vor Wohlbefinden und Lust, daß sie gänzlich auf Gefühlsäußerungen verzichten. Es gibt solche, die sich ihre ersehnte Lust nur dann zutrauen, wenn sie sich gleichzeitig aggressiv und asozial verhalten. Sozial angepaßte Personen können möglicherweise Lust und Wohlbefinden im Hier und Jetzt erreichen, ohne daß sie sich in ihrem Verhalten zu stark an ihrer Kindheit ausrichten oder asozial werden.

Selbstverständlich sind die hier geschilderten Beispiele und Klassifikationen für die Einzelanalyse noch zu grob und es ist bei jedem einzelnen Menschen unbedingt nötig, das für ihn spezifisches Lust-Unlustmanagement zu analysieren, um zu erfahren, auf welchem spezifischen Wege er versucht Lust und Wohlbefinden zu erreichen.

Unsere Ergebnisse zeigen, daß ein hohes und konstantes Lustniveau mit der Aufrechterhaltung der Gesundheit und dem Bedürfnis zu leben zusammenhängt. Ausgeprägte und anhaltende Unlustgefühle verringern das Bedürfnis zu leben und erhöhen die Wahrscheinlichkeit chronisch zu erkranken. Die menschliche Selbstregulation ist nichts anderes als jede Eigenaktivität, die die Bedingungen für Wohlbefinden und Lust erhöhen und Unwohlsein und Unlust abbauen. Das Autonomietraining stimuliert die Selbstregulation mit dem Ziel, das Lust-Unlust-Management zu verbessern.

Dabei ist es sehr wichtig, die Kooperation zwischen der Hirnrinde, in der das rationale Denken lokalisiert ist, und des limbischen Systems, in dem die positiven und negativen Gefühle gespeichert und aktiviert werden, zu verbessern.

Aus diesem Grund werden im Autonomietraining häufig starke Gefühle angeregt, die gleichzeitig in der Lage sind, die rationalen Prozesse und Annahmen zu beeinflussen und möglicherweise umzuprogrammieren. Somit wird eine Person, die gehemmt ist Lust und Wohlbefinden zu erreichen (entweder durch übermäßige rationale Kontrollen oder durch irrationale gefühlsmäßige Ansprüche) durch eine bessere Kooperation von Gefühlen und Verstand zu neuen Verhaltensweisen motiviert, die bedürfnisbefriedigende und lusterzeugende Bedingungen herstellen.

In diesem Buch habe ich im methodischen Teil nur erwähnt, daß den Bedingungen der Datenerfassung eine große Rolle zukommt. Wir haben umfangreiche Experimente durchgeführt, die eindeutig zeigen, daß die Bedingungen, unter denen Interviews durchgeführt werden, für das Forschungsergebnis von großer Bedeutung sind. So werden unterschiedliche Ergebnisse erzielt, je nachdem ob mit der Person vor Beginn des Interviews gesprochen wurde und das Interview erst dann beginnt, wenn sie an der Thematik Interesse hat, oder ob der Fragebogen ohne jede Einführung nur vorgelegt wird. Auch die Berücksichtigung der Bedingungen der Datenerfassung ist ein systemisches Vorgehen.

Zum Schluß soll noch einiges zu dem vorprogrammierten Konflikt zwischen unserem systemischen Vorgehen und dem monokausalen (auf die Bedeutung eines Faktors konzentrierten) Ansatz gesagt werden. Mit unserer gesamten Forschungsarbeit kritisieren wir die monokausale

Forschung, weil sie nicht von komplexen Systemen und Wechselwirkungen ausgeht und den Versuch unternimmt, dem einzelnen Faktor eine absolute Bedeutung zuzuschreiben. Ebenfalls kritisieren wir die unreflektierte Methode des Vorgehens vieler sozialwissenschaftlicher Monodisziplinen, z.B. der empirischen Psychologie oder der psychosomatischen Epidemiologie. Diese Disziplinen legen beispielsweise den Probanden Fragebögen vor, mit dem Anspruch, daß die Antworten, unabhängig davon, unter welchen Bedingungen sie entstanden sind, immer dieselbe Aussagekraft haben.

Unser systemisches Vorgehen konnte natürlich, gerade weil es die überlegene Theorie und Methode besitzt, weitaus bessere und für die Praxis relevantere Ergebnisse erzielen als beispielsweise die naive empirische Psychologie. Unsere in der empirischen Psychologie und Psychosomatik unvergleichbar guten Ergebnisse führten zunächst zu Kritik und Polarisierung zwischen Befürwortern und Gegnern innerhalb der Sozialwissenschaften. Meine Hoffnung ist, daß die enormen Vorteile der systemischen Analyse und Intervention in der wissenschaftlichen Gemeinschaft und Öffentlichkeit eingesehen werden, und daß somit eine echte Alternative zum monokausalen Denken in der Medizin und Psychologie entsteht.

Zur Geschichte der medizinischen Ursachenforschung – Einordnung der eigenen Bemühungen, Darstellung und Diskussion der Literatur

Die medizinische Ursachenforschung hat unterschiedliche philosophische und methodische Quellen und Grundannahmen, an denen sie ihre Beobachtungen und Forschungsziele ausrichtet. In der Medizin sind wie in anderen Bereichen in unterschiedlichen geschichtlichen Perioden verschiedene Paradigmen feststellbar. Die moderne medizinische Forschung orientiert sich noch immer fast ausschließlich an der Grundannahme, daß die Ursache von Erkrankungen in der Struktur von Zellen und Geweben zu suchen ist. 1761 veröffentlichte der italienische Arzt *Morgagani* sein Werk „De sedibus", in dem er die Ursache einer Krankheit mit ihrem Sitz im Körper gleichsetzte. Dieses Paradigma nennt *Siegrist* (1996) den „strukturellen Ansatz". Der strukturelle Ansatz hat in der Medizin große Entdeckungen ermöglicht, so z.B. die Aufklärung der Ursache von Diabetes mellitus (der Ausfall und die Degeneration der Langhansschen Zellen in der Bauchspeicheldrüse ist die Ursache, daß Insulin nicht in ausreichender Menge produziert wird). Im strukturellen Ansatz wird zuerst die Struktur des Gewebes im physischen Sinne verändert, danach folgt die Störung der Funktion. Das strukturelle Paradigma ist in der modernen klinischen Forschung (z.B. wie Arteriosklerose oder Krebs entsteht), besonders in der modernen molekularen Biologie und Genetik weiter auf dem Vormarsch, und es werden von Tag zu Tag neue Entdeckungen gemacht.

In der zweiten Sichtweise, die *Siegrist* den „funktionellen Ansatz" nennt, wird die Krankheit „als Ergebnis eines Ungleichgewichtes zwischen ungünstigen Umgebungseinflüssen und den Anpassungsmöglichkeiten des Organismus interpretiert ... Hier liegt das Gewicht stärker auf der Fehlfunktion als auf der organischen Läsion. Dementsprechend werden die Bedingungen in der Umgebung, aber auch in der Person, die zu solchen Fehlfunktionen führen, Bestandteil der Krankheitsursachenforschung." (1996, S. 15)

Im Rahmen des funktionalen Ansatzes wurde eine große Anzahl empirischer Studien sowohl im Bereich der Herz-Kreislauf-Forschung als auch im Bereich der Krebsforschung durchgeführt. Während in der sogenannten psychosomatischen Krebsforschung in der Regel nur Persönlichkeitsfaktoren und bestimmte soziale Variablen berücksichtigt wurden, ohne diese mit organischen Faktoren zu verbinden, sind in der Herz-Kreislaufforschung Versuche unternommen worden, Streß und Umgebungsfaktoren mit organischen und physischen Risikofaktoren zu verbinden. Im Bereich der Herzinfarktforschung hat besonders *Siegrist* (1996) ein interaktionales und funktionales Konzept entwickelt, daß er in bestimmten Bereichen erfolgreich empirisch geprüft hat. Er hat den Zusammenhang zwischen sozialen Belastungen und der Entstehung des Herzinfarktes in vorbildlicher theoretischer, methodischer und empirischer Arbeit untersucht.

Wir werden am Ende dieses Kapitels Literatur des funktionalen Ansatzes aus dem Bereich der Herz-Kreislauf- und Krebsforschung zusammenfassend vorstellen mit dem Ziel, dieser einer kritischen Betrachtung zu unterwerfen.

Zunächst soll der eigene Forschungsansatz sowohl in die internationale Literatur als auch in den Rahmen der geschichtlichen Ursachenforschung eingeordnet werden. Dazu bedarf es über die Paradigmen „struktureller" vs. „funktionaler" Ansatz hinaus weiterer Differenzierungen.

Wir unterscheiden zwischen einem „monokausalen-monodisziplinären" Ansatz und einem „interdisziplinär-interaktiven bzw. systemischen" Ansatz. Der monokausale Ansatz versucht innerhalb einer Disziplin und ihres etablierten methodischen Inventars die „Ursache" einer Erkrankung zu finden. So findet der Virusforscher z.B. den HIV-Virus als Ursache von AIDS. Der andere Virusforscher versucht nachzuweisen, daß bestimmte Viren Krebs erzeugen. Der Psychologe versucht nachzuweisen, daß Depression die Folge von negativem und pessimistischen Denken ist, während der Psychiater dieselbe Erkrankung auf gewisse Störungen des Metabolismus im Gehirn zurückführt. Der monokausale Ansatz schirmt sich von der Erforschung anderer Einflüsse, die seine Erkenntnisse trüben oder komplizieren, systematisch ab. So wichtig der monokausale Ansatz für Forschung und Praxis auch ist, bemerken etablierte Forscher und auch die Laien in ihrer Alltagserfahrung, daß die Zusammenhänge meistens komplexer, vielschichtiger und undurchschaubarer sind als in monokausalen Modellen dargestellt. Gerade die moderne Molekularbiologie und Genforschung zeigen, daß die physischen Faktoren, die nach dem strukturellen Paradigma erforscht werden, einerseits komplizierter sind und andererseits von einer größeren Anzahl von Faktoren abhängig sind als angenommen.

Dies kann am Beispiel der Erforschung der Arteriosklerose deutlich gemacht werden. Immer neue und kompliziertere Theorien, die immer mehr Faktoren und komplexe Wechselwirkungen am Ort des Geschehens einbeziehen, wurden aufgestellt. Dabei wurden wichtige Erkenntnisse gesammelt, aber der Mechanismus, nach dem Arteriosklerose entsteht, ist noch immer nicht endgültig aufgeklärt. Auch ist die Frage nicht geklärt, warum Personen, die ein hohes Risikopotential, also stark ausgeprägte physische Risikofaktoren haben, mal erkranken und mal nicht. Zur Klärung der vielen, noch offenen Fragen in der medizinischen Ursachenforschung wäre es sicherlich nützlich, wenn es zu einer Integration zwischen dem strukturellen und funktionalen Ansatz käme und wenn dies zum einem Paradigmenwechsel in der medizinischen Ursachenforschung führte. Dabei könnten sich die Monodisziplinen und der strukturelle Ansatz weiter ungebremst entwickeln, die gewonnenen Erkenntnisse können aber mit denen des ebenfalls geförderten funktionalen Ansatzes in übergeordnete theoretische Konzepte integriert werden. Die Medizin weiß längst, daß die Funktion die Struktur bestimmt, und daß nicht von einer einseitigen Dominanz der Struktur auf die Funktion ausgegangen werden kann.

Mein Forschungsansatz versucht eine Integration zwischen dem strukturellen und funktionalen Ansatz, geht aber noch einen Schritt weiter, indem der Versuch unternommen wird, einen systemischen und interaktiven Ansatz zu begründen. Im systemischen Ansatz werden Wechselwirkungen, Synergieeffekte und Kontextabhängigkeiten in bezug auf alle Faktoren in allen Subsystemen angenommen. Die systemische Forschung dankt zwar allen monokausalen Bemühungen, die bestimmte Risikofaktoren identifizieren, sie bezieht diese Faktoren auch in die systemische Forschung mit ein, zeigt am Ende aber nicht deren monokausale Wirksamkeit, sondern totale Kontextabhängigkeit. Der Prozeß ist vergleichbar mit einem Kochvorgang: Es werden zwar Zutaten und Gewürze eingegeben, es kommt aber immer eine individuelle und einmalige Speise daraus hervor. Die systemische Ursachenforschung widmet sich weniger der Frage, durch welche Mechanismen eine Erkrankung entsteht (z. B. wie entsteht Arteriosklerose am Ort des Geschehens, wie und warum entartet eine Krebszelle oder durch welche psychischen Mechanismen wird Herzinfarkt begünstigt), und mehr der Frage, welche kontextabhängigen Wechselwirkungen von Faktoren aus unterschiedlichen Bereichen zur Erkrankung oder der Aufrechterhaltung der Gesundheit führen, z. B. eine familiär-genetische Disposition in Wechselwirkung mit Zigarettenrauchen, einer lokalen Organvorschädigung und dem Zustand der psychischen Dekompensation mit dem Vorherrschen von Hemmungsprozessen in bezug auf des Entstehen des Lungenkrebses.

Der systemische Ansatz geht auch dann, wenn mehrere Faktoren in ihrer Wechselwirkung erforscht werden, noch immer nicht davon aus, daß die erfaßten Risikofaktoren alleine wirken, sondern nimmt an, daß diese nur im Sinne von *Indikatoren* verstanden werden können und mit einer großen Anzahl von anderen Risikofaktoren zusammenhängen. Der systemischen Konzeption nach ist Krankheit die Folge eines Systemgeschehens, indem eine für den heutigen Stand der medizinischen Ursachenforschung unüberschaubare Anzahl von Faktoren in Wechselwirkungen treten. Aus diesem Grund fragt die systemische Forschung weniger nach dem pathologischen Mechanismus, der durch einen Risikofaktor ausgelöst wird (ohne solche Forschung entwerten zu wollen), und viel mehr nach den Steuerungsmechanismen und Steuerungsquellen, die auf unterschiedliche Prozesse in komplexen Systemen Einfluß nehmen.

Eine extrem wichtige Steuerungsquelle ist das Zentrale Nervensystem, in dem Impulse aus dem Organismus, der sozialen Umwelt und der Selbstwahrnehmung verarbeitet werden. Die systemische Forschung widmet sich den Steuerungsquellen von komplexen Systemen nicht in monokausaler Weise, indem sie z. B. behaupten würde, daß die ganze Steuerung nur von bestimmten Annahmen und subjektiven Überzeugungen ausgeht, da sie weiß, daß auch diese wiederum von gewissen physischen Risikofaktoren, sozioökonomischen Positionen abhängig sind. Die komplexen Steuerungsmechanismen resultieren aus der Struktur *und* Funktion des Systems und haben immer eine gewisse Einmaligkeit. Unsere systemische Forschung bezieht einige Faktoren in das System mit ein, die empirisch erfaßbar sind. Weiter mußte eine Eingrenzung des Themas geschehen, weil unser vordergründiges Interesse dem Bereich von Gesundheit und Krankheit gewidmet ist, in dem das eigene, aktive Verhalten eine Rolle spielt. Das aktive Verhalten ist aber ein wichtiges Steuerungselement, weil dadurch Bedürfnisse geäußert und lebenswichtige Bedingungen hergestellt oder verhindert werden. Trotz hoher Komplexität ist der systemische Ansatz in der Lage, zwei zentrale wissenschaftliche Ziele zu erreichen:

a) eine erfolgreiche (signifikante) Vorhersage zu leisten,
b) eine erfolgreiche Intervention (Prävention) zu erzielen.

Eine erfolgreiche Vorhersage und Prävention sind nur dann möglich, wenn sich Faktoren in komplexe Systeme unter bestimmten Bedingungen so organisieren, daß daraus Krankheit oder Gesundheit entstehen. Die systemische Epidemiologie betrachtet unterschiedliche Phänomene, wie z. B. die Entstehung einer chronischen Erkrankung oder die Aufrechterhaltung der Gesundheit als äußerst komplexe und multifaktorielle Prozesse, an denen eine große Anzahl unterschiedlicher Faktoren aus unterschiedlichen Subsystemen beteiligt ist.

Da nicht alle Faktoren empirisch erfaßt und beobachtet werden können, und schon gar nicht ihre vielschichtigen Wechselwirkungen, werden nur relevante Faktoren aus einigen ausgewählten Bereichen erfaßt (die Systemindikatoren genannt werden). Mit den Systemindikatoren wird der Versuch unternommen, auch die Bewegung innerhalb des Systems (Systembewegung, Systemdynamik) zu erfassen. Systemindikatoren sind z. B. das spezifische Verhalten eines Menschen, seine durch das Verhalten hergestellten Umweltbedingungen, die typischen Reaktionen auf unterschiedliche Bedingungen, typische Bedürfnisse, die sich im System entwickeln, physische Merkmale wie Übergewicht, Ernährung, Bewegung usw. Systemindikatoren geben nicht nur über die Struktur, sondern auch über die Dynamik des Systems Auskunft, z. B. welche Spannungen sich im System entwickeln, und welche Steuerungsmechanismen eintreten in Richtung einer Systemveränderung oder welche Faktoren das System im gegenwärtigen Zustand aufrechterhalten. Vorhersagen in komplexen Systemen sind nur dann möglich, wenn es eine gesetzmäßige Kontinuität der Systemfaktoren gibt, d.h. wenn einer bestimmten Bewegung im System viele andere Faktoren und Prozesse in derselben Richtung folgen. Systeme können sich häufig durch geringfügige Anlässe oder Ursachen grundsätzlich in die eine oder andere Richtung entwickeln. Die Faktoren, die ein ganzes System bewegen bzw. steuern, sind für die systemische Epidemiologie sowie für die Prädiktion als auch für die Intervention von größter Bedeutung.

Zur Verdeutlichung solcher Prozesse einige Beispiele:

Herr M. zeigt in den letzten 5 Jahren kontinuierlich einen Zuwachs an Körpergewicht. Während er vor 5 Jahren Normalgewicht hatte (175 cm Größe, 72 kg), wiegt er jetzt 97 kg. Das zunehmende Körpergewicht führte zum Bewegungsmangel, Schmerzen in den Kniegelenken und zu ersten Anzeichen eines Diabetes mellitus. Das Gefühl des Unwohlseins, die innere Unruhe und die Angst verstärkten sich. Herr M. versuchte eine Beruhigung durch immer mehr Essen. Seine Figur, besonders sein Bauch, wurde unproportional, und er wurde immer stärker von Freunden negativ darauf angesprochen. Beim Arzt wurden hohe Cholesterinwerte (400 mg %) festgestellt, ebenso Bluthochdruck. Der Augenarzt stellte eine fortgeschrittene Sklerose im Augenhintergrund fest. Herr M. fühlt sich von seiner Ehefrau gerade noch akzeptiert, aber unter der Bedingung, daß er alles tut, was sie erwartet. Er fühlt sich innerlich hilflos übererregt und findet die einzige Beruhigung im übermäßigen Essen. Der Vater von Herr M. verstarb an Herzinfarkt, bei der Mutter wurde ein fortgeschrittenes Stadium der Arteriosklerose festgestellt.

Alle Systemindikatoren bei Herrn M. (sowohl die Struktur der Indikatoren als auch deren Entwicklung) sprechen für eine Herzinfarkt- oder Hirnschlaggefährdung.

Herr M. versuchte immer wieder, seine Freßsucht aufzugeben, scheiterte aber in der aktuellen Situation. Er bildete sich z. B. einmal ein, daß er grippegefährdet ist und deswegen viel essen muß, dann wieder, daß das einmalige Essen nicht so zu Buche schlägt, usw. Die Wende in der Systementwicklung kam im Autonomietraining. Der Trainer fragte Herrn M., wovor er besonders große Angst hat. Da sagte Herr M: „vor Herzinfarkt oder Hirnschlag" und betonte, daß diese Angst gar nicht so abwegig ist. Herr M. war Versicherungsvertreter und hat schon viele gelähmte Patienten gesehen, sich aber mit diesen nicht identifiziert. Der Autonomietrainer kopierte aus einem Buch einige Seiten über die Entstehung von Arteriosklerose, ihre Folgen und den Zusammenhang mit der Ernährung. Aus dem Text konnte buchstäblich entnommen werden, wie ungesunde und übermäßige Ernährung mit der Entstehung von Sklerose zusammenhängt und wie der Prozeß ungefähr abläuft. Herr M. sollte jeden Abend die sechs fotokopierten Seiten lesen und sich mit diesen auseinandersetzen. Wie erwartet, entwickelte Herr M. eine massive Angst vor den Folgen seiner Ernährung und beschloß, diese auf gesund umzustellen mit der Argumentation, er möchte nicht nur kurzfristig abnehmen, sondern eine andere Eßkultur auf Dauer beginnen. Herr M. begann, sehr wenig und gesund zu essen (z. B. am Abend ein Stück Vollkornbrot, rohes Gemüse und wenig pflanzliches Fett) und fühlte sich danach wohler und angstfreier.

An diesem Punkt erreicht Herr M. eine neue Steuerung im System, die eine große Anzahl von Veränderungen unterschiedlichster Faktoren hervorruft, so daß sich eine andere Systemdynamik einstellt.

Herr M. nimmt innerhalb eines Jahres 23 kg ab, er intensiviert seine Bewegung, Blutdruck und Cholesterin senken sich, die Arteriosklerose im Augenhintergrund ist rückläufig. Die psychischen Beschwerden wie Angstzustände und innere Übererregung schwächen sich bedeutend ab und Herr M. ist immer häufiger in der Lage, Wohlbefinden und Lust zu erreichen.

Was ist in der Systemdynamik von Herrn M. geschehen? In der ersten Entwicklung in Richtung Herzinfarkt war das steuernde Element die Kompensation der Angst durch übermäßiges und ungesundes Essen. Die Wende in der Systementwicklung in Richtung einer Aufrechterhaltung der Gesundheit kam durch die emotional stark erlebte Verknüpfung von Angst mit übermäßigem Essen und von Angstfreiheit und relativem Wohlbefinden mit gesundem Essen und Zurückhaltung. Durch diesen Faktor hat die Steuerung im System einen anderen Lauf genommen.

Selbstverständlich ist die Systemdynamik und Systemsteuerung bei jedem Menschen unterschiedlich und von unterschiedlichen Bedürfnissen und Ereignissen abhängig.

Eine Forschungsrichtung hat zwar eigene Methoden und Theorien, sie wird aber auch von bestimmten Hintergrundmotiven und Interessen gesteuert. So hat der strukturelle Ansatz im Vergleich zum funktionalen Ansatz und der monokausale im Vergleich zum systemischen Ansatz einen unterschiedlichen Blickwinkel.

Ein wesentlicher Unterschied im Erkenntnisinteresse ist auch vom philosophischen Ansatz gegeben, nämlich ob der wissenschaftliche Beobachter sich ausschließlich an materiellen Determinanten orientiert (z. B. Auswirkungen einer chemische Substanz, einer veränderten Gewebsstruktur, eine sozioökonomisch ungünstigen Lage usw.) oder ob er auch andere, materiell nicht sichtbare und identifizierbare Steuerungsmechanismen annimmt und an diesen ein Forschungsinteresse hat, etwa an der Frage ob eine spezifische Form der Gottesbeziehung das Schicksal in Richtung Krankheit, Gesundheit oder Heilung mitbestimmten kann. Unser systemischer Ansatz ist bemüht, das System von Wechselwirkungen so offen wie möglich zu halten und nicht bereit, sich nur auf materialistische Fakten zu begrenzen (obwohl es diese soweit wie möglich einbezieht).

Es existiert eine große internationale Literatur zum Thema Verhalten, Persönlichkeit, Streß und Krebs. Die beste Zusammenfassung der Ergebnisse und Diskussion der Methoden sind die Artikel von *Horst Scherg* („*Zur Kausalitätsfrage in der psychosozialen Krebsforschung*". In: Psychotherapie und Medizinische Psychologie 36, 1986) und *Hans-Jürgen Eysenck* („*Cancer, Personality and Streß: Prediction and Prevention.*" In: Advances in Behaviour Research and Therapy, Vol. 16, No. 3, 1994), weil in diesen Arbeiten nicht nur die Ergebnisse dargestellt sind, sondern auch die Methoden kritisch bewertet werden, so daß sich ein Ausblick auf die zukünftige Forschung ergibt.

Zu dem Thema „Systemischer Zusammenhang zwischen Streß und Herz-Kreislauf-Erkrankungen" bringt Johannes Siegrist eine komplex dargestellte Übersicht („Soziale Krisen und Gesundheit", Hogrefe Verlag, 1996).

Über die Literatur zum Thema „Psychosomatik und psychophysische Wechselwirkungen bei Krebs und Herz-Kreislauf-Erkrankungen" kann folgendes gesagt werden:

Die Psychoonkologie oder psychosomatische Krebsforschung hat sich fast ausschließlich auf den psychosozialen Bereich konzentriert und hat äußerst selten oder überhaupt nicht die Wechselwirkungen zwischen psychischen und physischen Faktoren berücksichtigt. Somit standen die Forschungen des Autors und seiner Mitarbeiter über viele Jahre hinweg isoliert. Obwohl jeder Arzt aus seiner Praxis und jeder Wissenschaftler aufgrund seines theoretischen Denkens den systemischen Ansatz als den einzig sinnvollen Zugang zur Erforschung von so komplexen Phänomenen wie Gesundheit oder Krankheit erachtet.

Dazu ein Beispiel:

Der Autor hat schon 1980 internationale Arbeiten publiziert zum Thema der Wechselwirkungen zwischen Hoffnungslosigkeit und Depression einerseits und Zigarettenrauchen andererseits bei der Entstehung des Lungenkrebses (*Psychotherapy and Psychosomatics*, 34, 1980). Bis zur Replikation dieser Ergebnisse mußte die internationale Forschungsgemeinschaft 16 Jahre warten. 1996 publizierten *Knekt et al.* im American Journal of Epidemiology (Vol. 144, No. 12) eine großangelegte Studie, in der sie synergistische Effekte zwischen Depressionen und Zigarettenrauchen bei der Entstehung des Lungenkrebses nachweisen konnten.

Die Literatur über Herz-Kreislauf-Erkrankungen zeigt viele Veröffentlichungen zum Thema der Wechselwirkung zwischen Streß, dem Zentralen und Vegetativen Nervensystem und der Entstehung von Herzinfarkt bzw. zur Beziehung von Streß zu der Entwicklung von Risikofaktoren für eine koronare Herzerkrankung. So beziehen sich Abhandlungen auf das Thema Streß und Arteriosklerose, Streß und Cholesterinspiegel usw. Obwohl die theoretischen Grundlagen für einen systemischen Ansatz in der Herz-Kreislauf-Forschung gut erarbeitet sind, z.B. von *Siegrist* (1996: *Soziale Krisen und Gesundheit*. Göttingen,: Hogrefe Verlag), konzentriert sich die empirische Forschung doch noch auf den Zusammenhang von höchstens zwei Faktoren, z.B. „Herzinfarkt und ungünstiger sozioökonomischer Status", „Herzinfarkt und Persönlichkeit" usw.

Der Autor versucht, auch in die Herz-Kreislauf-Forschung Aspekte aus sehr unterschiedlichen Bereichen einzubeziehen und dabei synergische Effekte und Wechselwirkungen aufzuzeigen.

Dasselbe gilt für die moderne gerontologische Forschung, besonders in bezug auf die Frage der Langlebigkeit. Diese Forschungsrichtung berichtet in ihren internationalen Veröffentlichungen über eine große Anzahl psychologischer Faktoren, erfaßt aber empirisch eine relativ geringe Anzahl physischer Faktoren, z.B. das Zigarettenrauchen, Bewegungsmangel, erbliche Disposition usw. Auch in diesem Forschungsgebiet integriert der systemische Ansatz des Autors eine größere Anzahl von unterschiedlichen und relevanten Bereichen.

Eine große Erneuerung, die der Autor mit seinen Mitarbeitern in die internationale Ursachenforschung auf dem Gebiet der Epidemiologie des Krebses, der Herz-Kreislauf-Erkrankungen und der Gesundheitsforschung anstrebt, ist der systematische Einsatz von experimentellen Interventionen. Die Interventionen sind einerseits für die Entwicklung präventiver Strategien nötig und andererseits für den Beweis mitursächlicher Zusammenhänge absolut notwendig.

Anhang

Tabellen

In den folgenden Tabellen befinden sich Ergebnisse, die unsere grundlegenden Hypothesen bestätigen. Die Hypothesen lauten: Chronische Erkrankungen und die Aufrechterhaltung der Gesundheit sind die Folgen von bestimmten psychophysischen Wechselwirkungen im soziopsychobiologischen System. Dabei wirken die physisch-organischen Faktoren *additiv* zusammen, während die psychischen mit den physischen Faktoren *synergistische Effekte* aufweisen.

Die Ergebnisse beziehen sich auf die sogenannte Heidelberger prospektive Interventionsstudie. Die Datenerfassung fand in den Jahren 1973-78 statt; die Nachuntersuchungen auf Mortalität und die Recherchen über die gesundgebliebenen Personen wurden zum größten Teil 1988 durchgeführt (bei der Auswertung einiger Subgruppen auch 1993). Die hier vorgestellten Ergebnisse beziehen sich meistens auf das Stichjahr 1988.

Um Hypothesen streng prospektiv prüfen zu können, wurden die einzelnen Vergleichsgruppen gleich nach der Datenerfassung Ende 1978 stratifiziert, d.h. nach unterschiedlichen Gesichtspunkten gruppiert und vergleichbar gemacht (z.B. nach Alter, Geschlecht, Ausschluß bestimmter Kriterien usw.).

Tabelle 1: Struktur und Synergieeffekte zwischen Positivfaktoren bei Aufrechterhaltung der Gesundheit bis ins hohe Alter (Heidelberger Prospektive Studie 1973 bis 1993)

Subgruppen mit unterschiedlichen Faktoren	N = Anzahl der Personen in den Subgruppen	Anzahl der Gesundgebliebenen bis 1993**	
1. nur gute erbliche Voraussetzungen (Vater und Mutter älter als 75 Jahre, gesund)	109	5	4,6%
2. nur gesunde Ernährung	147	2	1,4%
3. nur regelmäßige Bewegung	150	1	0,7%
4. nur kein Suchtverhalten	90	1	1,1%
5. nur gute soziale Integration (soziale Sicherheit und s. Integ.)	82	2	2,4%
6. nur erholsamer Schlaf und regelmäßige Erholung	76	3	3,9%
7. nur positive Eigenaktivität	88	3	3,4%
8 nur starke Lebenstendenz	105	5	4,7%
9. ausgeprägte Autonomie	134	6	4,4%
10. nur Wohlbefinden und Lust	102	4	3,9%
11. nur Befriedigung wichtigster Bedürfnisse	89	1	1,1%
12. nur gefühlmäßig spontane Gottesbeziehung*	75	9	12%
13. nur Kompetenzgefühl für die Aufrechterhaltung der Gesundheit	103	2	1,9%
14. nur ausgeprägter Selbstschutz zur Aufrechterhaltung der Gesundheit	94	3	3,2%
15. nur positive Anregung und Begeisterungsfähigkeit	61	1	1,6%
16. kein Faktor	869	1	0,1%
17. alle Faktoren	362	340	93,9%
18. alle Faktoren außer 1.(fam.-genet. Disposition)	324	229	70,6%
19. alle Faktoren ohne 12.(pos. Gottesbeziehung)	231	55	23,8%
insgesamt	3291	673	20,4%

* spontane Gottesbeziehung nach Bedürfnis (z. B. bei Krankheit, bei Erschöpfung, Angst, ausgeprägtem Wohlbefinden), nicht aber nach Pflicht, Routine oder Zwang.

** ohne diagnostizierte chronische Krankheit bis 1993 und mit anhaltendem Wohlbefinden in den letzten 5 Jahren

Alter 1973 zwischen 55 und 68 Jahre (Durchschnittsalter 61,3 Jahre), zur Hälfte männlich, zur Hälfte weiblich

Tabelle 2: Präventive Intervention bei Personen ohne Positivfaktoren (1976–1995)

	Therapiegruppe		Kontrollgruppe	
N	137		137	
gesund geblieben bis 1995	59	43,0%	2	1,5%
lebt chronisch krank	10	7,3%	26	19,0%
Karzinom	17	12,4%	33	24,0%
Herzinfarkt	20	14,6%	36	26,2%
andere Todesursache	31	22,6%	40	29,2%

Tabelle 3: Zusammenhang zwischen klinisch diagnostizierter Depression und der Krebsmortalität unter Berücksichtigung der Behandlung durch Antidepressiva, der Fähigkeit zur Erholung von psychophysischer Erschöpfung und regelmäßiger körperlicher Bewegung

	Gruppe 1		Gruppe 2		Gruppe 3		Gruppe 4	
N	857		361		1263		699	
Krebs	38	4,4%	76	21,0%	107	8,5%	91	13,0%

Gruppe 1: Depression mit dauerhafter medikamentöser Behandlung, regelmäßiger körperlicher Bewegung und ausgeprägter Fähigkeit zur Erholung mit tiefem Schlaf
Gruppe 2: Depressionen ohne medikamentöse Behandlung, ohne regelmäßige körperliche Bewegung und mit immer wiederkehrender psychophysischer Erschöpfung
Gruppe 3: keine Depression, mit regelmäßiger Bewegung und Erholungsfähigkeit
Gruppe 4: keine Depression, ohne regelmäßige Bewegung und mit psychophysischer Erschöpfung

	mit Depression (Gruppen 1 und 2)		ohne Depressionen (Gruppen 3 und 4)	
N	1218		1962	
Krebs	114	9,3%	198	10,0%

Die vier Gruppen sind in Alter, Geschlecht, Anzahl der gerauchten Zigaretten und Alkoholkonsum vergleichbar. Die Ergebnisse zeigen, daß der Zusammenhang zwischen Depression und Krebs kontextabhängig ist.

Tabelle 4a: Grad der Selbstregulation, Todesursache und Überlebensrate
(Heidelberger Prospektive Studie 1973-1988)
Erhoben mit dem verkürzten Fragebogen zur Selbstregulation mit 50 Fragen
3286 Frauen, 2121 Männer

	Grad der Selbstregulation											
	1–2 Punkte		2–3 Punkte		3–3,5 Punkte		3,5–4 Punkte		4–5 Punkte		5–6 Punkte		insgesamt	
N	367	6,8%	621	11,5%	1160	21,4%	1844	34,1%	1002	18,5%	413	7,6%	5407	
Ca.	86	23,4%	150	24,1%	160	13,8%	141	7,6%	45	4,5%	8	1,9%	590	10,9%
KHK	71	19,3%	128	20,6%	164	14,1%	152	8,2%	68	6,8%	13	3,1%	596	11,0%
andere Todesurs.	136	37,0%	186	29,9%	215	18,5%	201	10,9%	70	7,0%	25	6,0%	833	15,4%
lebt gesund	23	6,3%	59	9,5%	187	16,1%	427	23,1%	538	53,7%	327	79,2%	1561	28,9%
lebt krank	51	13,9%	98	15,8%	434	37,4%	923	50,0%	281	28,0%	40	9,7%	1827	33,8%

Alter 1973 zwischen 50 und 68 Jahren, durchschnittlich 58,9 Jahre

Tabelle 4b: Zusammenhang zwischen einer guten und schlechten Selbstregulation und der Mortalität an Krebs, Herz-Kreislauf-Erkrankungen und anderen Todesursachen und dem Prozentsatz der Gesundgebliebenen (Heidelberger Prospektive Studien 1973-1988)
Ergebnisse erhoben mit dem Kurzfragebogen zur Selbstregulation mit 16 Fragen

	Schlechte Selbstregulation 1–3,5 Punkte				Gute Selbstregulation 3,5–6 Punkte			
	Männer		Frauen		Männer		Frauen	
N	3073		2042		6428		6298	
Krebs	614	20,0%	305	14,9%	405	6,3%	315	5,0%
Herzinfarkt/Hirnschlag	453	14,7%	213	10,4%	316	4,9%	203	3,2%
andere Todesursache	603	19,6%	405	19,8%	721	11,2%	605	9,6%
lebt gesund bis Ende 1988	193	6,3%	131	6,4%	3617	56,3%	4115	65,3%
lebt krank	1210	39,4%	988	48,3%	1369	21,3%	1060	16,8%

Tabelle 5: Zusammenhang zwischen dem Grad des Wohlbefindens bzw. der Lust und dem Auftreten chronischer Erkrankungen und Gesundheit
(Heidelberger Prospektive Studie 1973–94)

Punktzahlen Wohlbefinden/Lust	N	Krebs		Herzinfarkt Hirnschlag		andere Todesursache		Gesamtmortalität		lebt krank		lebt gesund	
6,6–7	112	5	4,5%	8	7,1%	11	9,8%	24	21,6%	4	3,5%	84	75,0%
6,1–6,5	200	6	3,0%	13	6,5%	20	10,0%	39	19,5%	13	6,5%	148	74,0%
5,6–6	298	19	6,4%	23	7,7%	36	12,0%	78	26,1%	70	23,4%	150	50,3%
5,1–5,5	330	30	9,1%	32	9,6%	20	6,0%	82	24,8%	60	18,8%	188	56,9%
4,6–5	382	28	7,3%	35	9,1%	53	13,8%	116	30,3%	99	25,9%	167	43,7%
4,1–4,5	536	41	7,6%	80	14,9%	71	13,2%	192	35,8%	189	35,2%	155	28,9%
3,6–4	487	55	11,3%	78	16,0%	81	16,6%	214	43,9%	126	25,8%	147	30,1%
3,1–3,5	199	29	14,6%	61	30,6%	40	20,1%	130	65,3%	31	15,5%	38	19,0%
2,6–3	172	43	25,0%	25	14,5%	58	33,7%	126	73,2%	21	12,2%	25	14,5%
2,1–2,5	138	59	42,8%	22	15,9%	29	21,0%	110	79,7%	20	14,4%	8	5,7%
1,6–2	121	57	47,1%	21	17,3%	26	21,4%	104	85,9%	14	11,5%	3	2,4%
1–1,5	80	39	48,7%	20	25,0%	17	21,2%	76	95,0%	2	2,5%	2	2,5%
insgesamt	3055	411	13,4%	418	13,6%	462	15,1%	1291	42,2%	649	21,2%	1115	36,4%

Tabelle 6: Effekte des Autonomietrainings bei Personen mit extrem geringer Ausprägung des Wohlbefindens und der Lusterlebnisse
(Heidelberger Prospektive Studie 1975–1994)

	Therapiegruppe		Kontrollgruppe	
N	49		49	
Durchschnittsalter	50,1 Jahre		50,8 Jahre	
Geschlechtsverteilung	21 Männer, 28 Frauen		21 Männer, 28 Frauen	
Krebs	4	8,1%	14	28,5%
Wohlbefinden/Lust*	1,6/1,7		1,7/1,4	
Grad der Selbstregulation*	3,0/2,9		3,1/2,8	
Herzinfarkt/Hirnschlag	3	6,1%	8	16,3%
Wohlbefinden/Lust	2,3/2,2		2,7/2,1	
Grad der Selbstregulation	2,9/3,0		3,1/3,0	
andere Todesursache	4	8,1%	10	20,4%
Wohlbefinden/Lust	2,5/2,2		2,6/2,4	
Grad der Selbstregulation	3,2/2,2		3,1/3,0	
lebt gesund	30	61,2%	5	10,2%
Wohlbefinden/Lust	2,6/4,9		2,7/5,0	
Grad der Selbstregulation	3,0/4,8		2,9/4,8	
lebt chronisch krank	8	16,3%	12	25,5%
Wohlbefinden/Lust	3,0/3,5		3,1/3,6	
Grad der Selbstregulation	2,9/3,6		2,9/3,5	

* gemessen jeweils vor Beginn des Experimentes und 1 Jahr nach Beendigung der Therapie

Tabelle 7: Zusammenhang zwischen dem Grad der Selbstregulation mit stark ausgeprägten physischen und psychosozialen Risikofaktoren

	Grad der Selbstregulation											
	1,0–2,0		2,1–3,0		3,1–3,5		3,6–4,0		4,1–5,0		5,0-6,0	
N = 5407	367		621		1160		1844		1102		313	
Zigarettenrauchen	183	49,9%	212	34,1%	234	20,2%	205	11,1%	109	10,8%	40	9,7%
Alkoholkonsum	173	47,1%	194	31,2%	106	9,1%	118	6,4%	60	6,0%	12	2,9%
Fehlernährung	150	40,8%	138	22,2%	149	12,8%	95	5,1%	23	2,3%	5	1,2%
Bewegungsmangel	170	46,3%	185	29,8%	205	17,7%	117	6,3%	50	5,0%	19	4,6%
Übergewicht	125	34,0%	160	25,8%	191	16,4%	165	8,9%	59	5,9%	20	4,8%
soziale Isolation	107	29,1%	153	24,6%	167	14,3%	96	5,2%	24	2,4%	10	2,4%
Schlafstörungen	86	23,4%	105	16,9%	89	7,7%	80	4,3%	7	0,7%	4	0,9%
seelisch-körperliche Erschöpfung	120	32,7%	102	16,4%	99	8,5%	188	10,2%	50	5,0%	8	1,2%
Typ II stark ausgeprägt	124	33,8%	182	29,3%	307	26,4%	88	4,8%	12	1,2%	1	0,2%
Typ I stark ausgeprägt	131	35,7%	199	32,0%	324	27,9%	90	4,9%	18	1,8%	2	0,5%
depressive Reaktionen	155	42,2%	172	27,7%	184	15,7%	51	2,85%	8	0,8%	6	1,4%
Medikamenten- und/oder Drogenabhängigkeit	84	22,9%	71	11,4%	6	0,5%	4	0,2%	2	0,2%	1	0,2%
Männer N = 2121	190	8,9%	373	17,5%	425	20,0%	752	35,4%	316	14,9%	65	3,0%
Frauen N = 3286	177	5,4%	248	7,5%	735	7,5%	1092	33,2%	786	23,9%	248	7,6%

Tabelle 8a: Grossarthsche Typologie, Mortalität und Gesundheit bei Personen mit übereinstimmender Selbst- und Fremdbeurteilung (Interviewer und Angehörige) (Heidelberger Prospektive Studie 1973–1988)

	N	Krebs		Herzinfarkt/Hirnschlag		andere Todesursache		lebt gesund		lebt krank	
Typ I	713	293	41,0%	51	7,1%	269	37,8%	50	7,0%	50	7,0%
Typ II	784	78	9,9%	289	36,9%	266	33,9	101	12,9%	50	6,4%
Typ III	165	9	5,4%	11	6,7%	32	19,4%	69	41,8%	44	26,7%
Typ V	632	80	12,6%	43	6,8%	183	28,9%	121	19,1%	205	32,4%
Typ VI	139	13	9,3%	29	20,8%	49	35,2%	23	16,2%	25	18,0%
Typ IV	1462	50	3,4%	40	2,7%	122	8,3%	786	53,8%	464	31,7%
insgesamt	3895	523	13,4%	463	11,9%	921	23,6%	1150	29,5%	838	21,5%

Tabelle 8b: Grossarthsche Typologie, Mortalität und Gesundheit bei Beantwortung des Fragebogens ohne vorangehendes Gespräch zur inneren Standardisierung

	N	Krebs		Herzinfarkt/Hirnschlag		andere Todesursache		lebt gesund		lebt krank	
Typ I	568	63	11,09%	72	12,68%	138	24,29%	180	31,69%	115	20,25%
Typ II	615	70	11,38%	87	14,15%	136	22,11%	209	33,99%	113	18,37%
Typ III	85	13	15,29%	11	12,94%	24	28,24%	22	25,88%	15	17,65%
Typ V	896	165	18,42%	90	10,04%	201	22,43%	222	24,78%	218	24,33%
Typ VI	59	10	16,95%	10	16,95%	15	25,42%	15	25,42%	9	15,26%
Typ IV	1672	238	14,23%	178	10,65%	401	23,98%	582	34,81%	273	16,33%
insgesamt	3884	559	14,39%	437	11,25%	915	23,56%	1230	31,67%	743	19,13%

Tabelle 8c: Veränderung des Persönlichkeitsmusters bei Typ-I Personen, die nach der Erstbefragung an Krebs erkrankt waren (N = 293 Personen aus Tabelle 8)

Typen in der Zweitbefragung		N		Grad der Selbstregulation	Grad des Wohlbefindens und der Lust
Typ I	24,6%	72	24,6%	2,7	2,5
Typ II	20,5%	60	20,5%	3,8	3,7
Typ III	6,5%	19	6,5%	4,1	4
Typ IV	21,5%	63	21,5%	4,9	4,5
Typ V	23,5%	69	23,5%	3,3	3,1
Typ VI	3,4%	10	3,4%	3,8	3,9

Tabelle 9: Hemmung, Übererregung, Gleichgewicht: Ergebnisse der Heidelberger Prospektiven Studie (1973-1988) aufgrund des Recherchen- und Beobachtungskatalogs bei extrem ausgeprägten Gruppen

Kategorien	N	Krebs		Herzinfarkt Hirnschlag plötzlicher Herztod		andere Todesursachen		lebt gesund		lebt krank	
I. Hemmung	618	164	26,5%	72	11,6%	215	34,8%	55	8,9%	112	18,1%
II. Übererregung	712	89	12,5%	210	29,4%	303	42,5%	36	5,0%	74	10,4%
III. Gleichgewicht	819	11	1,3%	6	0,7%	24	2,9%	688	84,0%	90	10,9%
I + II Hemmung und Übererregung	431	79	18,3%	80	18,7%	199	46,2%	10	2,3%	63	14,7%
insgesamt	2574	343	13,3%	368	14,3%	741	28,8%	789	30,6%	339	13,1%

* in der zugeordneten Kategorie hat die Person durchschnittlich zwischen 5 und 6 Punkte, in den beiden anderen Kategorien weist sie unter 3,5 Punkte auf. In die Gruppen wurden nur Personen aufgenommen, bei denen die Einordnung durch den Interviewer und dem Angehörigen/Bekannten übereinstimmte. Alle vier Gruppen sind in Alter und Geschlecht vergleichbar.

Tabelle 10: Ergebnisse des Therapieexperimentes bei Personen mit hoher Punktzahl auf den Typen I und II (Einordnung mit hoher Übereinstimmung zwischen Selbst- und Fremdbeurteilung) (Heidelberger Prospektive Studie 1975–1988)

	Therapiegruppe								Kontrollgruppe							
	Krebs		Infarkt		andere Todesurs.		lebt		Krebs		Infarkt		andere Todesurs.		lebt	
Typ I N = 30	5	16,6%	2	6,6%	8	26,6%	15	50,0%	14	46,6%	4	13,3%	7	23,3%	5	16,6%
Typ II N = 32	3	9,4%	5	15,6%	9	28,1%	15	46,9%	3	9,3%	13	40,6%	8	25,0%	8	25,0%

Tabelle 11: Zusammenhang zwischen einer guten und schlechten Selbstregulation und der Mortalität an Krebs, Herz-Kreislauf-Erkrankungen und anderen Todesursachen und dem Prozentsatz der Gesundgebliebenen (Heidelberger Prospektive Studien 1973–1988)

	Schlechte Selbstregulation 1–3,5 Punkte				Gute Selbstregulation 3,6–6 Punkte			
	Männer		Frauen		Männer		Frauen	
N	3073		2042		6428		6298	
Krebs	614	20,0%	305	14,9%	405	6,3%	315	5,0%
Herzinfarkt/ Hirnschlag	453	14,7%	213	10,4%	316	4,9%	203	3,2%
andere Todesurs.	603	19,6%	405	19,8%	721	11,2%	605	9,6%
lebt gesund	193	6,3%	131	6,4%	3617	56,3%	4115	65,3%
lebt krank	1210	39,4%	988	42,4%	1369	21,3%	1060	16,8%

Tabelle 12: Risikofaktoren und Risikokonstellationen bei Herzinfarkt (Heidelberger Prospektive Interventionsstudie 1973–1988)

Risikofaktoren	N	Mort. an Herzinfarkt		andere Todesursache	
1. Bluthochdruck	288	11	3,8%	62	21,5%
2. hohes Gesamtcholesterin	195	7	3,6%	39	20,0%
3. starkes Zigarettenrauchen	371	12	3,2%	69	18,6%
4. Diabetes mellitus	89	5	5,6%	27	30,3%
5. familiär-genetische Belastung	284	25	8,8%	72	25,3%
6. Streß (gehemmte Selbstregulation)	212	17	8,0%	101	47,6%
7. alle physischen Faktoren (1-4)	259	38	14,6%	118	45,5%
8. alle phys. Faktoren und Streß (1-4, 6)	322	99	30,7%	134	41,6%
9. alle phys. Faktoren u. fam.-genet. Bel. (1–5)	367	79	21,5%	116	31,6%
10. Streß und fam.-genet. Belastung	215	58	26,9%	109	50,7%
11. alle Faktoren	297	201	67,7%	80	26,9%
12. kein Faktor	683	18	2,6%	72	10,5%
13. insgesamt	3582	570	15,9%	999	27,9%

familiär-genetische Belastung: Vater und Mutter an Herzinfarkt verstorben
Streß: schlechte Selbstregulation und chronische Anspannung mit hilfloser Übererregung

Tabelle 12a: Präventive Intervention (Autonomietraining) bei Personen mit allen Risikofaktoren für Herzinfarkt (1–6)

	Therapiegruppe		Kontrollgruppe	
N	75		75	
Herzinfarkt	17	22,7%	48	64,0%
andere Todesursache	23	30,6%	18	24,0%
lebt noch	35	46,6%	9	12,0%

Zur Tabelle 12b:

Um die Hypothese, daß die spezifische Kombination von Risikofaktoren, wie sie in der Tabelle 12 vorgestellt ist, auch mit einer größeren Anzahl von anderen, für Herzinfarkt relevanten Faktoren assoziiert ist (als wenn nur ein oder kein Faktor vorliegt), zu überprüfen, wurden bei der untersuchten Population noch andere, hier vorgestellte Faktoren erfaßt:

1. Übergewicht
2. bedeutende Erhöhung des Übergewichtes in Laufe von drei Jahren
3. Bewegungsmangel
4. Verstärkung des Bewegungsmangels in Laufe von drei Jahren
5. in der Kindheit und Jugend aktiv Sport betrieben, später abrupt abgebrochen
6. intensives Passivrauchen in der Kindheit
7. intensives Passivrauchen im Erwachsenenalter (Beruf, Partnerschaft)
8. Anzahl der Großeltern, die an Herzinfarkt verstorben sind (1 bis 4 Punkte)
9. Fehlernährung (kalorienreich, fettreich, überwiegend tierische Fette, sehr wenig frisches Obst, Gemüse und Vollkornprodukte, cholesterinreich)
10. Verstärkung der Fehlernährung im Laufe von drei Jahren
11. dauerhafte Einnahme von das Nervensystem stimulierende Substanzen (z. B. mehr als 5 Tassen Kaffee pro Tag)
12. hoher Alkoholkonsum (über 80 g täglich)
13. Steigerung des Zigarettenkonsums im Laufe von drei Jahren
14. Typ-II-Verhalten (chronische und hilflose Aufregung)
15. polarisierender Loyalitätskonflikt (Neigung, eine Seite zu idealisieren und die andere stark abzuwerten)
16. starke Mutterbindung
17. rational-antiemotionales Verhalten
18. intensive tägliche Berührung mit Autoabgasen (über 6 Stunden täglich)
19. Beruf mit viel Arbeit und wenig Belohnung, Erfolgserlebnissen und Anerkennung
20. konstanter beruflicher Abstieg, Statusverlust
21. schnelle körperliche Ermüdbarkeit mit Atemnot (z. B. beim Treppensteigen, Laufen usw.)
22. Neigung zur schnellen seelisch-körperlichen Erschöpfung
23. immer wiederkehrende Schmerzen in der Brust mit Ausstrahlung in den linken Arm (Angina pectoris)
24. Angst vor dem Fliegen und anderen Situationen, in denen die Person glaubt, hilflos ausgeliefert zu sein
25. Hemmungs-Übererregungs-Spirale, d. h. innere Hemmungsprozesse führen zur Stimulierung der inneren Übererregung und diese verstärkt wiederum die Hemmungsprozesse (Solche Vorgänge können vom Zentralen Nervensystem auf das Autonome Nervensystem wirken, z. B. auf das Zusammenwirken von Sympathikus und Parasympathikus)
26. selten auftretende, plötzlich einsetzende Entfremdungserlebnisse, ausgelöst durch Kontrollverlust, Angst und Übererregung
27. Neigung zu Perfektionismus und Versagensängste
28. arbeitslos und ohne Ersatzbeschäftigung

29. plötzliche oder anhaltende finanzielle Probleme
30. Ausstoßung aus einer wichtigen Gruppe
31. traumatisch erlebte Ungerechtigkeit (z. B. Entlassung, Zerstörung des Eigentums)
32. traumatisch erlebte Trennung
33. soziale Isolation (z. B. durch die Wohnlage, wenig Kommunikationspartner)

Für jedes zutreffende Kriterium bekommt die Person einen Punkt. Die Person kann also maximal 36 Punkte erhalten.

Die zweite Hypothese lautet, daß Personen mit einem ausgeprägten Bündel von Risikofaktoren dann eher an Herzinfarkt erkranken, wenn keine Positivfaktoren (krankheitsverhütende Faktoren) entgegenwirken). Aus einer großen Anzahl von Positivfaktoren sollen hier nur einige vorgestellt und zur empirischen Überprüfung der Hypothese benutzt werden.

1. hoher Grad an positiver Anregung
2. regelmäßige Einnahme von Aspirin
3. Ausübung von sozialer Macht
4. regelmäßige Einnahme von Vitaminen und Mineralstoffen nach subjektivem Bedarf
5. Genuß von moderaten Mengen an Alkohol je nach Bedürfnis
6. Anwendung eines Hausmittels bei Auftreten von bestimmten Symptomen (mit ausgeprägter Überzeugung von dessen Wirksamkeit)
7. Fähigkeit, sich im richtigen Moment auszuruhen und zu erholen
8. guter, erholsamer Schlaf
9. gute soziale Integration mit sozialer Anerkennung/soziales Zugehörigkeitsgefühl
10. gute soziale Unterstützung
11. ausgeprägter Lebenswille
12. spontane positive Gottesbeziehung (z. B. spürt die wohltuende Wirkung des „heiligen Geistes", spürt intensive Liebe/fühlt sich von Gott geliebt, fühlt beim Beten Wohlbefinden und innere Entspannung, betet in Krisensituationen für positive Veränderungen, glaubt, daß Gott die Welt und das Schicksal steuert usw.)
13. Fähigkeit, Nähe und Distanz im Alltagsleben wohltuend zu regulieren, z. B. sich im richtigen Moment auszuruhen, sich vom Ehegatten zu distanzieren oder zu diesem Nähe zu suchen
14. Deckung von individuellen Fähigkeiten und beruflichen Anforderungen
15. ausgeprägte Reflexions- und Verbalisierungsfähigkeit von Bedingungen, die zu Wohlbefinden oder Unwohlsein führen
16. empfundene eindeutige Liebe zu bestimmten Bezugspersonen
17. das Gefühl, von bestimmten Bezugspersonen eindeutig geliebt und gebraucht zu werden.
18. das Gefühl, kompetent und fähig zu sein, positive und erstrebte Zustände herstellen zu können
19. Optimierung der wohltuenden Bewegung
20. Umstellung der Ernährung von ungesund zu gesund
21. erhebliche Reduktion des Übergewichtes
22. Intensivierung der positiven, sinngebenden Aktivität
23. Reduktion des Suchtverhaltens (z. B. des Zigarettenkonsums)

Für jeden Positivfaktor bekommt die Person einen Punkt; maximal also 23 Punkte

Tabelle 12b: Zusammenhang zwischen den Risikofaktoren aus der Tabelle 1 mit zusätzlichen Risiko- und Positivfaktoren

Risikofaktoren	N	Anzahl der zusätzlichen Risikofaktoren	Anzahl der zusätzlichen Positivfaktoren
1. Bluthochdruck	288	3,3	3,5
2. hohes Gesamtcholesterin	195	3,6	4
3. starkes Zigarettenrauchen	371	4,1	3,6
4. Diabetes mellitus	89	5,8	2
5. familiär-genetische Belastung	284	2,4	2,7
6. Streß (gehemmte Selbstregulation)	212	5,1	3,4
7. alle Faktoren (1–6)	297	10,3	1,1
8. alle physischen Faktoren ohne Streß (1–5)	367	6,5	4,2
9. kein Faktor	683	2,2	7,8
insgesamt	2786		

Tabelle 13a: Risikofaktoren und Risikokonstellationen bei Hirnschlag (Heidelberger Prospektive Studie 1973–1988)

	N	Mort. an Hirnschlag		andere Todesursache	
1. familiär-genetische Belastung	101	8	7,9%	26	25,7%
2. Bluthochdruck	79	1	1,3%	17	21,5%
3. Diabetes mellitus	86	1	1,2%	31	36,0%
4. starkes Zigarettenrauchen	109	1	1,0%	25	22,9%
5. ausgeprägte Sklerose im Augenhintergrund	68	2	2,9%	20	29,4%
6. Streß (gehemmte Selbstregulation)	102	7	6,7%	52	51,0%
7. alle physischen Faktoren (2–5)	106	7	6,6%	34	32,0%
8. alle physischen Faktoren (2–5) und Streß (6)	45	11	24,4%	15	33,3%
9. alle physischen Faktoren (2–5) und fam.-genet. Bel. (1)	96	15	15,6%	28	29,2%
10. Streß und fam.-genet. Belastung (6, 1)	83	14	16,7%	31	37,3%
11. alle Risikofaktoren (1–6)	169	78	46,1%	70	41,4%
12. kein Risikofaktor	121	1	0,8%	15	12,4%
insgesamt	1165	146	12,5%	364	31,2%

Tabelle 13b: Präventive Intervention (Autonomietraining) bei Personen mit allen Risikofaktoren (1–6)

	Therapiegruppe		Kontrollgruppe	
N	30		30	
Hirnschlag	4	13,2%	11	36,6%
andere Todesursache	9	30,0%	16	53,3%
lebt noch	17	56,7%	3	10,0%

Tabelle 14a: Risikofaktoren und Risikokonstellationen bei Kolonkarzinom (Heidelberger Prospektive Studie 1973–1988)

	N	Mort. an Kolonkarzinom		andere Todesursache	
1. Fehlernährung	211	8	3,8%	78	40,0%
2. Colitis ulcerosa	201	6	3,0%	62	30,8%
3. chronische Verstopfung	142	4	2,8%	35	24,6%
4. Darmpolypen	412	9	2,2%	109	26,4%
5. Einnahme dämpfender Psychopharmaka	615	12	1,9%	175	28,4%
6. Hypoazidose	400	7	1,7%	114	28,5%
7. keine Einnahme von Antibiotika	107	3	2,8%	40	37,4%
8. familiär-genetische Belastung	119	8	6,7%	38	31,9%
9. Streß (gehemmte Selbstregulation)	216	8	3,7%	123	56,9%
10. Risikofaktoren 1, 2, 3, 8, 9 in Kombination	133	41	30,8%	71	53,4%
11. alle physischen Risikofaktoren (1–7)	135	5	3,7%	89	65,9%
12. alle physischen Risikofaktoren und Streß (1–7, 9)	70	7	10,0%	53	75,7%
13. alle physischen Risikofaktoren und familiär-genetische Belastung (1–7, 8)	100	15	15,0%	60	60,0%
14. genetische Belastung und Streß (8, 9)	71	17	23,9%	42	59,1%
15. alle phys. Risikofakt., familiär-genet. Belastung und Streß (1–7, 8, 9)	9	5	55,5%	4	44,4%
16. keine Risikofaktoren	1033	2	0,2%	135	13,0%
insgesamt	3974	157	3,9%	1228	30,9%

Tabelle 14b: Präventive Intervention (Autonomietraining) bei Personen mit Risikofaktoren für das Kolonkarzinom (1–3, 8, 9)

	Therapiegruppe		Kontrollgruppe	
N	21		21	
Kolonkarzinom	4	19,0%	7	33,3%
andere Todesursache	7	33,3%	12	57,1%
lebt noch	10	47,6%	2	9,5%

Tabelle 15a: Risikofaktoren und Risikokonstellationen bei Rektumkarzinom (Heidelberger Prospektive Studie 1973-1988)

	N	Mort. an Rektumkarzinom		andere Todesursache	
1. Fehlernährung	235	11	4,7%	104	44,3%
2. familiär-genetische Belastung	201	14	6,9%	60	29,8%
3. chronische Verstopfung	416	12	2,9%	83	19,9%
4. chronische Einnahme von Abführmitteln	299	9	3,0%	99	33,1%
5. Darmpolypen	412	13	3,3%	114	27,7%
6. Einnahme dämpfender Psychopharmaka	615	17	2,8%	173	28,1%
7. Hypoazidose	400	10	2,5%	130	32,5%
8 keine Einnahme von Antibiotika	107	3	2,8%	30	28,0%
9 chron. reaktive Depression auf Verlusterlebnisse	356	15	4,2%	102	28,6%
10. Streß (gehemmte Selbstregulation)	575	19	3,3%	255	44,3%
11. Risikofaktoren (1–4, 9–10)	105	31	29,5%	59	56,1%
12. alle phys. Faktoren (1, 3–8)	124	6	4,8%	35	28,2%
13. alle phys. Faktoren und Streß (12, 10)	72	8	11,1%	31	43,0%
14. alle phys. Faktoren und fam.-gen. Belastung (12, 2)	8	1	12,5%	4	50,0%
15. Streß und fam.-genet. Belastung (2, 10)	70	16	22,8%	35	50,0%
16. alle Faktoren (1–10)	72	8	11,1%	29	40,3%
17. kein Faktor	1062	10	1,0%	125	11,8%
insgesamt	5129	203	3,9%	1468	28,6%

Tabelle 15b: Präventive Intervention (Autonomietraining) bei Personen mit Risikofaktoren für das Rektumkarzinom (11)

	Therapiegruppe		Kontrollgruppe	
N	16		16	
Rektumkarzinom	3	18,7%	4	25,0%
andere Todesursache	7	43,7%	9	56,2%
lebt noch	6	37,5%	3	18,7%

Tabelle 16a: Risikofaktoren und Risikokonstellationen bei Mammakarzinom (Heidelberger Prospektive Studie 1973–1988)

	N	Mort. an Mammakarzinom		andere Todesursache	
1. familiär-genetische Belastung	117	12	10,2%	35	29,9%
2. ungesunde Ernährung	217	6	2,8%	92	42,4%
3. zystische Mastopathie	302	7	2,3%	65	21,5%
4 Bestrahlung der Brustdrüsen	198	6	3,0%	91	45,9%
5. Einnahme von Beruhigungsmitteln	273	2	0,7%	115	42,1%
6. Einnahme von Schlafmitteln	280	2	0,7%	142	50,7%
7. Alkoholkonsum über 60 g/Tag	415	5	1,2%	176	42,4%
8. Streßgehemmte Selbstregulation)	325	17	5,2%	158	48,6%
9. Risikofaktoren 1–3 und Streß (8) in Kombination	109	49	44,9%	50	45,9%
10. alle physischen Faktoren (2–7)	131	5	3,8%	81	61,8%
11. alle physischen Risiko-faktoren und Streß (2–7, 8)	59	7	11,9%	41	69,5%
12. alle phys. Risikofakt. u. fam.-genet. Belastung (2–7, 1)	10	2	20%	7	70,0%
13. genetische Belastung und Streß (1, 8)	65	21	32,3%	30	46,1%
14. alle phys. Risikofakt., fam.-genet. Bel. und Streß (2–7, 1, 8)	3	2	66,7%	1	33,3%
15. kein Faktor	2315	3	0,1%	503	21,7%
insgesamt	4819	146	3,0%	1587	32,9%

genetische Belastung: Mutter und eine Großmutter an Mammakarzinom verstorben

Tabelle 16b: Risikofaktoren und Risikokonstellationen bei Mammakarzinom unter Einbeziehung der Variablen „Zweifache Abweisung"

Risikofaktoren und Risiko-konstellationen	N	Mortalität an Mamma-Karz.		Mort. mit zweif. Abweisung		Mort. ohne zweif. Abweisung	
				N	Mort.	N	Mort.
1. familiär-genetische Belastung	117	12	10,2%	31	7 22,6%	86	5 5,8%
2. ungesunde Ernährung	217	6	2,8%	68	5 7,4%	149	1 0,7%
3. zystische Mastopathie	302	7	2,3%	73	5 6,8%	229	2 0,9%
4. Bestrahlung der Brustdrüsen	198	6	3,0%	60	4 6,7%	138	2 1,4%
5. Einnahme von Beruhigungsmitteln	273	2	0,7%	132	2 1,5%	141	0 0,0%
6. Einnahme von Schlafmitteln	280	2	0,7%	146	1 0,7%	134	1 0,7%
7. Alkoholkonsum über 60 g/Tag	415	5	1,2%	103	5 4,8%	312	0 0,0%
8. Streß (gehemmte Selbstregulation)	325	17	5,2%	202	16 7,9%	123	1 0,8%
9. Risikofaktoren 1–3 und Streß 8 in Kombination	109	49	44,9%	59	32 54,2%	50	17 34,0%
10. alle physischen Faktoren 2–7	131	5	3,8%	30	3 10,0%	101	2 2,0%
11. alle physischen Faktoren und Streß 2–7, 8	59	7	11,9%	28	5 17,8%	31	2 6,4%
12. alle physis. Faktoren u. fam.-gen. Bel. 2–7, 1	10	2	20,0%	4	1 25,0%	6	1 16,7%
13. genetische Belastung u. Streß 1, 8	65	21	32,3%	21	14 66,7%	44	7 15,9%
14. alle phys. Fakt., fam.-gen. Bel., Streß 1, 2–7, 8	3	2	66,7%	2	2 100,0%	1	0 0,0%
15. kein Faktor	2315	3	0,1%	715	1 0,1%	1600	2 0,1%
insgesamt	4819	146	3,0%	1674	103 6,2%	3145	43 1,4%

genetische Belastung: Mutter und eine Großmutter an Mammakarzinom verstorben

Tabelle 16c: Präventive Intervention (Autonomietraining) bei Personen mit Risikofaktoren für das Mammakarzinom (1–3, 8)

	Therapiegruppe		Kontrollgruppe	
N	32		32	
Mammakarzinom	6	18,7%	13	40,6%
andere Todesursache	8	25,0%	14	43,7%
lebt noch	18	56,2%	5	15,6%

Tabelle 17a: Risikofaktoren und Risikokonstellationen bei Gallenblasen und Gallenwegekarzinom (Heidelberger Prospektive Studie 1973-1988)

	N	Mort. an Gallenblasen- u. Gallenwegekarzinom		andere Todesursache	
1. chron. Entzündungen der Gallenblase und Gallenwege	167	4	2,3%	51	30,5%
2. familiär-genetische Belastung	80	3	3,7%	25	31,2%
3. ungesunde Ernährung	372	1	0,3%	135	36,3%
4. Gallensteine	395	6	1,5%	83	21,0%
5. hoher Alkoholkonsum, vor allem Bier	417	2	0,7%	120	28,8%
6. cholesterin- und fettreiche Ernährung	305	5	1,6%	62	20,3%
7. Streß (gehemmte Selbstregulation)	862	1	0,1%	479	55,6%
8. Risikofaktoren 1–3, 7 in Kombination	59	7	11,9%	40	67,8%
9. alle physischen Faktoren (1, 3–6)	63	1	1,6%	15	23,8%
10. alle phys. Faktoren u. Streß (1, 3–7)	51	2	3,9%	20	39,2%
11. alle phys. Faktoren u. fam.-gen. Bel. (1–6)	21	2	9,5%	7	33,3%
12. Streß und fam.-genet. Belastung (2, 7)	37	3	8,1%	15	40,5%
13. alle Faktoren (1–7)	7	1	14,3%	2	28,6%
14. kein Faktor	862	3	0,3%	100	11,6%
insgesamt	3698	41	1,1%	1154	31,2%

Tabelle 17b: Präventive Intervention (Autonomietraining) bei Personen mit Risikofaktoren für das Gallenblasen- und Gallenwegekarzinom (1–3; 7)

	Therapiegruppe		Kontrollgruppe	
N	14		14	
Gallenblasenkarzinom	2	14,2%	2	14,2%
andere Todesursache	3	21,4%	9	64,3%
lebt noch	9	64,3%	3	21,4%

Tabelle 18a: Risikofaktoren und Risikokonstellationen bei Blasenkarzinom
(Heidelberger Prospektive Studie 1973–1988)

	N	Mort. an Blasenkarzinom		andere Todesursache	
1. Rauchen	607	2	0,3%	195	32,1%
2. Kaffee-Konsum	401	4	1,0%	148	36,9%
3. hoher Alkoholkonsum	536	2	0,4%	184	34,3%
4. familiär-genetische Belastung	103	9	8,7%	27	26,2%
5. chron. Blasenentzündung	309	4	0,6%	69	22,3%
6. Streß (gehemmte Selbstregulation)	321	1	0,3%	165	51,4%
7. alle physischen Faktoren (1–3, 5)	134	3	2,2%	53	39,5%
8. alle phys. Faktoren und Streß (1–3, 5–6)	87	8	9,2%	29	33,3%
9. alle phys. Faktoren u. fam.-gen. Bel. (1–5)	74	9	12,1%	40	54,0%
10. Streß und fam.-gen. Belastung	54	12	22,2%	30	55,5%
11 alle Faktoren (1–6)	58	16	27,6%	29	50,0%
12. kein Faktor	1271	4	0,3%	150	11,8%
insgesamt	3955	74	1,9%	1119	28,3%

Tabelle 18b: Präventive Intervention (Autonomietraining) bei Personen mit allen Risikofaktoren (1–6)

	Therapiegruppe		Kontrollgruppe	
N	9		9	
Blasenkarzinom	3	33,3%	3	33,3%
andere Todesursache	6	66,6%	5	55,5%
lebt noch	0		1	11,1%

Tabelle 19a: Risikofaktoren und Risikokonstellationen bei Ösophaguskarzinom
(Heidelberger Prospektive Studie 1973-1988)

	N	Mort. an Ösophaguskarzinom		andere Todesursache	
1. hoher Alkoholkonsum	871	3	0,3%	347	39,8%
2. starkes Zigarettenrauchen	716	2	0,3%	302	42,1%
3. ungesunde Ernährung	615	1	0,1%	219	35,6%
4. chron. Entzündungen in der Speiseröhre	312	3	0,9%	98	31,4%
5. starke Hyperazidose	420	1	0,2%	120	28,6%
6. Einnahme sehr heißer Getränke u. Speisen	361	1	0,3%	105	29,1%
7. häufiges Essen scharfer Gewürze	274	1	0,4%	94	34,3%
8. häufiges Essen von gepökeltem/geräuchertem Fleisch	315	2	0,6%	104	33,0%
9. starker Kaffeekonsum (über 5 Tassen täglich)	451	2	0,4%	175	38,8%
10. regelm. Erbrechen harter Nahrungsstücke	104	1	0,9%	35	33,6%
11. Eisenmangel	184	1	0,5%	52	28,3%
12. familiär-genetische Belastung	35	3	8,6%	11	31,4%
13. Streß (gehemmte Selbstregulation)	802	4	0,5%	423	52,7%
14. Risikofaktoren 1–4, 12, 13 in Kombination	30	9	30,0%	14	46,7%
15. alle 11 physischen Risikofaktoren (1–11)	81	1	1,2%	43	53,1%
16. alle 11 phys. Risikof. und Streß (1–11, 13)	36	1	2,7%	25	69,4%
17. alle 11 phys. Risikof. u. fam.-genet. Belastung (1–11, 12)	8	2	25,0%	5	62,5%
18. fam.-genet. Belastung und Streß (12, 13)	5	1	20,0%	2	40,0%
19. alle 11 phys. Risikofaktoren, Streß u. fam.-genet. Bel.(1–11, 12, 13)	4	2	50,0%	1	25,0%
20. kein Faktor	1713	3	0,2%	189	11,0%
insgesamt	7337	44	0,6%	2364	32,2%

Tabelle 19b: Präventive Intervention (Autonomietraining) bei Personen mit Risikofaktoren für das Ösophaguskarzinom (1–4, 12, 13)

	Therapiegruppe		Kontrollgruppe	
N	6		6	
Ösophaguskarzinom	1	16,6%	2	33,3%
andere Todesursache	2	33,3%	3	50,0%
lebt noch	3	50,0%	1	16,6%

Tabelle 20a: Risikofaktoren und Risikokonstellationen bei Kehlkopfkarzinom (Heidelberger Prospektive Studie 1973-1988)

	N	Mort. an Kehlkopfkarzinom		andere Todesursache	
1. starkes Zigarettenrauchen	307	2	0,6%	99	32,2%
2. hoher Alkoholkonsum	381	3	0,8%	135	35,4%
3. häufige Entzündungen im Kehlkopf	261	2	0,7%	82	31,4%
4. Polypen und Papilome im Kehlkopf	161	1	0,6%	50	31,0%
5. Verletzungen des Kehlkopfes u. der Stimmbänder	185	2	1,0%	55	29,7%
6. familiär-genetische Belastung	42	3	7,1%	13	30,9%
7. Streß (gehemmte Selbstregulation)	325	0		155	47,7%
8. Risikofaktoren 1–3, 6, 7 in Kombination	29	11	37,9%	15	51,7%
9. alle physischen Faktoren (1-5)	54	3	5,5%	35	64,8%
10. alle phys. Risikofakt. und Streß (1–5, 7)	23	3	13,0%	11	47,8%
11. alle phys. Risikofakt. u. fam.-gen. Belastung (1–5, 6)	5	2	40,0%	2	40,0%
12. Streß und fam.-genet. Belastung (6, 7)	12	2	16,6%	6	50,0%
13. alle phys. Risikof., Streß u. fam.-gen. Belastung (1–5, 6, 7)	2	1	50,0%	1	50,0%
14. kein Faktor	1898	2	0,1%	216	11,4%
insgesamt	3685	37	1,0%	875	23,7%

Tabelle 20b: Präventive Intervention (Autonomietraining) bei Personen mit Risikofaktoren für Kehlkopfkarzinom (1–3, 6, 7)

	Therapiegruppe		Kontrollgruppe	
N	7		7	
Kehlkopfkarzinom	3	42,8%	2	28,5%
andere Todesursache	1	14,3%	5	71,4%
lebt noch	3	42,8%	0	

Tabelle 21a: Risikofaktoren und Risikokonstellationen bei Corpus-uteri-Karzinom (Heidelberger Prospektive Studie 1973–1988)

	N	Mort. an Corpus-uteri-Karzinom		andere Todesursache	
1. familiär-genetische Belastung	219	11	5,0%	52	23,7%
2. Abtreibungen	271	4	1,5%	89	32,8%
3. Tod eines Kindes	387	10	2,6%	124	32,0%
4. Kinderlosigkeit	504	2	0,4%	135	26,8%
5. späte Menopause	305	1	0,3%	90	29,5%
6. häufige Zwischen-blutungen	366	1	0,3%	133	36,3%
7. Myome in der Gebärmutter	185	2	1,0%	60	32,4%
8. Übergewicht	198	1	0,5%	47	23,7%
9. Diabetes mellitus	377	2	0,5%	180	47,7%
10. Bluthochdruck	304	3	1,0%	140	46,0%
11. Einnahme dämpfender Substanzen	103	1	1,0%	44	42,7%
12. hoher Alkoholkonsum	207	4	1,9%	88	42,5%
13. Streß	189	18	9,5%	97	51,3%
14. Streß, fam.-gen. Bel. u. mind. 3 phys. Fakt. ausgeprägt.	77	26	33,7%	39	50,6%
15. alle physischen Faktoren (2-12)	52	2	3,8%	25	48,0%
16. alle phys. Fakt. und Streß (2-12, 13)	42	5	11,2%	30	71,4%
17. alle phys. Fakt. und fam.-gen. Bel. (15, 1)	57	6	10,5%	24	42,0%
18. Streß und fam.-gen. Belastung (1, 13)	42	10	23,8%	10	23,8%
19. alle Faktoren (1-13)	12	5	41,6%	4	33,3%
20. kein Faktor	1360	2	0,1%	265	19,4%
insgesamt	5257	105	2,0%	1676	31,9%

Tabelle 21b: Präventive Intervention (Autonomietraining) bei Personen mit Risikofaktoren für das Corpus uteri-Karzinom (1–3, 13)

	Therapiegruppe		Kontrollgruppe	
N	45		45	
Corpus uteri-Karzinom	5	11,1%	16	35,5%
andere Todesursache	19	42,2%	24	53,3%
lebt noch	21	46,6%	5	11,1%

Tabelle 22a: Risikofaktoren und Risikokonstellationen bei Analkarzinom (Männer) (Heidelberger Prospektive Studie 1973–1988)

	N	Mort. an Analkarzinom		andere Todesursache	
1. chron. Anal-Risse/Fisteln	355	1	0,3%	38	10,7%
2. chron. Infektionen (Entzündungen, Juckreiz)	396	2	0,5%	46	11,7%
3. chron. Hämorrhoiden	367	1	0,3%	45	12,3%
4. anale Kondylome	195	2	1,0%	31	15,9%
5. familiär-genetische Belastung	102	8	7,8%	16	15,7%
6. Streß (gehemmte Selbstregulation)	597	1	0,2%	201	33,7%
7. alle physischen Faktoren (1–4)	133	5	3,7%	29	21,8%
8. phys. Faktoren und fam.-genet. Belastung (1–5)	45	4	8,8%	8	17,7%
9. phys. Faktoren und Streß (1–4, 6)	69	5	7,2%	28	40,5%
10. Streß und fam.-genet. Belastung (5–6)	45	4	8,8%	17	37,7%
11. alle Faktoren (1–6)	36	9	25,0%	19	52,8%
12. kein Faktor	1962	1	0,05%	234	11,9%
insgesamt	4302	43	0,99%	712	16,5%

Tabelle 22b: Präventive Intervention (Autonomietraining) bei Personen mit allen Risikofaktoren (1–6)

	Therapiegruppe		Kontrollgruppe	
N	11		11	
Analkarzinom	1	9,0%	3	27,3%
andere Todesursache	3	27,3%	5	45,4%
lebt noch	7	63,6%	3	27,3%

Tabelle 23a: Risikofaktoren und Risikokonstellation bei Nierenkarzinom
(Heidelberger Prospektive Studie 1973–1988)

	N	Mort. an Nierenkarzinom		andere Todesursache	
1. starkes Zigarettenrauchen	417	1	0,2%	114	27,3%
2. ungesunde Ernährung	817	3	0,3%	247	30,2%
3. Berührung mit Asbest	344	1	0,3%	138	40,1%
4. hoher Kaffeekonsum	391	2	0,5%	140	35,8%
5. familiär-genetische Belastung	96	3	3,1%	12	12,5%
6. Nierenmißbildungen, z. B. Zystenniere	119	2	1,7%	18	15,1%
7. hoher Alkoholkonsum	896	3	0,3%	298	33,2%
8. Streß (gehemmte Selbstregulation)	916	1	0,1%	446	48,7%
9. Streß, fam.-gen. Bel. u. phys. Fakt. 1, 2, 6, 7	40	11	27,5%	29	72,5%
10. alle 6 phys. Risikofakt. in Kombination (1–4, 6–7)	55	2	3,6%	31	56,4%
11. alle phys. Risikofakt. u. Streß (1–4, 6–7, 8)	45	3	6,7%	30	66,7%
12. alle phys. Risikofakt. u. fam.-gen. Bel. (1–7)	10	2	20,0%	7	70,0%
13. Streß und familiär-genetische Belastung (5, 8)	8	2	25,0%	5	62,5%
14. alle phys. Risikof., fam.-genet. Belastung und Streß (1–8)	6	2	33,3%	4	66,7%
15. kein Faktor	1713	2	0,1%	169	9,9%
insgesamt	5873	40	0,7%	1688	28,7%

Tabelle 23b: Präventive Intervention (Autonomietraining) bei Personen mit Risikofaktoren für das Nierenkarzinom (1–2, 5–8)

	Therapiegruppe		Kontrollgruppe	
N	7		7	
Nierenkarzinom	1	14,2%	1	14,2%
andere Todesursache	3	42,8%	5	71,4%
lebt noch	3	42,8%	1	14,3%

Tabelle 24a: Risikofaktoren und Risikokonstellationen bei Mundhöhlenkarzinom (Heidelberger Prospektive Studie 1973–1988)

	N	Mort. an Mundhöhlenkarzinom		andere Todesursache	
1. Alkoholkonsum (hochprozentig)	603	0		195	32,3%
2. Rauchen	578	0		154	28,3%
3. Verletzungen in der Mundhöhle (z. B. spitze Zähne)	415	0		46	11,0%
4. häufige Infektionen in der Mundhöhle	206	0		49	23,8%
5. familiär-genetische Belastung	49	1	2,0%	6	12,2%
6. Streß (gehemmte Selbstregulation)	605	0		265	43,8%
7. alle physischen Faktoren (1–4)	316	8	2,5%	90	28,4%
8. physische Faktoren und fam.-gen. Bel. (1–5)	41	6	14,6%	17	41,5%
9. physische Faktoren und Streß (1–4, 6)	250	9	3,6%	120	48,0%
10. Streß und fam.-genet. Belastung (5–6)	50	2	4,0%	27	54,0%
11. alle Faktoren (1–6)	32	2	6,2%	21	65,6%
12. kein Faktor	1362	1	0,07%	273	11,5%
insgesamt	4507	29	0,6%	1273	28,2%

Tabelle 24b: Präventive Intervention (Autonomietraining) bei Personen mit allen Risikofaktoren (1–6)

	Therapiegruppe		Kontrollgruppe	
N	7		7	
Mundhöhlenkarzinom	1	14,3%	1	14,2%
andere Todesursache	2	28,6%	5	71,4%
lebt noch	4	57,1%	1	14,3%

Tabelle 25a: Risikofaktoren und Risikokonstellationen bei Pankreaskarzinom (Heidelberger Prospektive Studie 1973–1988)

	N	Mort. an Pankreaskarzinom		andere Todesursache	
1. hoher Alkoholkonsum	996	1	0,1%	295	29,6%
2. ungesunde Ernährung	513	1	0,2%	158	30,7%
3. familiär-genetische Belastung	26	1	3,8%	5	19,2%
4. Entzündungen der Bauchspeicheldrüse (Pankreatitis)	605	1	0,2%	137	22,6%
5. viel Kaffee	465	0		115	24,7%
6. starkes Zigarettenrauchen	705	0		185	26,2%
7. Leberzirrhose	177	1	0,6%	99	56,0%
8. Gallensteine	352	2	0,6%	87	27,5%
9. Diabetes mellitus	274	1	0,4%	94	34,3%
10. Streß (gehemmte Selbstregulation)	412	0		214	51,9%
11. Risikofaktoren 1–6, 10 in Kombination	19	3	15,7%	13	68,4%
12. alle physischen Faktoren (1–9 ohne 3)	86	2	2,3%	41	47,7%
13. alle physischen Fakt. und Streß (1–9 ohne 3, 10)	54	3	5,5%	29	53,7%
14. alle phys. Fakt. u. fam.-genet. Bel. (1–9)	2	0		1	50,0%
15. Streß und fam.-genet. Belastung (3, 10)	9	1	11,1%	3	33,3%
16. alle Faktoren (1–10)	5	2	40,0%	2	40,0%
17. kein Faktor	1819	1	0,05%	179	9,8%
insgesamt	6519	20	0,3%	1657	25,4%

Tabelle 25b: Präventive Intervention (Autonomietraining) bei Personen mit Risikofaktoren für das Pankreaskarzinom (1–6, 10)

	Therapiegruppe		Kontrollgruppe	
N	6		6	
Pankreaskarzinom	0		1	16,6%
andere Todesursache	1	16,6%	4	66,6%
lebt noch	5	83,3%	1	16,6%

Tabelle 26: Risikofaktoren und Risikokonstellationen bei Schilddrüsenkarzinom
(Heidelberger Prospektive Studie 1973–1988)

	N	Mort. an Schilddrüsenkarzinom		andere Todesursache	
1. familiär-genetische Belastung	193	14	7,2%	20	10,3%
2. Kropf	413	1	0,2%	48	11,6%
3. Bestrahlung der Schilddrüse in der Jugend	351	3	0,8%	57	16,2%
4. Streß	716	0		324	45,2%
5. Risikofaktoren 1–2, 4 in Kombination	78	8	10,2%	29	37,2%
6. Streß und fam.-gen. Belastung (1, 4)	64	6	9,4%	31	48,4%
7. kein Faktor	612	1	0,7%	70	11,4%
insgesamt	2427	33	1,3%	579	24,0%

Tabelle 27: Risikokonstellationen und Risikofaktoren bei Hodenkarzinom
(Heidelberger Prospektive Studie 1973–1988)

	N	Mort. an Hodenkarzinom		andere Todesursache	
1. starke Mutterbindung	613	0		205	33,4%
2. traumatische Abweisungserlebnisse vom Vater	172	0		49	28,5%
3. traumatische Abweisungserlebnisse vom Partner	153	0		41	26,8%
4. Hodenanomalien	162	0		22	13,5%
5. Hodenentzündungen	81	0		20	24,7%
6. familiär-genetische Belastung	106	0		30	28,3%
7. Streß (schlechte Selbstregulation)	316	0		150	47,5%
8. alle physischen Faktoren (4–5)	80	0		22	27,5%
9. physische Faktoren und fam.-gen. Belastung (4–5, 6)	82	0		17	20,7%
10. physische Faktoren und Streß (2–3, 4–5, 7)	63	5	7,9%	12	19,0%
11. Streß und fam.-genet. Belastung (2–3, 6, 7)	54	6	11,1%	31	57,4%
12. nur Streß (1–3, 7)	416	7	1,7%	285	68,5%
13. alle Faktoren (1–7)	130	19	14,7%	81	62,3%
14. kein Faktor	2160	1	0,05%	356	16,5%
insgesamt	4588	38	0,8%	1321	28,9%

Tabelle 28: Risikofaktoren und Risikokonstellationen bei Zervixkarzinom
(Heidelberger Prospektive Studie 1973–1988)

	N	Mort. an Zervixkarzinom		andere Todesursache	
1. starke Ambivalenz zum Geschlechtsverkehr	302	0		39	12,9%
2. Streß (schlechte Selbstregulation)	461	0		205	44,4%
3. chronische Infektionen der Geschlechtsorgane	370	0		36	9,7%
4. familiär-genetische Belastung	101	1	1,0%	10	9,9%
5. Sexualverkehr vor dem 13. Lebensjahr	254	0		30	11,8%
6. mehr als drei Kinder	531	0		79	14,8%
7. Kontrazeptivaeinnahme länger als 10 Jahre	321	1	0,3%	40	12,5%
8. mechanische Verhütungsmittel	267	2	0,7%	39	14,6%
9. alle physischen Faktoren (3, 5–8)	225	2	0,8%	35	15,5%
10. alle phys. Faktoren und Streß (9, 2)	104	5	4,8%	49	47,1%
11. alle phys. Faktoren und fam.-genet. Bel. (9, 4)	31	2	6,4%	5	16,1%
12. Streß und fam.-genet. Belastung (2, 4)	41	3	7,3%	16	39,0%
13. alle Faktoren	10	1	10,0%	5	50,0%
14. kein Faktor	816	4	0,5%	65	7,9%
insgesamt	3834	18	0,5%	653	17,0%

Tabelle 29: Risikofaktoren und Risikokonstellationen bei Eierstockkarzinom
(Heidelberger Prospektive Studie 1973-1988)

	N	Mort. an Eierstockkarzinom		andere Todesursache	
1. familiär-genetische Belastung	163	15	9,2%	19	11,6%
2. Kinderlosigkeit	903	1	0,1%	96	10,6%
3. ungesunde Ernährung	602	0		201	33,4%
4. Eileiterschwangerschaften	566	2	0,3%	162	28,6%
5. chron. Eierstockentzündung	95	1	1,0%	24	25,2%
6. Streß	502	0		197	39,2%
7. Risikofaktoren 1–3, 6 in Kombination	30	7	23,3%	9	30,0%
8. alle physischen Faktoren (2–5)	32	0		14	43,7%
9. alle phys. Faktoren und Streß (2–5, 6)	22	1	4,5%	11	50,0%
10. alle phys. Faktoren und fam.-gen. Bel. (1–5)	15	2	13,3%	6	40,0%
11. Streß und fam.-genet. Belastung (1, 6)	85	17	20,0%	39	45,9%
12. alle Faktoren (1–6)	7	2	28,5%	3	42,8%
13. kein Faktor	1861	1	0,05%	165	8,9%
insgesamt	4883	49	1,0%	946	19,4%

Tabelle 30a: Risikofaktoren und Risikokonstellationen bei Bronchialkarzinom
(Heidelberger Prospektive Interventionsstudie 1973–1988)

	N	Mort. an Bronchialkarzinom		andere Todesursache	
1. chron. obstruktive Bronchitis	198	1	0,5%	69	34,8%
2. Zigarettenrauchen	478	6	1,3%	170	35,6%
3. familiär-genetische Belastung	215	3	1,4%	110	34,9%
4. intensives Passivrauchen	263	2	0,8%	85	32,3%
5. über 30 diagnost. Röntgenbestrahlungen	316	3	0,9%	100	31,6%
6. chronische Lungenkrankheit	146	2	1,4%	54	37,0%
7. Streß (gehemmte Selbstregulation)	961	9	0,9%	477	49,6%
8. Faktoren 1–3, 7	79	49	62,0%	21	26,6%
9. alle physischen Faktoren	105	4	3,8%	37	35,2%
10. alle phys. Fakt. und fam.-gen. Bel. (1–6)	30	8	26,7%	9	30,0%
11. alle phys. Fakt. und Streß	49	14	28,6%	20	40,8%
12. Streß und fam.-gen. Belastung (3, 7)	21	7	33,3%	8	38,0%
13. alle Faktoren (1–7)	11	7	63,6%	4	36,4%
14. kein Faktor	1672	8	0,5%	532	31,8%
insgesamt	4696	143	3,0%	1717	36,6%

Tabelle 30b: Präventive Intervention (Autonomietraining) bei Personen mit Risikofaktoren für das Bronchialkarzinom (1–3, 7)

	Therapiegruppe		Kontrollgruppe	
N	21		21	
Mort. an Bronchialkarzinom	4	19,0%	14	66,6%
andere Todesursache	6	28,6%	7	33,0%
lebt noch	11	52,8%	0	

Zur Tabelle 30b:

Um die Hypothese, daß die spezifische Kombination von Risikofaktoren, wie sie in der Tabelle 19 vorgestellt ist, auch mit einer größeren Anzahl von anderen, für Bronchialkarzinom relevanten Faktoren assoziiert ist (als wenn nur ein oder kein Faktor vorliegt), zu überprüfen, wurden bei der untersuchten Population noch andere, hier vorgestellte Faktoren erfaßt:

1. Anzahl der Großeltern, die an Bronchialkarzinom verstorben sind (1–4 Punkte)
2. Intensivierung des Rauchens in den letzten drei Jahren
3. intensives Passivrauchen in der Kindheit
4. intensives Passivrauchen im Erwachsenenalter
5. berufliche Berührung mit Asbest
6. intensive Berührung mit Autoabgasen (über 6 Stunden täglich)

7. Lungentuberkulose in der Anamnese
8. chronische Einnahme von das ZNS dämpfende Psychopharmaka
9. chronische Einnahme von Schmerzmitteln
10. chronische Einnahme von Schlafmitteln
11. ungesunde, vitaminarme Ernährung
12. Typ-I-Verhalten
13. exponierendes Verhalten (Härte gegen sich selbst, Nichtbeachtung von Symptomen)
14. hoher Alkoholkonsum (über 80 g/Tag)
15. rational-antiemotionales Verhalten
16. harmonisierender Loyalitätskonflikt (zwei Personen stellen nicht zu vereinbarende Ansprüche wobei die Person versucht, es beiden recht zu machen und Harmonie herzustellen.

Für jedes zutreffende Kriterium bekommt die Person einen Punkt. Die Person kann also maximal 19 Punkte erhalten.

Die zweite Hypothese lautet, daß Personen mit einem ausgeprägten Bündel von Risikofaktoren dann eher an Bronchialkarzinom erkranken, wenn keine Positivfaktoren entgegenwirken. Aus einer großen Anzahl von Positivfaktoren sollen hier nur einige vorgestellt und zur empirischen Überprüfung der Hypothese benutzt werden:

1. hoher Grad an positiver Anregung
2. gesunde, abwechslungsreiche und vitaminreiche Ernährung
3. Ausübung von sozialer Macht
4. regelmäßige Einnahme von Vitaminen und Mineralstoffen nach subjektivem Bedarf
5. Genuß von moderaten Mengen an Alkohol je nach Bedürfnis
6. Anwendung eines Hausmittels bei Auftreten von Symptomen
   (mit ausgeprägter Überzeugung von dessen Wirksamkeit)
7. Fähigkeit, sich im richtigen Moment auszuruhen und zu erholen
8. guter, erholsamer Schlaf
9. gute soziale Integration mit sozialer Anerkennung/Zugehörigkeitsgefühl
10. gute soziale Unterstützung
11. ausgeprägter Lebenswille

Für jedes zutreffende Kriterium bekommt die Person 1 Punkt; maximal 11 Punkte

Tabelle 30c: Zusammenhang zwischen den Risikofaktoren aus der Tabelle 19 mit zusätzlichen Risiko- und Positivfaktoren

	N	Anzahl der zusätzlichen Risikofaktoren	Anzahl der zusätzlichen Positivfaktoren
1. chron. obstruktive Bronchitis	198	2,1	2,6
2. starkes Zigarettenrauchen	478	2,4	2,9
3. familiär-genetische Belastung	215	1,8	3
4. Streß (gehemmte Selbstregulation)	961	3,9	3,5
5. alle Faktoren (1–4)	79	10,5	1,3
6. nur physische Faktoren (1–3)	152	4,2	3,3
7. kein Faktor	1672	1,5	7,5
insgesamt	3755		

Tabelle 31a: Risikofaktoren und Risikokonstellationen bei Magenkarzinom
(Heidelberger Prospektive Interventionsstudie 1973–1988)

	N	Mort. an Magenkarzinom		andere Todesursache	
1. Magenresektion	113	1	0,9%	41	36,3%
2. Zigarettenrauchen (15–40 täglich)	204	1	0,5%	82	40,2%
3. hoher Alkoholkonsum (30–80 g täglich)	189	1	0,5%	77	40,7%
4. Hypoazidität des Magens	52	1	1,9%	20	38,5%
5. chronische atrophische Gastritis	291	2	0,7%	94	32,3%
6. salzreiche Ernährung u. gepökeltes/geräuchertes Fleisch	382	3	0,7%	120	31,4%
7. Fehlernährung (wenig Obst, Gemüse, Vollkorn)	150	0	0	47	31,3%
8. häufiges Essen von verdorbenen Nahrungsmitteln	196	2	1,0%	60	30,6%
9. Streß (gehemmte Selbstregulation)	461	6	1,3%	231	50,1%
10. familiär-genetische Belastung*	197	4	2,0%	96	48,7%
11. alle physischen Faktoren (1–8)	89	8	9,0%	42	47,2%
12. alle physischen Faktoren und Streß	79	14	17,7%	39	49,4%
13. alle physischen Faktoren u. fam.-genet. Belastung	53	13	24,5%	25	47,2%
14. Streß und familiär-genet. Belastung	94	20	21,3%	32	34,0%
15. alle Faktoren (1–10)	29	17	58,6%	4	4,4%
16. kein Faktor	1580	5	0,3%	473	30,0%
insgesamt	4159	98	2,40%	1483	35,7%

* Vater und Mutter oder ein Elternteil und ein Familienmitglied in gerader Linie an Magenkrebs erkrankt

Tabelle 31b: Präventive Intervention (Autonomietraining) bei Personen mit Risikofaktoren für das Magenkarzinom (1–3, 10)

	Therapiegruppe		Kontrollgruppe	
N	16		16	
Mort. an Magenkarzinom	5	31,2%	8	50,0%
andere Todesursache	4	25,0%	7	43,8%
lebt noch	7	43,7%	1	6,2%

Tabelle 32a: Risikofaktoren und Risikokonstellationen beim Leberkarzinom
(Heidelberger Prospektive Interventionsstudie 1973–1988)

	N	Mort. an Leberkarzinom		andere Todesursache	
1. Alkoholkonsum	583	1	0,2%	204	35,0%
2. Leberzirrhose	165	1	0,6%	115	70,0%
3. ungesunde, eiweißarme Ernährung	592	2	0,3%	174	29,4%
4. Hepatitis B	200	1	0,5%	74	37,0%
5. chron. Einnahme chemischer Medikamente	175	1	0,6%	64	36,6%
6. familiär-genetische Belastung	72	2	2,8%	28	38,3%
7. Streß	471	1	0,2%	239	50,7%
8. alle physischen Faktoren (1–5)	395	4	1,0%	191	48,3%
9. alle phys. Faktoren und Streß (1–3, 5)	255	2	0,8%	140	54,9%
10. alle phys. Fakt. und fam.-gen. Bel. (1–4)	25	1	4,0%	8	32,0%
11. Streß und fam.- gen. Belastung (6, 7)	32	5	15,6%	10	31,2%
12. alle Faktoren (1-7)	13	6	46,1%	7	53,8%
13. kein Faktor	1612	1	0,06%	512	31,8%
insgesamt	4590	28	0,6%	1766	38,5%

Tabelle 32b: Präventive Intervention (Autonomietraining) bei Personen mit Risikofaktoren
für das Leberkarzinom (1–7)

	Therapiegruppe		Kontrollgruppe	
N	10		10	
Mort. an Leberkarzinom	3	33,3%	6	66,6%
andere Todesursache	3	30,0%	3	30,0%
lebt noch	4	40,0%	1	10,0%

Tabelle 33a: Risikokonstellationen und Risikofaktoren bei Malignem Melanom
(Heidelberger Prospektive Studie 1973–1988)

	N	Mort. an Malignem Melanom		andere Todesursache	
1. Muttermalverletzungen	317	0		95	30,0%
2. häufige intensive Sonnenbestrahlung	725	1	0,1%	232	32,0%
3. familiär-genetische Disposition	85	2	2,3%	21	24,7%
4. Streß (gehemmte Selbstregulation)	895	0		425	47,5%
5. alle physischen Faktoren (1–2)	230	1	0,4%	64	27,8%
6. physische Faktoren und fam.-gen. Belastung (1–3)	20	3	15,0%	4	20,0%
7. physische Faktoren und Streß	135	3	2,2%	70	51,8%
8. Streß und fam.-genet. Belastung (3–4)	70	18	25,7%	30	42,8%
9. alle Faktoren (1–4)	20	9	45,0%	9	45,0%
10. kein Faktor	877	0		256	29,2%
insgesamt	3374	37	1,0%	1206	35,7%

Tabelle 33b: Präventive Intervention (Autonomietraining) bei Personen mit
allen Risikofaktoren (1–4)

	Therapiegruppe		Kontrollgruppe	
N	17		17	
Mort. an Malignem Melanom	1	5,9%	9	52,9%
andere Todesursache	6	35,3%	6	35,3%
lebt noch	10	58,8%	2	11,8%

Tabelle 34: Risikofaktoren und Risikokonstellationen bei primärem Hirntumor
(Meningiom und Glioblastom)
(Heidelberger Prospektive Studie 1973-1988)

	N	Mort. an Hirntumor		andere Todesursache	
1. familiär-genetische Belastung	191	0		31	16,2%
2. rational-antiemotionales Verhalten	834	1	0,1%	216	25,9%
3. chron. überfordernde emotionale Erlebnisse	293	0		70	23,9%
4. rational-antiemotionales Verhalten plus chron. überfordernde emotionale Erlebnisse	526	4	0,7%	256	47,8%
5. Streß (gehemmte Selbstregulation)	695	0		305	43,8%
6. alle Faktoren (1–5)	17	1	5,9%	9	52,9%
7. kein Faktor	2416	1	0,04%	275	11,4%
insgesamt	4982	7	0,1%	1162	23,3%

Tabelle 35a: Allgemeine Risikofaktoren und Risikokonstellationen bei Krebserkrankungen
(Heidelberger Prospektive Studie 1973–1988)

	N	Karzinom-Mortalität		andere Todesursache	
1. familiär-genetische Belastung*	218	15	6,8%	31	14,2%
2. starkes Zigarettenrauchen	304	12	3,9%	62	20,3%
3. hoher Alkoholkonsum	260	11	4,2%	70	26,9%
4. ungesunde Ernährung	154	7	4,5%	39	25,3%
5. Organvorschädigung, z. B. chronische Entzündungen	192	10	5,2%	53	27,6%
6. chron. Einnahme ZNS-dämpfender Substanzen	207	8	3,7%	64	30,9%
7. Organmißbildungen	269	13	4,8%	68	25,3%
8. therapeutische Bestrahlung	167	11	6,5%	55	32,9%
9. mehr als 50 diagnostische Röntgenbestrahlungen	101	5	4,9%	30	29,7%
10. hoher Kaffeekonsum	141	7	4,9%	32	22,7%
11. Berührung mit Umweltgiften (Asbest, Chemikalien), Luftverschmutzung	129	5	3,9%	36	27,9%
12. Streß (gehemmte Selbstregulation und seelisch-körperliche Erschöpfung)	100	7	7,0%	30	30,0%
13. alle physischen Risikofaktoren (2–11)	183	17	9,2%	70	38,3%
14. alle phys. Risikofaktoren und fam.-gen. Belastung (1–11)	54	16	29,6%	20	37,0%
15. alle phys. Risikofak. und Streß (2–12)	75	28	37,3%	29	38,7%
16. Streß und fam.-genet. Belastung (1, 12)	81	19	23,4%	30	37,0%
17. alle Faktoren (1–12)	55	37	67,3%	15	27,2%
18. kein Faktor	1254	15	1,2%	139	11,0%
insgesamt	3944	243	6,2%	873	22,1%

* 6 Familienmitglieder in gerader Linie an Krebs verstorben

Tabelle 35b: Präventive Intervention (Autonomietraining) bei Personen mit ausgeprägten Risikofaktoren für Krebserkrankungen

	Therapiegruppe		Kontrollgruppe	
N	30		30	
Karzinom	8	26,7%	19	63,3%
andere Todesursache	5	16,6%	10	33,3%
lebt noch	17	56,6%	1	3,3%

Tabelle 36: Zusammenfassende Darstellung aller Therapieexperimente bei Personen mit hochausgeprägten Risikokonstellationen für bestimmte Krebsarten bzw. Krebs allgemein und Veränderung der Selbstregulation, des Wohlbefindens und des Grades der Anregung (gemessen vor und sechs Monate nach der Intervention)

	Erkrankung an vorhergesagter Krebsart		Erkrankung an Herzinfarkt oder Hirnschlag		and. Todesursache		lebt gesund		lebt krank	
1. alle Therapieexperimente										
Therapiegruppe N = 275	51	18,5%	13	4,7%	73	26,5%	78	28,3%	60	21,8%
Kontrollgruppe N = 275	111	40,4%	28	10,2%	105	38,1%	9	3,3%	22	8,0%
2. Veränderung der Selbstregulation										
Therapiegruppe vor Therapie	3,4		3,2		3,4		3		3,5	
nach Therapie	3,3		3,3		3,5		4,1		3,7	
Kontrollgruppe vor Experiment	3,5		3,3		3,4		3,1		3,6	
nach Experiment	3,1		3,2		3,3		3,9		3,7	
3. Veränderung des Wohlbefindens										
Therapiegruppe vor Therapie	3,3		3,4		3,4		2,2		3,4	
nach Therapie	3,4		3,5		3,3		4,1		3,6	
Kontrollgruppe vor Experiment	3,4		3,4		3,4		2,3		3,5	
nach Experiment	3,2		3,6		3,4		4		3,4	
4. Veränderung der Anregung										
Therapiegruppe vor Therapie	3,3		3,4		3,2		3,1		3,3	
nach Therapie	3,4		3,3		3,5		4,3		3,7	
Kontrollgruppe vor Experiment	3,4		3,2		3,3		3		3,4	
nach Experiment	3,2		3,5		3,4		4,8		3,6	

Tabelle 37: Zusammenfassende Darstellung der Therapieexperimente bei Personen mit hochausgeprägten Risikokonstellationen für Herzinfarkt bzw. Hirnschlag und Veränderung der Selbstregulation, des Wohlbefindens und des Grades der Anregung (gemessen vor und sechs Monate nach der Intervention)

	Erkrankung an Herzinfarkt o. Hirnschlag		Erkrankung an Krebs		andere Todesursache		lebt gesund		lebt krank	
1. alle Therapieexperimente										
Therapiegruppe N = 105	21	20,0%	4	3,8%	28	26,7%	24	22,8%	28	26,7%
Kontrollgruppe N = 105	59	56,2%	10	9,5%	24	22,8%	3	2,8%	9	8,6%
2. Veränderung der Selbstregulation										
Therapiegruppe vor Therapie	3,6		2,9		3,2		2,6		3,4	
nach Therapie	3,4		2,9		3,3		4,0		3,4	
Kontrollgruppe vor Experiment	3,5		2,7		3,1		2,5		3,5	
nach Experiment	3,3		3,2		3,4		3,7		3,3	
3. Veränderung des Wohlbefindens										
Therapiegruppe vor Therapie	3,1		3,4		3,4		3,0		3,0	
nach Therapie	3,4		3,3		3,6		4,5		3,1	
Kontrollgruppe vor Experiment	3,1		3,3		3,5		3,6		3,2	
nach Experiment	3,2		3,5		3,2		3,9		3,0	
4. Veränderung der Anregung										
Therapiegruppe vor Therapie	3,3		3,1		3,4		2,7		3,3	
nach Therapie	3,4		3,0		3,5		4,1		3,7	
Kontrollgruppe vor Experiment	3,4		3,2		3,3		2,8		3,4	
nach Experiment	3,2		3,3		3,4		4,0		3,5	

Tabelle 38: Darstellung des Therapieexperimentes bei Personen ohne Positivfaktoren (aus Tabelle 1) und Veränderung der Selbstregulation, des Wohlbefindens und des Grades der Anregung

		lebt gesund		Erkrankung an Krebs		Erkrankung an Herzinfarkt o. Hirnschlag		andere Todesursache		lebt krank	
1. alle Therapieexperimente											
Therapiegruppe	N = 137	59	43,0%	17	12,2%	20	14,6%	31	22,6%	10	7,3%
Kontrollgruppe	N = 137	2	1,5%	33	24,0%	36	26,2%	40	29,1%	26	26,2%
2. Veränderung der Selbstregulation											
Therapiegruppe vor Therapie		2,3		3,0		3,1		3,3		3,3	
nach Therapie		3,8		3		3,2		3,6		3,6	
Kontrollgruppe vor Experiment		2,3		3,1		3,2		3,2		3,4	
nach Experiment		3,9		2,7		2,8		3,0		3,5	
3. Veränderung des Wohlbefindens											
Therapiegruppe vor Therapie		2,1		2,8		3,0		2,7		3,2	
nach Therapie		3,1		2,7		3,0		3,1		3,1	
Kontrollgruppe vor Experiment		2,2		2,7		3,1		2,9		3,2	
nach Experiment		4,2		2,6		3,3		2,7		3,6	
4. Veränderung der Anregung											
Therapiegruppe vor Therapie		2,5		2,8		2,9		3,2		3,4	
nach Therapie		3,9		2,9		3,0		3,3		3,5	
Kontrollgruppe vor Experiment		2,4		2,9		2,8		3,3		3,3	
nach Experiment		4,1		3,0		2,7		3,1		3,4	

Tabelle 39a: Risikofaktoren und Risikokombinationen für Schizophrenie
(Heidelberger Prospektive Studie 1973–1988)

	N	Inzidenz von Schizophrenie		andere psychiatrische Diagnosen		dauerhafte Einnahme von Psychopharmaka	
1. Vater und Mutter an Schizophrenie erkrankt	78	1	1,3%	29	37,2%	30	38,4%
2. Blockade der reiz-strukturierenden Aktivität	136	2	1,4%	48	35,3%	62	45,6%
3. starke Mutterbindung	421	1	0,2%	7	1,7%	10	2,4%
4. kein konstantes und reales Selbstkonzept	132	1	0,7%	19	14,4%	36	27,3%
5. unkontrollierbare Angst	182	1	0,5%	19	10,4%	68	37,4%
6. starke Einbildungskraft	264	1	0,4%	6	2,3%	8	3,0%
7. unerträglicher Konflikt oder Lebenssituation	192	3	1,5%	9	4,7%	25	13,0%
8. nur Streß (2–7)	225	14	6,2%	48	21,3%	89	39,5%
9. alle Faktoren (1–7)	316	117	37,0%	100	31,6%	183	57,9%
10. kein Faktor	813	1	0,1%	6	0,7%	8	1,0%
insgesamt	2759	142	5,1%	291	10,5%	519	18,8%

Tabelle 39b: Präventive Intervention bei Personen mit allen Risikofaktoren für Schizophrenie (1–7)
(Heidelberger Prospektive Studie 1975–1995)

	Therapiegruppe		Kontrollgruppe	
N	32		32	
Schizophrenie	5	15,6%	11	34,4%
andere psychiatrische Erkrankungen	5	15,6%	8	25,0%
dauerhafte Einnahme von Psychopharmaka	11	34,4%	20	62,5%

Tabelle 40: Risikofaktoren und Risikokonstellationen für plötzlichen Herztod
(Heidelberger Prospektive Studie 1973–1988)

	N	plötzlicher Herztod		andere Todesursache	
1. hoher Kaffeekonsum	262	9	3,4%	87	33,2%
2. hoher Alkoholkonsum	374	18	4,8%	135	36,0%
3. hoher Zigarettenkonsum	162	5	3,0%	49	30,2%
4. hoher Coca-Cola-Konsum	130	4	3,0%	45	34,6%
5. Neigung zu Herzrhythmusstörungen	148	4	2,7%	34	22,9%
6. Streß	132	5	3,8%	49	37,1%
7. familiär-genetische Disposition	176	5	2,8%	47	26,7%
8. alle physische Risikofaktoren	239	27	11,3%	113	47,3%
9. alle physischen Risikofaktoren und Streß	162	39	24,0%	69	42,5%
10. alle phys. Risikofakt. u. fam.-gen. Belastung	153	30	19,6%	57	37,2%
11. Streß und fam.-genet. Belastung	189	25	13,2%	49	25,9%
12. alle Faktoren (1–7)	207	89	42,3%	104	50,2%
13. kein Faktor	1354	2	0,2%	163	12,0%
insgesamt	3688	262	7,1%	1001	27,4%

Tabelle 41: Risikofaktoren und Risikokonstellationen für medikamentös und/oder psychotherapeutisch behandelte depressive Erkrankungen
(Heidelberger Prospektive Studie 1973–1988)

	N	Depression	
1. familiär-genetische Belastung*	350	18	5,1%
2. keine Sucht **	425	9	2,1%
3. keine aktuelle Anregung, die Wohlbefinden/Lust auslöst, z. B. aufgrund zu hoher Ideale	304	10	3,3%
4. rückgewandte Sehnsucht (Fixierung auf unerreichbare Objekte der Vergangenheit)	250	7	2,8%
5. Neigung zu rational-antiemotionalem Verhalten	200	4	2,0%
6. alle Faktoren (1–5)	188	154	81,9%
7. kein Faktor	1978	2	0,1%
insgesamt	3695	204	5,5%

* Vater und Mutter wegen Depressionen in ärztlicher Behandlung

** keine Medikamenten-, Alkohol- oder Zigarettenabhängigkeit und kein sonstiges exzessives Verhalten (z. B. Eßstörungen, übersteigerter Bewegungsdrang, sexuelle Abhängigkeit usw.)

Tabelle 42: Risikofaktoren und Risikokonstellation für polytoxisches Suchtverhalten (Heidelberger Prospektive Studie 1973–1988)

	N	polytoxische Sucht	
1. familiär-genetische Belastung*	254	20	7,9%
2. geringe Frustrationstoleranz (extreme Aggression auf erlebte Abweisungen)	182	7	3,8%
3. Unfähigkeit, positive Gefühle zu ertragen	150	6	4,0%
4. antinormatives, psychopathisches Verhalten	89	6	6,7%
5. vorgetäuschte Autonomie (nicht akzeptierte Abhängigkeit)	100	7	7,0%
6. Gefühl, von der Familie nicht angenommen/ausgestoßen zu sein	135	9	6,7%
7. alle Faktoren (1–4)	136	120	88,2%
8. kein Faktor	858	1	0,1%
insgesamt	1904	176	9,2%

* Vater und Mutter oder ein Elternteil und ein Großelternteil polytoxisch

Tabelle 43: Risikofaktoren und Risikokonstellationen bei Allergien (Heidelberger Prospektive Studie 1973–1988)

	N	Inzidenz von Allergie	
1. familiär-genetische Belastung (beide Eltern an Allergie erkrankt)	204	17	8,3%
2. starke Aggressionshemmung gegenüber externen Objekten	195	9	4,6%
3. Streß (gehemmte Selbstregulation)	203	6	2,9%
4. intensive Benutzung nichtbiologischer Pflegemittel und Kosmetika	305	8	2,6%
5. Alkohol- und Zigarettenkonsum	216	3	1,4%
6. Einnahme ZNS-stimulierender Substanzen (z. B. Kaffee, Medikamente)	306	9	1,3%
7. alle Faktoren (1–6)	347	182	52,4%
8. kein Faktor	1822	18	1,0%
insgesamt	3251	252	7,7%

Tabelle 44a: Extremer psychosozialer Streß, extreme physische Risikofaktoren und Mortalität an Krebserkrankungen
(Heidelberger Prospektive Studie 1973–1988)

	N	Krebs	Herz-infarkt Hirnschlag	andere Todesursache	lebt gesund	lebt krank
nur extremer Streß	494	93 18,8%	48 9,7%	172 34,8%	80 16,1%	101 20,4%
nur extreme physische Faktoren	494	83 16,8%	60 12,1%	170 34,4%	72 14,6%	109 22,0%
extremer Streß und extreme physische Faktoren	494	254 51,4%	79 16,0%	145 29,3%	8 1,6%	8 1,6%
weder extremer Streß noch extreme physische Faktoren	494	15 3,0%	23 4,6%	55 11,1%	204 41,3%	194 39,3%

psychosozialer Streß = schlechte Selbstregulation (unter 3,0 Punkte), ausgeprägtes Typ-I-Verhalten (8–10 Punkte), Bedürfnisse von größter gefühlsmäßiger, existentieller und sinngebender Bedeutung sind dauerhaft und stark in ihrer Äußerung und Befriedigung gehemmt, die Person hat sich mit der Ursache der Hemmung abgefunden, arrangiert.

physische Risikofaktoren = alle sechs Familienmitglieder in gerader Linie an Krebs erkrankt, Zigarettenrauchen (über 20/Tag), Alkoholkonsum (über 40 g/Tag), Organvorschädigung (z. B. Bronchitis, Gastritis, Ulkus, chronische Entzündungen usw.)

Tabelle 44b: Zusätzliche Risiko- und Positivfaktoren (gemessen 1 Jahr nach der Messung der Faktoren in Tabelle 44) als Faktoren der Differenzierung zwischen Krebserkrankung und gesundgeblieben über 15 Jahre
(Heidelberger Prospektive Studie 1974–1988)

	Krebs bis 1988		lebt gesund bis 1988	
Gruppe mit extremem psychosozialem Streß	N = 93		N = 80	
Punktzahl zusätzlicher Risikofaktoren = 10-15	70	75,3%	3	3,7%
Punktzahl zusätzlicher Positivfaktoren = 6	0		42	52,5%
Gruppe mit extremen physischen Risikofaktoren	N = 83		N = 72	
Punktzahl zusätzlicher Risikofaktoren = 10-15	59	71,0%	4	5,5%
Punktzahl zusätzlicher Positivfaktoren = 6	0		1	26,3%

zusätzliche Risikofaktoren
1. seelisch-körperliche Erschöpfung
2. chronischer Gebrauch von Schlaf- und Schmerzmitteln
3. akzeptierte Todestendenz
4. ausgeprägte Schlaf- und Einschlafprobleme
5. exponierendes Verhalten

zusätzliche Positivfaktoren
1. betet zu Gott für Gesundheit und Wohlbefinden
2. ausgeprägte Lebenstendenz

Skala
1 = nicht ausgeprägt
2 = mittelmäßig ausgeprägt
3 = stark ausgeprägt

Tabelle 45: Zusammenhang zwischen der Punktzahl auf dem Fragebogen zur Prädiktion des Therapieerfolges und Krankheit bzw. Gesundheit in der Therapie- und Kontrollgruppe

Punktzahl zur Prädiktion des Therapieerfolges	lebt gesund		krank oder tot		insgesamt	
1. Therapiegruppe						
1–2,5 Punkte	1	0,9%	51	14,3%	52	10,0%
2,5–3,5 Punkte	2	1,2%	201	56,5%	203	39,3%
3,5–4,5 Punkte	49	30,4%	78	21,9%	127	24,6%
4,5–6 Punkte	109	67,7%	26	7,3%	135	26,1%
insgesamt	161	31,1%	356	68,9%	517	
2. Kontrollgruppe						
1–2,5 Punkte	0	0,0%	49	9,7%	49	9,5%
2,5–3,5 Punkte	0	0,0%	207	41,2%	207	40,0%
3,5–4,5 Punkte	5	35,7%	125	24,6%	130	25,1%
4,5–6 Punkte	9	64,3%	122	24,3%	131	25,3%
insgesamt	14	2,7%	503	97,3%	517	

Tabelle 46: Zusammenhang zwischen Therapieerfolg und Krankheit bzw. Gesundheit

Punktzahl zur Prädiktion des Therapieerfolges	Therapieerfolg lebt gesund	Mißerfolg der Therapie: krank oder tot	N
1–2,5 Punkte	1,9%	98,1%	52
2,5–3,5 Punkte	1,0%	99,0%	203
3,5–4,5 Punkte	38,6%	61,1%	127
4,5–6 Punkte	80,7%	19,3%	135

Tabelle 47a: Wechselwirkung zwischen familiärer Belastung für das Kolonkarzinom und dem Grad der Selbstregulation (Heidelberger Prospektive Interventionsstudie 1973–1998)

Grad der Selbstregulation	1–3,5		3,6–4,5		4,6–6		Insgesamt	
mit familiärer Belastung								
N (1973–77)	61		97		25		183	
1998 ausgewertet	60		95		25		180	
Kolonkarzinom- Mortalität	18	30,0%	12	12,6%	1	4%	31	17,2%
Kolonkarzinom-Inzidenz	17	28,3%	13	13,7%	2	8%	32	17,8%
Kolonkarzinom-Mort. u. Inzidenz	35	58,3%	25	26,3%	3	12%	63	35,0%
andere Todesursache	33	55,0%	31	31,6%	4	16%	68	37,8%
lebt noch (ohne Kolonkarzinom)	9	15,0%	52	53,6%	20	80%	81	45,0%
ohne familiäre Belastung								
N (1973–77)	610		970		250		1830	
1998 ausgewertet	593		950		247		1790	
Kolonkarzinom- Mortalität	8	1,3%	3	0,3%	1	0,4%	12	0,7%
Kolonkarzinom-Inzidenz	7	1,2%	6	0,6%	1	0,4%	14	0,8%
Kolonkarzinom-Mort. u. Inzidenz	15	2,5%	9	0,9%	2	0,8%	26	1,4%
andere Todesursache	398	67,1%	397	41,8%	46	18,6%	841	46,9%
lebt noch (ohne Kolonkarzinom)	187	31,5%	550	57,9%	200	80,0%	937	52,3%

* **familiäre Belastung:** Mindestens drei Personen (von Eltern und Großeltern) an Kolonkarzinom erkrankt und mind. drei Personen aus dem Geschwisterkreis (eigene Geschwister, Geschwister der Eltern oder Großeltern) erkrankt.
* **keine familiäre Belastung:** Eltern und Großeltern wurden älter als 75 Jahre ohne Kolonkarzinom und kein Kolonkarzinom in Geschwisterreihe.

Tabelle 47b: Intervention bei familiär belast. Personen für Kolonkarzinom mit schlechter Selbstregulation

	Therapiegruppe N = 26		Kontrollgruppe N = 26	
Mortalität an Kolonkarzinom	3	11,5%	6	23,0%
Veränderung der Selbstregulation	*vorher: 2,9*	*danach: 3,0*	*vorher: 2,8*	*danach: 3,0*
Inzidenz an Kolonkarzinom	3	11,5%	8	30,7%
Veränderung der Selbstregulation	*vorher: 2,8*	*danach: 3,1*	*vorher: 2,7*	*danach: 2,6*
Mortalität und Inzidenz	6	23,0%	14	53,8%
Veränderung der Selbstregulation	*vorher: 2,7*	*danach: 2,6*	*vorher: 2,6*	*danach: 2,7*
andere Todesursache	9	34,6%	16	61,5%
Veränderung der Selbstregulation	*vorher: 2,9*	*danach: 2,7*	*vorher: 2,8*	*danach: 2,9*
lebt gesund	14	53,8%	4	15,4%
Veränderung der Selbstregulation	*vorher: 2,9*	*danach: 4,0*	*vorher: 3,0*	*nachher: 3,9*

Tabelle 48a: Wechselwirkung zwischen familiärer Belastung für das Bronchialkarzinom und dem Grad der Selbstregulation
(Heidelberger Prospektive Interventionsstudie 1973–1998)

Grad der Selbstregulation	1–3,5		3,6–4,5		4,6–6		Insgesamt	
mit familiärer Belastung								
N (1973–77)	59		90		45		*194*	
1998 ausgewertet	58		89		43		*190*	
Bronchialkarzinom-Mortalität	18	31,0%	14	15,7%	4	9,3%	36	18,9%
Bronchialkarzinom-Inzidenz	7	12,0%	8	9,0%	2	4,6%	17	8,9%
Bronchialkarzinom-Mort. u. Inzid.	25	43,1%	22	24,4%	6	13,9%	53	27,9%
andere Todesursache	31	52,5%	48	53,9%	15	34,9%	94	49,5%
lebt noch (ohne Bronchialkarzinom)	9	15,5%	27	30,3%	24	55,8%	60	31,6%
ohne familiäre Belastung								
N (1973–77)	590		900		450		1940	
1998 ausgewertet	561		872		431		1864	
Bronchialkarzinom-Mortalität	10	1,8%	6	0,7%	1	0,2%	17	0,9%
Bronchialkarzinom-Inzidenz	3	0,6%	4	0,4%	3	0,7%	10	0,5%
Bronchialkarzinom-Mort. u. Inzid.	13	2,2%	16	1,8%	4	0,9%	27	1,4%
andere Todesursache	377	67,2%	453	51,9%	149	34,6%	979	52,5%
lebt noch (ohne Bronchialkarzinom)	203	36,2%	413	47,4%	281	65,2%	897	48,1%

* **familiäre Belastung:** Mindestens drei Personen (von Eltern und Großeltern) an Bronchialkarzinom erkrankt und mind. drei Personen aus dem Geschwisterkreis (eigene Geschwister, Geschwister der Eltern oder Großeltern) erkrankt.
* **keine familiäre Belastung:** Eltern und Großeltern wurden älter als 75 Jahre ohne Bronchialkarzinom und kein Bronchialkarzinom in Geschwisterreihe.

Tabelle 48b: Intervention bei familiär belasteten Personen für Bronchialkarzinom mit schlechter Selbstregulation

	Therapiegruppe N = 22		Kontrollgruppe N = 22	
Mortalität an Bronchialkarzinom	4	18,2%	8	36,3%
Veränderung der Selbstregulation	*vorher: 1,9*	*danach: 2,0*	*vorher: 2,0*	*danach: 1,7*
Inzidenz an Bronchialkarzinom	1	4,5%	3	13,6%
Veränderung der Selbstregulation	*vorher: 2,1*	*danach: 1,8*	*vorher: 2,3*	*danach: 2,0*
Mortalität und Inzidenz	5	22,7%	11	50,0%
Veränderung der Selbstregulation	*vorher. 2,7*	*danach: 2,5*	*vorher: 2,6*	*danach: 2,7*
andere Todesursache	6	27,3%	7	31,8%
Veränderung der Selbstregulation	*vorher: 3,2*	*danach: 3,1*	*vorher: 3,1*	*danach: 3,0*
lebt gesund	12	54,5%	7	31,8%
Veränderung der Selbstregulation	*vorher: 1,8*	*danach: 4,2*	*vorher: 1,7*	*danach: 3,8*

Tabelle 48c: Mortalität und Inzidenz an kleinzelligem und nicht-kleinzelligem Bronchialkarzinom bei Personen mit extremer familiärer Vorbelastung für das kleinzellige oder das nicht-kleinzellige Bronchialkarzinom (Heidelberger Prospektive Interventionsstudie 1973/77–1998)

	familiäre Belastung für das kleinzellige Bronchialkarzinom		**familiäre Belastung für das nicht-kleinzellige Bronchialkarzinom**	
N	9		20	
Mortalität und Inzidenz an kleinzelligem Bronchialkarzinom	5	55,5%	1	5,0%
Mortalität und Inzidenz an nicht-kleinzelligem Bronchialkarzinom	1	11,1%	10	50,0%
andere Todesursache	3	33,3%	9	45,0%

Tabelle 49a: Wechselwirkung zwischen familiärer Belastung für das Maligne Melanom und dem Grad der Selbstregulation (Heidelberger Prospektive Interventionsstudie 1973–1998)

Grad der Selbstregulation	1–3,5		3,6–4,5		4,6–6		Insgesamt	
mit familiärer Belastung								
N (1973–77)	17		19		10		46	
1998 ausgewertet	17		18		10		45	
Malignes Melanom, Mortalität	9	52,9%	3	16,7%	0		12	26,7%
Malignes Melanom, Inzidenz	2	11,8%	1	5,5%	0		3	6,7%
Malignes Melanom, Mortalität u. Inzidenz	11	64,7%	4	21,0%	0		15	33,3%
andere Todesursache	7	41,1%	10	55,5%	3	30,0%	20	44,4%
lebt noch (ohne Malignes Melanom)	1	5,9%	5	27,8%	7	70,0%	13	28,9%
ohne familiäre Belastung								
N (1973–77)	170		190		100		460	
1998 ausgewertet	165		181		95		351	
Malignes Melanom, Mortalität	0		0		0		0	
Malignes Melanom, Inzidenz	1	0,6%	0		0		1	0,3%
Malignes Melanom, Mortalität u. Inzidenz	1	0,6%	0		0		1	0,3%
andere Todesursache	61	36,9%	102	56,3%	21	22,1%	161	45,9%
lebt noch (ohne Malignes Melanom)	109	64,1%	102	56,3%	79	83,1%	290	82,6%

* **familiäre Belastung**: Mindestens drei Personen (von Eltern und Großeltern) an Malignem Melanom erkrankt und mind. drei Personen aus dem Geschwisterkreis (eigene Geschwister, Geschwister der Eltern oder Großeltern) erkrankt.
* **keine familiäre Belastung**: Eltern und Großeltern wurden älter als 75 Jahre ohne Malignes Melanom und kein Malignes Melanom in Geschwisterreihe.

Tabelle 49b: Intervention bei familiär belasteten Personen für Malignes Melanom mit schlechter Selbstregulation

	Therapiegruppe N = 5		Kontrollgruppe N = 5	
Mortalität an Malignem Melanom	0		2	40%
Veränderung der Selbstregulation	–		vorher: 2,6	danach: 2,3
Inzidenz an Malignem Melanom	0		2	40%
Veränderung der Selbstregulation	–		vorher: 2,9	danach: 2,5
Mortalität und Inzidenz	0		4	80%
Veränderung der Selbstregulation	–		vorher: 3,2	danach: 3,5
andere Todesursache	3	60%	2	40%
Veränderung der Selbstregulation	vorher: 2,8	danach: 3,5	vorher: 2,7	danach: 3,7
lebt gesund	2	40%	1	20%
Veränderung der Selbstregulation	vorher: 2,7	danach: 4,8	vorher: 2,8	danach: 5,1

Tabelle 50a: Zur Wechselwirkung zwischen familiärer Belastung und dem Ausprägungsgrad der Selbstregulation bei der Entstehung des Mammakarzinoms
(Heidelberger Prospektive Studie 1973–1998)

	N	Mortalität Mammakarzinom		Inzidenz Mammakarzinom		Mammakarzinom insgesamt	
mit familiärer Belastung*							
sehr gute Selbstregulation 4,6–6 Punkte	56	5	8,9%	8	14,3%	13	23,2%
mittlere Selbstregulation 3,6–4,5 Punkte	79	15	19,0%	18	22,8%	33	41,8%
schlechte Selbstregulation 1–3,5	48	19	39,6%	20	41,7%	39	81,3%
ohne familiäre Belastung							
sehr gute Selbstregulation 4,6–6 Punkte	560	1	0,17%	1	0,17%	2	0,3%
mittlere Selbstregulation 3,6–4,5 Punkte	780	15	1,9%	18	3,7%	33	4,2%
schlechte Selbstregulation 1–3,5	480	12	2,5%	15	3,1%	37	7,7%

* beide Großmütter, die Mutter und mind. eine Schwester an Mammakarzinom erkrankt

Tabelle 50b: Therapieexperiment bei Frauen mit familiärer Vorbelastung für Mammakarzinom und schlechter Selbstregulation (1976/77–1998)

	N	Mortalität an Mammakarzinom		Inzidenz an Mammakarzinom		Mammakarzinom insgesamt		kein Mammakarzinom	
Therapiegruppe	40	7	17,5%	8	20,0%	15	37,5%	25	62,5%
Veränderung der Selbstregulation*		2,8–2,9		3,0–3,1		–		2,8–4,1	
Kontrollgruppe	40	15	37,5%	17	42,5%	32	80,0%	8	20,0%
Veränderung der Selbstregulation		2,9–3,0		2,8–3,1		--		2,7–3,8	

* gemessen 1 Monat vor und 1 Monat nach der Therapie

Anmerkungen

1. Autonomietraining

Das Autonomietraining wurde bisher in unterschiedlichen wissenschaftlichen Aufsätzen in Kurzform beschrieben, z.B.

Grossarth-Maticek, R. (1991): Autonomy Training in Cancer Prevention. In: Coping With Cancer and Beyond: Cancer Treatment and Mental Health. J. ten Have-de Labije and H. Balner (Editors). Amsterdam/Lisse: Swets & Zeitlinger.

Grossarth-Maticek, R., Eysenck, H.J. (1991): Creative Novation behaviour therapy as a prophylactic treatment for cancer and coronary heart disease: Part I-Description of treatment. Behaviour Research and Therapy 29, 1–16.

Grossarth-Maticek, R. (1985): Das Autonomietraining. Der Kassenarzt 27 (3), 29–44.

In einem Experiment wurde die Effektivität des Autonomietrainings in bezug auf die Prävention chronischer Erkrankungen mit psychoanalytischen Methoden verglichen (*Grossarth-Maticek, R., Eysenck, H. J.,* 1990: Prophylactic effects of psychoanalysis on cancer-prone and coronary heart disease-prone probands, as compared with control groups and behavior therapy groups. J. Behav. Ther. and Exp. Psychiat., Vol. 21, No. 2, pp. 91–99).

Das Autonomietraining wird ausführlich im Buch „Das Autonomietraining – Analysen und Methoden zur Anregung der Selbstregulation" dargestellt. Das Buch wird Ende 1999 in einem deutschen Verlag erscheinen.

2. Selbstregulation

Die in diesem Buch dargestellten Ergebnisse zur Selbstregulation wurden u.a. publiziert in:

Grossarth-Maticek, R., Eysenck, H.J. (1994): Self-regulation and mortality from cancer, coronary heart disease, and other causes: A prospective study. Personality and Individual Differences, Volumen 19, No. 6, pp. 781–795.

3. Synergieeffekte

Grossarth-Maticek hat eine größere Anzahl internationaler Artikel veröffentlicht, in denen synergistische Effekte zwischen psycho-sozialen und physischen Risikofaktoren nachgewiesen wurden.

Grossarth-Maticek, R. (1980): Synergistic effects of cigarette smoking, systolic blood pressure, and psychosocial risk factors for lung cancer, cardiac infarct and apoplexy cerebri. Psychotherapy and Psychosomatics 34, 267–272.

Grossarth-Maticek, R. et al. (1983): Smoking as a Risk Factor for Lung Cancer and Cardiac Infarct as Mediated by Psychosocial Variables. A Prospective Investigation. Psychotherapy and Psychosomatics 39, 94–105.

Grossarth-Maticek, R. et al. (1985): Psychosocial factors as strong predictors of mortality from cancer, ischaemic heart disease and stroke: The Yugoslav Prospective Study. Journal of Psychosomatic Research 29, 167–176.

Grossarth-Maticek, R., Eysenck, H.J., and Vetter, H. (1988): Personality type, smoking habit and their interaction as predictors of cancer and coronary heart disease. Personality and Individual Differences 9, 479–495.

Grossarth-Maticek, R., Eysenck, H.J. (1990): Personality, smoking and alcohol as synergistic risk factors for cancer of mouth and pharynx. Psychological Reports 67, 1024–1026. Hier konnte ein synergistischer Zusammenhang zwischen Alkoholkonsum, Zigarettenrauchen und Streß bei der Entstehung von Mundhöhlen- und Kehlkopfkrebs beschrieben werden.

Eysenck, H.J., Grossarth-Maticek, R., and *Everitt, B.* (1991): Personality, stress, smoking and genetic predisposition as synergistic risk factors for cancer and coronary heart disease. Integrative Physiological and Behavioral Science 26, 309–322.

Grossarth-Maticek, R., Vetter, H., Frentzel-Beyme, R., and *Heller, W. D.* (1988): Precursor Lesions of the GI tract and Psychosocial Risk Factors for Prediction and Prevention of Gastric Cancer. Cancer Detection and Prevention 13, 23–29. In dieser Arbeit konnte gezeigt werden, daß chronische atrophische Gastritis und das Magengeschwür mit psychosozialem Streß synergistische Effekte bei der Entstehung des Magenkarzinoms aufweist.

4. Zur Grossarthschen Typologie

Die Ergebnisse zum Zusammenhang zwischen der Grossarthschen Verhaltenstypologie und dem Auftreten unterschiedlicher Krankheiten bzw. der Aufrechterhaltung der Gesundheit sind von Grossarth-Maticek und seinen Mitarbeitern in vielen internationalen Zeitschriften unter der Berücksichtigung unterschiedlicher Aspekte publiziert worden, z.B.:

Grossarth-Maticek, R. (1986): Psychosoziale Verhaltenstypen und chronische Erkrankungen. Der Kassenarzt 29, 26–35.

Grossarth-Maticek, R., Eysenck, H. J., Vetter, H., and *Schmidt, P.* (1988): Psychosocial types and chronic diseases: Results of the Heidelberg prospective psychosomatic intervention study. In S. Maes, C.D. Spielberger, P.B. Defares, and I.G. Sarason (eds.), Topics in Health Psychology, New York: Wiley.

Grossarth-Maticek, R., Eysenck, H. J. (1991): Prevalence and etiology of psychological problems in cancer patients. In A. Seva et al. (eds.), The European Handbook of Psychotherapy and Mental Health, Vol. II, 1392–1396, Barcelona: Anthropos.

Grossarth-Maticek, R., Eysenck, H. J. (1991): Personality and Cancer: Prediction and Prophylaxis. In F. Nygaard and A. C. Upton (eds.), Anticarcinogenesis and radiation protection 2, New York: Plenum.

Grossarth-Maticek, R., Eysenck, H. J., Vetter, H., Frentzel-Beyme, R. (1988): The Heidelberg prospective intervention study. In W. Eylenbosch, A. M. Depoorter & N. van Lerebecke (eds.), Primary prevention of cancer, New York: Raven.

Grossarth-Maticek, R. (1989): Disposition, Exposition, Verhaltensmuster, Organvorschädigung und Stimulierung des Zentralen Nervensystems in der Ätiologie des Bronchial-, Magen- und Leberkarzinoms. Deutsche Zeitschrift für Onkologie 21, 62–78.

5. Psychotherapie bei Krebspatienten

Unsere erste Publikation zum Thema Psychotherapie und Krebs erfolgte 1980 (Grossarth-Maticek: *Social psychotherapy and course of disease.* Psychotherapy and Psychosomatics 33, 3). In dieser Arbeit konnte gezeigt werden, daß Patienten mit unterschiedlichen Krebsarten, die ein psychologisches Training bekommen, signifikant häufiger länger überleben als eine per Zufall ausgewählte, in Tumorart und Alter vergleichbare Kontrollgruppe.

In einem zweiten Therapieexperiment konnte gezeigt werden, daß Frauen mit Brustkrebs und Fernmetastasen eine längere Überlebensrate haben, wenn sie zusätzlich zur Chemotherapie durch psychologisches Training ihre Selbstregulation verbessern. Dabei zeigten sich synergistische Effekte zwischen Chemotherapie und Psychotherapie in Hinblick auf die Überlebenszeit, d.h. daß die Kombination von beiden Maßnahmen einen besseren Effekt aufweist als jede Maßnahme für sich alleine. (Grossarth-Maticek et al. 1984. *Psychotherapy research in oncology.* In A. Steptoe & A. Mathews (eds.): Health Care and Human Behaviour. New York: Academic Press.) Die Ergebnisse in bezug auf Psychotherapie und Krebs konnten von David Spiegel et al. (1989) repliziert werden. (Lancet 14, 888–891). Im Buch von Stierlin und Grossarth (Krebsrisiken und Überlebenschancen, Auer-Verlag, Heidelberg 1998) sind zwei weitere Therapieexperimente mit Krebspatienten beschrieben, deren Publikation in internationalen Fachzeitschriften erst noch erfolgen wird.

Das Ergebnis in bezug auf die Behandlung von 60 Krebspatienten mit verschiedenen Krebsarten wurde in der Arbeit „Die Bedeutung psychosozialer Faktoren für die Überlebenszeit von Krebspatienten" beschrieben (Grossarth-Maticek, 1992, In: Integrative Betreuung des chronisch kranken Krebspatienten, Kongreßband vom V. Stuttgarter Immuntherapie-Symposium, Hrsg. K. F. Klippel). In der Arbeit konnte gezeigt werden, daß die Krebspatienten mit längerer Überlebenszeit ihre Selbstregulation verbesserten und ihr exponierendes Verhalten (Nichtbeachtung von Krankheitszeichen, Härte gegen sich selbst, Nichtbeachtung von Überforderung und psychophysischer Erschöpfung) verringern konnten. Sie konnten Hemmungen und Übererregungen abbauen und ein inneres Gleichgewicht erreichen. Ebenfalls stellten sie ihre Ernährung um und intensivierten ihre Bewegung, die zu Wohlbefinden führte.

6. Bereits erfolgte Replikationsstudien bzw. Studien, die die veröffentlichten Ergebnisse von Grossarth-Maticek bestätigen

Unser internationales Forschungsteam hat sowohl in bezug auf psychophysische Wechselwirkungen als auch durch Anwendung präventiv-therapeutischer Maßnahmen Arbeiten geleistet, die erst in jüngster Zeit in der internationalen Fachwelt ihre Bestätigung finden und repliziert werden. So konnte z. B. Grossarth-Maticek (1980) seine Ergebnisse in der Zeitschrift *Psychotherapy and Psychosomatics* (Vol. 34, No. 4, pp. 267–272) veröffentlichen und zeigen, daß das Zigarettenrauchen mit psychosozialen Risikofaktoren (Hoffnungslosigkeit und Depression) hochsignifikante Synergieeffekte für die Vorhersage des Lungenkrebses aufweist.

Im Jahre 1996 konnte Paul Knekt et al. im *American Journal of Epidemiology* (Vol. 144, No. 12) den synergistischen Effekt zwischen Zigarettenrauchen und Depression für die Prädiktion des Lungenkrebses bestätigen. Inzwischen gibt es eine große Anzahl international publizierter Studien, die sowohl die Interventionsstrategie bei Krebserkrankungen (z. B. *Spiegel et al.* 1989 im Lancet) als auch die Relevanz einzelner von Grossarth-Maticek gefundener Risikofaktoren bestätigen. So wurde z. B. die von Grossarth-Maticek publizierte Bedeutung des rational-antiemotionalen Verhaltens (Grossarth-Maticek, R. Bastiaans, J. and Kanazir, D. T., 1985, Psychosocial factors as strong predictors of mortality from cancer, ischaemic heart disease and stroke: The Jugoslav Prospective Study. Journal of Psychosomatic Research, 29, 167-176) durch andere Forschergruppen bestätigt (z. B. *Fernandez-Ballesteros et al.*, 1997, Assessing emotional expression: Spanish adaptation of the Rationality/Emotional Defensivness scale, Person. individ. Diff. Vol. 22, No. 5., pp. 719–729). Ähnliche positive Ergebnisse erzielen auch andere Autoren in bezug auf das rational-antiemotionale Verhalten, z. B. Swan, Carmelli, Dame, Rosenmann und Spielberger, 1991, im Journal of Psychosomatic Research, Vol. 35, No. 4/5, pp. 545-554.

Auch in Hinblick auf die Relevanz der Grossarthschen Typologie in bezug auf unterschiedliche Krankheitsbilder wurde eine große Anzahl internationaler Studien durchgeführt. So konnte in einer französischen prospektiven Studie an 20000 Probanden ein hochsignifikanter Zusammenhang zwischen Typ-II-Verhalten (hilflose Übererregung, Neigung zur Aggressivität und negativem Weltbild) und dem späteren Auftreten von Herzinfarkt gezeigt werden (*Consoli et al.:* Predictive psychological risk factors for coronary heart disease in the French Gazel Cohort. Paper presented at the 54th annual meeting of the American Psychosomatic Society, March, 7–10, 1996, Williamsburg, VA.)

Neben den Replikationsstudien wurden auch Metaanalysen durchgeführt. Scherg (1986) entwickelte ein Modell, das unterschiedliche Kausalitätskriterien in der psychosozialen Krebsforschung überprüfen konnte. Er kommt zu dem Schluß, daß die Studien von Grossarth-Maticek die von ihm aufgestellten Kausalitätskriterien am besten erfüllen und „die dort erhaltenen Ergebnisse im Hinblick auf einen Zusammenhang zwischen prämorbiden Persönlichkeitsfaktoren und Krebs eine hohe Relevanz besitzen." (Scherg, H., 1986, *Zur Kausalitätsfrage in der psychosozialen Krebsforschung,* Psychother. med. Psychol. 36, 98–109). Eysenck betont in seiner Metaanalyse die hohe Bedeutung der Therapieexperimente für die Beweisführung mitursächlicher Zusammenhänge, so wie sie Grossarth-Maticek durchführte (*Eysenck, H. J.* 1994, Cancer, Personality and Stress: Prediction and Prevention. Advances in Behaviour Research and Therapy, Vol. 16, No. 3, pp. 167–209).

Die unterschiedlichen, von Grossarth-Maticek entwickelten Fragebögen wurden in vielen Ländern angewandt und in viele Sprachen übersetzt (z. B. Japanisch, Chinesisch, Französisch, Englisch, Spanisch, Holländisch, Norwegisch, Russisch, Serbisch usw.).

7. Zentrales Nervensystem/Molekularbiologie des Stresses in bezug auf Krebserkrankungen

In diesem Buch wird das Verhältnis zwischen Streß, dem Zentralen Nervensystem und neurophysiologischen Faktoren eher am Rande behandelt. Der interessierte Leser sei darauf hingewiesen, daß Grossarth-Maticek zu diesem Thema zusammen mit Neurophysiologen und Molekularbiologen Experimente durchgeführt und ausführliche Abhandlungen veröffentlicht hat, z. B.:

Kanazir, D. T., Djordjevic-Markovic, R. and *Grossarth-Maticek, R.* (1984): Psychosocial (emotional) stress, steroid hormones and cancerogenesis. Molecular aspects. Facts and speculations. In Y. A. Ovchinnikov (ed.): Progress in bioorganic chemistry and molecular biology. Proceedings of the International Symposium on Frontiers of Bioorganic Chemistry and Molecular Biology held in Moskow und Alma-Ata, USSR, on 19–24 June 1984. Amsterdam: Elsevier Science.

Rakic, L., Grossarth-Maticek, R., and Popov, P. (1994): The Central Nervous System and Cancer – Monoamine Hypothesis. Deutsche Zeitschrift für Onkologie 26, 6, 150–157. Grossarth-Maticek, R., Eysenck, H. J., and Rakic, L. (1991). Central Nervous System and Cancer. In F. Nygaard (ed.), Anticarcinogenesis and radiation: Strategies in protection from radiation and cancer. New York: Plenum.

8. Zur Forschungsmethode

Die Methode der Beweisführung von mitursächlichen Zusammenhängen in der psychosomatischen Epidemiologie und medizinischen Psychologie befindet sich international auf einem niedrigem Entwicklungsstand, z. B. verglichen mit dem rasanten Fortschritt der Methodologie in der Genforschung. Die Methode in der psychosomatischen Epidemiologie orientiert sich an einer großen Anzahl falscher Annahmen und ist nicht in der Lage, eine methodisch einwandfreie Beweisführung zu erbringen. So wird angenommen, daß prospektive Studien eine hohe Beweiskraft haben, nur weil bestimmte Faktoren der Erkrankung vorausgehen. Dieser Logik nach müßten große Schuhe ein signifikanter Prädiktor für Lungenkrebs sein, weil Männer sowohl größere Schuhe als auch häufiger Lungenkrebs haben. Auch die Anwendungsbedingungen von psychosozialen Meßinstrumenten wurden in keiner epidemiologischen Studie reflektiert, und es wurde stillschweigend angenommen, daß ein guter Fragebogen unter allen Bedingungen dasselbe Ergebnis hervorbringt.

Grossarth-Maticek hat mit seinem Forschungsteam den Versuch unternommen, die Methode der Beweisführung mitursächlicher Zusammenhänge weiterzuentwickeln, und zwar in folgender Richtung:

a) Reflexion über die Anwendungsbedingungen von Meßinstrumenten (*Grossarth-Maticek, Eysenck, and Boyle,* 1995, Method of test administration as a factor in test validity: the use of a personality Questionnaire in the prediction of cancer and coronary heart disease. Behav. Res. Ther., Vol. 33, No. 6, pp. 705–710; *Grossarth-Maticek, Eysenck & Barrett,* 1993, Prediction of cancer and coronary heart disease as a function of method of questionnaire administration. Psychological Reports, 73, 943–959.). In diesen Arbeiten konnte gezeigt werden, daß das Forschungsergebnis von den Bedingungen, unter denen die Befragung durchgeführt wird, abhängig ist, z.B. Herstellung von Vertrauen; Überprüfung, ob die Frage richtig verstanden wird; Aktivierung von bestimmten Bewußtseinsinhalten in Vorgesprächen usw.

b) Einführung der therapeutischen Interventionen zur Beweisführung *mitursächlicher* Zusammenhänge (Grossarth-Maticek and Eysenck, 1996, Psychological Factors in the treatment of cancer and coronary heart disease. In: *Issues in Modern Therapy*, Hatherleigh Press: New York.

9. Kosten im Gesundheitswesen

Die Relevanz des Verhaltens, der Grossarthschen Typologie und der Selbstregulation in bezug auf entstandene Kosten im Gesundheitswesen (z.B. Krankenhausaufenthalte, Fehlzeiten am Arbeitsplatz usw.) wurde auch in folgendem Artikel behandelt: Eysenck, H. J., and Grossarth-Maticek, R. (1989): *Prevention of cancer and coronary heart disease and the reduction in the cost of the National Health Service.* Journal of Social, Political and Economic studies 145, 25–47.

10. Soziale Beziehungen, soziale Faktoren und die Krebserkrankung

In diesem Buch wurde weitgehend der Teil der empirischen Forschung von Grossarth-Maticek, der sich auf soziale Beziehungsmuster bezieht, ausgeklammert. Auch zu diesem Thema gibt es Veröffentlichungen, z.B. Grossarth-Maticek, R., Siegrist, J., and Vetter, H. (1982): *Interpersonal repression as a predictor of cancer.* Social Science and Medicine 16, 493–498.

In dieser Studie wurden zwei unterschiedliche Verhaltensmuster identifiziert und empirisch überprüft und diese in bezug zu später auftretenden Krebs- und Herz-Kreislauf-Erkrankungen gestellt. Die Verhaltensmuster wurden sowohl in der familiären Kommunikation als auch in den Beziehungen am Arbeitsplatz zu Vorgesetzten und Kollegen erfaßt. Das erste Muster wird beschrieben als „Empfänger der Repression" und das andere als „Sender der Repression". Der Empfänger von Repression nimmt von seinen Kommunikationspartnern negative Kritik, überfordernde Ansprüche und Abweisungen an, ohne dagegen aggressiv zu protestieren oder auf sichtliche Distanz zu gehen. Der Sender von Repressionen kritisiert seine Kommunikationspartner, bewertet diese negativ, stellt große Anforderungen und erwartet angepaßtes Verhalten. Der Empfänger von Repressionen bekam signifikant mehr Krebs, während der Sender von Repressionen signifikant mehr Herzinfarkt bekam.

11. Zur Frage, ob bestimmten Krebserkrankung spezifische Verhaltensformen zugrundeliegen

Wir konnten in prospektiven Studien zeigen, daß Personen, die eine schlechte Selbstregulation haben und zum Typ-I-Verhalten gehören (Hemmung in der Äußerung und Befriedigung wichtiger emotionaler Bedürfnisse, z.B. Selbstzurückstellung, Harmonisierungstendenz usw.) häufiger Krebs bekommen als Personen mit anderen Verhaltensmustern (z.B. egozentrisches, ambivalentes, aber bedürfnisorientiertes oder autonomes, selbstreguliertes Verhalten).

Darüberhinaus stellt sich immer wieder die Frage, ob im Rahmen der allgemeinen Verhaltensweisen, die mit der Krebserkrankung zusammenhängen (z.B. Hemmung), noch ein spezifischeres Verhalten gefunden werden kann. Im folgenden Artikel wurde der Versuch unternommen, diese Frage in bezug auf gynäkologische Karzinome zu beantworten: Grossarth-Maticek, R.; Eysenck, H. J., Pfeifer, A., Schmidt, P., and Koppel, G.: *The specific action of different personality risk factors on cancer of the breast, cervix, corpus uteri and other types of cancer: A prospective investigation.* Personality and Individual Differences, Vol. 23, No. 6, pp. 949–960, 1997.

12. Methodisches Vorgehen zur Beweisführung von Synergieeffekten

In dieser Arbeit werden zur Veranschaulichung synergistischer Effekte bei einigen Krebsarten aus der Heidelberger Prospektiven Interventionsstudie (1973–1988) vorgestellt.

Zum Verständnis der Ergebnisse sind einige Erläuterungen nötig. Bei den dargestellten Ergebnissen handelt es sich um Subgruppen aus der gesamten Studie, die geeignet sind, bestimmte Hypothesen zu überprüfen, z.B. in bezug auf Synergieeffekte bei einer bestimmten Krebsart. Innerhalb jeder Subgruppe befinden sich mehrere Vergleichsgruppen, in denen beispielsweise ein erfaßter Faktor vorkommt, oder alle Faktoren in Kombination. Die Vergleichsgruppen sind grundsätzlich in Alter und Geschlecht vergleichbar. Je nach Hypothese wurden unterschiedliche Gruppen gleich nach der Datenerfassung zusammengestellt. Wenn sich die Hypothesen auf die Überprüfung von Synergieeffekten bezogen hat, dann wurden aus der gesamten Population (N = 35 814) alle die Personen in die Studie einbezogen, die seltene Eigenschaften aufwiesen, z.B. Vater und Mutter an Lungenkrebs verstorben, sowie Personen, die eine Häufung von Risikofaktoren aufweisen. In alle Vergleichsgruppen wurden nur Personen aufgenommen, in denen nicht nur bestimmte Faktoren identifiziert wurden, sondern bei denen auch andere Faktoren auszuschließen waren. Somit wird es klar, daß sich die Beweisführung von synergistischen Effekten nur auf sehr kleine Subgruppen bezieht, die aus einer großen Population gewonnen wurden. Das primäre Ziel war der Beweis, daß es Synergieeffekte überhaupt gibt, und nicht die Absicht, zu beweisen, daß die von uns erfaßten Erkrankungen nur oder ganz überwiegend aufgrund von Wechselwirkungen der von uns erhobenen Faktoren determiniert sind. Wahrscheinlich sind die Synergieeffekte nur bei einer sehr kleinen und selektiven Gruppe nachweisbar. Das schließt nicht aus, daß bei jeder Erkrankung synergistische Effekte eine Rolle spielen, möglicherweise mit anderen, von uns nicht erforschten Risikofaktoren.

Alle präventiven therapeutischen Experimente wurden ausschließlich an Hochrisikogruppen durchgeführt. So wurde z.B. ein Therapieexperiment an Personen mit extremer Ausprägung von Risikofaktoren für Krebs durchgeführt. Kontroll- und Therapiegruppe mußten dabei folgende Eigenschaften aufweisen: Vorhandensein von Organvorschädigung (z.B. chronische Bronchitis, Leberzirrhose), Zigarettenrauchen, erbliche Belastung (Vater und Mutter an einer bestimmten Krebsart verstorben), Einnahme dämpfender Psychopharmaka, Fehlernährung und Streß.

13. Risikofaktoren wirken nicht monokausal

Wir haben in unterschiedlichen Studien zunächst Ergebnisse publiziert über die Bedeutung einzelner Risikofaktoren als Prädiktoren für Krebserkrankungen, z.B. Grossarth-Maticek, R., Frentzel-Beyme, R., Kanazir, D. T., Jankovic, M., and Vetter, H. (1987): *Reported herpes virus infection, fever and cancer incidence in a prospective study.* Journal of chronic disease 40, 967–976. Bei weiteren Analysen der Daten stellte sich immer wieder heraus, daß ein Faktor nur dann wirksam wird, wenn er im Kontext mit bestimmten anderen Faktoren wirkt. Das gilt selbst für einen so starken Risikofaktor wie das Zigarettenrauchen. Kaffeekonsum ist z.B. kein Risikofaktor, und sogar ein Positivfaktor für die Krebsprävention bei Personen, die gehemmt sind und niedrigen Blutdruck haben. Wenn dementgegen Personen mit hohem Blutdruck und der Neigung zu Übererregung viel Kaffee trinken, dann wird Kaffee zum Risikofaktor für bestimmte Herz-Kreislauf-Erkrankungen (Grossarth-Maticek, R., and Eysenck, H. J. (1990): *Coffee-drinking and Personality as factors in the genesis of cancer and coronary heart disease.* Neurobiology 23, 153–159.)

Wenn synergistische Effekte bei der Entstehung unterschiedlicher chronischer Krankheiten eine große Rolle spielen, dann stellt sich die Frage, ob unterschiedliche Interventionen in unterschiedlichen Bereichen geeignet sind, krankheitserzeugende Synergien zu verringern und somit präventive Effekte zu erzielen. In experimentellen Interventionen konnte gezeigt werden, daß die Verbesserung der Selbstregulation einen großen gesundheitlichen Effekt aufweist. Die Selbstregulation konnte sowohl durch verhaltenstherapeutische Interventionen verbessert werden als auch durch Gabe von Multivitaminen und der Misteltherapie bei Krebspatienten: Grossarth-Maticek (1996): „Gesundheitseffekte von Eunova Forte. Primäre und sekundäre Prävention von Infektions- und Entzündungskrankheiten". Apotheker Journal 18, Nr. 8, 38–40.

So konnten wir z.B. zeigen, daß Personen, die an Schlafstörungen, seelisch-körperlicher Erschöpfung und innerer Unruhe (z.B. Überreizung) leiden, ihre Selbstregulation durch die Einnahme von Klosterfrau Melissengeist verbessern und positive Langzeiteffekte bei der Aufrechterhaltung der Gesundheit selbst bis ins hohe Alter erzielen konnten.

Dies wurde auch darin offenkundig, daß bei den Klosterfrau-Melissengeist-Verwendern deutlich geringere Infektanfälligkeiten und erkennbar weniger chronische Erkrankungen vorlagen.

Insoweit zeigte sich, daß man mit diesem besonderen Naturarzneimittel sowohl ein erhöhtes Kompetenzgefühl beim Umgang mit alltäglichen Gesunheitsproblemen wie auch ein nachhaltiges Wohlbefinden mit einem stabileren inneren Gleichgewicht erhalten kann.

(Grossarth-Maticek (1998): „Gesundheitseffekte von Klosterfrau Melissengeist". In Publikation.)

Auch die Abwesenheit von Faktoren, die für bestimmte andere Erkrankungen ein Risiko darstellen, kann ein Risikofaktor für eine betreffende Erkrankungen darstellen, z.B. ist niedriger Blutdruck oder die Abwesenheit von Sklerose im Augenhintergrund positiv für die Prävention von Herz-Kreislauf-Erkrankungen, korreliert aber positiv mit Krebserkrankungen (Grossarth-Maticek, R., Eysenck, H. J., Gallasch, G., Vetter, H., and Frentzel-Beyme, R., 1991: *Changes in degree of sclerosis as a function of prophylactic treatment in cancer-prone and CHD-prone probands.* Behaviour Research and Therapy 29, 343–351.). In dieser Arbeit konnte auch gezeigt werden, daß die Arteriosklerose im Augenhintergrund langsamer fortschreitet bei Personen, die im Autonomietraining gelernt haben, sich besser zu regulieren.

Auch die sportliche Aktivität ist in ihrer gesundheitserhaltenden oder sogar krankheitserzeugenden Auswirkung vom Verhaltensmuster der sporttreibenden Person abhängig. Wenn gehemmte und zur Depression neigenden Personen regelmäßig Sport betreiben und sich danach wohl fühlen, bekommen sie weniger Krebs als ohne Sport. Wenn übererregte Personen regelmäßig Sport treiben, und danach keine Entspannung und Wohlbefinden erreichen, bekommen sie mehr Herzinfarkt als ohne Sport. Personen, die in der Jugend aktiv Sport betrieben haben und plötzlich aufhören, bekommen mehr Herzinfarkt als Personen, die nie Sport betrieben haben (Grossarth-Maticek, R., Eysenck, H. J., Uhlenbruck, G., Rieder, H., Vetter, H., Freesemann, C., Rakic, L., Gallasch, G., Kanazir, D. T., and Liesen, H. (1990): *Sports activity and personality as elements in preventing cancer and coronary heart disease.* Perceptual and Motor Skills 71, 199–209.

14. Psychometrische Eigenschaften der angewandten Testsysteme

Die Gütekriterien des Fragebogens zur Einordnung in die Grossarthsche Typologie wurden publiziert (Grossarth-Maticek, R., and Eysenck, H. J. (1990): *Personality, stress and disease: description and validation of an new inventory.* Psychological Reports 66, 355–373.)

Die Gütekriterien des Fragebogens zur Erfassung des Grades der Selbstregulation: Test-Retestreliabilität: 0.79, interne Konsistenz (Cronbachs alpha): 0.80. In bezug auf den Fragebogen zur Erfassung des Grades an Wohlbefinden und Lust: Test-Retestreliabilität 0.75; interne Konsistenz (Cronbachs alpha): 0.78.

15. Weitere Synergieeffekte

Aus den Heidelberger Prospektiven Interventionsstudien gibt es weitere zahlreiche Beispiele von synergistischen Effekten. Zum Abschluß sollen hier noch drei Beispiele gebracht werden.

Das erste Beispiel zeigt den Zusammenhang zwischen regelmäßiger und dauerhafter Einnahme von Aspirin (Acetylsalicylsäure), anderen Risikofaktoren, Herzinfarkt, Hirnschlag und vom Arzt diagnostizierten Magenblutungen. Um die Synergieeffekte nachzuweisen, wurden aus der Gesamtstudie sieben Subgruppen von jeweils 120 Personen gebildet, die in Alter und Geschlecht vergleichbar sind. Die erste Gruppe leidet nur an Bluthochdruck (über 160/110), die zweite Gruppe raucht von Jugend an mindestens 20 Zigaretten pro Tag, die dritte Gruppe hat medikamentös behandelte Diabetes, die vierte Gruppe nimmt in den letzten 10 Jahren mindestens einmal in der Woche mindestens eine Aspirintablette von 500 mg. Die fünfte Gruppe hat sowohl Bluthochdruck, als auch Diabetes und raucht. Die sechste Gruppe nimmt noch zusätzlich dauerhaft Aspirin ein. Die siebte Gruppe weist keinen der oben erwähnten Faktoren auf; bei dieser Gruppe wurde auch ausgeschlossen, daß sie andere Präparate mit Acetylsalicylsäure nehmen oder nicht-steroidhaltige Antirheumatika.

Die Datenerfassung erfolgte von 1973 bis 1977; die Gruppen wurden zu Beginn 1978 gebildet. 1993 bis 1997 wurde die Mortalität erfaßt (über einen Zeitraum von 20 Jahren), mit besonderem Interesse an Herzinfarkt und Hirnschlag. Die noch lebenden Personen oder die Angehörigen der Verstorbenen wurden befragt, ob bei der Person vom Arzt Magenblutungen festgestellt wurden (z. B. weil sie Blut im Stuhl oder Blut erbrochen hatten).

Die Ergebnisse, die in der Tabelle a dargestellt sind, zeigen, daß die Risikofaktoren Bluthochdruck, Zigarettenrauchen und Diabetes sowohl für Herzinfarkt als auch für Hirnschlag gewisse Risikofaktoren sind. Wenn sich die drei Faktoren kombinieren, dann potenziert sich ihre Wirkung. Nun ist die modifizierende Wirkung der chronischen Aspirineinnahme aus dem Blickwinkel der synergistischen Medizin interessant. Die präventive Wirkung von Aspirin zur Verringerung des Herzinfarktes bei ausgeprägten Risikofaktoren ist beeindruckend, da Herzinfarkt bei Aspirineinnahme um die Hälfte verringert wird.

Ein umgekehrtes Bild zeigt sich allerdings in bezug auf Hirnschlag: Personen, die dauerhaft Aspirin einnehmen, an Bluthochdruck und Diabetes leiden und gleichzeitig rauchen, erkranken häufiger an Hirnschlag als Personen mit ähnlicher Risikolage ohne Aspirin. Hier tritt Hirnschlag dreimal so häufig auf. Die Aspirineinnahme verstärkt die synergistischen Effekte zwischen Bluthochdruck, Diabetes und Zigarettenrauchen. In Hinblick auf Blutungen im Magen-Darm-Trakt zeigt sich, daß die dauerhafte Einnahme von Aspirin ein ausgeprägter Risikofaktor ist. Wenn sich zur Aspirineinnahme noch Bluthochdruck, Diabetes und Zigarettenrauchen gesellen, dann zeigen sich in Hinblick auf Magenblutungen in einem Zeitraum von 20 Jahren ausgeprägte Synergieeffekte. Wie sind diese Ergebnisse zu erklären? Aspirin scheint das Blut zu verdünnen, was der Prävention von Herzinfarkt zugute kommt, weil es dann durch eingeengte und beschädigte Gefäße noch fließen und somit den Herzmuskel besser versorgen kann. Die umgekehrte Wirkung tritt bei Hirnschlag auf. Das durch Aspirin verdünnte Blut kann bei Bluthochdruck bei geplatzten Gefäßen im Gehirn eher in das Gewebe fließen und Schaden anrichten. Ähnliche Verhältnisse scheinen in bezug auf Magenblutungen zu herrschen.

Die synergistische Medizin zeigt sowohl die Vorteile als auch die Gefahren einer Dauermedikation mit Aspirin auf. Da das Verhältnis von Aspirineinnahme und dem gehäuften Auftreten von Hirnschlag in der internationalen Literatur noch nicht diskutiert wird, ist es jetzt notwendig, daß sich unterschiedliche Arbeiten in der Zukunft mit diesem Thema beschäftigen.

Die Auswertungen im Rahmen der synergistischen Epidemiologie haben uns gelehrt, daß in komplexen Systemen nicht nur die gerade ausgewerteten und erfaßten Faktoren wirksam sind, so daß nur relative und keine absoluten Aussagen möglich sind. Die Tabelle a suggeriert auf den ersten Blick sehr deutliche Ergebnisse. Führt man in die Auswertung neue Variablen ein, z. B. die gestörte Selbstregulation mit hilfloser Übererregung in einem Zustand der Anpassung an die Erregungsquelle, dann entsteht wieder ein völlig verändertes Bild. Dann zeigt sich, daß die Personen, die an Herzinfarkt, Hirnschlag oder Magenblutungen leiden, fast regelmäßig in die Gruppe von Personen mit blockierter Selbstregulation gehören. Dann entsteht wieder der Eindruck, daß die gehemmte Selbstregulation nicht nur die physischen Risikofaktoren in ihrer krankheitserzeugenden Wirkung verstärkt, sondern daß sie auch die Wirkung von Aspirin in Hinblick auf das vermehrte Auftreten von Hirnschlag und Magenblutungen wesentlich beeinflusst. Merkwürdigerweise zeigte die Auswertung auch, daß eine Gruppe von Personen, die dauerhaft Aspirin nehmen und sich dabei wohl fühlen, bis ins höchste Alter physisch und seelisch gesund bleiben – und dies trotz ausgeprägter physischer Risikofaktoren.

Auf den ersten Blick scheinen die Ergebnisse der systemischen Epidemiologie etwas kompliziert, bei näherem Hinsehen zeigt sich aber ihre Bedeutung für die präventive Medizin. Die Botschaft der systemischen Epidemiologie in Hinblick auf die Einnahme von Aspirin würde lauten: Personen, die Aspirin nehmen und sich dabei wohlfühlen und gut regulieren, bleiben ohne Schaden und tun sogar etwas für ihre Gesundheit. Personen, die sich schlecht regulieren und eine starke Ausprägung von physischen Risikofaktoren für Herz-Kreislauf-Erkrankungen aufweisen, verringern zwar das Auftreten von Herzinfarkt, erkaufen sich dies aber teuer, in der Regel mit noch größeren Gesundheitsschäden. Bei diesen Personen ist eine Verringerung der physischen Risikofaktoren ebenso ratsam wie eine Verbesserung der Selbstregulation.

Tabelle a: Zusammenhang zwischen Bluthochdruck, Diabetes, Zigarettenrauchen und Aspirineinnahme in bezug auf die Mortalität an Herzinfarkt, Hirnschlag und dem Auftreten von Magenblutungen. (Heidelberger Prospektive Studie 1973/77 bis 1993/97)

	N	Herzinfarkt		Hirnschlag		Magenblutungen	
Bluthochdruck	120	6	5,0%	2	1,6%	1	0,8%
Zigarettenrauchen	120	7	5,8%	2	1,6%	0	
Diabetes	120	6	5,0%	4	3,3%	1	0,8%
Aspirineinnahme	120	2	1,6%	5	4,15	17	14,7%
Bluthochdruck, Zigarettenrauchen, Diabetes	120	17	14,1%	11	9,1%	2	1,7%
Bluthochdruck, Zigarettenrauchen, Diabetes u. Aspirin	120	10	8,3%	39	32,5%	46	38,3%
kein Faktor	120	3	2,5%	1	0,3%	0	

Das zweite Beispiel (Tabelle b) bezieht sich auf die Effekte des Alkoholkonsums auf die Entstehung chronischer Erkrankungen bzw. der Aufrechterhaltung der Gesundheit. In der internationalen Literatur wird Alkohol meist als krankheitserzeugender Faktor diskutiert. In einigen Studien wird die protektive Wirkung von Alkoholkonsum (z.B. Rotwein) in bezug auf Herz-Kreislauf-Erkrankungen diskutiert und behauptet, daß mäßiger und regelmäßiger Alkoholkonsum mit relativer Gesundheit bis ins hohe Alter zusammenhängt. Warum Alkohol einmal krankheitserzeugend, und einmal gesundheitsfördernd wirken soll, konnte von der sogenannten monokausalen Epidemiologie, die nur den Zusammenhang zwischen Alkoholkonsum und Krankheit oder Gesundheit erforscht, nicht beantwortet werden.

Wir haben uns im Rahmen der systemischen Epidemiologie die Frage gestellt, ob es beim Alkoholkonsum nicht auch auf die *Kultur des Trinkens* ankommt und auf die Frage, ob eine Person, die sich gut reguliert, andere Effekte durch Alkoholkonsum erreicht als eine Person, die sich schlecht reguliert.

In diesem Zusammenhang unterscheiden wir zwischen Lust- und Kummertrinkern bzw. zwischen Trinkern mit guter oder schlechter Selbstregulation. Ein Lusttrinker mit guter Selbstregulation trinkt im richtigen Augenblick die richtige Menge und fühlt sich danach wohl und ohne Beschwerden. Ein Kummertrinker trinkt im falschen Augenblick die falsche Menge und fühlt nach dem Trinken Beschwerden, z.B. Herzrhythmusstörungen, Atembeschwerden, Schlafstörungen, Überreizung, Passivität, Konzentrations- und Arbeitsstörungen usw.

Es gibt eine relativ kleine Gruppe von Menschen, die ausgeprägte Lusttrinker mit guter Selbstregulation sind, und eine relativ kleine Gruppe von Menschen, die ausgeprägte Kummertrinker mit schlechter Selbstregulation sind. Dazwischen liegt eine größere Gruppe, die Elemente von beidem vereinigt. Zur Erforschung der Beeinflussung der gesundheitlichen Auswirkungen der Selbstregulation auf den Alkoholkonsum und die Erforschung der synergistischen Zusammenhänge zwischen beiden Faktoren wurden zunächst nur die Extremgruppen ausgewertet, d.h. Personen, die über lange Zeiträume nur Lust- oder nur Kummertrinker sind (mindestens 10 Jahre).

Tabelle b: Die Effekte von regelmäßigem Alkoholkonsum auf Gesundheit und Mortalität unter Berücksichtigung der Selbstregulation (Heidelberger Prospektive Studie 1973/77 bis 1993/97)

	N	gesund		Gesamtmortalität		chronisch krank	
Alkoholkonsum, Lusttrinker, gute Selbstregulation	262	124	47,3%	80	30,5%	58	22,1%
Abstinenzler, gute Selbstregulation	262	116	44,3%	72	27,5%	74	28,2%
Alkoholkonsum, Kummertrinker, schlechte Selbstregulation	262	11	4,2%	173	66,0%	78	29,8%
Abstinenzler, schlechte Selbstregulation	262	45	17,1%	131	50,0%	86	32,8%

Als Kontrollgruppe wurden Personen genommen, die im selben Zeitraum absolute Abstinenzler sind. Auch die Abstinenzler wurden in zwei Gruppen mit guter oder schlechter Selbstregulation eingeteilt. Nach der Datenerfassung im Jahre 1977 wurden 1978 vier Vergleichsgruppen von jeweils 262 Personen gebildet, die in Alter und Geschlecht sich nicht signifikant unterscheiden. Die Ergebnisse zeigen deutlich, daß die Lusttrinker um ein Vielfaches gesünder bleiben als die Kummertrinker, und daß die Alkoholkonsumenten mit guter Selbstregulation sogar noch gesünder sind als die Abstinenzler mit guter Selbstregulation.

Eine katastrophale Auswirkung des Alkohols auf die menschliche Gesundheit entsteht dann, wenn sich Alkoholkonsum mit schlechter Selbstregulation bei den Kummertrinkern vereint. Hier ist der Prozentsatz der Gesundgebliebenen um ein Zehnfaches verringert und die Gesamtmortalität mehr als zweifach erhöht im Vergleich zu Trinkern mit guter Selbstregulation.

Bei Personen mit schlechter Selbstregulation verringert der Alkoholkonsum die Chance, in einem Beobachtungszeitraum vom 20 Jahren gesund zu bleiben, um mehr als das Dreifache.

Die synergistische Epidemiologie liefert nicht nur den Zusammenhang zwischen Alkoholkonsum und Gesundheit, sie liefert auch die Antwort auf die Frage, unter welchen Bedingungen das Trinken besonders schädlich ist und unter welchen Bedingungen Alkohol eine positive Wirkung für die Aufrechterhaltung der Gesundheit liefert. Selbstverständlich ist auch die Dosis des konsumierten Alkohols von großer Bedeutung. Eine große, sich von Jahr zu Jahr steigernde Menge von Alkohol kann auch die beste Selbstregulation nicht vertragen. Deshalb haben wir uns in der vorliegenden Auswertung auf mäßige und regelmäßige Alkoholkonsumenten konzentriert, die täglich einen Konsum zwischen 20 und 30 g Alkohol aufweisen (entspricht etwa einem Viertel bis halben Liter Wein pro Tag).

Die Zusammenhänge zwischen Alkoholkonsum und psychosozialen Faktoren in Hinblick auf ihre Auswirkungen auf Gesundheit und Krankheit wurden in mehreren Arbeiten publiziert, so z. B. Grossarth-Maticek und Eysenck (1991): „Personality, stress and motivational factors in drinking as determinant of risk for cancer and coronary heart disease" Psychological Reports 69, pp. 1027–1093, oder: Grossarth-Maticek, Eysenck and Boyle (1995): „Alcohol consumption and health: Synergistic Interaction with Personality". Psychological Reports 77, pp. 675–687.

Das dritte Beispiel (Tabelle c) zeigt den Zusammenhang zwischen Rauchen, Gesundheit und Krankheit. In der internationalen Literatur wird fast übereinstimmend das Rauchen als einer der wichtigsten Risikofaktoren für unterschiedliche Krebsarten und Herz-Kreislauf-Erkrankungen diskutiert. So gut wie keine wissenschaftliche Gruppe hat sich die Frage gestellt, unter welchen Bedingungen der Risikofaktor Rauchen nicht gesundheitsschädlich ist, d. h. warum es Personen gibt, die bis zum 90. Lebensjahr regelmäßig rauchen und sich trotzdem einer ausreichenden Gesundheit erfreuen. Wir konnten in unterschiedlichen Auswertungen, die wir international publiziert haben, immer wieder zeigen, daß das Zigarettenrauchen mit anderen Risikofaktoren synergistische Beziehungen eingeht. Hier stellen wir uns die Frage, ob eine gute Selbstregulation mit dem Zigarettenrauchen weniger gesundheitsschädlich ist als eine Kombination des Rauchens mit schlechter Selbstregulation.

Die Ergebnisse aus der Tabelle c sprechen eine deutliche Sprache. Personen, die sich gut regulieren und rauchen, haben kaum mehr gesundheitliche Schäden in einem Beobachtungszeitraum von 20 Jahren als Nichtraucher, die sich ebenfalls gut regulieren. Personen, die rauchen und sich schlecht regulieren, zeigen weitgehend mehr gesundheitliche Schäden als Nichtraucher mit ebenfalls schlechter Selbstregulation. Eine schlechte Selbstregulation scheint mit Zigarettenrauchen synergistische Effekte in bezug auf die Erhöhung der Gesamtmortalität einzugehen, während eine gute Selbstregulation in der Lage ist, die gesundheitsschädlichen Auswirkungen des Rauchens zu kompensieren.

Vom Autor wurden eine große Anzahl internationaler Publikationen zu Synergien zwischen Zigarettenrauchen, Streß und anderen Risikofaktoren publiziert, z. B. Eysenck, Grossarth-Maticek und Everitt (1991): „Personality, stress, smoking and genetic predisposition as synergistic risk factors for cancer and coronary heart disease". Integrative Physiological and Behavioral Science, 26, pp. 309–322.

Tabelle c: Die Wirkung des Zigarettenrauchens auf Gesundheit und Mortalität unter Berücksichtigung der Selbstregulation (Heidelberger Prospektive Studie 1973/77 bis 1993/97)

	N	gesund		Gesamtmortalität		chronisch krank	
Raucher mit sehr schlechter Selbstregulation	456	39	8,5%	310	68,0%	107	23,5%
Nichtraucher mit sehr schlechter Selbstregulation	456	69	15,1%	203	44,5%	184	40,4%
Raucher mit sehr guter Selbstregulation	456	297	64,2%	89	19,5%	70	15,4%
Nichtraucher mit sehr guter Selbstregulation	456	305	66,8%	85	18,6%	66	14,5%

In vielen anderen Bereichen konnten ebenfalls synergistische Effekte mit der Selbstregulation aufgezeigt werden. Hier sollen einige Beispiele angeführt werden. Personen, die regelmäßig Sport betreiben und sich dabei gut regulieren und durch die sportliche Tätigkeit ihr Wohlbefinden verbessern, leben bedeutend länger als Personen, die sich gut regulieren, aber keiner sportlichen Betätigung nachgehen. Personen, die regelmäßig Sport treiben, z. B. aufgrund von Willensstärke, sich aber dabei schlecht regulieren und kein Wohlbefinden empfinden, leben bedeutend kürzer als Personen, die sich schlecht regulieren und keinen Sport treiben. Die sportliche Betätigung ist also nur dann gesundheitsfördernd, wenn sie mit Wohlbefinden und guter Selbstregulation Hand in Hand geht.

Die Ergebnisse wurden unter anderem publiziert in Grossarth-Maticek, Eysenck, Uhlenbruck, Rieder, Vetter, Freesemann, Rakic, Gallasch, Kanazir und Liesen (1990): „Sports activity and Personality as elements in preventing cancer and coronary heart disease" Perceptual and motor skills 71, 199–209.

Das nächste Beispiel kann aus dem Gebiet der Religiosität angeführt werden. Personen, die meditieren und zu Gott beten, und dabei Wohlbefinden erleben und die Sensibilität für ihre Selbstregulation verbessern, leben bedeutend länger und gesünder als Personen, die sich gut selbst regulieren, aber keinen Bezug zur Religion haben. Personen, die zwanghaft und normenkonform religiös sind, sich dabei schlecht regulieren und kein Wohlbefinden und Lustgefühl bei der religiösen Betätigung haben, leben signifikant kürzer als Personen, die sich ebenfalls schlecht regulieren und atheistisch eingestellt sind.

Weitere Bereiche, in denen die Selbstregulation die Wirkung anderer Faktoren modifiziert, können bei psychosozialen Faktoren ausgemacht werden. Personen, die den Tod der Mutter bei der Geburt oder bis zum 10. Lebensjahr erlebten, und die sich im weiteren Leben gut selbst regulieren, unterscheiden sich in Gesundheit und Mortalität von Personen, die sich gut regulieren, und bei denen die Mutter mindestens bis zum 30. Lebensjahr lebte, überhaupt nicht. Wenn die Selbstregulation sehr schlecht ist, dann leben die Personen, die die Mutter in der frühen Kindheit verloren haben, bedeutend kürzer und entwickeln mehr chronische Krankheiten als Personen, die sich ebenfalls schlecht regulieren, aber die Mutter nicht verloren haben.

Wenn Männer bis zum 45. Lebensjahr und länger mit ihren Müttern im selben Haushalt zusammenleben und sich dabei schlecht regulieren, dann leben sie bedeutend kürzer als Personen, die sich schlecht regulieren, aber früh aus dem Elternhaus ausgezogen sind. In diesem Fall sterben die Söhne in 83 % der Fälle eher als die Mütter. Wenn Söhne im selben Haushalt mit der Mutter bis ins gleiche Alter zusammenleben, sich aber gut selbst regulieren, dann gibt es keinen Unterschied zu Personen, die sich selbst gut regulieren und schon früh ausgezogen sind. In diesem Fall sterben nur in 7 % die Söhne eher als die Mütter.

Personen, die langzeitarbeitslos sind, und sich dabei schlecht regulieren (z. B. aufgrund der Kränkung, arbeitslos zu sein), leben kürzer und erkranken häufiger als Personen, die sich ebenso schlecht regulieren, aber einer Arbeitstätigkeit nachgehen. Wenn sich Dauerarbeitslose gut regulieren und in der Lage sind, Wohlbefinden zu erreichen, dann leben sie nur etwas kürzer als Personen, die sich gut regulieren und einer regelmäßigen Beschäftigung nachgehen. Innerhalb der Beschäftigten gibt es ebenfalls einen starken Zusammenhang zwischen Selbstregulation, Arbeit und Gesundheit. Gesund bis ins hohe Alter bleiben Personen, die zwar viel Arbeiten und aktiv sind, aber dann arbeiten, wenn es ihnen gut tut und sie motiviert sind, und dann aufhören zu arbeiten, wenn sie erschöpft oder überreizt sind.

Ähnliche Zusammenhänge gibt es bei fast allen Lebensereignissen. Nehmen wir das Beispiel „Tod oder Trennung von einem Ehepartner". In der internationalen Literatur wird häufig diskutiert, ob der Tod eines Ehepartners und die Verwitwung gesundheitsschädlich ist. Immer wieder hört man, daß ein Ehegatte kurz nach dem Tod des Partners ebenfalls gestorben ist. Nicht selten hört man aber auch, daß ein Mensch nach der Trennung von dem Partner aufblüht. Auch hier spielt die Frage, wie das Ereignis auf die Selbstregulation wirkt, eine entscheidende Rolle.

Wenn das Ereignis die Selbstregulation verhindert, so daß die Person unterschiedliche Symptome wie Depression, Verzweiflung, Entfremdungserlebnisse erfährt, kann die gesundheitliche Auswirkung sehr negativ sein. Wenn sich die Selbstregulation dementgegen nach dem Ereignis verbessert, z. B. weil ein unangenehmer Anpassungszwang an den Partner entfällt, dann kann die Trennung sogar zu gesundheitlich positiven Auswirkungen fuhren. Partner, die sich schlecht regulieren und ihre Selbstregulation nach dem Trennungsereignis verschlechtern, leben bedeutend kürzer als Personen, die sich ebenfalls schlecht regulieren, aber kein Trennungserlebnis haben. Personen mit Trennungserlebnis, die ihre Selbstregulation danach wesentlich verbessern und vorher eine schlechte Selbstregulation hatten, leben etwas länger als Personen, die ihre Selbstregulation ohne Trennungserlebnis verbesserten. Bei Personen mit guter Selbstregulation wirkt kein Trennungserlebnis lebensverkürzend.

Auch bei der Entstehung der Sklerose im Augenhintergrund konnten synergistische Effekte zwischen medizinischen Risikofaktoren (z. B. Bluthochdruck, hohes Gesamtcholesterin, Zigarettenrauchen) und psychosozialen Faktoren (z. B. hilfloser Übererregung) nachgewiesen werden. Es konnte auch gezeigt werden, daß die Sklerose im Augenhintergrund ein sehr bedeutender Risikofaktor nicht nur für Hirnschlag, sondern auch für Herzinfarkt ist.

Die Ergebnisse zeigten ebenfalls, daß die Sklerose im Augenhintergrund langsamer voranschreitet oder sogar zum Stillstand kommt, wenn die Person lernt, sich erfolgreicher selbst zu regulieren. Die Ergebnisse wurden publiziert in: Grossarth-Maticek, Eysenck, Gallasch, Vetter und Frentzel-Beyme (1991): „Changes in degree of sklerosis as a function of prophylactic treatment in cancer-prone and CHD-prone probands". Behaviour Research and Therapy 29, 343–351.

Die systemische Epidemiologie erforscht nicht nur die Wirkung von einzelnen Risikofaktoren, sondern berücksichtigt auch den Kontext, in dem die Wirkung auftritt. Es konnte nachgewiesen werden, daß ein Faktor im Zusammenwirken mit bestimmten anderen Faktoren krankheitserzeugend ist, während er präventive Effekte aufweist, wenn er mit noch anderen Faktoren auftritt. So ist z. B. der regelmäßige Konsum von Kaffee im Zusammenwirken mit der Neigung zur Übererregung und anderen Risikofaktoren für Herz-Kreislauf-Erkrankungen (z. B. Bluthochdruck) ein zusätzlicher Risikofaktor für Herzinfarkt. Wenn Kaffee mit der Neigung zur Hemmung, Depressivität, mangelnder Fähigkeit, sich anzuregen und zu aktivieren, in Wechselwirkung tritt, und das noch bei Personen mit niedrigem Blutdruck, dann wirkt der Konsum verringernd auf die Krebsrate. Solche Ergebnisse wurden u. a. publiziert in: Grossarth-Maticek und Eysenck (1990): „Coffee-drinking and personality factors in the genesis of cancer and coronary heart disease". Neurobiology 23, 153–159.

Wenn synergistische Effekte bei der Entstehung unterschiedlicher chronischer Krankheiten eine große Rolle spielen, dann stellt sich die Frage, ob unterschiedliche Interventionen in unterschiedlichen Bereichen geeignet sind, krankheitserzeugende Synergien zu verringern und somit präventive Effekte zu erzielen. In experimentellen Interventionen konnte gezeigt werden, daß die Verbesserung der Selbstregulation einen großen gesundheitlichen Effekt aufweist. Die Selbstregulation konnte sowohl durch verhaltenstherapeutische Interventionen verbessert werden als auch durch Gabe von Multivitaminen und der Misteltherapie bei Krebspatienten: Grossarth-Maticek (1996): „Gesundheitseffekte von Eunova Forte. Primäre und sekundäre Prävention von Infektions- und Entzündungskrankheiten". Apotheker Journal 18, Nr. 8, 38–40. (Grossarth-Maticek: Prospektive Interventionsepidemiologie der Krebserkrankungen – erscheint Anfang 2000)

Fragebögen

Katalog zur Erfassung medizinischer Daten

1. Wie alt sind Sie?
2. Geschlecht: männlich (1) – weiblich (2)
3. Leiden oder litten Sie an einer der folgenden Erkrankungen:

    (1) Krebs
    (2) Herzinfarkt
    (3) Hirnschlag
    (4) Magengeschwür
    (5) chronische Gastritis
    (6) Lungentuberkulose
    (7) chronische Bronchitis
    (8) Leberzirrhose
    (9) Hepatitis B
    (10) Hepatitis A
    (11) chronische Blasenentzündung
    (12) chronische Nierenentzündung
    (13) Diabetes mellitus
    (14) Colitis ulcerosa
    (15) chronische Verstopfung
    (16) wiederkehrende Depressionen
    (17) zystische Mastopathie
    (18) chronische Eierstockentzündung
    (19) Suchterkrankung
    (20) chronische Entzündung der Gallenblase und Gallenwege
    (21) chronische Entzündung der Speiseröhre
    (22) Gallensteine
    (23) eine vom Arzt festgestellte Hypoazidose (zu wenig Säure im Magen)
    (24) häufige Entzündungen und Verletzungen im Kehlkopfbereich
    (25) chronische Entzündungen im Analbereich, Risse/Fisteln
    (26) Kondylome im Analbereich oder Hämorrhoiden
    (27) Nierenmißbildungen, z. B. Zystenniere
    (28) häufige Infektionen in der Mundhöhle
    (29) chronische oder akute Entzündung der Bauchspeicheldrüse
    (30) Hodenentzündungen oder Hodenanomalien
    (31) chronische Entzündungen der Geschlechtsorgane
    (32) eine andere chronische Erkrankung (welche?)
    (33) Darmpolypen
    (34) Herz-Kreislauf-Erkrankungen

(35) Kehlkopfentzündungen, Polypen und Papillome
(36) Kropf (Überfunktion der Schilddrüse)
(37) Eileiterschwangerschaften
(38) Herzrhythmusstörungen
(39) Syphilis
(40) eine andere Erkrankung, wenn ja, welche?

4. Wie alt sind Ihre Verwandten in gerader Linie geworden?
   *(1) Vater:*_____   *(3) Großvater 1.:*_____   *(5) Großmutter 2.:*_____
   *(2) Mutter:*_____   *(4) Großvater 1.:*_____   *(6) Großmutter 2.:*_____
   (bei noch Lebenden: heutiges Alter angeben)

5. Haben Ihre beiden Elternteile das 75. Lebensjahr in Gesundheit erreicht, d.h., ohne daß eine schwere chronische Krankheit festgestellt wurde?
   (1) ja – (2) nein

6. Sind Ihre beiden Elternteile an einer der folgenden Krankheiten erkrankt oder verstorben?
   (1) Herzinfarkt (2) Hirnschlag (3) Dickdarmkrebs (4) Rektum- (Mastdarm-)krebs (5) Krebs der Gallenblase oder Gallenwege (6) Blasenkrebs (7) Krebs der Speiseröhre (8) Kehlkopfkrebs (9) Analkarzinom (10) Nierenkrebs (11) Mundhöhlenkrebs (12) Krebs der Bauchspeicheldrüse (13) Krebs der Schilddrüse (14) Lungen- und Bronchialkrebs (15) Magenkrebs (16) Leberkrebs (17) Schwarzer Hautkrebs (18) einen bösartigen Hirntumor (19) zwei unterschiedliche Krebsarten (20) plötzlicher Herztod (21) depressive Erkrankungen (22) Schizophrenie (23) Suchterkrankungen (24) Allergien (25) Schuppenflechte (26) eine andere Krankheit (wenn ja, welche)
   Wenn eine der Fragen von 1 bis 26 mit ja beantwortet wird, folgt die Frage: wieviele Mitglieder in gerade Linie der vier Großeltern sind an derselben Krankheit erkrankt oder verstorben? (1) eine (2) zwei (3) drei (4) vier; wieviele Geschwister: (1) ein (2) zwei (3) drei (4) vier
   Bei positiver Beantwortung einer Frage wird nach dem Ort der Diagnosestellung und der Art der Behandlung (z.B. Operation, Chemotherapie, Bestrahlung) gefragt, und zwar zur Kontrolle der Glaubwürdigkeit der Angabe.

7. diese Frage beantworten nur Frauen:
   Ist Ihre Mutter und eine Großmutter an einer der folgenden Leiden erkrankt oder verstorben?
   (1) Brustkrebs (2) Gebärmutterhalskrebs (3) Gebärmutterkörperkrebs
   Wenn ja: Ist auch die zweite Großmutter an derselben Krebsart erkrankt oder verstorben? (4)
   und Ihre Geschwister: wenn ja, wieviele? _____
   (1) Brustkrebs (2) Gebärmutterhalskrebs (3) Gebärmutterkörperkrebs

8. diese Frage beantworten nur Männer:
   Ist Ihr Vater und ein Großvater an Hodenkrebs erkrankt oder verstorben? (1) ja (2) nein
   Wenn ja, ist der zweite Großvater ebenfalls an Hodenkrebs erkrankt oder verstorben? (3)

9. Haben Sie Geschwister? (1) ja (2) nein
   (a) Wieviele? – (b) Wie alt sind diese? – (c) Das wievielte Kind sind Sie in der Geschwisterreihe?

10. Sind Sie Raucher?
    (1) ja – (2) nein
    Wenn ja: Was rauchen Sie?
    (1) Zigaretten – (2) Pfeife – (3) Zigarre – (4) Zigarillo

11. bei Zigarettenrauchen:
    (1) mit Filter (2) ohne Filter (3) mit Inhalation (4) ohne Inhalation

12. Wie viele Zigaretten rauchen Sie täglich?

13. Seit wie vielen Jahren rauchen Sie?

14. Wie alt waren Sie, als Sie begonnen haben, zu rauchen?

15. Haben Sie für einige Jahre das Rauchen aufgegeben? (1) ja (2) nein
    Wenn ja: wieviele Jahre insgesamt: _____

16. Sind Sie ein ehemalige Raucher? (1) ja (2) nein
    (Wenn ja: seit wie vielen Jahren rauchen Sie nicht mehr?)

17. Waren Sie als Kind oder Jugendlicher intensiv dem Rauchen anderer Personen ausgesetzt?
    (1) ja (2) nein

18. Sind Sie am Arbeitsplatz intensiv dem Rauchen anderer ausgesetzt? (1) ja (2) nein

19. Sind Sie durch Ihren mitmenschlichen Kontakt intensiv dem Rauchen anderer ausgesetzt
    (z. B. durch den Partner, in Gaststätten usw.)? (1) ja (2) nein

20. Ist Ihr Zigarettenkonsum im Laufe der Jahre:
    (1) gleichgeblieben – (2) gestiegen oder – (3) er hat sich verringert?

21. Trinken Sie regelmäßig Kaffee? (1) ja (2) nein
    Wenn Ja: *(a) Seit wie vielen Jahren?*_____ *(b) Wie viele Tassen täglich?*_____

22. Wir beschreiben Ihnen hier drei Ernährungsweisen. Wir bitten Sie, sich der Gruppe zuzuordnen, deren Beschreibung auf Sie am besten zutrifft:
    (1) Ich esse täglich frisches Obst, Gemüse und Vollkornprodukte und esse fleisch- und fettarm, mit wenig Fabrikzucker.
    (2) Ich esse fast ausschließlich Fleisch, Fett, Fabrikzucker, und sehr selten (höchstens 1× in 10 Tagen) frisches Obst, frisches Gemüse oder Vollkornprodukte.
    (3) Ich esse eine Mischkost (sowohl Fleisch, Fett, Fabrikzucker) als auch frisches Obst, Gemüse und Vollkornprodukte

23. Essen Sie sehr fett und cholesterinreich, z. B. mehrere Eier täglich, Innereien, fette Wurst und Fleisch, viel Butter, Käse usw., insgesamt über 250 g täglich? (1) ja (2) nein

24. Essen Sie immer wieder (mehrmals in der Woche) geräuchertes oder gepökeltes Fleisch?
    Wenn ja: (1) ja (2) nein

25. Essen Sie sehr salzreich, z. B. Speisen nachsalzen, Speisen mit hohem Salzgehalt usw.
    (1) ja (2) nein

26. Nehmen Sie regelmäßig Vitaminpräparate zu sich? (0) nein
Wenn ja: Welche Vitamine? (1) Multivitamine (2) C-Vitamine (3) B_6 (4) B_{12} (5) E-Vitamin

27. Seit wie vielen Jahren nehmen Sie Vitaminpräparate ein?
Wie hoch ist die Dosierung? (1) wie auf der Packung empfohlen (2) höher als empfohlen (3) geringer als empfohlen

28. Nehmen Sie die Vitamine (1) regelmäßig (z. B. täglich oder alle drei Tage) (2) wenn Sie ein Bedürfnis danach verspüren

29. Nahmen Sie in den letzten 10 Jahren alkoholische Getränke zu sich?
(1) überhaupt nicht, ich war abstinent (2) ja

30. Wenn ja: welche Art Alkohol trinken Sie?
(1) Rotwein – in welcher Menge täglich? (Angabe in Liter)
(2) Weißwein – in welcher Menge täglich?
(3) Sekt/Champagner
(4) Bier – in welcher Menge täglich?
(5) hochprozentigen Alkohol – in welcher Menge täglich?
(6) hochprozentigen Alkohol mit Kräutern (welche Sorte?)
Auch Mehrfachnennungen sind möglich.

31. Bitte geben Sie bei jeder Sorte den Prozentgehalt an Alkohol an! (Mehrfachnennungen möglich) Zur Feststellung der Menge Alkohol umgerechnet in Gramm, bitten wir Sie, folgende Fragen zu beantworten: In welcher durchschnittlichen Menge pro Tag trinken Sie die oben angegebene Alkoholsorte, z. B. 1 l Wein, 1 dl hochprozentigen Schnaps usw.
Errechnete tägliche Alkoholdosis in Gramm: _____

32. Wie häufig trinken Sie Alkohol?
(1) wieviele Tage im Monat?

33. Ist Ihr Alkoholkonsum im Laufe der Jahre
(1) gestiegen – (2) gleich geblieben – (3) oder hat sich verringert?

34. Würden Sie von sich in Hinblick auf Ihren Alkoholkonsum folgendes behaupten können: (1) ich trinke zum richtigen Augenblick die richtige Menge Alkohol, so daß sich Wohlbefinden, Entspannung, Lust und andere positive Gefühle einstellen, (2) ich trinke zum falschen Augenblick die falsche Menge Alkohol, so daß sich negative Gefühle und Empfindungen durch den Alkoholkonsum verstärken (z. B. Kummer, Überreizung, Übererregung, Hemmung, Aggressionen, Streitsucht usw.).

35. Hat der Arzt bei Ihnen mehrfach einen hohen Blutdruck festgestellt? (1) ja (2) nein.
Wenn ja, wie hoch waren die Blutdruckwerte? _____

36. Werden oder wurden Sie gegen Bluthochdruck behandelt? (1) ja (2) nein.

37. Hat der Arzt bei Ihnen mehrfach hohe Cholesterinwerte festgestellt? (1) ja (2) nein.
Wenn ja, wie hoch war die letzte Messung?_____

38. Nehmen Sie regelmäßig ein Medikament ein? (1) ja (2) nein.
    Wenn ja: welches? _____ Seit wie vielen Jahren? _____
    Wie oft am Tag? _____
    In bezug auf welche Beschwerden nehmen Sie das Medikament ein, (z. B. zur Beruhigung, gegen Verstopfung etc.)? In welcher Dosis nehmen Sie das Medikament ein? (1) wie auf der Packung angegeben – (2) höher als angegeben – (3) niedriger als angegeben.

39. Haben Sie Kinder? (1) ja (2) nein.
    Wenn ja: wie viele? _____

40. Haben Sie Muttermale am Körper, die häufiger verletzt wurden? (1) ja (2) nein.

41. Waren Sie häufig intensiver Sonnenbestrahlung ausgesetzt, z. B. durch regelmäßiges Sonnenbaden? (1) ja (2) nein.

42. Hatten Sie Abtreibungen? (1) ja (2) nein.
    Wenn ja: wieviele? _____

43. Nahmen oder nehmen Sie die Pille (Verhütung)? (1) ja (2) nein.
    Wenn ja: Wie viele Jahre? _____

44. Fahren Sie in den letzten zehn Jahren regelmäßig (täglich oder fast täglich) PKW oder LKW?
    (1) ja (2) nein.
    Wenn ja, wieviele Stunden am Tag? _____

45. Welche Auswirkungen hat das Autofahren auf Sie? (1) negative (z. B. durch Autoabgase, nervositätserzeugend im Verkehr, Verspannungen durch zuviel Sitzen usw., (2) positive (z. B. Lust am Fahren, Verbesserung des sozialen Status, größere Beweglichkeit, positive Anregung usw.) (3) neutral, weder (1) noch (2).

46. Kommen Sie länger als sechs Stunden pro Tag intensiv mit Autoabgasen in Berührung, z. B. in verkehrsreicher Wohnlage oder beruflich? (1) ja (2) nein.

47. Sehen Sie fern? (1) ja (2) nein.
    Wenn ja, wieviele Stunden täglich? _____

48. Nehmen Sie ein bestimmtes Präparat (z. B. Klosterfrau Melissengeist, Baldrian, Knoblauchpillen, Aspirin etc.) regelmäßig ein, um bestimmte Beschwerden zu lindern oder vorzubeugen?
    (1) ja (2) nein.
    (a) Wenn ja, welches Präparat _____
    (b) in welcher Dosis: (1) wie auf der Packung angegeben (2) höhere Dosis
        (3) niedrigere Dosis
    (c) Wie oft in der Woche? _____

49. Bekommen Sie dabei mehr Sicherheit, bestimmte Gesundheitsprobleme besser bewältigen zu können (Kopfschmerzen, Streß usw.)? (1) ja (2) nein

50. Wie groß sind Sie in cm? _____

51. Wieviel wiegen Sie in kg? ____
    Ist Ihr Körpergewicht in den letzten 10 Jahren
    (1) gleichgeblieben – (2) hat stetig zugenommen – (3) abgenommen – (4) schwankt stark

52. Wie viele Stunden bewegen Sie sich täglich körperlich? ____
    Ist Ihre körperliche Bewegung
    (1) intensiv – (2) mittelmäßig – (3) schwach ausgeprägt

53. Haben Sie in der Kindheit und Jugend (etwa bis zum 25./30. Lebensjahr regelmäßig und intensiv Sport betrieben und dann den Sport bis heute abrupt abgebrochen?
    (1) ja (2) nein.

54. Ermüden Sie schon bei geringer körperlicher Anstrengung und bekommen Atemnot?
    (1) ja (2) nein.

55. Haben Sie immer wiederkehrende Schmerzen in der Brust mit Ausstrahlung in den linken Arm? (1) ja (2) nein.

56. Haben Sie in der Regel einen tiefen und erholsamen Schlaf? (1) ja (2) nein.

57. Wurde bei Ihnen ein Körperteil aus therapeutischen Gründen bestrahlt? (1) ja (2) nein.
    Wenn ja, welches? (z. B. Brust, Schilddrüse) _____

58. Wurden bei Ihnen an einem Körperteil eine große Anzahl von Röntgenuntersuchungen durchgeführt? (1) ja (2) nein.
    Wenn ja, an welchen Körperteilen? _____

59. Nehmen Sie häufig sehr heiße Getränke oder Speisen zu sich? (1) ja (2) nein.

60. Essen Sie häufig scharfe Gewürze? (1) ja (2) nein.

61. Essen Sie häufig gepökeltes oder geräuchertes Fleisch? (1) ja (2) nein.

62. Erbrechen Sie häufig harte Nahrungsstücke? (1) ja (2) nein.

63. Wurde bei Ihnen Eisenmangel festgestellt? (1) ja (2) nein.

64. Wurden bei Ihnen die Stimmbänder und der Kehlkopf öfters verletzt (z. B. durch Magenspülungen)? (1) ja (2) nein.

65. Wie alt waren Sie bei Ihrer ersten Menstruation? _____

66. Wie alt waren Sie bei Ihrer letzten Menstruation? _____

67. Haben Sie häufig Zwischenblutungen? (1) ja (2) nein.

68. Hatten Sie gutartige Myome in der Gebärmutter? (1) ja (2) nein.

69. Hatten Sie häufige Verletzungen in der Mundhöhle (z. B. durch spitze Zähne)?
    (1) ja (2) nein.

70. Essen Sie häufiger verdorbene Nahrung? (1) ja (2) nein.

71. Haben Sie in den letzten 10 Jahren regelmäßig – immer einen Kühlschrank benutzt?
    (1) ja (2) nein.

72. Wurde bei Ihnen eine Magenresektion durchgeführt (ein Teil des Magens entfernt)?
    (1) ja (2) nein.
73. Wie alt waren Sie beim ersten Geschlechtsverkehr?_____
74. Benutzten Sie über Jahre eine mechanische Verhütung (z. B. Diaphragma, Spirale)?
    (1) ja (2) nein.
75. Sind Sie in den letzten zehn Jahren im Urlaub verreist? (1) ja (2) nein.
    Wenn ja, wieviele Male? _____
76. Wohin sind Sie verreist? (1) ans Mittelmeer, (2) in die Berge, (3) an Ost- oder Nordsee.
77. Wie fühlten Sie sich im Urlaub?
    (1) sehr wohl, (2) sehr unwohl, (3) teils wohl, teils unwohl.
78. Benutzten Sie in den letzten zehn Jahre regelmäßig unterschiedliche Kosmetika
    (z. B. Parfüme, Deos, Haarsprays)? (1) ja (2) nein.
    Wenn ja, in welcher Menge? (1) sehr gering, nur ab und zu, (2) sehr viel und täglich,
    (3) mittelmäßig (täglich, aber wenig, oder ab und zu und dann viel).
79. Wie wirken die benutzten Kosmetika auf Sie? (1) eher lästig und gesundheitsschädigend,
    (2) eher neutral, ohne Wirkung, (3) eher positiv (anregend, das Selbstvertrauen verbessernd
    usw.).
80. Benutzen Sie (1) chemische (2) biologische Kosmetika? Wenn ja, welche Marke
    (z. B. Weleda), (3) beides?
81. Trinken Sie regelmäßig Coca-Cola? (1) ja (2) nein.
    Wenn ja, an wievielen Tagen im Monat? _____
    Wenn ja, in welcher Menge trinken Sie Coca-Cola (z. B. 0,5 Liter)?
82. Lebten Sie länger als zwanzig Jahre in einer Umgebung mit hoher Luftverschmutzung?
    (1) ja (2) nein.
83. Kamen Sie beruflich in Berührung mit unterschiedlichen Chemikalien und/oder anderen
    Stoffen, die als gesundheitsschädlich gelten? (1) ja (2) nein.
84. Wurde bei Ihnen vom Arzt oder Psychotherapeuten eine chronische Depression festgestellt?
    (1) ja (2) nein.
85. Wenn ja, wurden Sie gegen die Depression medikamentös behandelt? (1) ja (2) nein.
86. Benutzen Sie regelmäßig den Weichspüler Lenor? (1) ja (2) nein.
87. Sind Sie in den letzten zehn Jahren Vegetarier gewesen, in dem Sinne, daß Sie kein Fleisch
    und tierische Fette essen? (1) ja (2) nein.

Folgende Faktoren wurden in Subgruppen der Gesamtstudie gemessen:

1. Blutdruck (durch Medizinstudenten)
2. Blutzucker (durch Laborärzte)
3. Gesamtcholesterin im Blut (durch Laborärzte)
4. Grad der Sklerose im Augenhintergrund (durch Augenärzte ermittelt)

Fragebogen zur Prädiktion des Therapieerfolges

1. Ich habe eine rege Phantasie, in der ich mir die unterschiedlichsten Situationen und meine Gefühle und Verhaltensweisen in diesen vorstellen kann.
   Wie stark ausgeprägt ist diese Eigenschaft bei Ihnen?
   1 = sehr schwach, 2 = schwach, 3 = mittelmäßig, eher in Richtung schwach, 4 = mittelmäßig, eher in Richtung stark, 5 = stark, 6 = sehr stark

2. Ich habe eine sehr starke Vorstellungskraft in bezug auf die unterschiedlichsten Situationen in der Wirklichkeit.
   Wie stark ausgeprägt ist diese Eigenschaft bei Ihnen?
   1 = sehr schwach, 2 = schwach, 3 = mittelmäßig, eher in Richtung schwach, 4 = mittelmäßig, eher in Richtung stark, 5 = stark, 6 = sehr stark

3. Ich suche immer nach neuen Wegen und Lösungen.
   Wie stark ausgeprägt ist diese Eigenschaft bei Ihnen?
   1 = sehr schwach, 2 = schwach, 3 = mittelmäßig, eher in Richtung schwach, 4 = mittelmäßig, eher in Richtung stark, 5 = stark, 6 = sehr stark

4. Ich bete zu Gott für meine Gesundheit und Genesung.
   Wie stark ausgeprägt ist diese Eigenschaft bei Ihnen?
   1 = sehr schwach, 2 = schwach, 3 = mittelmäßig, eher in Richtung schwach, 4 = mittelmäßig, eher in Richtung stark, 5 = stark, 6 = sehr stark

5. Ich kann mir sowohl die positiven als auch die negativen Folgen meines Verhaltens gut vorstellen.
   Wie stark ausgeprägt ist diese Eigenschaft bei Ihnen?
   1 = sehr schwach, 2 = schwach, 3 = mittelmäßig, eher in Richtung schwach, 4 = mittelmäßig, eher in Richtung stark, 5 = stark, 6 = sehr stark

6. Ich erlebe die negativen und positiven Folgen meines Verhaltens stark gefühlsmäßig.
   Wie stark ausgeprägt ist diese Eigenschaft bei Ihnen?
   1 = sehr schwach, 2 = schwach, 3 = mittelmäßig, eher in Richtung schwach, 4 = mittelmäßig, eher in Richtung stark, 5 = stark, 6 = sehr stark

7. Ich versuche immer wieder, meine Probleme zu erkennen und die Ursache für diese herauszufinden.
   Wie stark ausgeprägt ist diese Eigenschaft bei Ihnen?
   1 = sehr schwach, 2 = schwach, 3 = mittelmäßig, eher in Richtung schwach, 4 = mittelmäßig, eher in Richtung stark, 5 = stark, 6 = sehr stark

8. Ich habe mit mir viel Geduld, d.h. wenn ich die Ursache für ein Fehlverhalten oder ein Problem nicht sofort beseitigen kann, dann warte ich mit Geduld den Augenblick des Erfolges ab.
   Wie stark ausgeprägt ist diese Eigenschaft bei Ihnen?
   1 = sehr schwach, 2 = schwach, 3 = mittelmäßig, eher in Richtung schwach, 4 = mittelmäßig, eher in Richtung stark, 5 = stark, 6 = sehr stark

9. Ich habe einen starken Wunsch, mein Problem zu lösen.
   Wie stark ausgeprägt ist diese Eigenschaft bei Ihnen?
   1 = sehr schwach, 2 = schwach, 3 = mittelmäßig, eher in Richtung schwach, 4 = mittelmäßig, eher in Richtung stark, 5 = stark, 6 = sehr stark

10. Ich bin bestrebt, Wohlbefinden und Lust zu erreichen.
    Wie stark ausgeprägt ist diese Eigenschaft bei Ihnen?
    1 = sehr schwach, 2 = schwach, 3 = mittelmäßig, eher in Richtung schwach, 4 = mittelmäßig, eher in Richtung stark, 5 = stark, 6 = sehr stark

11. Ich habe ein sehr starkes Bedürfnis, zu leben, d.h. ich lebe gerne.
    Wie stark ausgeprägt ist diese Eigenschaft bei Ihnen?
    1 = sehr schwach, 2 = schwach, 3 = mittelmäßig, eher in Richtung schwach, 4 = mittelmäßig, eher in Richtung stark, 5 = stark, 6 = sehr stark

12. Ich bin stets bemüht, eine bestmögliche Zusammenarbeit zwischen meinen Gefühlen und meiner Vernunft zu erreichen, d.h. ich versuche mein Denken und mein Fühlen so zu vereinen, daß die Gefühle durch die Vernunft nicht behindert werden, und daß die Vernunft durch die Gefühle angeregt und verbessert wird.
    Wie stark ausgeprägt ist diese Eigenschaft bei ihnen?
    1 = sehr schwach, 2 = schwach, 3 = mittelmäßig, eher in Richtung schwach, 4 = mittelmäßig, eher in Richtung stark, 5 = stark, 6 = sehr stark

13. Ich schütze mich selbst vor Überforderung, seelisch-körperlicher Erschöpfung und ungünstigen Umwelteinflüssen.
    Wie stark ausgeprägt ist diese Eigenschaft bei Ihnen?
    1 = sehr schwach, 2 = schwach, 3 = mittelmäßig, eher in Richtung schwach, 4 = mittelmäßig, eher in Richtung stark, 5 = stark, 6 = sehr stark

14. Meine Gesundheit und mein Wohlbefinden sind mir wichtiger, als mich für andere Personen derart aufzuopfern, daß ich dabei selbst krank werde.
    Wie stark ausgeprägt ist diese Eigenschaft bei Ihnen?
    1 = sehr schwach, 2 = schwach, 3 = mittelmäßig, eher in Richtung schwach, 4 = mittelmäßig, eher in Richtung stark, 5 = stark, 6 = sehr stark

15. Wenn ich Probleme habe, dann würde ich diese lieber vertuschen/verbergen, als sie offen zuzugeben.
    Wie stark ausgeprägt ist diese Eigenschaft bei Ihnen?
    6 = sehr schwach, 5 = schwach, 4 = mittelmäßig, eher in Richtung schwach, 3 = mittelmäßig, eher in Richtung stark, 2 = stark, 1 = sehr stark

16. Ich richte mich lieber an den Wünschen anderer Menschen aus, als über meine eigenen Probleme nachzudenken
    Wie stark ausgeprägt ist diese Eigenschaft bei Ihnen?
    6 = sehr schwach, 5 = schwach, 4 = mittelmäßig, eher in Richtung schwach, 3 = mittelmäßig, eher in Richtung stark, 2 = stark, 1 = sehr stark

17. Ich neige zu starken Schuldgefühlen und Selbstvorwürfen.
    Wie stark ausgeprägt ist diese Eigenschaft bei Ihnen?
    6 = sehr schwach, 5 = schwach, 4 = mittelmäßig, eher in Richtung schwach, 3 = mittelmäßig, eher in Richtung stark, 2 = stark, 1 = sehr stark

18. Ich bin sehr passiv, d.h. ich übernehme keine Aktivitäten mit dem Ziel, dort Veränderungen zu erreichen, wo dies für mein Wohlbefinden notwendig wäre.
    Wie stark ausgeprägt ist diese Eigenschaft bei Ihnen?
    6 = sehr schwach, 5 = schwach, 4 = mittelmäßig, eher in Richtung schwach, 3 = mittelmäßig, eher in Richtung stark, 2 = stark, 1 = sehr stark

19. Ich bin grundsätzlich ein pessimistischer Mensch und sehe in den Dingen meistens das Negative.
    Wie stark ausgeprägt ist diese Eigenschaft bei Ihnen?
    6 = sehr schwach, 5 = schwach, 4 = mittelmäßig, eher in Richtung schwach, 3 = mittelmäßig, eher in Richtung stark, 2 = stark, 1 = sehr stark

20. Ich bin durch andere Personen und Zustände derart benachteiligt, daß ich selbst durch eigene Willenskraft keine für mich positiven Veränderungen erreichen kann.
    Wie stark ausgeprägt ist diese Eigenschaft bei Ihnen2
    6 = sehr schwach, 5 = schwach, 4 = mittelmäßig, eher in Richtung schwach, 3 = mittelmäßig, eher in Richtung stark, 2 = stark, 1 = sehr stark

21. Ich kann bei mir kein ausgeprägtes Bedürfnis erkennen, daß ich in der Zukunft gerne befriedigen würde.
    Wie stark ausgeprägt ist diese Eigenschaft bei Ihnen?
    6 = sehr schwach, 5 = schwach, 4 = mittelmäßig, eher in Richtung schwach, 3 = mittelmäßig, eher in Richtung stark, 2 = stark, 1 = sehr stark

22. Ich würde mich gegen den Gedanken sperren, meine Probleme im Gespräch mit einer vertraute Person zu besprechen.
    Wie stark ausgeprägt ist diese Eigenschaft bei Ihnen?
    6 = sehr schwach, 5 = schwach, 4 = mittelmäßig, eher in Richtung schwach, 3 = mittelmäßig, eher in Richtung stark, 2 = stark, 1 = sehr stark

23. Ich würde lieber sterben als leben, weil der Tod für mich angenehmer als das Leben ist
    Wie stark ausgeprägt ist diese Eigenschaft bei Ihnen?
    6 = sehr schwach, 5 = schwach, 4 = mittelmäßig, eher in Richtung schwach, 3 = mittelmäßig, eher in Richtung stark, 2 = stark, 1 = sehr stark

Addieren Sie die Punktzahl von allen Fragen und dividieren Sie durch 23

Auswertung

1–2,5 Punkte:	sehr schlechte Voraussetzung für den Therapieerfolg
2,5–3,5 Punkte:	schlechte Voraussetzung für den Therapieerfolg
3,5–4,5 Punkte:	gute Voraussetzungen für den Therapieerfolg
4,5–6 Punkte:	sehr gute Voraussetzung für den Therapieerfolg

Fragebogen zur Erfassung der zweifachen Abweisung

1. Ich wurde von einem Elternteil oder beiden Eltern in der Kindheit und Jugend dauerhaft abgewiesen (ausgestoßen, nicht anerkannt, lieblos behandelt, abgewertet).
   Wie stark trifft diese Aussage auf Sie zu?
   1 = sehr schwach, 2 = schwach, 3 = mittelmäßig, eher in Richtung schwach,
   4 = mittelmäßig, eher in Richtung stark, 5 = stark, 6 = sehr stark

2. Ich wurde im Erwachsenenalter von einer Person oder Gruppe dauerhaft abgewiesen (ausgestoßen, nicht anerkannt, lieblos behandelt, abgewertet).
   Wie stark trifft diese Aussage auf Sie zu?
   1 = sehr schwach, 2 = schwach, 3 = mittelmäßig, eher in Richtung schwach,
   4 = mittelmäßig, eher in Richtung stark, 5 = stark, 6 = sehr stark

3. Aufgrund erlebter Abweisung in der Kindheit und/oder im Erwachsenenalter hatte ich immer wiederkehrende starke negative Gefühle, wie Depression, Hoffnungslosigkeit, Verzweiflung, seelische Erschütterung usw.
   Wie stark trifft diese Aussage auf Sie zu?
   1 = sehr schwach, 2 = schwach, 3 = mittelmäßig, eher in Richtung schwach,
   4 = mittelmäßig, eher in Richtung stark, 5 = stark, 6 = sehr stark

4. Aufgrund der erlebten Abweisung und der Angst vor der Abweisung stürzte ich mich immer wieder in die Arbeit bis zur seelisch-körperlichen Erschöpfung.
   Wie stark trifft diese Aussage auf Sie zu?
   1 = sehr schwach, 2 = schwach, 3 = mittelmäßig, eher in Richtung schwach,
   4 = mittelmäßig, eher in Richtung stark, 5 = stark, 6 = sehr stark

Addieren Sie die Punktzahl von allen Fragen und dividieren Sie durch 4. Je größer die Punktzahl, desto ausgeprägter die zweifache Abweisung.

Differentialdiagnostischer Fragebogen

1. Ich wurde in der Kindheit von einem Elternteil abgewiesen und abgelehnt (welcher Elternteil?).
   ja – eher ja – nein – eher nein

2. Ich wurde im Erwachsenenalter von einer für mich gefühlsmäßig wichtigen Person abgewiesen und abgelehnt.
   ja – eher ja – nein – eher nein

3. Ich hatte immer einen sehr starken Kinderwunsch, konnte jedoch nie ein Kind bekommen.
   ja – eher ja – nein – eher nein

4. Ich habe ein Kind durch Tod verloren.
   ja – nein

5. Ich habe ein Kind durch Trennung verloren.
   ja – nein

6. Ich kann nur sehr schwer und selten innere Sicherheit und Geborgenheit erreichen.
   ja – eher ja – nein – eher nein

7. Ich erstrebe zwischenmenschliche Harmonie auch dann noch, wenn ich mich selbst und meine Bedürfnisse dafür aufgeben muß.
   ja – eher ja – nein – eher nein

8. Seit Jahren versuche ich, eine Harmonie zwischen zwei Personen herzustellen, die an mich unterschiedliche und sich ausschließende Erwartungen stellen.
   ja – eher ja – nein – eher nein

9. Ich bin häufig innerlich derart angespannt und überreizt, daß ich glaube, beim kleinsten Anlaß explodieren zu müssen.
   ja – eher ja – nein – eher nein

10. Immer wieder habe ich große Erwartungen an die Sexualität und neue Partner, die aber meistens schon nach dem ersten Kontakt zu tiefen Enttäuschungen und Depressionen führen.
    ja – eher ja – nein – eher nein

11. Ich passe mich häufig an bestimmte andere Menschen oder Zielsetzungen derart an, daß ich mich dabei völlig aufgebe.
    ja – eher ja – nein – eher nein

12. Ich fühle mich ungenügend angeregt, mit wenig Wohlbefinden, obwohl ich äußerlich alles habe, was ein Mensch zum Glücklichsein benötigt.
    ja – eher ja – nein – eher nein

13. Ich fühle mich in den letzten Jahren immer wieder seelisch und körperlich erschöpft (sehr müde, wenig belastbar, gereizt usw.).
    ja – eher ja – nein – eher nein

14. Ich habe einen Elternteil, an dem ich sehr gehangen habe, durch Tod verloren und bin seitdem niedergeschlagen und hoffnungslos.
    ja – eher ja – nein – eher nein

15. Ich bin an einen Elternteil innerlich so stark gebunden, daß ich dauerhaft versuche, seinen Erwartungen gerecht zu werden, auch dann, wenn das auf meine Kosten oder die Kosten meines Partners geht.
    ja – eher ja – nein – eher nein

16. Ich neige dazu, mich an die bestehenden Machtverhältnisse und gängige Meinung derart anzupassen, daß ich dabei auch die eigene Meinung und Überzeugung abschwäche.
    ja – eher ja – nein – eher nein

17. Wenn bei mir Krankheitssymptome auftauchen, dann neige ich dazu, diese lange Zeit nicht zu beachten.
    ja – eher ja – nein – eher nein

18. Wenn ich ungünstigen Bedingungen ausgesetzt bin, neige ich dazu, Härte gegen mich selbst zu zeigen (z. B. bei körperlichen Verletzungen, Umweltbelastungen usw.)
    ja – eher ja – nein – eher nein

19. Ich bin sehr stark positiv an meine Mutter gebunden.
ja – eher ja – nein – eher nein

20. Ich wurde von meinem Vater stark und für mich schmerzlich abgewiesen.
ja – eher ja – nein – eher nein

21. Ich wurde von meinem Partner stark und für mich schmerzlich abgewiesen.
ja – eher ja – nein – eher nein

22. Ich wurde von meinem Vorgesetzten stark und für mich schmerzlich abgewiesen.
ja – eher ja – nein – eher nein

23. Ich fühle mich in meiner Leistung von meiner Umwelt ungenügend anerkannt.
ja – eher ja – nein – eher nein

24. Üben Sie einen Beruf aus, der Ihnen starke körperliche oder geistige Anstrengung abverlangt, aber mit wenig Anerkennung und Belohnung verbunden ist?
ja – eher ja – nein – eher nein

25. Haben Sie einen beruflichen Abstieg oder eine Verringerung Ihrer sozialen Position erlebt?
ja – eher ja – nein – eher nein

26. Tritt bei Ihnen schnell (also nach geringer Belastung) eine seelisch-körperliche Erschöpfung ein?
ja – eher ja – nein – eher nein

27. Bekommen Sie in bestimmten Situationen schnell Angst (z. B. im Flugzeug, beim Zahnarzt usw.)
ja – eher ja – nein – eher nein

28. Sind Sie stets bestrebt, alles perfekt zu machen?
ja – eher ja – nein – eher nein

29. Waren Sie in den letzten 10 Jahren immer wieder arbeitslos und ohne Ersatzbeschäftigung?
ja – eher ja – nein – eher nein

30. Haben Sie immer wieder finanzielle Probleme?
ja – eher ja – nein – eher nein

31. Wurden Sie aus einer für Sie wichtigen Gruppe ausgestoßen?
ja – eher ja – nein – eher nein

32. Mußten Sie große soziale Ungerechtigkeiten erleben?
ja – eher ja – nein – eher nein

33. Haben Sie eine Trennung erlebt, die Sie sehr mitgenommen hat?
ja – eher ja – nein – eher nein

34. Sind Sie sozial isoliert, z. B. aufgrund Ihrer Wohnlage?
ja – eher ja – nein – eher nein

35. Haben Sie den Tod eines Ihrer Geschwister oder Eltern schmerzlich erlebt?
ja – nein

36. Kamen Sie beruflich mit Asbest in Berührung?
ja – eher ja – nein – eher nein

37. Sind Sie ein Mensch, der sich einerseits stets an der Vernunft ausrichtet, der aber andererseits derart gefühlsmäßig erschüttert wurde, daß es ihm äußerst schwer fällt das innere Gleichgewicht zu finden?
ja – eher ja – nein – eher nein

38. Leiden Sie an einem innerlich schweren, für Sie unerträglichen Konflikt?
ja – eher ja – nein – eher nein

39. Leiden Sie an einer für Sie innerlich unerträglichen Lebenssituation?
ja – eher ja – nein – eher nein

40. Haben Sie eine sehr starke innere Bindung an Ihre Mutter?
ja – eher ja – nein – eher nein

41. Sind Sie äußerst gehemmt und verhindert durch Ihr Verhalten, Bedingungen und Zustände zu erreichen, die zu Wohlbefinden führen?
ja – eher ja – nein – eher nein

42. Haben Sie große Schwierigkeiten, sich selbst zu beschreiben und zu erkennen?
ja – eher ja – nein – eher nein

43. Haben Sie derart große Angstgefühle, daß Sie diese nicht mehr beherrschen können?
ja – eher ja – nein – eher nein

44. Haben Sie eine derart starke Einbildungskraft, daß Sie häufig nicht mehr wissen, was wahr und was Einbildung ist?
ja – eher ja – nein – eher nein

45. Würden Sie von sich folgendes behaupten: Ich habe und erreiche keine Anregung, die bei mir Wohlbefinden und Lust hervorruft (z.B. weil ich mich aufgrund zu hoher Ideale selbst hemme, oder weil alles um mich herum uninteressant erscheint).
ja – eher ja – nein – eher nein

46. Ich bin in meiner Sehnsucht und Phantasie eher auf Personen, Zustände und Ereignisse aus der Vergangenheit ausgerichtet.
ja – eher ja – nein – eher nein

47. Ich kann Abweisungen, Entwertungen und Angriffe auf meine Person nur sehr schlecht ertragen und reagiere in der Regel mit starker Aggression.
ja – eher ja – nein – eher nein

48. Ich kann positive Gefühle mir gegenüber (z.B. Liebesäußerungen, leidenschaftliche Abhängigkeiten) nur sehr schwer ertragen und reagiere darauf regelmäßig mit starkem Entzug (z.B. von Personen, die an mich gefühlsmäßige Ansprüche stellen).
ja – eher ja – nein – eher nein

49. Ich habe große Schwierigkeiten, gesellschaftliche Normen, Regeln und Verabredungen einzuhalten.
ja – eher ja – nein – eher nein

50. Oberflächlich fühle ich mich zwar unabhängig und selbständig, obwohl ich glaube, daß ich innerlich zu starker Abhängigkeit von bestimmten Personen neige.
    ja – eher ja – nein – eher nein

51. Ich wurde von meiner Familie gefühlsmäßig nicht angenommen und eher ausgestoßen. Obwohl mir von den Familienmitgliedern der Eindruck vermittelt wurde, daß ich für diese wichtig bin.
    ja – eher ja – nein – eher nein

52. Ich bin äußerst gehemmt, anderen Personen gegenüber Aggressionen zu äußern.
    ja – eher ja – nein – eher nein

Einzelne Fragen wurden zur Charakterisierung bestimmter Subgruppen benutzt.

Fragebogen zur Einordnung in die Grossarthsche Typologie

Bevor Sie den folgenden Fragebogen beantworten, bitte ich Sie, sich zunächst auf die Erlebnisse in Ihrem Leben zu konzentrieren, die besonders unangenehm und besonders angenehm waren. Versuchen Sie sich zu erinnern, wie sie sich in beiden Situationsarten typischerweise verhalten haben.

Viele der folgenden Aussagen beziehen sich auf Ihre typischen Verhaltensweisen in Situationen, die für sie von besonderer gefühlsmäßiger Bedeutung sind.

Wenn eine Aussage auf Sie zutrifft oder eher zutrifft als nicht zutrifft, dann antworten Sie mit „ja" und geben sich einen Punkt. Wenn eine Aussage eher nicht zutrifft, dann antworten Sie mit „nein"; Sie bekommen keinen Punkt.

Typ 1

1. Ich bin äußerst gehemmt, für mich Ansprüche zu stellen.
2. Ich gehe eher auf andere ein, als für mich Forderungen zu stellen.
3. Ich richte mein Verhalten eher an den Erwartungen eines nahestehenden Menschen als an meinen eigenen Wünschen aus.
4. Meine eigenen Wünsche stelle ich für die Aufrechterhaltung eines bestimmten Zustandes zurück (z. B. für zwischenmenschliche Harmonie).
5. Ich bin über Jahre hinweg nicht in der Lage, meine wichtigsten Gefühle und Bedürfnisse anderen Personen gegenüber zu äußern.
6. Seit Jahren ertrage ich Zustände, die mir nicht gut tun, ohne dagegen zu protestieren.
7. Ich habe große Hemmungen, negative Gefühle (z. B. Wut, Haß, Aggression) nach außen hin zu zeigen.
8. Ich neige dazu, seelische Erschütterungen soweit wie möglich nach außen nicht zu zeigen.
9. Wenn meine gefühlsmäßig wichtigsten Erwartungen enttäuscht werden, fühle ich mich innerlich gehemmt und gelähmt.
10. Nach ungünstigen Lebensereignissen (z. B. Tod einer wichtigen Person, Trennung, schockierenden Ereignissen) bin ich nicht in der Lage, meine wichtigsten Gefühle und Wünsche zu äußern.

Typ 2

1. Ich protestiere seit Jahren gegen Zustände, die mir nicht gut tun, bin aber nicht in der Lage, sie zu ändern.
2. Bestimmte Personen sind dauerhaft die wichtigste Ursache für mein persönliches Unglück.
3. Bestimmte Zustände sind dauerhaft die wichtigste Ursache für mein persönliches Unglück.
4. Ich fühle mich störenden Personen oder Zuständen immer wieder hilflos ausgeliefert (z.B. weil ich weder in der Lage bin, sie zu verändern, noch von ihnen genügend Abstand zu erreichen.)
5. Ich komme anhaltend mit den negativen Eigenschaften bestimmter Personen oder Zustände in Berührung.
6. Bestimmte Personen stören und verhindern mich dauerhaft in meiner Entfaltung.
7. Bestimmte Zustände stören und verhindern mich dauerhaft in meiner Entfaltung.
8. Ich kann die Ursache anhaltender Aufregung und Anspannung nicht verändern, weil sie im Verhalten anderer Personen liegt.
9. Ich kann die Ursache anhaltender Aufregung und Anspannung nicht verändern, weil sie in bestimmten Zuständen liegt, die ich nicht beeinflussen kann.
10. Ich äußere meine Absichten und Ziele, fühle mich aber in der Verwirklichung von außen völlig verhindert.

Typ 3

1. Ich bin in erster Linie auf mich konzentriert (in einer die eigene Bedeutung betonenden Weise).
2. Bei meinem Partner flüchte ich regelmäßig aus größter Entfernung in erdrückende Nähe und aus großer Nähe in übergroße Entfernung.
3. Ich schwanke extrem zwischen positiver und negativer Bewertung Personen und Zuständen gegenüber, je nachdem, ob sie mich unterstützen oder mich auch nur im geringsten stören.
4. Wenn ich mich in einer Situation unwohl und bedroht fühle, dann versuche ich mit allen Mitteln, andere Personen zu sofortigen Hilfeleistungen zu bewegen (z.B. sich um mich zu kümmern, mich anzuhören usw.)
5. Wenn mich eine gefühlsmäßig wichtige Person auch nur geringfügig verletzt, distanziere ich mich von ihr sofort.
6. An andere stelle ich äußerst hohe moralische Anforderungen (z.B. absolute Treue), die für mich allerdings keine Gültigkeit haben.
7. Ich äußere und befriedige meine ganz persönlichen Wünsche und Bedürfnisse zum größten Teil durch ein völlig unangepaßtes Verhalten (z.B. ein für andere Menschen schockierendes oder aber Widerstand herausforderndes Verhalten).
8. Wenn ich an Personen gefühlsmäßig Erwartungen stelle, dann dulden sie keinen Aufschub und müssen sofort erfüllt werden.
9. Ich kann Situationen, die mich eindeutig befriedigen, nur außerhalb bestehender Normen, Regeln und Erwartungen erreichen.
10. Sobald bestimmte Personen für mich gefühlsmäßig bedeutend werden, stelle ich extreme und sich gegenseitig ausschließende Forderungen (z.B. „Verlasse mich nie – hau sofort ab!").

Typ 4

1. Durch meine tägliche Aktivität löse ich bei mir immer wieder lustbetonte Zufriedenheit aus.
2. Wenn ich die Nähe zu einer gefühlsmäßig wichtigen Person nicht verwirklichen kann, bin ich fähig, sie innerlich loszulassen.
3. Durch mein Verhalten erreiche ich zu wichtigen Bezugspersonen sowohl die erwünschte Nähe als auch den benötigten Abstand.
4. Wenn mein Verhalten nicht zum erwünschten Erfolg führt, bin ich fähig, neue Verhaltensweisen zu finden und zu erproben.
5. Ich kann sowohl mit als auch ohne eine Person, die mir gefühlsmäßig wichtig ist, zufrieden und entspannt leben.
6. Ich bin in der Lage, mein Verhalten durch die eingetretenen Folgen zu verändern, d. h. Verhalten abzubauen, das zu anhaltend negativen (unangenehmen) Folgen führt und solches auszubauen, das zu langfristig positiven (angenehmen) Folgen führt.
7. Ich bin immer wieder fähig, neue Gesichtspunkte und Verhaltensweisen zu finden, die eine überraschende und angenehme Problemlösung ermöglichen.
8. Ich bin in meinem Verhalten selbständig, d.h. von niemandem zu meinen Ungunsten auf lange Zeit abhängig.
9. Wenn mein Verhalten zu einem Mißerfolg führt, dann ist dies nie ein Grund zur Resignation, sondern Anlaß zur Verhaltensänderung.
10. Wenn mir bestimmte Zustände nicht guttun, dann kann ich sie durch mein Verhalten regelmäßig positiv verändern.
11. Ich kann weder mit noch ohne eine bestimmte Person zufrieden und innerlich entspannt leben.
12. Ich kann weder in einem bestimmten Zustand noch ohne diesen innerlich zufrieden und entspannt sein. (z. B. weil ich meinen Arbeitsplatz benötige, an ihm aber nicht glücklich bin).
13. Ich werde häufig von negativen und mich erschütternden Gedanken beherrscht.
14. Obwohl meine Beziehung zu bestimmten Personen immer wieder zu negativen Folgen führt, kann ich sie nicht verändern.
15. Obwohl ein bestimmter Zustand (z. B. am Arbeitsplatz) immer wieder zu negativen Folgen führt, bin ich nicht in der Lage, ihn zu verändern.
16. Obwohl ein bestimmter körperlicher Zustand (z. B. Übergewicht) immer wieder zu negativen Folgen führt, bin ich nicht in der Lage, ihn zu verändern.
17. Ich kann mich nur sehr selten seelisch und körperlich entspannen, d.h. ich bin innerlich meistens verspannt.
18. Ich bin nicht fähig, durch mein Verhalten Bedingungen herzustellen, die bei mir Zufriedenheit auslösen.
19. Ich würde lieber sterben als leben.
20. Ich bin schwer zu ertragenden seelischen Erschütterungen (z. B. Depressionen, Angstgefühlen usw.) völlig hilflos ausgeliefert.
21. Ich bin nur selten begeisterungsfähig.

Typ 5

1. Ich kann Gefühle nur dann äußern, wenn sie rational begründet sind.
2. Es fällt mir sehr schwer, Gefühle zu zeigen, weil jedes Dafür ein ebenso starkes Dagegen hat.
3. Mein Verhalten ist ausschließlich vernunftgeleitet und so gut wie gar nicht von Emotionen bestimmt.
4. Wenn an mich gefühlsmäßig hohe Erwartungen gestellt werden, gehe ich darauf rational, aber nie emotional ein.
5. Ich bin vollkommen unfähig, mein Verhalten durch gefühlsmäßige Regungen leiten zu lassen.
6. Mein Verhalten war nie derart von Gefühlen geleitet, daß es als unvernünftig angesehen werden mußte.
7. Ich bin immer bestrebt, das zu tun, was vernünftig und logisch richtig ist.
8. Ich versuche, meine Bedürfnisse ausschließlich durch sachliche und vernunftgeleitete Verhaltensweisen zu äußern und zu befriedigen.
9. Ich versuche, meine Probleme durch ausschließlich sachliches und vernunftgeleitetes Verhalten zu lösen.
10. Ich glaube nur an das, was einwandfrei sachlich und vernunftgeleitet nachzuweisen ist.

Typ 6

1. Ich entziehe mich Verpflichtungen und Erwartungen und halte keine Regeln und Normen ein.
2. Anderen Personen gegenüber verhalte ich mich abwechselnd kumpelhaft-gutmütig, mal äußerst aggressiv und feindselig.
3. Häufig fordere ich unter Androhung von Gewalt von anderen die strikte Einhaltung von Vereinbarungen und neige selbst dazu, sie nicht einzuhalten.
4. Ich handle spontan, geleitet von meinen positiven oder negativen Gefühlen, ohne mir die Folgen zu überlegen.
5. Häufig habe ich einen Drang, andere Menschen aggressiv anzugreifen und zu zerstören.
6. Wenn mir ein Partner Liebesbeweise zeigt, werde ich besonders aggressiv.
7. Ich habe keine Hemmungen, eine Person physisch anzugreifen, wenn ich dazu einen inneren Drang verspüre.
8. Ich habe keine Hemmungen, mich selbst physisch zu verletzen, wenn ich dazu einen inneren Drang verspüre.
9. Ich bin aus allen moralischen Verpflichtungen ausgestiegen, weil ich mich durch sie innerlich gehemmt fühle.
10. Wenn es mir Nutzen bringt, kann ich ohne moralische Hemmungen lügen und Dinge verdrehen.

Auswertungsschlüssel

Bei den Fragen zum Typ 1–3 führt die Bejahung einer Frage zu einem Punkt.

Bei den Fragen zum Typ 4 führt die Bejahung der ersten 10 Fragen zu jeweils einem Punkt, die Bejahung der letzten 11 Fragen führt jeweils zum Abzug eines Punktes.

Bei den Fragen zum Typ 5 und 6 führt die Bejahung einer Frage zu einem Punkt.

11. Die Person gehört zu dem Typ, auf dem sie die höchste Punktzahl aufweist.
12. Wenn die Person auf den Typen 1 + 2 + 5 eine höhere Punktzahl erreicht als auf den Typen 3 + 4 + 6, dann sprechen wir von gehemmter ichbezogener Expression, dies wird gleichgesetzt mit dem Vorliegen eines Disstresses.
13. Wenn die Person auf den Typen 3 + 4 + 6 eine höhere Punktzahl erhält als auf den Typen 1 + 2 + 5, dann sprechen wir von einer aktivierten ichbezogenen Expression.
14. Wenn die Person auf keinem Typ eine höhere Punktzahl als „1" hat, sprechen wir von extrem blockierter ichbezogener Expression. Hat sie auf keinem Typ mehr als 2 Punkte, liegt eine gehemmte ichbezogene Expression vor.

Differentieller Fragebogen zur Unterscheidung der Typen 1, 2 und 4

1. Wenn man mich bedroht, belästigt, abweist, ungerecht behandelt, bin ich innerlich eher
   a) gehemmt, überruhig, sprachlos, gelähmt, wie versteinert
   b) übererregt, unruhig, wütend, „nicht mehr zu halten"
   c) immer noch ausgeglichen, weder stark gehemmt noch übermäßig übererregt

2. Ich bin innerlich eher
   a) ein gehemmter und sehr ruhiger Mensch
   b) ein übererregter, zur Aufregung und Verärgerung neigender Mensch
   c) ein ausgeglichener Mensch

3. Ich sehe die Welt eher
   a) durchweg positiv
   b) überwiegend negativ
   c) gemischt, mal positiv, mal negativ, je nach Laune und Gegebenheit

4. Ich leide eher
   a) weil ich auf Dauer zu bestimmten, für mich sehr wichtigen Personen nicht die erwünschte Nähe erreichen kann (z. B. deren Zuneigung, das Zusammenleben nach Trennung, Tod usw.)
   b) weil ich von bestimmten Personen, die ich auf Dauer als negativ erlebe, nicht den benötigten und erstrebten Abstand erreichen kann (z. B. von einem mich negativ beeinflussenden Partner, einem uneinsichtigen Vorgesetzten usw.)
   c) überhaupt nicht, weil ich auf Dauer sowohl die erwünschte Nähe zu wichtigen Personen als auch den gewünschten Abstand zu störenden Personen erreiche.

5. Ich leide eher
   a) weil ich bestimmte, für mich wichtige Ziele (z. B. im Beruf) oder Zustände (z. B. Harmonie in der Familie) auf Dauer nicht erreichen, bzw. verwirklichen kann
   b) weil mich dauerhaft bestimmte negative Zustände und Hindernisse, die mir in den Weg gestellt werden, anhaltend aufregen
   c) überhaupt nicht, weil in der Regel meine Ziele verwirkliche und negative Zustände beseitigen kann

6. In Situationen, in denen mich jemand extrem abweist, beleidigt, bedroht oder ungerecht behandelt, bin ich eher ein Mensch, der
   a) äußerst gehemmt ist, Aggressionen – sowohl in Worten als auch in Taten – zu äußern
   b) leicht und sehr schnell – sowohl in Worten als auch in Taten – aggressiv wird
   c) keine Hemmungen hat Aggressionen zu zeigen, wo dies angebracht ist, aber auch keine übertriebenen Aggressionen aufweist

7. Ich habe eher das Gefühl, daß ich auf Dauer
   a) die erstrebte und innerlich benötigte Nähe zu sehr wichtigen Personen nicht erreichen kann
   b) den benötigten Abstand zu mich störenden, behindernden Personen nicht erreichen kann
   c) sowohl die gewünschte Nähe zu wichtigen Personen, als auch den benötigten Abstand zu störenden Personen erreiche

8. Nach für mich einschneidenden Verlusterlebnissen (z. B. Tod, Trennung, Mißerfolg im Beruf usw.), reagiere ich eher
   a) mit langanhaltender innerer Lähmung, „wie unter einer Glasglocke", Neigung zu Depressionen und Selbstvorwürfen
   b) mit langanhaltender innerer Unruhe, Verärgerung, Übererregung und Aufregung gegenüber den Schuldigen
   c) mit kurzer und angemessener Trauer, auf die bald wieder inneres Gleichgewicht folgt

9. Wenn ich unter negativen Zuständen und Bedingungen lebe, die mir auf lange Sicht nicht guttun:
   a) arrangiere ich mich, finde mich mit der mißlichen Situation ab und versuche aus dieser Lage das beste zu machen, z. B. Harmonie herzustellen
   b) protestiere ich zwar heftig, gerate immer wieder in Streit und Konflikte, bleibe aber doch dauerhaft in der ungünstigen Situation
   c) rette ich mich durch eigene Verhaltensweisen aus der Situation (z. B. durch Entziehen von negativen Personen und Zuständen, radikale Veränderung der Situation)

10. Meine geistigen und/oder physischen Aktivitäten (Arbeit, Hobbys etc.) führen bei mir in der Regel
    a) zu seelisch-körperlicher Erschöpfung und Depressionen, so daß ich mich ausgelaugt und ausgepowert fühle
    b) zu innerer Übererregung, Anspannung, Überreizung, mit dem Gefühl gleich zu explodieren
    c) zu Wohlbefinden, positiver Anregung und innerer Zufriedenheit

11. Ich fühle mich innerlich hilflos und nicht in der Lage, die Bedingungen und Zustände zu erreichen, die ich für mein Wohlbefinden erstrebe und benötige,
    a) wobei ich mich an die negativen Zustände protestlos anpasse (z. B. durch Selbstzurückstellung)
    b) wobei ich mich über die Ursachen dieses Zustandes anhaltend aufrege und gegen diese protestiere
    c) nein, da ich die Bedingungen und Zustände so beeinflusse, daß sich immer wieder Wohlbefinden einstellt

Auswertungsschlüssel bei Einbeziehung des Differentiellen Fragebogens

1. Die Person gehört zu dem Typ, auf dem sie die höchste Punktzahl aufweist bzw. den höchsten Prozentsatz der erzielten Punkte.
2. Zur Einordnung in die Kategorie Typ 1 werden die entsprechenden 10 Fragen bei Typ 1 addiert zu allen a)-Alternativen aus den 11 Fragen des Fragebogens zur Differenzierung zu Typ 1, 2 und 4
3. Zur Einordnung in die Kategorie Typ 2 werden die entsprechenden 10 Fragen bei Typ 2 addiert zu allen b)-Alternativen aus den 11 Fragen des Fragebogens zur Differenzierung zu Typ 1, 2 und 4.
4. Alle c)-Alternativen in dem Fragebogen aus den 11 Fragen des Fragebogens zur Differenzierung zu Typ 1, 2 und 4, werden dem Typ 4 zugeschrieben und addiert zu den Punkten bei Typ 4.
5. Die Gesamtpunktzahl für den Typ 4 entsteht so, daß die ersten 10 Fragen im Fragebogen mit den 11 c)-Alternativen des Fragebogens zur Differenzierung des Typs 1, 2 und 4 addiert werden. Von der gesamten Summe werden die letzten 11 Fragen abgezogen.

Fragebogen zur Selbstregulation: verkürzte Fassung mit 50 Fragen aufgrund einer Item-Analyse

1. Ich spreche über meine seelischen und persönlichen Probleme und Wünsche mit anderen.
   Wie häufig kommt dieses Verhalten bei Ihnen vor?
   1 = sehr selten, 2 = selten, 3 = mittelmäßig, eher in Richtung selten,
   4 = mittelmäßig, eher in Richtung oft, 5 = oft, 6 = sehr oft

2. Ich bin in einer für mich angenehmen Art und Weise aktiv (z.B. sportlich, beruflich, in der Beziehung etc.).
   Wie oft erreichen Sie diesen Zustand?
   1 = sehr selten, 2 = selten, 3 = mittelmäßig, eher in Richtung selten,
   4 = mittelmäßig, eher in Richtung oft, 5 = oft, 6 = sehr oft

3. Durch die Art und Weise meines Verhaltens zu gefühlsmäßig wichtigen Personen kann ich meine innere Selbständigkeit erhalten.
   Wie stark ist dieses Verhalten bei Ihnen ausgeprägt?
   1 = sehr schwach, 2 = schwach, 3 = mittelmäßig, eher in Richtung schwach,
   4 = mittelmäßig, eher in Richtung stark, 5 = stark, 6 = sehr stark

4. Im allgemeinen ist die Äußerung und Befriedigung meiner gefühlsmäßig wichtigsten Wünsche und Bedürfnisse wie folgt ausgeprägt:
   1 = sehr schwach, 2 = schwach, 3 = mittelmäßig, eher in Richtung schwach,
   4 = mittelmäßig, eher in Richtung stark, 5 = stark, 6 = sehr stark

5. Wenn mein inneres Gleichgewicht gestört ist und mein Wohlbefinden gering, dann entwickle ich Aktivitäten, die mich wieder ins Gleichgewicht bringen und mein Wohlbefinden verbessern.

Wie ausgeprägt ist dieses Verhalten bei Ihnen?
*1 = sehr schwach, 2 = schwach, 3 = mittelmäßig, eher in Richtung schwach,
4 = mittelmäßig, eher in Richtung stark, 5 = stark, 6 = sehr stark*

6. Wenn ich Probleme im zwischenmenschlichen Bereich habe, dann entwickle ich solange Aktivitäten, bis ich die Probleme in den Griff bekommen habe.
Wie ausgeprägt ist dieses Verhalten bei Ihnen?
*1 = sehr schwach, 2 = schwach, 3 = mittelmäßig, eher in Richtung schwach,
4 = mittelmäßig, eher in Richtung stark, 5 = stark, 6 = sehr stark*

7. Ich verändere mein Verhalten solange, bis für mich wünschenswerte Ergebnisse eintreten.
Wie stark ausgeprägt ist dieses Verhalten bei Ihnen?
*1 = sehr schwach, 2 = schwach, 3 = mittelmäßig, eher in Richtung schwach,
4 = mittelmäßig, eher in Richtung stark, 5 = stark, 6 = sehr stark*

8. Durch mein Verhalten erzeuge ich Bedingungen, die mich in angenehmer Weise anregen (z. B. im zwischenmenschlichen oder körperlichen Bereich).
Wie stark ausgeprägt ist dieses Verhalten bei Ihnen?
*1 = sehr schwach, 2 = schwach, 3 = mittelmäßig, eher in Richtung schwach,
4 = mittelmäßig, eher in Richtung stark, 5 = stark, 6 = sehr stark*

9. Ich vermeide in der Regel seelisch-körperliche Überforderungen.
Wie stark ausgeprägt ist dieses Verhalten bei Ihnen?
*1 = sehr schwach, 2 = schwach, 3 = mittelmäßig, eher in Richtung schwach,
4 = mittelmäßig, eher in Richtung stark, 5 = stark, 6 = sehr stark*

10. Ich bete zu Gott für die Überwindung meiner Probleme.
Wie oft kommt dieses Verhalten bei Ihnen vor?
*1 = sehr selten, 2 = selten, 3 = mittelmäßig, eher in Richtung selten,
4 = mittelmäßig, eher in Richtung oft, 5 = oft, 6 = sehr oft*

11. Ich nehme Abstand von Personen, die meine gefühlsmäßigen Erwartungen dauerhaft nicht befriedigen.
Wie stark ist dieses Verhalten bei Ihnen ausgeprägt?
*1 = sehr schwach, 2 = schwach, 3 = mittelmäßig, eher in Richtung schwach,
4 = mittelmäßig, eher in Richtung stark, 5 = stark, 6 = sehr stark*

12. Ich achte mich selbst.
Wie stark ist dieses Verhalten bei Ihnen ausgeprägt?
*1 = sehr schwach, 2 = schwach, 3 = mittelmäßig, eher in Richtung schwach,
4 = mittelmäßig, eher in Richtung stark, 5 = stark, 6 = sehr stark*

13. Mein Leben ist sinnvoll und steuert auf ein Ziel zu.
Wie stark ausgeprägt ist diese Überzeugung bei Ihnen?
*1 = sehr schwach, 2 = schwach, 3 = mittelmäßig, eher in Richtung schwach,
4 = mittelmäßig, eher in Richtung stark, 5 = stark, 6 = sehr stark*

14. Ich ernähre mich so, daß ich mich dabei wohlfühle.
Wie stark ist dieses Verhalten bei Ihnen ausgeprägt?
*1 = sehr schwach, 2 = schwach, 3 = mittelmäßig, eher in Richtung schwach,
4 = mittelmäßig, eher in Richtung stark, 5 = stark, 6 = sehr stark*

15. Ich betätige mich körperlich so, daß ich mich dabei wohlfühle.
    Wie stark ist dieses Verhalten bei Ihnen ausgeprägt?
    1 = sehr schwach, 2 = schwach, 3 = mittelmäßig, eher in Richtung schwach,
    4 = mittelmäßig, eher in Richtung stark, 5 = stark, 6 = sehr stark

16. Ich distanziere mich von Zuständen und Bedingungen, die mir auf Dauer nicht gut tun.
    Wie ausgeprägt ist dieses Verhalten bei Ihnen?
    1 = sehr schwach, 2 = schwach, 3 = mittelmäßig, eher in Richtung schwach,
    4 = mittelmäßig, eher in Richtung stark, 5 = stark, 6 = sehr stark

17. Ich gestalte mein tägliches Leben so, daß ich mich immer wieder entspanne.
    Wie ausgeprägt ist dieses Verhalten bei Ihnen?
    1 = sehr schwach, 2 = schwach, 3 = mittelmäßig, eher in Richtung schwach,
    4 = mittelmäßig, eher in Richtung stark, 5 = stark, 6 = sehr stark

18. Wenn ich in einem negativen seelischen Zustand bin, dann resigniere ich nicht, sondern entwickle Aktivitäten mit dem Ziel, diesen zu überwinden.
    Wie stark ausgeprägt ist dieses Verhalten bei Ihnen?
    1 = sehr schwach, 2 = schwach, 3 = mittelmäßig, eher in Richtung schwach,
    4 = mittelmäßig, eher in Richtung stark, 5 = stark, 6 = sehr stark

19. Ich verhalte mich auf eine Art und Weise, die meine Bedürfnisse befriedigt und auch anderen Menschen gut tut.
    Wie stark ausgeprägt ist dieses Verhalten bei Ihnen?
    1 = sehr schwach, 2 = schwach, 3 = mittelmäßig, eher in Richtung schwach,
    4 = mittelmäßig, eher in Richtung stark, 5 = stark, 6 = sehr stark

20. Ich stimme meine Verhaltensweisen in unterschiedlichen Bereichen meines Lebens derart ab, daß sie bei mir zu einem anhaltenden Wohlbefinden führen. (Ernährung, Arbeit, Bewegung, Beziehung zum Partner etc.)
    Wie stark ist dieses Verhalten bei Ihnen?
    1 = sehr schwach, 2 = schwach, 3 = mittelmäßig, eher in Richtung schwach,
    4 = mittelmäßig, eher in Richtung stark, 5 = stark, 6 = sehr stark

21. Ich beobachte mich selbst im Hinblick auf meinen körperlichen Zustand.
    Wie stark ausgeprägt ist dieses Verhalten bei Ihnen?
    1 = sehr schwach, 2 = schwach, 3 = mittelmäßig, eher in Richtung schwach,
    4 = mittelmäßig, eher in Richtung stark, 5 = stark, 6 = sehr stark

22. Ich beobachte mich selbst im Hinblick auf meinen seelischen Zustand.
    Wie stark ausgeprägt ist dieses Verhalten bei Ihnen?
    1 = sehr schwach, 2 = schwach, 3 = mittelmäßig, eher in Richtung schwach,
    4 = mittelmäßig, eher in Richtung stark, 5 = stark, 6 = sehr stark

23. Ich achte auf die Folgen meines Verhaltens für mich und andere.
    Wie stark ausgeprägt ist dieses Verhalten bei Ihnen?
    1 = sehr schwach, 2 = schwach, 3 = mittelmäßig, eher in Richtung schwach,
    4 = mittelmäßig, eher in Richtung stark, 5 = stark, 6 = sehr stark

24. Ich stelle mir in meiner Phantasie unterschiedliche Verhaltensweisen vor, die ich einsetzten kann, wenn mein bisheriges Verhalten zu Mißerfolg führt.
    Wie stark ausgeprägt ist dieses Verhalten bei Ihnen?
    1 = sehr schwach, 2 = schwach, 3 = mittelmäßig, eher in Richtung schwach,
    4 = mittelmäßig, eher in Richtung stark, 5 = stark, 6 = sehr stark

25. Ich richte mein Verhalten an den aufgetretenen Folgen aus, d. h. ich gebe Verhaltensweisen auf, die zu negativen Folgen führen und ich halte Verhaltensweisen aufrecht, die zu positiven Folgen führen.
    Wie stark ausgeprägt ist dieses Verhalten bei Ihnen?
    1 = sehr schwach, 2 = schwach, 3 = mittelmäßig, eher in Richtung schwach,
    4 = mittelmäßig, eher in Richtung stark, 5 = stark, 6 = sehr stark

26. Wenn ich einen Mißerfolg erlebe, bin ich durch diesen nicht erschüttert, sondern deute ihn als einen Hinweis darauf, daß ich es in Zukunft anders machen muß.
    Wie stark ausgeprägt ist dieses Verhalten bei Ihnen?
    1 = sehr schwach, 2 = schwach, 3 = mittelmäßig, eher in Richtung schwach,
    4 = mittelmäßig, eher in Richtung stark, 5 = stark, 6 = sehr stark

27. Ich übe täglich mehrere verschiedene Aktivitäten aus, die mir gut tun und sich dabei gegenseitig ergänzen.
    Wie stark ausgeprägt ist dieses Verhalten bei Ihnen?
    1 = sehr schwach, 2 = schwach, 3 = mittelmäßig, eher in Richtung schwach,
    4 = mittelmäßig, eher in Richtung stark, 5 = stark, 6 = sehr stark

28. Wenn ich die Nähe zu einer gefühlsmäßig wichtigen Person nicht herstellen kann, dann lasse ich diese Person los.
    Wie stark ausgeprägt ist dieses Verhalten bei Ihnen?
    1 = sehr schwach, 2 = schwach, 3 = mittelmäßig, eher in Richtung schwach,
    4 = mittelmäßig, eher in Richtung stark, 5 = stark, 6 = sehr stark

29. Ich lebe sowohl mit als auch ohne eine Person, die mir gefühlsmäßig wichtig ist, zufrieden und entspannt.
    Wie stark ausgeprägt ist dieses Verhalten bei Ihnen?
    1 = sehr schwach, 2 = schwach, 3 = mittelmäßig, eher in Richtung schwach,
    4 = mittelmäßig, eher in Richtung stark, 5 = stark, 6 = sehr stark

30. Ich bin immer wieder bemüht, neue Gesichtspunkte und Verhaltensweisen zu finden, die eine überraschende und angenehme Problemlösung ermöglichen.
    Wie stark ausgeprägt ist dieses Verhalten bei Ihnen?
    1 = sehr schwach, 2 = schwach, 3 = mittelmäßig, eher in Richtung schwach,
    4 = mittelmäßig, eher in Richtung stark, 5 = stark, 6 = sehr stark

31. Ich bin in meinem Verhalten selbständig, d. h. von niemandem zu meinen Ungunsten auf lange Sicht abhängig.
    Wie stark ausgeprägt ist dieses Verhalten bei Ihnen?
    1 = sehr schwach, 2 = schwach, 3 = mittelmäßig, eher in Richtung schwach,
    4 = mittelmäßig, eher in Richtung stark, 5 = stark, 6 = sehr stark

32. Durch mein Verhalten erreiche ich eine gute gefühlsmäßige Stimmung.
    Wie stark ausgeprägt ist dieses Verhalten bei Ihnen?
    1 = sehr schwach, 2 = schwach, 3 = mittelmäßig, eher in Richtung schwach,
    4 = mittelmäßig, eher in Richtung stark, 5 = stark, 6 = sehr stark

33. Durch mein Verhalten erreiche ich häufig ein sehr angenehmes Körpergefühl.
    Wie stark trifft diese Aussage auf Sie zu?
    1 = sehr schwach, 2 = schwach, 3 = mittelmäßig, eher in Richtung schwach,
    4 = mittelmäßig, eher in Richtung stark, 5 = stark, 6 = sehr stark

34. Ich verlasse mich regelmäßig auf meine Intuition.
    Wie stark trifft diese Aussage auf Sie zu?
    1 = sehr schwach, 2 = schwach, 3 = mittelmäßig, eher in Richtung schwach,
    4 = mittelmäßig, eher in Richtung stark, 5 = stark, 6 = sehr stark

35. Durch mein Verhalten erreiche ich innere Zufriedenheit.
    Wie stark ausgeprägt ist dieses Verhalten bei Ihnen?
    1 = sehr schwach, 2 = schwach, 3 = mittelmäßig, eher in Richtung schwach,
    4 = mittelmäßig, eher in Richtung stark, 5 = stark, 6 = sehr stark

36. Durch mein Verhalten erreiche ich häufig eine gefühlsmäßige Hochstimmung.
    Wie stark trifft diese Aussage auf Sie zu?
    1 = sehr schwach, 2 = schwach, 3 = mittelmäßig, eher in Richtung schwach,
    4 = mittelmäßig, eher in Richtung stark, 5 = stark, 6 = sehr stark

37. Wenn mich jemand bedroht oder aufregt, dann kann ich dementsprechend Aggressionen äußern.
    Wie stark trifft diese Aussage auf Sie zu?
    1 = sehr schwach, 2 = schwach, 3 = mittelmäßig, eher in Richtung schwach,
    4 = mittelmäßig, eher in Richtung stark, 5 = stark, 6 = sehr stark

38. Wenn mich bestimmte Personen ungerechtfertigt angreifen, dann verändere ich mein Verhalten so lange, bis ich befähigt bin, mich erfolgreich zu wehren.
    Wie stark ausgeprägt ist dieses Verhalten bei Ihnen?
    1 = sehr schwach, 2 = schwach, 3 = mittelmäßig, eher in Richtung schwach,
    4 = mittelmäßig, eher in Richtung stark, 5 = stark, 6 = sehr stark

39. Wenn mich jemand gerechtfertigt kritisiert, dann versuche ich, mein Verhalten positiv zu verändern.
    Wie stark ausgeprägt ist dieses Verhalten bei Ihnen?
    1 = sehr schwach, 2 = schwach, 3 = mittelmäßig, eher in Richtung schwach,
    4 = mittelmäßig, eher in Richtung stark, 5 = stark, 6 = sehr stark

40. Ich suche regelmäßig nach Personen und Zuständen, die mir gut tun.
    Wie stark ausgeprägt ist dieses Verhalten bei Ihnen?
    1 = sehr schwach, 2 = schwach, 3 = mittelmäßig, eher in Richtung schwach,
    4 = mittelmäßig, eher in Richtung stark, 5 = stark, 6 = sehr stark

41. Ich klebe nicht an Personen und Zuständen, die mir nicht gut tun, ich distanziere mich von diesen früher oder später.
Wie stark ausgeprägt ist dieses Verhalten bei Ihnen?
1 = sehr schwach, 2 = schwach, 3 = mittelmäßig, eher in Richtung schwach,
4 = mittelmäßig, eher in Richtung stark, 5 = stark, 6 = sehr stark

42. Ich gebe Gedanken und Verhaltensweisen, die mich hemmen, auf.
Wie stark ausgeprägt ist dieses Verhalten bei Ihnen?
1 = sehr schwach, 2 = schwach, 3 = mittelmäßig, eher in Richtung schwach,
4 = mittelmäßig, eher in Richtung stark, 5 = stark, 6 = sehr stark

43. Wenn ich persönliche Probleme habe, dann gebe ich diese vor mir selbst und anderen zu.
Wie stark trifft diese Aussage auf Sie zu?
1 = sehr schwach, 2 = schwach, 3 = mittelmäßig, eher in Richtung schwach,
4 = mittelmäßig, eher in Richtung stark, 5 = stark, 6 = sehr stark

44. Wenn ich Probleme habe, dann zögere ich nicht, andere um Hilfe zu bitten.
Wie stark ausgeprägt ist dieses Verhalten bei Ihnen?
1 = sehr schwach, 2 = schwach, 3 = mittelmäßig, eher in Richtung schwach,
4 = mittelmäßig, eher in Richtung stark, 5 = stark, 6 = sehr stark

45. Mein Verhalten ist immer darauf ausgerichtet, Lust und Wohlbefinden im Rahmen einer bestmöglichen Problemlösung zu erreichen.
Wie stark ausgeprägt ist dieses Verhalten bei Ihnen?
1 = sehr schwach, 2 = schwach, 3 = mittelmäßig, eher in Richtung schwach,
4 = mittelmäßig, eher in Richtung stark, 5 = stark, 6 = sehr stark

46. Ich bin nicht nachtragend und verzeihe leicht.
Wie stark trifft diese Aussage auf Sie zu?
1 = sehr schwach, 2 = schwach, 3 = mittelmäßig, eher in Richtung schwach,
4 = mittelmäßig, eher in Richtung stark, 5 = stark, 6 = sehr stark

47. Ich beobachte anhaltend die Vorgänge in meinem Körper, um herauszufinden, was mir gut tut.
Wie stark trifft diese Aussage auf Sie zu?
1 = sehr schwach, 2 = schwach, 3 = mittelmäßig, eher in Richtung schwach,
4 = mittelmäßig, eher in Richtung stark, 5 = stark, 6 = sehr stark

48. Ich beobachte anhaltend meine Beziehung zu meinen Mitmenschen mit dem Ziel, die bestmögliche Umgangsform zu entwickeln.
Wie stark ausgeprägt ist dieses Verhalten bei Ihnen?
1 = sehr schwach, 2 = schwach, 3 = mittelmäßig, eher in Richtung schwach,
4 = mittelmäßig, eher in Richtung stark, 5 = stark, 6 = sehr stark

49. Wenn ich gehemmt bin, meine Wünsche und Erwartungen zu äußern, dann entfalte ich so lange Aktivitäten, bis die Hemmung verschwindet.
Wie stark trifft dieses Verhalten auf Sie zu?
1 = sehr schwach, 2 = schwach, 3 = mittelmäßig, eher in Richtung schwach,
4 = mittelmäßig, eher in Richtung stark, 5 = stark, 6 = sehr stark

50. Wenn ich innerlich aufgeregt oder verärgert bin, dann entfalte ich Aktivitäten mit dem Ziel, Zustände zu erreichen, die die Aufregung auflösen.
Wie stark trifft diese Aussage auf Sie zu?
1 = sehr schwach, 2 = schwach, 3 = mittelmäßig, eher in Richtung schwach, 4 = mittelmäßig, eher in Richtung stark, 5 = stark, 6 = sehr stark

Auswertung

Die Punktzahlen aller Fragen werden addiert und durch 50 dividiert. Je höher die Punktzahl, desto ausgeprägter ist die Selbstregulation.

Die Ergebnisse sind wie folgt zu interpretieren:

Mittelwert 5–6 Punkte:	sehr gute Selbstregulation
Mittelwert 4–5 Punkte:	gute Selbstregulation
Mittelwert 3,5–4 Punkte:	mittelmäßige, eher gute als schlechte Selbstregulation
Mittelwert 3–3,5 Punkte:	mittelmäßige, eher schlechte als gute Selbstregulation
Mittelwert 2–3 Punkte:	schlechte Selbstregulation
Mittelwert 1–2 Punkte:	sehr schlechte Selbstregulation

Fragebogen zur Erfassung des Grades von Lust und Wohlbefinden

Einführende Erläuterung

Es werden Ihnen 15 Fragen vorgelegt, um den Grad Ihres Wohlbefindens und Ihrer Lustfähigkeit zu erfassen. Bitte konzentrieren Sie sich in der Beantwortung auf die vergangenen 12 Monate und antworten Sie, wie sie es jeweils durchschnittlich während dieser Zeit empfunden haben.

Im Fragebogen unterscheiden wir zwischen Wohlbefinden und Lust, wobei Lust als gesteigertes Wohlbefinden definiert wird, z.B. extremes Wohlbefinden mit Glückserlebnissen und Begeisterung. Unter Wohlbefinden verstehen wir das Erreichen eines inneren Gleichgewichtes, was als angenehm und sicherheitsvermittelnd erlebt wird.

1. Wie stark erleben Sie Lust (lustvolle Zufriedenheit, lustbetontes Wohlbefinden, lustvolle Bedürfnisbefriedigung, lustvolle Betätigung, z.B. Sport, Sexualität, Essen usw.)?
1 2 3 4 5 6 7
(1 = äußerst schwach, mein Lusterleben ist völlig blockiert, 2 = schwach, 3 = mittelmäßig, eher in Richtung schwach, 4 = mittelmäßig, eher in Richtung stark, 5 = stark, 6 = sehr stark, 7 = äußerst stark, mein Lusterleben ist extrem)

2. Wie lange dauert Ihre Lust zeitlich an, wenn sie auftritt?
1 2 3 4 5 6 7
(1 = sehr kurz, nur einige Sekunden, 2 = kurz, nur einige Minuten, 3 = mittelmäßig, eher kurz als lang, 4 = mittelmäßig, eher lang als kurz, 5 = lang anhaltend, z.B. einen halben Tag, 6 = sehr lang, z.B. einen ganzen Tag anhaltend, 7 = äußerst lang anhaltend, z.B. mehrere Tage)

3. Wie häufig erleben Sie Lust (lustvolle Anregung oder Erholung, z. B. Sport, Schlaf, Sexualität, lustvolle Befriedigung usw.)?
   1 2 3 4 5 6 7
   (1 = so gut wie nie, 2 = nur sehr selten, z. B. 1 × im Monat, 3 = ab und zu, aber eher selten als häufig, 4 = eher häufig als selten, 5 = häufig, 6 = sehr häufig, fast täglich, 7 = äußerst häufig, mindestens täglich)

4. Ich verzichte auf kurzfristige Lust, wenn ich dafür langfristige negative Folgen in Kauf nehmen muß. Ich tue das in der Gewißheit, daß sich danach größere Lust einstellt.
   Wie stark ausgeprägt ist dieses Verhalten bei Ihnen?
   1 2 3 4 5 6 7
   (1 = äußerst schwach, 2 = schwach, 3 = mittelmäßig, eher in Richtung schwach, 4 = mittelmäßig, eher in Richtung stark, 5 = stark, 6 = sehr stark, 7 = äußerst stark)

5. Haben Sie Angst vor dem Auftreten der eigenen Lust, besonders in Bereichen, in denen die Lust für Sie von großer gefühlsmäßiger Bedeutung ist (z. B. in der Liebe)?
   1 2 3 4 5 6 7
   (1 = absolute Angst, die die Lust völlig verhindert, 2 = sehr starke Angst, so daß sich die Lust nur sehr selten durchsetzen kann, 3 = starke Angst, so daß die Lust zwar da ist, aber mehr behindert als entfaltet ist, 4 = mittlere Angst, wobei sich die Lust aber durchsetzt, 5 = schwache Angst, so daß sich die Lust meistens durchsetzt, 6 = sehr schwache Angst, so daß sich die Lust immer ganz durchsetzt, 7 = überhaupt keine Angst, so daß sich die Lust immer vollkommen ungehindert entfaltet)

6. Wie ausgeprägt ist Ihre Gewißheit, daß Sie in der Zukunft immer wieder Lust (lustvolle Zufriedenheit und Befriedigung) erreichen können?
   1 2 3 4 5 6 7
   (1 = äußerst schwach, 2 = schwach, 3 = mittelmäßig, eher in Richtung schwach, 4 = mittelmäßig, eher in Richtung stark, 5 = stark, 6 = sehr stark, 7 = absolut sicher)

7. Glauben Sie, daß Sie den Gipfel der Lust, den Sie bisher in der Vergangenheit erlebt haben, in der Zukunft wiederholen können?
   1 2 3 4 5 6 7
   (1 = äußerst schwach, 2 = schwach, 3 = mittelmäßig, eher in Richtung schwach, 4 = mittelmäßig, eher in Richtung stark, 5 = stark, 6 = sehr stark, 7 = absolut sicher)

8. Wie stark erleben Sie Wohlbefinden?
   1 2 3 4 5 6 7
   (1 = äußerst schwach, mein Wohlbefinden ist völlig blockiert, 2 = schwach, 3 = mittelmäßig, eher in Richtung schwach, 4 = mittelmäßig, eher in Richtung stark, 5 = stark, 6 = sehr stark, 7 = äußerst stark)

9. Wie lange dauert Ihr Wohlbefinden zeitlich an, wenn es auftritt?
   1 2 3 4 5 6 7
   (1 = sehr kurz, nur einige Sekunden, 2 = kurz, nur einige Minuten, 3 = mittelmäßig, eher kurz als lang, 4 = mittelmäßig, eher lang als kurz, 5 = lang anhaltend, z. B. einen ganzen Tag, 6 = sehr lang, mehrere Tage anhaltend, 7 = äußerst lang anhaltend, fast durchgehend)

10. Wie häufig erleben Sie Wohlbefinden?
    1 2 3 4 5 6 7
    (1 = so gut wie nie, 2 = nur sehr selten, z. B. 1 × im Monat, 3 = ab und zu, aber eher selten als häufig, 4 = mittelmäßig, eher häufig als selten, 5 = häufig, 6 = sehr häufig, täglich, 7 = äußerst häufig, mehrmals täglich)

11. Ich verzichte auf kurzfristiges Wohlbefinden, wenn ich dafür langfristige negative Folgen in Kauf nehmen muß. Ich tue das in der Gewißheit, daß sich danach größeres Wohlbefinden einstellt.
    Wie stark ausgeprägt ist dieses Verhalten bei Ihnen?
    1 2 3 4 5 6 7
    (1 = äußerst schwach, 2 = schwach, 3 = mittelmäßig, eher in Richtung schwach, 4 = mittelmäßig, eher in Richtung stark, 5 = stark, 6 = sehr stark, 7 = äußerst stark)

12. Wenn Ihr Wohlbefinden auftritt, verhalten Sie sich dann so, daß Sie Ihr Wohlbefinden wieder zerstören?
    1 2 3 4 5 6 7
    (1 = fast immer, 2 = sehr häufig, 3 = häufig, 4 = mittelmäßig, eher häufig, 5 = mittelmäßig, eher selten, 6 = selten, 7 = sehr selten, so gut wie nie)

13. Wie ausgeprägt ist Ihre Gewißheit, daß Sie in der Zukunft immer wieder Wohlbefinden erreichen können?
    1 2 3 4 5 6 7
    (1 = äußerst schwach, 2 = schwach, 3 = mittelmäßig, eher in Richtung schwach, 4 = mittelmäßig, eher in Richtung stark, 5 = stark, 6 = sehr stark, 7 = absolut sicher)

14. Glauben Sie, daß Sie das stärkste Wohlbefinden, das Sie bisher in der Vergangenheit erlebt haben, in der Zukunft wieder erlangen können?
    1 2 3 4 5 6 7
    (1 = äußerst schwach, 2 = schwach, 3 = mittelmäßig, eher in Richtung schwach, 4 = mittelmäßig, eher in Richtung stark, 5 = stark, 6 = sehr stark, 7 = absolut sicher)

15. Wie häufig stellen sich bei Ihnen nach erlebter Lust negative Folgen ein, z. B. Schuldgefühle, schlechtes Gewissen, Depressionen, körperliche Symptome?
    1 2 3 4 5 6 7
    (1 = fast immer, 2 = sehr häufig, 3 = häufig, 4 = mittelmäßig, eher häufig, 5 = mittelmäßig, eher selten, 6 = selten, 7 = sehr selten, so gut wie nie)

Auswertung

Die Punktzahl auf dem Fragebogen zu Wohlbefinden, Lust und Lustkompetenz ergibt sich, indem die Punkte der einzelnen Fragen addiert werden und die Summe dann durch 15 (Anzahl aller Fragen) dividiert wird.

1–2 Punkte:	sehr geringes Wohlbefinden und Lusterleben
2–3 Punkte:	geringes Wohlbefinden und Lusterleben
3–3,5 Punkte:	eher geringes als ausgeprägtes Wohlbefinden und Lusterleben
3,5–4 Punkte:	eher ausgeprägtes als geringes Wohlbefinden und Lusterleben

4–5 Punkte: stark ausgeprägtes Wohlbefinden und Lusterleben
5–6 Punkte: sehr stark ausgeprägtes Wohlbefinden und Lusterleben
6–7 Punkte: extrem stark ausgeprägtes Wohlbefinden und Lusterleben

Die Test-Retestreliabilität beträgt .75 (erhoben an 815 Personen), die interne Konsistenz der Skala (Cronbachs alpha) beträgt .78.

Variablenkatalog Wohlbefinden, Lust, Lustkompetenz

1. Intensität der Lust
2. Zeitliche Dauer der Lusterlebnisse
3. Häufigkeit von Lusterlebnissen
4. Verzicht auf kurzfristige zugunsten langfristiger Lustgefühle
5. Angst vor eigener Lust
6. Hoffnung auf Lust in der Zukunft
7. Glaube, den bisher erlebten Gipfel der Lust auch in der Zukunft wieder erreichen zu können
8. Intensität des Wohlbefindens
9. Zeitliche Dauer des Wohlbefindens
10. Häufigkeit von Wohlbefinden
11. Verzicht auf kurzfristiges zugunsten langfristigen Wohlbefindens
12. Angst vor Wohlbefinden
13. Hoffnung auf Wohlbefinden in der Zukunft
14. Glaube, das bisher erlebte größte Wohlbefinden auch in der Zukunft wieder erreichen zu können
15. Negative Folgen auf Lustempfinden

Kurzfragebogen zur Messung der Selbstregulation

1. Durch mein Verhalten erreiche ich regelmäßig solche Zustände und Situationen, die mich positiv anregen und für das Leben motivieren. Wie stark ist diese Fähigkeit bei Ihnen ausgeprägt?
(1) sehr schwach (2) schwach (3) mittelmäßig, eher schwach (4) mittelmäßig, eher stark (5) stark (6) sehr stark

2. Ich verstehe es immer wieder meine gefühlsmäßig wichtigsten Wünsche zu verwirklichen und meine bedeutendsten Bedürfnisse zu befriedigen. Wie stark ist diese Fähigkeit bei Ihnen ausgeprägt?
(1) sehr schwach (2) schwach (3) mittelmäßig, eher schwach (4) mittelmäßig, eher stark (5) stark (6) sehr stark

3. Wenn ich mich mal nicht wohl fühle, verstehe ich es immer durch mein Verhalten für mich positive Situationen und Zustände zu erreichen, die mein Wohlbefinden wieder herstellen. Wie stark ist diese Fähigkeit bei Ihnen ausgeprägt?

(1) sehr schwach (2) schwach (3) mittelmäßig, eher schwach (4) mittelmäßig, eher stark
(5) stark (6) sehr stark

4. Wenn mir eine Situation, eine Gruppe von Menschen oder eine Person nicht guttut, entwickle ich solange unterschiedliche Aktivitäten, bis ich die Zustände zu meiner Zufriedenheit verändert habe. Wie ausgeprägt ist dieses Verhalten bei Ihnen?
(1) sehr schwach (2) schwach (3) mittelmäßig, eher schwach (4) mittelmäßig, eher stark
(5) stark (6) sehr stark

5. Ich verstehe es immer wieder unterschiedliche Bereiche in meinem Leben (z.B. Arbeit, Erholung, Privates, Hobbys, Ernährung, Bewegung, Partnerbeziehung usw.) für mich optimal zu vereinbaren, so daß daraus lang anhaltendes Wohlbefinden entsteht. Wie stark ist diese Fähigkeit bei Ihnen ausgeprägt?
(1) sehr schwach (2) schwach (3) mittelmäßig, eher schwach (4) mittelmäßig, eher stark
(5) stark (6) sehr stark

6. Wenn ich mich in einer Situation bedroht fühle, verhalte ich mich letztlich immer so, daß ich aus dieser wieder heil herauskomme. Wie stark ist diese Fähigkeit bei Ihnen ausgeprägt?
(1) sehr schwach (2) schwach (3) mittelmäßig, eher schwach (4) mittelmäßig, eher stark
(5) stark (6) sehr stark

7. Durch mein Verhalten erreiche ich immer wieder meine wichtigsten Ziele. Wie stark ist diese Fähigkeit bei Ihnen ausgeprägt?
(1) sehr schwach (2) schwach (3) mittelmäßig, eher schwach (4) mittelmäßig, eher stark
(5) stark (6) sehr stark

8. Durch mein Verhalten erreiche ich immer wieder Situationen und Zustände, die meine ganz persönlichen Wünsche und Bedürfnisse optimal anregen und befriedigen, so daß Zufriedenheit und Wohlbefinden entstehen. Wie stark trifft diese Aussage auf Sie zu?
(1) sehr schwach (2) schwach (3) mittelmäßig, eher schwach (4) mittelmäßig, eher stark
(5) stark (6) sehr stark

9. Wenn mein Verhalten zu einem Mißerfolg führt, ist dies nie ein Grund zur Resignation, sondern Anlaß zur Verhaltensänderung. Wie stark richten Sie Ihr Verhalten an dieser Annahme aus?
(1) sehr schwach (2) schwach (3) mittelmäßig, eher schwach (4) mittelmäßig, eher stark
(5) stark (6) sehr stark

10. Ich bin immer wieder fähig neue Gesichtspunkte und Verhaltensweisen zu finden, die eine überraschende und angenehme Problemlösung ermöglichen. Wie stark ist diese Fähigkeit bei Ihnen ausgeprägt?
(1) sehr schwach (2) schwach (3) mittelmäßig, eher schwach (4) mittelmäßig, eher stark
(5) stark (6) sehr stark

11. Ich bin in der Lage, mein Verhalten entsprechend den eingetretenen Folgen zu verändern, d.h. ich kann Verhalten abbauen, das anhaltend unangenehme Folgen hat und ich kann solches aufbauen, das langfristig angenehme Folgen hat. Wie stark ist diese Fähigkeit bei Ihnen ausgeprägt?
(1) sehr schwach (2) schwach (3) mittelmäßig, eher schwach (4) mittelmäßig, eher stark
(5) stark (6) sehr stark

12. Wenn mein Verhalten nicht zum erwünschten Erfolg führt, bin ich fähig neue Verhaltensweisen zu erfinden und zu erproben. Wie stark ist diese Fähigkeit bei Ihnen ausgeprägt?
(1) sehr schwach (2) schwach (3) mittelmäßig, eher schwach (4) mittelmäßig, eher stark (5) stark (6) sehr stark

13. Durch mein Verhalten erreiche ich zu wichtigen Bezugspersonen sowohl die gewünschte Nähe als auch den notwendigen Abstand. Wie stark ist diese Fähigkeit bei Ihnen ausgeprägt?
(1) sehr schwach (2) schwach (3) mittelmäßig, eher schwach (4) mittelmäßig, eher stark (5) stark (6) sehr stark

14. Durch meine tägliche Aktivität löse ich bei mir immer wieder innere Zufriedenheit aus. Wie stark ist diese Fähigkeit bei Ihnen ausgeprägt?
(1) sehr schwach (2) schwach (3) mittelmäßig, eher schwach (4) mittelmäßig, eher stark (5) stark (6) sehr stark

15. Durch meine tägliche Aktivität erreiche ich immer wieder seelisches und körperliches Wohlbefinden. Wie stark trifft diese Aussage auf Sie zu?
(1) sehr schwach (2) schwach (3) mittelmäßig, eher schwach (4) mittelmäßig, eher stark (5) stark (6) sehr stark

16. Durch mein Verhalten erreiche ich immer wieder Situationen, die bei mir lustvolle Erlebnisse hervorrufen. Wie stark trifft diese Aussage auf Sie zu?
(1) sehr schwach (2) schwach (3) mittelmäßig, eher schwach (4) mittelmäßig, eher stark (5) stark (6) sehr stark

Auswertung

Die Punktzahlen aller Fragen werden addiert und durch 16 dividiert. Je höher die Punktzahl, desto ausgeprägter ist die Selbstregulation.

5 bis 6 Punkte:	sehr gute Selbstregulation
4 bis 5 Punkte:	gute Selbstregulation
3,5 bis 4 Punkte:	befriedigende Selbstregulation
2 bis 3,5 Punkte:	eher schlechte Selbstregulation
1 bis 2 Punkte:	sehr schlechte Selbstregulation

Recherchen- und Beobachtungskatalog
Hemmung, Übererregung und Gleichgewicht

I. Die gehemmte/an die Hemmungsursache angepaßte Person

1. Die Person wirkt eher gehemmt, gedämpft, überruhig, leblos, schwer reizbar.
   Wie stark ist dieser Eindruck?
   1 2 3 4 5 6
   (1 = sehr schwach, 2 = schwach, 3 = mittelmäßig, eher schwach, 4 = mittelmäßig, eher stark, 5 = stark, 6 = sehr stark)

2. Die Person ist an positiv bewerteten Mitmenschen/Zuständen/Zielen ausgerichtet, ohne in der Lage zu sein, die erstrebte Nähe und Zielverwirklichung erreichen zu können.
   Wie stark ist dieser Zustand beobachtbar?
   1 2 3 4 5 6
   (1 = sehr schwach, 2 = schwach, 3 = mittelmäßig, eher schwach, 4 = mittelmäßig, eher stark, 5 = stark, 6 = sehr stark)

3. Die Person ist gehemmt, negative Verhaltensweisen, wie Aggressionen, Kritik, Protest, Unbehagen usw. zu äußern und zeigt ein harmoniesuchendes, verständnisvolles und altruistisches Verhalten, z.B. für andere immer da zu sein, das Beste zu geben, zu leisten, ohne für sich Ansprüche zu stellen usw.
   Wie stark ist dieser Zustand beobachtbar?
   1 2 3 4 5 6
   (1 = sehr schwach, 2 = schwach, 3 = mittelmäßig, eher schwach, 4 = mittelmäßig, eher stark, 5 = stark, 6 = sehr stark)

4. Die Person erträgt seelische Last und körperliche Anstrengung protestlos und mit großer Härte gegen sich selbst (z.B. arbeiten bis zur Erschöpfung in Streßsituationen, Nichtbeachten von Krankheitszeichen).
   Wie stark ist dieser Zustand beobachtbar?
   1 2 3 4 5 6
   (1 = sehr schwach, 2 = schwach, 3 = mittelmäßig, eher schwach, 4 = mittelmäßig, eher stark, 5 = stark, 6 = sehr stark)

5. Die Person neigt dazu, sich selbst weniger hoch als ihre wichtigsten Mitmenschen und Ziele einzuschätzen („Ich bin weniger wichtig").
   Wie stark ist dieser Eindruck bei der Person beobachtbar?
   1 2 3 4 5 6
   (1 = sehr schwach, 2 = schwach, 3 = mittelmäßig, eher schwach, 4 = mittelmäßig, eher stark, 5 = stark, 6 = sehr stark)

6. In Konfliktsituationen zeigt die Person eher eine defensiv-gehemmte Haltung, z.B. verständnisvoll, nachdenklich, wird überruhig, gehemmt, gelähmt.
   Wie stark ist dieser Eindruck bei der Person beobachtbar?
   1 2 3 4 5 6
   (1 = sehr schwach, 2 = schwach, 3 = mittelmäßig, eher schwach, 4 = mittelmäßig, eher stark, 5 = stark, 6 = sehr stark)

7. Die Person ist in der Befriedigung ihrer Bedürfnisse und Wünsche, die für sie von allergrößter gefühlsmäßiger Bedeutung sind, völlig blockiert, wobei sie sich protestlos angepaßt verhält, (z.B. nach dem Tod oder der Trennung von einer wichtigen Person, Ausstoßung aus einer Gruppe, nach schockierenden Ereignissen usw.)
   Wie stark ist dieser Eindruck bei der Person beobachtbar?
   1 2 3 4 5 6
   (1 = sehr schwach, 2 = schwach, 3 = mittelmäßig, eher schwach, 4 = mittelmäßig, eher stark, 5 = stark, 6 = sehr stark)

8. Die Person ist an die Ursache der Hemmung protestlos angepaßt, sie hat sich mit dieser abgefunden und arrangiert.
   Wie stark ist dieser Eindruck bei der Person beobachtbar?
   1 2 3 4 5 6
   (1 = sehr schwach, 2 = schwach, 3 = mittelmäßig, eher schwach, 4 = mittelmäßig, eher stark, 5 = stark, 6 = sehr stark)

9. Die Person wendet Härte gegen sich selbst an und verzichtet auf die eigene Bedürfnisbefriedigung an, um den Erwartungen wichtiger Mitmenschen standzuhalten und bestimmte Aufgaben erfüllen zu können.
   Wie stark ist dieser Eindruck bei der Person beobachtbar?
   1 2 3 4 5 6
   (1 = sehr schwach, 2 = schwach, 3 = mittelmäßig, eher schwach, 4 = mittelmäßig, eher stark, 5 = stark, 6 = sehr stark)

10. Die Person akzeptiert die Forderungen ihrer wichtigsten Mitmenschen, sich an diesen vollkommen auszurichten und anzupassen, und zwar in einer die eigenen Bedürfnisse und Forderungen zurückstellenden Art und Weise.
    Wie stark ist dieser Eindruck bei der Person beobachtbar?
    1 2 3 4 5 6
    (1 = sehr schwach, 2 = schwach, 3 = mittelmäßig, eher schwach, 4 = mittelmäßig, eher stark, 5 = stark, 6 = sehr stark)

11. Die Person sucht erfolglos eine ersehnte Nähe zu bestimmten Mitmenschen oder Zuständen (z.B. Eingliederung in eine Gruppe, Zusammensein mit einer Person usw.).
    Wie stark ist dieser Eindruck bei der Person beobachtbar?
    1 2 3 4 5 6
    (1 = sehr schwach, 2 = schwach, 3 = mittelmäßig, eher schwach, 4 = mittelmäßig, eher stark, 5 = stark, 6 = sehr stark)

12. Auf Verletzung und Bedrohung reagiert die Person mit innerer Lähmung und ausgeprägter Hemmung.
    Wie stark ist dieser Eindruck bei der Person beobachtbar?
    1 2 3 4 5 6
    (1 = sehr schwach, 2 = schwach, 3 = mittelmäßig, eher schwach, 4 = mittelmäßig, eher stark, 5 = stark, 6 = sehr stark)

13. Wenn die Person in einem für sie wichtigen Bereich an Einfluß verliert, so daß sie die Situation nicht mehr wie früher beeinflussen und kontrollieren kann, reagiert sie mit innerer Hemmung, Lähmung, Isolation und Depression. (Der Verlust von Kontrolle und Einfluß

kann in unterschiedlichen Bereichen geschehen, z. B. im Berufsleben, nach der Pensionierung, in der Partnerbeziehung, im Verhältnis zu Kindern usw.).
Wie stark ist dieser Eindruck bei der Person beobachtbar?
1 2 3 4 5 6
(1 = sehr schwach, 2 = schwach, 3 = mittelmäßig, eher schwach, 4 = mittelmäßig, eher stark, 5 = stark, 6 = sehr stark)

14. Wenn die Person in einem für sie wichtigen Bereich ihre soziale Stellung (soziale Position, sozialen Status) verliert, reagiert sie mit innerer Hemmung, Lähmung, Isolation und Depression. (Der Verlust der sozialen Stellung kann beispielsweise im Berufsleben, aufgrund finanzieller Probleme, Pensionierung, aber auch im Privatleben geschehen).
Wie stark ist dieser Eindruck bei der Person beobachtbar?
1 2 3 4 5 6
(1 = sehr schwach, 2 = schwach, 3 = mittelmäßig, eher schwach, 4 = mittelmäßig, eher stark, 5 = stark, 6 = sehr stark)

15. Die Person reagiert auf den Verlust von gefühlsmäßig wichtigen Personen mit innerer Hemmung, Lähmung, Isolation und Depression, (z. B. nach Tod oder Trennung einer gefühlsmäßig wichtigen Person).
Wie stark ist dieser Eindruck bei der Person beobachtbar?
1 2 3 4 5 6
(1 = sehr schwach, 2 = schwach, 3 = mittelmäßig, eher schwach, 4 = mittelmäßig, eher stark, 5 = stark, 6 = sehr stark)

16. Die Person reagiert in Situationen, in der Monotonie, Langeweile und mangelnde Anregung vorherrschen mit innerer Hemmung, Lähmung, Isolation und Depression.
Wie stark ist dieser Eindruck bei der Person beobachtbar?
1 2 3 4 5 6
(1 = sehr schwach, 2 = schwach, 3 = mittelmäßig, eher schwach, 4 = mittelmäßig, eher stark, 5 = stark, 6 = sehr stark)

II. Die übererregte, gegen Hemmungen protestierende Person

1. Die Person wirkt übererregt, angespannt, unruhig/leicht aus der Ruhe zu bringen, überreizt, als würde sie bei der geringsten Provokation explodieren.
Wie stark ist dieser Eindruck?
1 2 3 4 5 6
(1 = sehr schwach, 2 = schwach, 3 = mittelmäßig, eher schwach, 4 = mittelmäßig, eher stark, 5 = stark, 6 = sehr stark)

2. Die Person ist an negativ bewerteten Mitmenschen oder Zuständen ausgerichtet, von denen sie sich gestört und behindert fühlt.
Wie stark ist dieses Verhalten bei der Person beobachtbar?
1 2 3 4 5 6
(1 = sehr schwach, 2 = schwach, 3 = mittelmäßig, eher schwach, 4 = mittelmäßig, eher stark, 5 = stark, 6 = sehr stark)

3. Die Person zeigt in Konfliktsituationen mit ihren Mitmenschen eher eine offensive, latent aggressive und verletzende Haltung (ausgeprägte Kampfbereitschaft, Feindseligkeit, Hang zur Beleidigung und Überreaktion).
   Wie stark ist dieses Verhalten bei der Person beobachtbar?
   1 2 3 4 5 6
   (1 = sehr schwach, 2 = schwach, 3 = mittelmäßig, eher schwach, 4 = mittelmäßig, eher stark, 5 = stark, 6 = sehr stark)

4. Die Person neigt dazu, sich selbst höher als ihre Mitmenschen einzuschätzen („die können mir doch das Wasser nicht reichen") und regt sich über diese auf.
   Wie stark ist dieses Verhalten bei der Person beobachtbar?
   1 2 3 4 5 6
   (1 = sehr schwach, 2 = schwach, 3 = mittelmäßig, eher schwach, 4 = mittelmäßig, eher stark, 5 = stark, 6 = sehr stark)

5. Die Person ist im Kontakt zu negativ bewerteten Mitmenschen und Zuständen trotz heftiger Aufregung und Ablehnung innerlich hilflos und fühlt sich häufig hilflos ausgeliefert.
   Wie stark ist dieses Verhalten bei der Person beobachtbar?
   1 2 3 4 5 6
   (1 = sehr schwach, 2 = schwach, 3 = mittelmäßig, eher schwach, 4 = mittelmäßig, eher stark, 5 = stark, 6 = sehr stark)

6. Die Person versucht nach außen ihre Übererregung und Aufregung auf negativ erlebte Zustände und Mitmenschen durch angepaßtes, vernunftgeleitetes und perfektes Verhalten zu überspielen, was aber nur dann gelingt, wenn sie nicht provoziert, sondern anerkannt wird.
   Wie stark ist dieses Verhalten bei der Person beobachtbar?
   1 2 3 4 5 6
   (1 = sehr schwach, 2 = schwach, 3 = mittelmäßig, eher schwach, 4 = mittelmäßig, eher stark, 5 = stark, 6 = sehr stark)

7. Die Person ist in der Befriedigung ihrer wichtigsten Bedürfnisse und Wünsche behindert, blockiert, wobei sie aus der anhaltenden Übererregung und Aufregung nicht mehr herauskommt.
   Wie stark ist dieses Verhalten bei der Person beobachtbar?
   1 2 3 4 5 6
   (1 = sehr schwach, 2 = schwach, 3 = mittelmäßig, eher schwach, 4 = mittelmäßig, eher stark, 5 = stark, 6 = sehr stark)

8. Die Person kritisiert negative Zustände und Personen und regt sich über diese auf, erreicht aber durch ihr Verhalten keine positive und erwünschte Veränderung.
   Wie stark ist dieses Verhalten bei der Person beobachtbar?
   1 2 3 4 5 6
   (1 = sehr schwach, 2 = schwach, 3 = mittelmäßig, eher schwach, 4 = mittelmäßig, eher stark, 5 = stark, 6 = sehr stark)

9. Die anhaltenden, mit Hilflosigkeit und Resignation verbundenen Proteste gegen erlebte Hindernisse und Barrieren sind ein zentraler Bestandteil der Person im alltäglichen Verhalten.
   Wie stark ist dieses Verhalten bei der Person beobachtbar?
   1 2 3 4 5 6
   (1 = sehr schwach, 2 = schwach, 3 = mittelmäßig, eher schwach, 4 = mittelmäßig, eher stark, 5 = stark, 6 = sehr stark)

10. Die Person lebt in einer negativ empfundenen, bedrohlichen und unwirtlichen Welt, in der sie meistens nicht in der Lage ist, Wohlbefinden, Lust und Entspannung zu erreichen.
    Wie stark ist dieses Verhalten bei der Person beobachtbar?
    1 2 3 4 5 6
    (1 = sehr schwach, 2 = schwach, 3 = mittelmäßig, eher schwach, 4 = mittelmäßig, eher stark, 5 = stark, 6 = sehr stark)

11. Die Person erstrebt erfolglos Abstand von sie störenden Personen oder Zuständen.
    Wie stark ist dieses Verhalten bei der Person beobachtbar?
    1 2 3 4 5 6
    (1 = sehr schwach, 2 = schwach, 3 = mittelmäßig, eher schwach, 4 = mittelmäßig, eher stark, 5 = stark, 6 = sehr stark)

12. Auf Verletzung/Bedrohung/Ausstoßung/Angriff reagiert die Person mit langanhaltender, intensiver und sich hochschaukelnder Unruhe, Übererregung und Aufregung.
    Wie stark ist dieses Verhalten bei der Person beobachtbar?
    1 2 3 4 5 6
    (1 = sehr schwach, 2 = schwach, 3 = mittelmäßig, eher schwach, 4 = mittelmäßig, eher stark, 5 = stark, 6 = sehr stark)

13. Wenn die Person in einem für sie wichtigen Bereich an Einfluß verliert, so daß sie die Situation nicht mehr wie früher beeinflussen und kontrollieren kann, reagiert sie mit anhaltender Übererregung, Aufregung und Verspannung. (Der Verlust von Kontrolle und Einfluß kann in unterschiedlichen Bereichen geschehen, z.B. im Berufsleben, nach der Pensionierung, in der Partnerbeziehung, im Verhältnis zu Kindern usw.).
    Wie stark ist dieser Eindruck bei der Person beobachtbar?
    1 2 3 4 5 6
    (1 = sehr schwach, 2 = schwach, 3 = mittelmäßig, eher schwach, 4 = mittelmäßig, eher stark, 5 = stark, 6 = sehr stark)

14. Wenn die Person in einem für sie wichtigen Bereich ihre soziale Stellung (soziale Position, sozialen Status) verliert, reagiert sie mit anhaltender Übererregung, Aufregung und Verspannung. (Der Verlust der sozialen Stellung kann beispielsweise im Berufsleben, aufgrund finanzieller Probleme, Pensionierung, aber auch im Privatleben geschehen).
    Wie stark ist dieser Eindruck bei der Person beobachtbar?
    1 2 3 4 5 6
    (1 = sehr schwach, 2 = schwach, 3 = mittelmäßig, eher schwach, 4 = mittelmäßig, eher stark, 5 = stark, 6 = sehr stark)

15. Die Person reagiert auf den Verlust von gefühlsmäßig wichtigen Personen mit anhaltender Übererregung, Aufregung und Verspannung, (z. B. nach Tod oder Trennung von einer gefühlsmäßig wichtigen Person).
    Wie stark ist dieser Eindruck bei der Person beobachtbar?
    1 2 3 4 5 6
    (1 = sehr schwach, 2 = schwach, 3 = mittelmäßig, eher schwach, 4 = mittelmäßig, eher stark, 5 = stark, 6 = sehr stark)

16. Die Person reagiert in Situationen, in der Monotonie, Langeweile und mangelnde Anregung vorherrschen mit anhaltender Übererregung, Aufregung und Verspannung.
    Wie stark ist dieser Eindruck bei der Person beobachtbar?
    1 2 3 4 5 6
    (1 = sehr schwach, 2 = schwach, 3 = mittelmäßig, eher schwach, 4 = mittelmäßig, eher stark, 5 = stark, 6 = sehr stark)

III. Die ausgeglichene, flexible und selbstregulierte Person

1. Die Person ist ausgeglichen, lebt im inneren Gleichgewicht, und ist angenehm angeregt.
   Wie stark ist dieser Eindruck?
   1 2 3 4 5 6
   (1 = sehr schwach, 2 = schwach, 3 = mittelmäßig, eher schwach, 4 = mittelmäßig, eher stark, 5 = stark, 6 = sehr stark)

2. Die Person ist an positiv erlebten und bewerteten Zuständen, Zielen und Personen ausgerichtet, die sie auch verwirklichen und erreichen kann.
   Wie stark ist dieser Eindruck?
   1 2 3 4 5 6
   (1 = sehr schwach, 2 = schwach, 3 = mittelmäßig, eher schwach, 4 = mittelmäßig, eher stark, 5 = stark, 6 = sehr stark)

3. Die Person ist innerlich selbständig, d.h. von keiner Person abhängig, die zu anhaltender Hemmung oder Übererregung führt.
   Wie stark ist dieser Eindruck?
   1 2 3 4 5 6
   (1 = sehr schwach, 2 = schwach, 3 = mittelmäßig, eher schwach, 4 = mittelmäßig, eher stark, 5 = stark, 6 = sehr stark)

4. Die Person ist innerlich selbständig und von keinem Zustand oder Ziel, das zu anhaltender Hemmung oder Übererregung führt, abhängig.
   Wie stark ist dieser Eindruck?
   1 2 3 4 5 6
   (1 = sehr schwach, 2 = schwach, 3 = mittelmäßig, eher schwach, 4 = mittelmäßig, eher stark, 5 = stark, 6 = sehr stark)

5. Die Person ist immer wieder durch ihr Verhalten in der Lage, kurzfristig auftretende Übererregungen oder innere Hemmungen zu überwinden, so daß sich schnell wieder inneres Gleichgewicht herstellt.

Wie stark ist dieser Eindruck?
1 2 3 4 5 6
(1 = sehr schwach, 2 = schwach, 3 = mittelmäßig, eher schwach, 4 = mittelmäßig, eher stark, 5 = stark, 6 = sehr stark)

6. Die Person lebt aus einem inneren selbstregulierten (selbsthergestellten) Kern heraus, aus dem Wohlbefinden, Entspannung und inneres Gleichgewicht hervorgehen.
Wie stark ist dieser Eindruck?
1 2 3 4 5 6
(1 = sehr schwach, 2 = schwach, 3 = mittelmäßig, eher schwach, 4 = mittelmäßig, eher stark, 5 = stark, 6 = sehr stark)

7. In Konfliktsituationen zeigt die Person eine aktiv-flexible, den Umständen angemessene Haltung, so daß sie innerlich ausgeglichen bleibt und weder in ausgeprägte Übererregung noch in ausgeprägte Hemmung verfällt.
Wie stark ist dieser Eindruck?
1 2 3 4 5 6
(1 = sehr schwach, 2 = schwach, 3 = mittelmäßig, eher schwach, 4 = mittelmäßig, eher stark, 5 = stark, 6 = sehr stark)

8. Die Person zeigt ein flexibles, kreatives und integrierendes, zielerreichendes und problemlösendes Verhalten, das zu innerem Gleichgewicht und Wohlbefinden führt.
Wie stark ist dieser Eindruck?
1 2 3 4 5 6
(1 = sehr schwach, 2 = schwach, 3 = mittelmäßig, eher schwach, 4 = mittelmäßig, eher stark, 5 = stark, 6 = sehr stark)

9. Die Person lebt in einer meistens angenehm empfundenen Welt, in der sie sich positiv angeregt, angenommen und gefördert fühlt.
Wie stark ist dieser Eindruck?
1 2 3 4 5 6
(1 = sehr schwach, 2 = schwach, 3 = mittelmäßig, eher schwach, 4 = mittelmäßig, eher stark, 5 = stark, 6 = sehr stark)

10. Die Person fühlt sich innerlich ausgeglichen und lebendig (weder zu gehemmt noch zu stark aufgeregt).
Wie stark ist dieser Eindruck?
1 2 3 4 5 6
(1 = sehr schwach, 2 = schwach, 3 = mittelmäßig, eher schwach, 4 = mittelmäßig, eher stark, 5 = stark, 6 = sehr stark)

11. Die Person erreicht erfolgreich sowohl die benötigte Nähe zu wichtigen Mitmenschen, als auch den gewünschten Abstand zu negativ erlebten Personen.
Wie stark ist dieser Eindruck?
1 2 3 4 5 6
(1 = sehr schwach, 2 = schwach, 3 = mittelmäßig, eher schwach, 4 = mittelmäßig, eher stark, 5 = stark, 6 = sehr stark)

12. Auf erlebte Verletzung/Bedrohung/Ausstoßung reagiert die Person effektiv, so daß sie schnell wieder in das innere Gleichgewicht kommt.
    Wie stark ist dieser Eindruck?
    1 2 3 4 5 6
    (1 = sehr schwach, 2 = schwach, 3 = mittelmäßig, eher schwach, 4 = mittelmäßig, eher stark, 5 = stark, 6 = sehr stark)

13. Wenn die Person in einem für sie wichtigen Bereich an Einfluß verliert, so daß sie die Situation nicht mehr wie früher beeinflussen und kontrollieren kann, reagiert sie angemessen und handelt effektiv, z.B. indem sie neue Verhältnisse schafft, andere Betätigungen entwickelt, usw., so daß sie in innerem Gleichgewicht bleibt. (Der Verlust von Kontrolle und Einfluß kann in unterschiedlichen Bereichen geschehen, z.B. im Berufsleben, nach der Pensionierung, in der Partnerbeziehung, im Verhältnis zu Kindern usw.).
    Wie stark ist dieser Eindruck bei der Person beobachtbar?
    1 2 3 4 5 6
    (1 = sehr schwach, 2 = schwach, 3 = mittelmäßig, eher schwach, 4 = mittelmäßig, eher stark, 5 = stark, 6 = sehr stark)

14. Wenn die Person in einem für sie wichtigen Bereich ihre soziale Stellung (soziale Position, sozialen Status) verliert, reagiert sie angemessen und handelt effektiv, z.B. indem sie neue Verhältnisse schafft, andere Betätigungen entwickelt usw., so daß sie in innerem Gleichgewicht bleibt. (Der Verlust der sozialen Stellung kann beispielsweise im Berufsleben, aufgrund finanzieller Probleme, Pensionierung, aber auch im Privatleben geschehen).
    Wie stark ist dieser Eindruck bei der Person beobachtbar?
    1 2 3 4 5 6
    (1 = sehr schwach, 2 = schwach, 3 = mittelmäßig, eher schwach, 4 = mittelmäßig, eher stark, 5 = stark, 6 = sehr stark)

15. Die Person reagiert auf den Verlust von gefühlsmäßig wichtigen Personen angemessen und handelt effektiv, z.B. indem sie neue Verhältnisse schafft, andere Betätigungen entwickelt, usw., so daß sie in innerem Gleichgewicht bleibt, (z.B. nach Tod oder Trennung von einer gefühlsmäßig wichtigen Person).
    Wie stark ist dieser Eindruck bei der Person beobachtbar?
    1 2 3 4 5 6
    (1 = sehr schwach, 2 = schwach, 3 = mittelmäßig, eher schwach, 4 = mittelmäßig, eher stark, 5 = stark, 6 = sehr stark)

16. Die Person reagiert in Situationen, in der Monotonie, Langeweile und mangelnde Anregung vorherrschen, angemessen und handelt effektiv, z.B. indem sie neue Verhältnisse schafft, andere Betätigungen entwickelt, usw., so daß sie in innerem Gleichgewicht bleibt.
    Wie stark ist dieser Eindruck bei der Person beobachtbar?
    1 2 3 4 5 6
    (1 = sehr schwach, 2 = schwach, 3 = mittelmäßig, eher schwach, 4 = mittelmäßig, eher stark, 5 = stark, 6 = sehr stark)

Auswertungsschlüssel

Bei jeder Kategorie (I bis III) werden die Punktzahlen jeder Frage addiert und durch 16 dividiert. Die Person gehört in die Kategorie, in der sie die höchste Punktzahl erreicht hat.

Fragebogen zur Identifikation der vom Arzt diagnostizierten chronischen Erkrankungen und Gesundheit in der Nachuntersuchung

A. Bis heute wurde bei mir vom Arzt keine chronische (langanhaltende) Erkrankung festgestellt.
B. Ich fühle mich bis heute meistens/in der Regel wohl.
C. Ich bin regelmäßig geistig und körperlich aktiv.
D. Bei mir wurde vom Arzt folgende chronische Krankheit festgestellt:
   1. eine Herzerkrankung
   2. Bluthochdruck
   3. eine Krankheit der Arterien (der Blutgefäße)
   4. eine Krankheit der Venen
   5. eine Nierenerkrankung (Nierenschäden, Störungen der Nierenfunktionen)
   6. eine Muskelerkrankung
   7. eine Knochenerkrankung
   8. eine immer wiederkehrende Infektionskrankheit
   9. eine Schwäche des Immunsystems
   10. eine Erkrankung der Lunge
   11. eine Erkrankung der Atemwege
   12. eine Bluterkrankung
   13. eine Lebererkrankung
   14. eine Erkrankung der Bauchspeicheldrüse
   15. eine Erkrankung der Gallenblase oder Gallenwege
   16. eine Erkrankung der Speiseröhre
   17. eine Erkrankung des Magens
   18. eine Darmerkrankung
   19. eine Stoffwechselstörung
   20. eine Erkrankung der Gelenke und des Bindegewebes
   21. eine Erkrankung des Gehirns
   22. eine Erkrankung der Nerven
   23. eine seelische Erkrankung
   24. eine rein erbliche Erkrankung
   25. eine Erkrankung der Geschlechtsorgane
   26. eine Erkrankung der Milz
   27. eine Erkrankung der Schilddrüse
   28. eine andere, oben nicht genannte chronische Krankheit
       (Bitte geben Sie das Jahr der Diagnosestellung an)
E. Wie lautet die Diagnose?
   z. B. Herzinfarkt, Lungenkrebs etc.